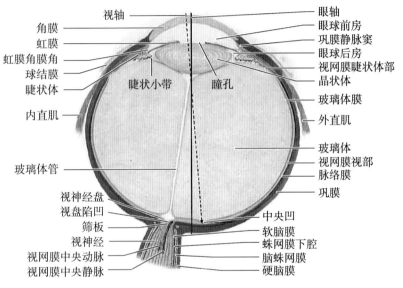

視轴　　　　　　　　　　　　　　　　　　　眼轴
角膜　　　　　　　　　　　　　　　　　　　眼球前房
虹膜　　　　　　　　　　　　　　　　　　　巩膜静脉窦
虹膜角膜角　　　　　　　　　　　　　　　　眼球后房
球结膜　　　　　　　　　　　　　　　　　　视网膜睫状体部
睫状体　　　　睫状小带　　瞳孔　　　　　　晶状体
　　　　　　　　　　　　　　　　　　　　　玻璃体膜
内直肌　　　　　　　　　　　　　　　　　　外直肌

玻璃体管　　　　　　　　　　　　　　　　　玻璃体
　　　　　　　　　　　　　　　　　　　　　视网膜视部
　　　　　　　　　　　　　　　　　　　　　脉络膜
　　　　　　　　　　　　　　　　　　　　　巩膜
视神经盘
视盘陷凹
筛板　　　　　　　　　　　　　　　　　　　中央凹
视神经　　　　　　　　　　　　　　　　　　软脑膜
视网膜中央动脉　　　　　　　　　　　　　　蛛网膜下腔
视网膜中央静脉　　　　　　　　　　　　　　脑蛛网膜
　　　　　　　　　　　　　　　　　　　　　硬脑膜

图 3.1　眼球构造图之一

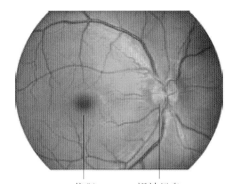

黄斑　　　　视神经盘

图 3.3　黄斑与视盘

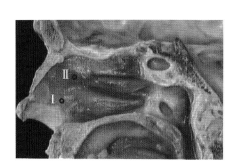

图 5.62(b)　Ⅰ内迎香新定位　Ⅱ为传统定位

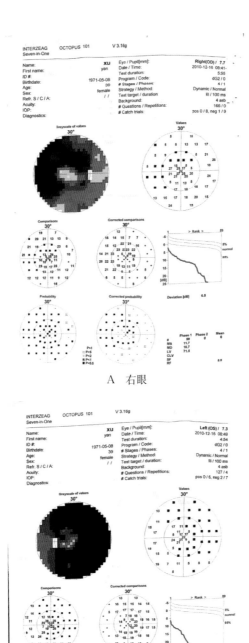

A 右眼

B 左眼

图 11.1 许某 2010 年双眼视野

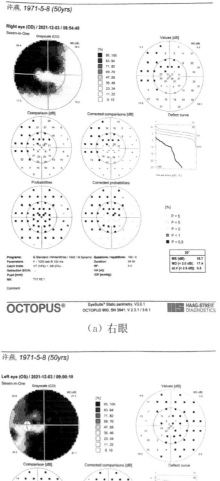

（a）右眼

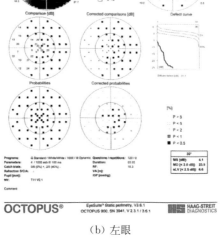

（b）左眼

图 11.2　许某 2021 年双眼视野好转

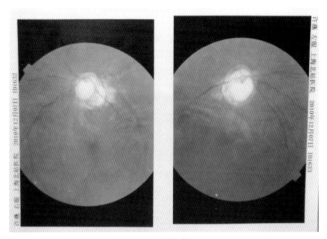

（a）2010 年

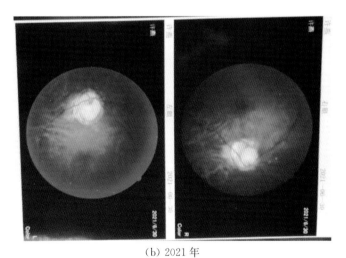

（b）2021 年

图 11.3 许某双眼眼底维持稳定

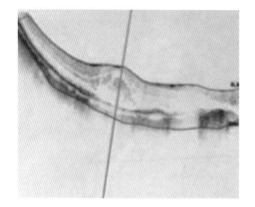

图 12.3

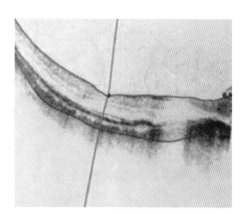

图 12.4

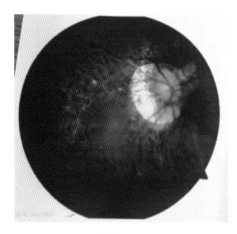

图 12.5

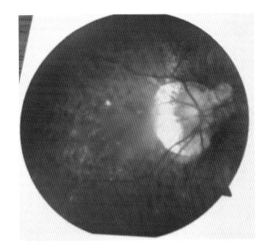

图 12.7

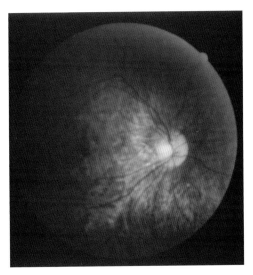

（b）眼底彩超示：右眼底黄斑可见出血

图 12.8　患者情况

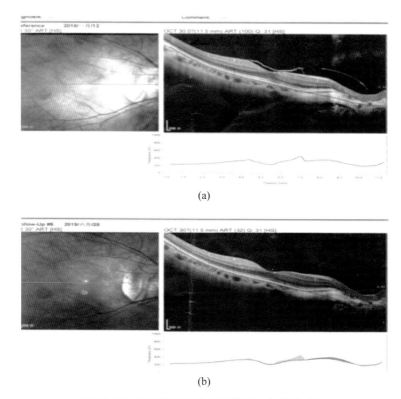

(a)

(b)

图 12.14　患者针刺前与针刺治疗一年半后对比

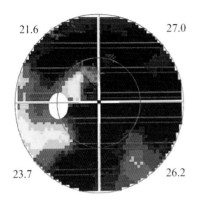

21.6   27.0

23.7   26.2

图 12.15(a)　治疗前视野

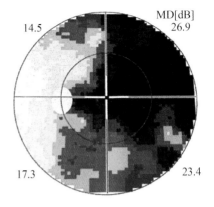

14.5   MD[dB]

               26.9

17.3   23.4

图 12.15(b)　治疗 3 月后视野

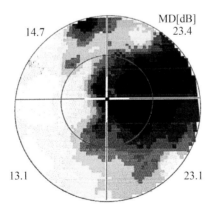

14.7   MD[dB]

              23.4

13.1   23.1

图 12.15(c)　治疗 5 月后视野

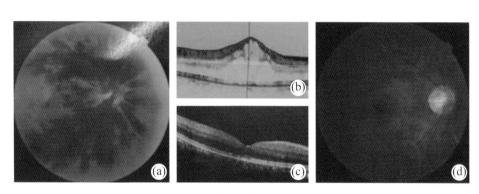

图 12.16　CRVO、黄斑水肿患者眼底彩照及 OCT

（a）治疗前眼底彩照，可见以视盘为中心的大片视网膜出血。（b）治疗前 OCT，可见黄斑区水肿。（c）治疗后的 OCT，可见黄斑区水肿消退。（d）治疗后的眼底彩照，可见视网膜出血完全吸收。

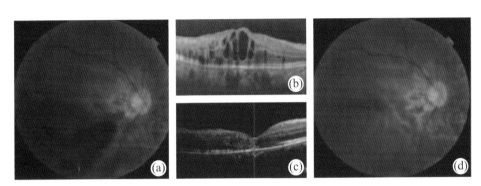

图 12.17 BRVO、黄斑水肿患者眼底彩照及 OCT

（a）治疗前眼底彩照，可见视盘颞下方视网膜大片出血。（b）治疗前 OCT，可见黄斑区水肿。（c）治疗后的 OCT，可见黄斑区水肿消退。（d）治疗后的眼底彩照，可见视网膜出血完全吸收。

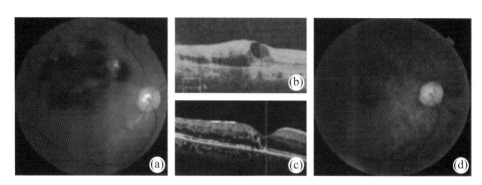

图 12.18　BRVO、黄斑水肿患者眼底彩照及 OCT

（a）治疗前的眼底彩照，可见视盘颞上方视网膜大片出血。（b）治疗前的 OCT，可见黄斑区水肿。（c）治疗后的 OCT，可见黄斑区水肿基本消退。（d）治疗后的眼底彩照，可见视网膜出血完全吸收。

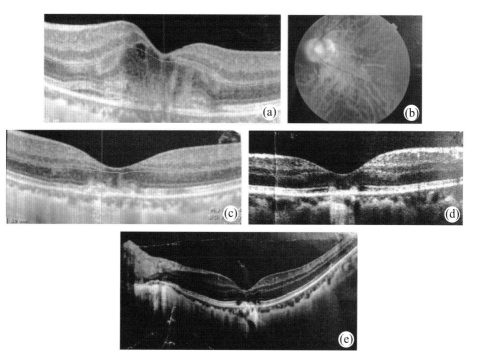

图 12.19　CRVO、黄斑水肿患者眼底彩照及 OCT

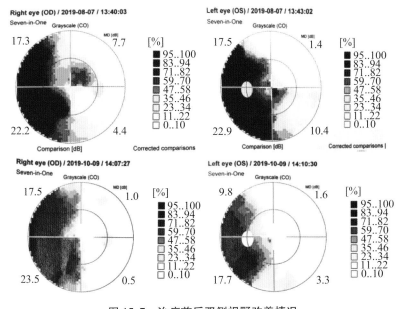

图 15.7　治疗前后双侧视野改善情况

（第二版）

眼病针灸

张 仁 徐 红 主编

上海科学技术文献出版社
Shanghai Scientific and Technological Literature Press

图书在版编目（CIP）数据

眼病针灸 / 张仁，徐红主编．—2 版．—上海：上海科学技术文献出版社，2023

ISBN 978-7-5439-8883-5

Ⅰ．①眼…　Ⅱ．①张…②徐…　Ⅲ．①眼针疗法　Ⅳ．① R246.82

中国国家版本馆 CIP 数据核字（2023）第 116526 号

责任编辑：姜　曼
助理编辑：仲书怡
封面设计：袁　力

眼病针灸（第二版）
YANBING ZHENJIU
张仁　徐红　主编
出版发行：上海科学技术文献出版社
地　　址：上海市长乐路 746 号
邮政编码：200040
经　　销：全国新华书店
印　　刷：常熟市人民印刷有限公司
开　　本：720mm×1000mm　1/16
印　　张：40.5
插　　页：8
字　　数：641 000
版　　次：2023 年 10 月第 2 版　2023 年 10 月第 1 次印刷
书　　号：ISBN 978-7-5439-8883-5
定　　价：288.00 元

http://www.sstlp.com

主编 张 仁 徐 红

编著 张 仁 徐 红 胡艳美 吴丹巍

　　　 杨伟杰 王 琼 刘 坚

审阅 李春霞

主编简介

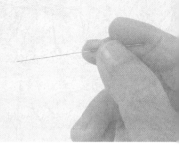

张仁 主任医师,我国著名针灸学家。第六、七批全国名老中医药专家学术经验继承班导师,国家中医药管理局全国名老中医药专家传承张仁工作室专家,中国针灸学会名誉副会长,上海市针灸学会名誉理事长,《中国针灸》编委会副主任委员等,享受国务院特殊津贴专家。上海市名中医,上海市中医药杰出贡献奖获得者,上海市非物质文化遗产名录"方氏针灸疗法"第三代代表性传承人。1998年起享受国务院特殊津贴。曾任上海市中医文献馆馆长、上海市中医药情报研究所所长、上海市中医药科技服务中心主任、中国针灸学会副会长、上海市针灸学会理事长及《中医文献杂志》主编等职。

经历家传、自学和研究生教学三种学习方式,师从世界非物质文化遗产中医针灸代表性传承人、国医大师郭诚杰教授。具有在边疆基层、国内特大城市和西欧发达国家三地行医经历,达50余年之久。独立撰写和主编针灸中医专著近七十余部(含中文简繁、英文和日文版本),分别在北京、上海、重庆、台北和东京等地出版。在长期的针灸临床中,有40多年潜心眼病治疗,积累了十分丰富和独到的实践经验,特别是在现代难治性眼病的针灸上更独树一帜。

徐红 女,副主任医师,医学博士,硕士生导师,上海市针灸学会戒烟专业委员会副主任委员。1988年开始从事针灸临床工作,1997年于湖北中医药大学获针灸学硕士学位,2006年于复旦大学上海医学院中西医结合基础系获博士学位,目前就职于上海中医药大学附属龙华医院。

2003年起师从针灸名家张仁主任医师,着重对张仁老师应用针灸治疗眼病及难病的临床经验进行全面收集整理研究。为上海市名中医、张仁全国名老中医药专家传承工作室及海派针灸方氏针灸工作室成员。以第一作者及通讯作者发表文章20余篇,主编和参与编写论著7部,主持及参与各级科研项目多项。

写在前面

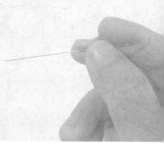

本书是一本针灸治疗眼科疾病的临床应用型的学术专著，它有以下三大特点。

1. 信息量大：全书系统收集了从先秦至清末民国时期的医学方文献中有关针灸治疗眼病的记载；全面整理了现代（20 世纪 50 年代初至 2022 年）的眼病针灸的现代文献；着重总结张仁主任医师 40 多年（主要是近 20 余年）针灸治疗眼病特别是难治性眼病的经验。将"文"与"献"紧密结合，将古、今及个人三者的经验全面融汇，从而使读者既可以鸟瞰古今，又能掌握有用信息。

2. 学术性强：本书的完成不仅仅是文献的全面收集和临床经验的翔实记录，同时还建立在文献研究和临床研究基础之上。在古今文献的处理上，我们进行了反复筛选和优化，强调广泛性、严谨性、应用性；在治疗方案的总结上，重视多元性、规范性和疗效的可靠性；在医案的选择上，要求典型性、客观性和过程的真实性。

3. 重视实用：此为本书最主要特点，特别表现在再版之中。首先是内容，上卷为基础篇，重在拓展读者的视野与临床思路。中卷为应用篇，对眼病用穴、眼病针灸技术到针灸眼病病谱及眼病针灸意外，进行系统介绍；更从道与术两个方面，对本人 40 多年眼病针灸经验进行全面总结。下卷治疗篇，为每一病症提供三套施治方案（部分古代方案缺如）：一套是对古代穴方的汇集和整理，以提供参考；一套是在对该病症近 70 多年（重点是近 40 年）现代临床文献全面收集、筛选、整理的基础上，综合出的治疗方案；第三套则是积本人多年实践所总结出的验方，包括选穴、操作和体会。前有临床疗效情况介绍；后则附有医案，以利于读者选择。

总之，本书可以作为针灸工作者、中医及中西医工作者参考，也可供西医眼科工作者、医学史及中医文献研究工作者参考。

本修订版获得上海市中医文献馆的全国名老中医药专家张仁传承

工作室项目基金和上海市中西医结合医院的虹口区第二轮"国医强优"三年行动计划——眼科中西医结合眼底病专科建设项目基金资助。

张 仁

2013 年 12 月 24 日

于上海寓所

修改于 2022 年 7 月 7 日

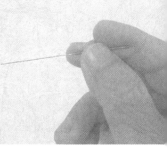

目　录

基　础　篇

第一章　眼病针灸的优势与地位 ………………………………… 003
第一节　挑战 ……………………………………………………… 003
第二节　优势 ……………………………………………………… 005
第三节　地位 ……………………………………………………… 008

第二章　眼病针灸的历史与现状 ………………………………… 012
第一节　古代概况 ………………………………………………… 012
第二节　近代简述 ………………………………………………… 026
第三节　现代进展 ………………………………………………… 029

第三章　眼的西医基础 …………………………………………… 035
第一节　眼球的解剖生理 ………………………………………… 035
第二节　视路及瞳孔反射 ………………………………………… 042
第三节　眼附属器 ………………………………………………… 044
第四节　眼的血液供给和神经分布 ……………………………… 048

第四章　眼的中医基础 …………………………………………… 052
第一节　中医对眼的解剖与生理的认识 ………………………… 052
第二节　五轮八廓学说 …………………………………………… 055
第三节　眼与脏腑的关系 ………………………………………… 058
第四节　眼与经络的关系 ………………………………………… 062
第五节　眼与气血精津液的关系 ………………………………… 065

应　用　篇

第五章　眼病常用穴位 ……………………………………… 071
　第一节　古今眼病针灸用穴概况 ……………………………… 071
　第二节　经穴 …………………………………………………… 078
　第三节　经外穴 ………………………………………………… 099
　第四节　头皮针穴、耳穴及其他穴区 ………………………… 119

第六章　眼病针灸操作技术 ………………………………… 131
　第一节　古代刺灸技术 ………………………………………… 132
　第二节　现代针法技术 ………………………………………… 138
　第三节　现代其他针法技术 …………………………………… 148
　第四节　现代灸法技术 ………………………………………… 154
　第五节　现代其他腧穴刺激技术 ……………………………… 158

第七章　针灸眼病病谱 ……………………………………… 161
　第一节　古代针灸眼病病谱 …………………………………… 161
　第二节　现代针灸眼病病谱 …………………………………… 163
　第三节　现代针灸眼病等级病谱 ……………………………… 164

第八章　眼病针灸意外事故预防与处理 …………………… 170
　第一节　古代眼病针灸意外事故概况 ………………………… 170
　第二节　眼部血肿的预防与处理 ……………………………… 172
　第三节　眼病针灸其他意外事故 ……………………………… 181

第九章　张仁眼病针灸学术特点 …………………………… 187
　第一节　临证之道 ……………………………………………… 187
　第二节　用针之技——针法 …………………………………… 199
　第三节　用针之技——刺法 …………………………………… 212
　第四节　用针之技——手法 …………………………………… 219

治 疗 篇

第十章　外眼病 ·· 225

　第一节　睑腺炎 ·· 225

　第二节　睑板腺囊肿 ···································· 233

　第三节　溢泪症 ·· 238

　第四节　慢性泪囊炎 ···································· 244

　第五节　急性结膜炎 ···································· 247

　第六节　结膜结石 ······································ 255

　第七节　翼状胬肉 ······································ 258

　第八节　电光性眼炎 ···································· 263

　第九节　角膜病 ·· 267

　第十节　眼肌痉挛 ······································ 277

　第十一节　Meige 综合征 ···························· 289

　第十二节　视疲劳 ······································ 295

　第十三节　干眼 ·· 305

　第十四节　巩膜炎 ······································ 319

第十一章　青光眼、虹膜睫状体炎与白内障 ········ 326

　第一节　原发性开角型青光眼 ···················· 326

　第二节　原发性闭角型青光眼 ···················· 339

　第三节　高眼压症 ······································ 346

　第四节　青光眼睫状体炎综合征 ·················· 350

　第五节　虹膜睫状体炎 ······························ 353

　第六节　老年性白内障 ······························ 359

　第七节　玻璃体混浊 ···································· 369

第十二章　视网膜病 ···································· 375

　第一节　中心性视网膜脉络膜病变 ··············· 375

　第二节　年龄相关性黄斑变性 ···················· 382

　第三节　病理性近视黄斑病变 ···················· 392

第四节　特发性黄斑裂孔 ………………………………… 400

第五节　黄斑前膜 …………………………………………… 404

第六节　Stargardt 病 ……………………………………… 408

第七节　视网膜色素变性 …………………………………… 412

第八节　视网膜动脉阻塞 …………………………………… 422

第九节　视网膜静脉阻塞 …………………………………… 430

第十节　视网膜静脉周围炎 ………………………………… 444

第十一节　糖尿病性视网膜病变 …………………………… 447

第十二节　视网膜裂孔 ……………………………………… 459

第十三节　视网膜脱离手术并发症 ………………………… 462

第十三章　视神经病 ………………………………………… 468

第一节　视神经炎 …………………………………………… 468

第二节　外伤性视神经病变 ………………………………… 476

第三节　视神经萎缩 ………………………………………… 488

第四节　Leber 遗传性视神经病变 ………………………… 501

第十四章　近视、斜视、弱视 ……………………………… 506

第一节　青少年近视 ………………………………………… 506

第二节　外展神经麻痹 ……………………………………… 517

第三节　动眼神经麻痹 ……………………………………… 527

第四节　共同性斜视 ………………………………………… 541

第五节　弱视 ………………………………………………… 547

第十五章　其他眼病 ………………………………………… 560

第一节　皮质盲 ……………………………………………… 560

第二节　色觉障碍 …………………………………………… 571

第三节　Graves 眼病 ……………………………………… 577

第四节　眼型重症肌无力 …………………………………… 595

第五节　视神经脊髓炎 ……………………………………… 603

第六节　偏盲 ………………………………………………… 618

第七节　眶上神经痛 ………………………………………… 625

古医籍主要参考书目 ·· 634

话说再版 ·· 636

基础篇

本篇重点介绍现代眼科医学面临的挑战、针灸医学在眼病治疗中的优势与地位；全面展示眼病针灸从先秦至近现代二千多年的曲折发展历程；简要提供眼的中西医的基础知识。

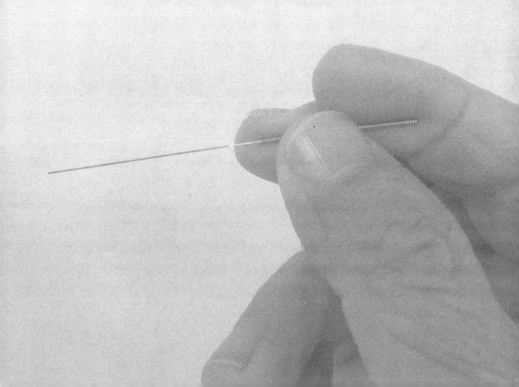

第一章
眼病针灸的优势与地位

视觉器官是人体最重要的感觉器官,视觉的敏锐程度极大地影响着人的生命质量。眼病,包括眼和附属器的病症,是指各种原因所导致的以眼的功能障碍或眼部组织的病理变化为主要特点的一类疾病,是眼部所有组成部分发生疾病的总称。

古往今来,眼病一直是笼罩着人类的一团厚重的浓雾。

唐代大诗人白居易写过上百首有关目疾的诗,其中一首,"散乱空中千片雪,蒙笼物上一重纱。纵逢晴景如看雾,不是春天亦见花。"形象地表达了诗人得了白内障和玻璃体混浊之后的痛苦和无奈的心情。北宋著名的文学家兼书法家苏轼,一生困扰在目赤翳障之中,这对书法家来说,无疑是一种灾难,后人在研究他发病时的书法作品时,发现团块黏连、布白堵塞、不合笔意之处比比皆是。

我国现代史学大家陈寅恪,正当盛年,双眼视网膜相继脱离失明,依靠他超强的记忆力,继续讲课、著述;百年画坛巨匠黄宾虹,晚年患重症白内障,凭目中依稀的余光,艰难地转换画风。如能借其一双明眸,他们的贡献将难以估量。

世界卫生组织资料提出,眼科疾病已成为继肿瘤、心血管疾病之后的第三种危害及影响现代人生存质量的重大疾病。

第一节 挑 战

21世纪以来,科学技术飞速发展,信息网络、生物技术、干细胞与再生医学、分子靶向治疗等相继出现了颠覆性的进步和可应用的发展前景。这些崭新的理论和技术对眼科医学的未来发展起到了推波助澜的作用,眼科医学迎来了新的历史机遇。

信息网络和远程医疗正在深刻影响与改变着当代的中国。近20年来,影像学的进步和发展提升了眼科诊断、治疗水平。眼科常用的医学影像存储和传输系统(picture archiving & communication system, PACS)是眼科学、影像医学、数字化图像、计算机及通信技术的结合。其将医学影像资料转化为计算机数字形式,通过高速计算机设备和通信网络,完成图像信息的采集、存储、管理、处理及传输等功能,使图像资料得到更为有效的管理和利用,为将来大数据和云计算的发展奠定了基础。医疗信息技术的进步使我们的医疗模式发生了改变,提高了工作效率,为患者提供更为方便和优质的服务。目前很多医疗机构,包括政府部门均在探索互联网医疗的发展模式,如云医院等。但目前我国健康服务模式尚有很多局限性,如仅限于简单咨询、对慢性病和小疾病诊治、就医效率低、就医模式落后、专家稀缺,特别是对眼科病症的多种治疗性项目难以实施等,这些问题均需要在发展过程中进行探索、创新和解决。

干细胞与再生医学领域的竞争日趋激烈,已成为衡量一个国家生命科学与医学发展水平的重要指标。干细胞与再生医学将改变传统医疗手段,对疾病的机制研究和临床诊疗工作带来革命性变化。目前已有大量的干细胞临床移植试验在美国临床试验资料库注册,并在脑部疾病、视网膜疾病、糖尿病、心肌梗死等疾病的治疗中取得了良好的临床效果。组织工程角膜是目前的研究热点,基础研究和临床应用均得到了显著进展。但是生物工程角膜的焦点和难点是角膜内皮细胞的再生问题,不解决这个瓶颈问题,全层生物工程角膜仍是空谈。在视网膜生物工程领域,将胚胎来源的视网膜细胞、诱导分化的胚胎干细胞(ES细胞)或诱导性多能干细胞(iPS细胞),用于治疗年龄相关性黄斑变性、Stargardt病、视网膜色素变性以及糖尿病视网膜病变等。但是,干细胞移植治疗在安全性、有效性和伦理学等方面均存在一定争议,还需要时间的论证。

被称为"生物导弹"分子靶向治疗,原来多用于恶性肿瘤的治疗,随着人类全基因组测序的完成及分子生物学技术的迅猛发展,也被应用于眼科。目前,已被批准并广泛应用于湿性年龄相关性黄斑变性治疗的雷珠单抗和康柏西普都是靶向血管内皮生长因子(VEGF)片段的抗体药物,是眼科非常典型的分子靶向治疗案例,为有效解决视网膜新生血管问题提供了一条途径。但是,并不是眼部所有的新生血管问题均能解决,如对角膜新生血管的治疗效果尚存在一定争议,这可能与角膜新生血管的复杂性有关。

对于致病基因比较明确的遗传性视网膜变性类疾病,基因治疗可能是最有希望的治疗方法,其对于某些基因缺陷性疾病,转基因治疗的安全性及有效性已得到初步确认,如采用转基因方法治疗 Leber 先天性黑矇已取得令人鼓舞的疗效,显示了转基因治疗的巨大潜力。

道高一尺,魔高一丈。眼科医学在不断进展不断完善的同时,也面临着前所未有的巨大挑战。特别表现在临床。

当今,眼科临床主要应用药物、手术和激光三法,被称为三柄利剑。但是,随着现代科学技术和信息交流的不断发展,视频终端的普及应用,人们使用视力的时间不断延长,近距离精细的用眼工作逐渐增多,以致眼病的发病率亦日趋增高。而人类生活方式的变化、老龄化速度加快和眼科诊断仪器与技术的日新月异,还使得眼病病谱不断扩大和翻新。通过近几年的调查发现,白内障、青光眼、黄斑变性、糖尿病眼病、高度近视等所谓的"白、青、黄、红、高"已成为我国五大主流致盲性眼病。与此同时,由于 90% 左右的外界信息经由视觉通道获得,随着现代社会期望寿命延长和生存质量明显提高,人们对良好视觉质量的要求也必然日益增高。2019 年 10 月 10 日,世界卫生组织(WHO)在"世界爱眼日"前夕发布了首份《世界视力报告》,该报告根据研究数据汇总了目前全球导致视力损伤的几种重要眼病的估计人数:2020 年全球近视眼将达 26 亿人,老视 18 亿;全球 7 600 万年龄 40~80 岁的人患有青光眼,年龄相关性黄斑变性人数将达 1.96 亿;2016 年全球 18 岁以上成年人糖尿病性视网膜病变患者就已达 1.46 亿。还特别指出 40 岁以上人群中干眼患病率美国 8%,中国超过 30%;中国 85~89 岁的人老年性白内障患病率达 73%,是 45~49 岁人群的 11 倍。

庞大的数字可谓触目惊心,而高发病率、低治愈率是它们共同特点。因此,上述三柄剑已变得越来越力不从心。

令人更为担忧的是,由于医疗资源的匮乏、生活条件的贫困落后等原因,当今世界上至少有 10 亿人的视力损伤未能被预防或尚待救治,包括:尚未得到戴镜矫正的屈光不正 1.24 亿、白内障 6 250 万、青光眼 6 900 万、角膜混浊 420 万、糖尿病视网膜病变 300 万、沙眼 200 万、尚未得到戴镜矫正的老视 8.26 亿人。更非此三柄剑所能解决。

第二节　优　　势

寻求安全方便有效而又经济的治疗手段,已经成为当前眼病防治的迫切需求。而作为华夏民族原创的针灸医学正好适应这一需求。

近年来,精准医疗概念的提出,在全球医学界引起强烈反响。这种想法从方向和理论而言是正确的。精准医疗是以基因组、蛋白质组等组学技术结果作为诊断依据,可以针对包括眼病在内的每位患者的具体情况进行个体化精准诊疗,但是要真正做到难度还非常之大。首先,从基因和蛋白质水平上并不能完全解释所有的人体疾病。针对一些常见但并不是由基因和蛋白质变化引起的疾病,这种做法的意义就非常有限。其次,还有个非常现实的问题,若每个人都进行精准治疗,高昂的治疗费用很难解决,现有的医疗体系将会崩溃。

现代西医学之短,恰恰是针灸医学之长。二千多年的医疗实践证明,针灸实际正是一门着眼于患者个体,以强调精准医疗为特点的传统医学。它在眼病治疗中至少具有以下几大优势。

一、文献积淀优势

针灸治疗眼病首见于《黄帝内经》。据统计,迄至明清,载有针灸治疗眼病的历代文献,还有晋代的《针灸甲乙经》,唐代的《备急千金要方》《千金翼方》,宋代的《太平圣惠方》《医心方》《铜人腧穴针灸图经》《针灸资生经》,金元的《儒门事亲》《扁鹊神应针灸玉龙经》,明清《秘传眼科龙木论》《针灸大成》《针灸易学》等50多部。针灸治疗传统眼部病症,据著者统计,有28种之多,仅明代《针灸大成》就载21种,以外眼病为主,也有内眼病,如内障、雀目、青盲等。在取穴上,总结了大量眼病用穴,有经穴,更有疗效独特的经外穴;操作上除针刺、灸法、敷贴、火针等外,眼病刺血法更显特色。现代文献则提供了更为丰富的临床和科研实践。总之,二千多年中华大地长期而广泛的古今文献积累,为针灸治疗眼病奠定了基础,也是优势所在。

二、临床治疗优势

这是针灸最主要的优势。

一是有效。首先它治病范围广泛,适用多种眼病的治疗,据现代文献调查治疗的病谱已达60余种。从著者40多年的临床也表明,针灸不仅可以治疗常见眼病,对不少难治性眼病也有明显的效果。其次,独特的针灸技术适合于眼病治疗,与手术相比,更安全、方便,几乎无损伤;与药物相比,针刺、艾灸直达病所,特别是眼区穴位注射更是送药"上门",可使药物不经结膜的上皮屏障而进入眼内,充分发挥药物的有效作用。最后,针灸具有以调节为主的作用特点,也就是说针灸治疗疾病是依靠促进、激发人体自我调节机能和自我康复能力而实现疾病的转归,这对于相当多的难治性眼病来说,有着重要的意义。常见的致盲性眼底病如糖尿病性视网膜病变、年龄相关性黄斑病变等,均与新生血管生长有关,而已证实针灸可以有效抑制血管内皮生长因子。而遗传性致盲性眼病如视网膜色素变性,针灸则通过抑制其细胞凋亡而控制其恶化的过程。

二是安全。针灸作为一种绿色的自然疗法,它除了在眼周针刺时可能因手法不当造成不同程度的局部皮下血肿外,几乎不存在任何毒副作用,而这正是药物和手术最绕不开的一个问题。即使一直被认为安全可靠的治疗近视的激光手术,随着时间的推移,它的一些不良后遗症正在日益暴露。对于眼睛这样重要的器官来说,治疗的安全性有时比有效性更为重要。这一点针灸无疑是独具优势的。

三是方便。使用方便是针灸器具重要特点。现代以来通过不断改进、反复研制,使得针具、灸具趋向精细化、多样化,并实现了规范化和标准化。不仅适应各种眼病的预防和治疗,而且因为操作简便,更适宜于推广应用,满足不同层次眼病患者的需求。

以上都证明,眼病针灸既有重要临床价值又有良好拓展前景。

三、卫生经济优势

目前,眼科临床面临的一个重大挑战是卫生经济学的问题。动用医疗资源少,价格低廉,对生态环境影响极小,是针灸治疗另一特点。根据来自美国的最近资料表明,全美约有 3 800 万视力障碍者,每年医疗费用达 600 亿美元之巨。我国虽无这方面的统计,但作为人口为美国近 5 倍的大国,其在这方面的投入也可想而知。以年龄相关性黄斑变性为例,它是目前西方国家低视力和致盲的首要原因,近年来也已成为我国 50 岁以上人群致盲的主要原因之一。目前被临床广泛被用于治疗年龄相关性湿性黄斑变性的抗血管内皮生长因子(VEGF)的药物,曾被称为重大成果。2006 年,由美国食品与药品管理局(FDA)审核中心通过并进入市场治疗渗出性年龄相关性黄斑变性的药物 Ranibizumab(商品名 Lucentis),每支售价达 1 965 美元,且须多次反复注射。这样高昂的费用,连欧美患者都难以承受,更不必说是发展中国家的患者了。近年来,我国虽相继开发出同类药品,但 1 支价格也需数千元人民币。问题的关键是该药并非治本之举,复发率高,故要反复注射,不仅使一般患者望而却步,而且还易引发眼内继发感染。相比之下,从已有的实践证明,针灸治疗不仅可以有效地抑制患眼血管的渗漏和新生血管的生成、改善视力,而且治疗费用要低廉得多。长期坚持针灸治疗不仅有累积效应,还无任何毒副作用。因此,将针灸列为眼病的一种主要疗法,无论从我国国情,还是从卫生经济学的角度都有着无与伦比的优势。

第三节　地　　位

中国是针灸医学的发祥地,是中医学走向世界的先头学科。目前中国在世界上拥有独立知识产权并带有华夏文明印记的科学、技术并不多,而针灸疗法则是其重要的代表性技术。绵延二千多年的疗法不断创新和神奇疗效的全球反复验证,为人类健康共同命运体作出了巨大贡献。至 2020 年,我国已与 70 多个国家签订了含有中医药条款的卫生合作协议和 20 个专门的中医药合作协议,与 42 个国家和地区及世界卫生组织开展了 274 项中医药合作项目。中医针灸已传播到世界上 193 个国家和地区,国外中医医疗(针灸)机构达 5 万多所,从业针灸医师超过 30 万人。目前,已有 45 个国家对针灸进行立法,65 个国家承认针灸合法地位,39 个国家已经把针灸疗法纳入医疗保险。针灸医学正面临着国际化发展的良好机遇,中国针灸正在成为世界针灸。

那么,针灸在现代眼病治疗中占据什么样的地位呢?

一、眼病针灸在现代针灸临床中的地位

前面已经提到,在我国,针灸治疗眼病已经有两千多年历史,积累了相当丰富的经验。但由于古代以直观为主的诊断方法和较为粗糙的针灸治疗工具,形成了在治疗上以外眼病为主,内眼病少见;取穴上以眼眶周边穴和远道穴为主,眼区穴少用;操作上以毫针浅刺、刺血法及灸法、敷贴等为主的特点。所以在传统针灸学中,与治疗其他系统病症相比,其地位较低。进入现代以后,随着迅猛发展的各种现代眼科客观诊断方法的参与和针灸工具的不断多样化与精细化,眼病针灸在整个针灸临床

中获得迅速提高,正在形成一门新的现代眼科与针灸交叉的学科——针灸眼病学。

其表现之一是形成针灸眼病病谱。据现代文献结合著者 40 余年实践统计,现代针灸眼病病谱已达 62 种之多,已经涵盖眼及附属器和相关性眼病等各部位的主要病种。有学者统计,在针灸治疗的 16 个系统共 532 种病症中,眼及附属器所占的病种在排序中列为第 5 位。还有必要指出的是,不仅治疗病种不断增多,而且出现从外眼病向内眼病为主,常见眼病向难治性眼病的转化。相当多的眼病还出现了从针灸作为辅助手段向针灸为主或单独应用的转化。

其二是形成了眼病用穴体系。这个体系,涵盖了经穴、经外穴和微针系统的穴位。这个体系将穴位分为三类,一是专门用于眼病的,多见于眶内经穴、经外穴和微针系统穴。如眶内经穴(如睛明、承泣),眶内经外穴(如球后、上明);颈面部经外穴(如新明、翳明、上天柱、正光穴);微针系统穴(如耳穴之眼、目 1、目 2 和头皮针穴之枕部正中线、视区、视联络区)等。第二类以治疗眼病为主,多为经穴,包括头面部及远道穴,如攒竹、瞳子髎、临泣、目窗、四白、光明等。最后一类为对眼病有独特作用的经穴,如风池、行间、臂臑、天柱、太冲、肝俞、肾俞等。

其三是形成眼病的特色刺灸之法。包括在针法上,独特的体针、电针、耳针、头皮针、穴位注射、皮肤针等法;刺法上,有透刺、各种多针刺之法等;手法有温通法、行气法、导气法等法;灸法有核桃壳灸、雷火灸等法。

针灸眼病学的出现,不仅体现了眼病针灸在针灸学的地位的重要性,也大大地丰富了现代针灸医学。

二、眼病针灸在现代眼科学中的地位

现代眼科学公认有三柄利剑:药物、手术和激光治疗。而针灸则是独具优势特色的又一柄利剑。首先,针灸疗法与药物或手术疗法有本质的区别,针灸治病是通过刺激人体经络腧穴对整个机体发挥调节作用。针刺通过激发或诱导体内固有的调节系统功能,使机体从失调和紊乱状态中恢复为平衡和正常状态;而药物或手术疗法则往往是采用外源性物质或外在力量进入体内,对人体进行直接干预而发挥治疗疾病的作用。由于作用的方法和途径的不同,就出现了用上述三柄剑难以奏效的病症,而针灸却能起到意想不到的作用。我们曾经对两位视网膜色素变性的儿童和一位成人作了长达 26 年的随访观察,仅仅采用针灸治疗,发现其中两位少儿患者,除对就诊时一位儿童仅存光感一眼无效外,其余视力、夜盲及视野均恢复至基本正常范围,且保持至今;另一成人患者,视力正常,其夜盲及视野始终保留在治疗前水平,未见发展。依据现代医学的观点,作为遗传性眼病的视网膜色素变性,一般在 20 年左右致盲。而实际上,针灸的疗效远不止体现在医治一种目前尚无有效药物的遗传性眼病上。

其次,针灸在眼病治疗中,不仅可单独用于治疗多种眼病,而且可以和眼病的其他治疗方法协同治疗。如开角型青光眼,用药物可以较好地控制眼压,但难以阻止对视神经的损伤。而应用针灸则不仅能协同降低眼压,更能在一定程度上促进视神经的恢复。同样,对视网膜脱离手术后的患者,针灸对促进修复和减轻并发症也有重要的作用。

当然,这两种疗法,各有所长,也各有所短。针灸的调节作用,也有自限性,它只有在生理调节的范围内,且必须依赖组织系统反应的完整性和潜在机能的储备,否则也难以奏效。所以它和现代医学疗法实际上是互补的,取长补短、相辅相成。因此,二者具有同等重要的地位。从这个意义上说,将针灸列为眼病治疗应用推广前景无限的第四柄利剑,是当之无愧的。

但是,针灸真正要成为治疗眼病第四柄剑,还任重而道远。首先,眼病针灸还没有引起针灸界的普遍重视,根据杜元灏教授在《现代针灸病谱》统计,在针灸 16 个病谱系统中,眼和附属器疾病针灸病种虽位居第5,但其文献量,却为 11 位,也就是倒数第五。这里面有着多种原因,一是针灸工作者对眼病特别是眼底病还不够熟悉;眼区穴位操作有一定难度,易于发生眼部血肿等等意外,使一般针灸医师望而却步,尤其是在医患关系紧张的今天。二,是缺乏必要的宣传。不仅患者不了解针灸可以治疗眼病,相当部分西医眼科医师也不清楚。所以主动来针灸门诊者较少,首诊者更少。多经辗转介绍并历经西医或中医药物治疗而效果不满意者。当然,这种情况正在改变。

还有一个较为关键的问题是,高证据有质量的眼病针灸临床研究资料不多,而深入进行机理探索的文章更少。再有,针灸疗法既具有其优势,同时也有其不足,除上面所说的调节自限外,最为突出的一点是,针对不同疾病或同一疾病的不同类型,它的作用效能并不相同,并存在着明显的个体差异。因此,从科学意义上来界定针灸眼病谱,及提出能发挥针灸最大效能的规范性治疗方案,显得更为重要。

总之,就眼病针灸而言,当前重要的任务是确定有效病种,提高临床疗效,总结治疗规律,开展机理研究。

我们写作本书的一个重要目的就是希望更多的针灸工作者能重视眼病针灸的临床医学,更希望西医眼科同道一起来参与完成这一任务,加速形成针灸临床医学的一个新的分支学科——针灸眼病学。

当前,针灸面临的最严峻的挑战是现代化和国际化。2010 年针灸被列入人类非物质文化遗产代表作名录。但这只是国际对它认可的第一步。针灸文化从传统进入现代,从中国走向世界,最重要的是它的临床价值。根据针灸自身特点选择有效病种,尤其是具有治疗优势的病种作为突破口,应是关键所在。眼病由于它特殊的解剖生理病理特点和治疗价值,针灸将它选为突破口之一,我们认为是可行的。针灸医学将通过对包括眼病在内的现代病症的治疗,不断完善自身,提升价值,进入主流医学,完成国际化和现代化的重要使命。

第二章
眼病针灸的历史与现状

第一节　古代概况

　　眼病针灸,既是现代针灸医学正在形成之中的一个分支学科,也是中医眼科学的一个重要组成部分。我国古代对眼病的认识可追溯到上古时期,武丁是商朝贤君,开创了著名的"武丁中兴"盛世。在河南安阳殷墟出土的商朝武丁时代的甲骨文中所记载的20余种疾病中,就有"疾目"一项。这是目前所知关于眼病的最早文字记载。至春秋时期,《诗经》和《尚书》等又有目盲的记载:《诗经·周颂》中"有瞽有瞽,在周之庭","瞽"指盲人乐师。因瞽者善听,上古多以瞽者为乐官之职;《诗经·大雅》有"鼍鼓逢逢,蒙瞍奏公","蒙"指有眼珠而看不见,"瞍"指没眼珠的失明者。根据其症状不同,分别采用"瞽""蒙""瞍"等词加以区分。汉字的始创者仓颉"双瞳四目",虞舜也是"目盖重瞳子",这应该是最早的眼睛生理异常记载。

一、奠基时期

　　在我国现存最早的距今约2300多年的出土文献《足臂十一脉灸经》和《阴阳十一脉灸经》中就有关于眼与经脉的关系和灸所属经脉治疗眼病的记载。在两部《脉灸经》中,涉及眼的经脉有足泰(太)阳脉、足少阳脉、臂泰(太)阳脉等,如"足少阳(脉):……出目外渍(眦)"。所记载眼病包括四种:目痛、目外渍(眦)痛、目黄、目瞙。目瞙,在《阴阳十一脉灸经》乙本和丙本分别为"目昏"和"目眮",指视物不清,其中,提到目痛、目外渍(眦)痛,可灸所属经脉进行治疗,如目外渍(眦)痛,可"久(灸)少阳(脉)"(《足臂十一脉灸经》),但无更具体的内容。而另外两种眼病则只是载述病名而未涉及治疗。

(一)《黄帝内经》奠定眼病针灸理论基础

主要表现在以下四个方面。

1. 提出眼的解剖及与经络的联系

在《灵枢·大惑论》中对眼的解剖结构有初步描述,"……精之窠为眼,骨之精为瞳子,筋之精为黑眼,血之精为络,其窠气之精为白眼,肌肉之精为约束、裹撷筋骨血气之精而与脉并为系。上属于脑,后出于项中……"。在与十二经脉的联系上,《灵枢·经脉》指出,"心手少阴之脉……其支者……系目系";"小肠手太阳之脉……其支者,……至目锐眦;……其支者……至目内眦";"膀胱足太阳之脉,起于目内眦";"三焦手少阳之脉……其支者……至目锐眦";"胆足少阳之脉,起于目锐眦……其支者……至目锐眦";"肝足厥阴之脉……连目系"。《素问·骨空论》中描述了眼与任、督二脉的联系,"督脉者……与太阳起于目内眦……其少腹直上者……上系两目之下中央";"任脉者……循面入目"。在眼和十二经别的联系中,《灵枢·经别》提到,"足少阳之正……系目系,合少阳于外眦也";"足阳明之正……还系目系";"手少阳之正……合目内眦"。在眼与十二经筋的联系中,《灵枢·经筋》载,"足太阳之筋……其支者,为目上网";"足少阳之筋……支者,结于目眦为外维";"足阳明之筋……阳明为目下网";"手太阳之筋……直者……上属目外眦"。有关目内、外眦,《灵枢·癫狂》则给了定义,"目眦外决于面者,为锐眦;在内近鼻者,为内眦……"。

2. 提出眼的生理及与脏腑经络的关系

经脉"内属于府藏,外络于枝节",运行气血,起联络、沟通和濡养作用。"五脏六腑之精气皆上注于目而为之精。"(《灵枢·大惑论》)在五脏中,肝与目的关系最为密切:"肝开窍于目"(《素问·金匮真言论》),"目者,肝之官也"(《灵枢·五阅五使》),"肝气通于目,肝和目能辨五色矣"(《灵枢·脉度篇》),"诸脉者皆属于目……肝受血而能视"(《素问·五脏生成篇》)。而这些都离不开经脉的作用。"目者,宗脉之所聚也"(《灵枢·口问》),"十二经脉,三百六十五络,其血气皆上于面而走空窍,其精阳气上走于目而为之睛"(《灵枢·藏府病形》)。

3. 提出经脉与眼部病症的关系

足太阳膀胱经的是动则病,"冲头痛,目似脱……";肾足少阴之脉的是动则病,"目䀮䀮如无所见……";手足少阳经的所生病,均有"目锐眦痛"。在经筋病方面也涉及眼病,如足阳明经筋,"其病:……急者目不合,热则筋纵、目不开……",提示阳明经筋,因寒拘急则胞睑不能闭合,因热弛纵则胞睑难以张开。

4. 开针刺治疗眼病之先河

《内经》中虽然涉及眼病治疗的内容不多,但用的方法均为针刺。如《灵枢·热病》载,"目中赤痛,从内眦始,取之阴跷"。有的还强调了具体的部位和针刺方法。《素问·缪刺论》记述颇详:"邪客于足阳跷之脉,令人目痛,从内眦始,刺外踝之下半寸所,各二痏。左刺右,右刺左,如行十里顷而已。"并开始提及针刺手法的应用:"头为之苦倾,目为之眩……补足外踝下,留之。"(《灵枢·口问》)另外,《内经》中已注意到眼病针刺的禁忌,"刺面,中溜脉,不幸为盲"(《素问·刺禁论篇》)。这里所提的"溜脉",一般系指与眼相关的经脉。

(二)《针灸甲乙经》奠定眼病针灸临床基础

《针灸甲乙经》是我国医学史上第一部具有总结性的针灸学专著,由晋代皇甫谧汇集《素问》《针经》及《明堂孔穴针灸治要》三书编撰而成。眼病针灸也是其内容之一,在卷十二专设"足太阳阳明手少阳脉动发目病"一节,是传世古医籍中第一部将眼科疾病独立分门论述的针灸专著。其在继承《黄帝内经》理论基础的前提下,特别在临床诊治上有较大发展,表现如下。

1. 增加针灸眼病病症

《黄帝内经》所载眼部病名有目赤、目痛、目眦疡、目下肿、目不明、目盲、视歧等十多种,但用针灸治疗的病种只有目赤、目痛、目眩三种。而《针灸甲乙经》则又增加了青盲、泪出、目中白翳、白膜覆珠、睊目(斜视)、瞢目(视物不清)、目瞑、夜盲、目瞤动、远视不明等十余种病症的针灸治疗。这些病症在很大程度上囊括了后世针灸治疗的传统眼病病种。

2. 提出眼病取穴组方

《内经》中眼病针灸的取穴均无穴名,具体部位也多不明确。《针灸甲乙经》中均有明确的主治穴名。用穴,以头面部为主,也用肢体穴,如偏历、解溪等。组方,多为单穴方,也有多穴方,如"目中痛不能视,上星主之。先取,后取天牖、风池"(《针灸甲乙经·卷之十二》)。在治疗上,以一方治一病为主,也有一方治多病,如"目不明,恶风,目泪出憎寒,目痛、目眩,内眦赤痛,目无所见,眦痒痛,淫肤白翳,睛明主之"(《针灸甲乙经·卷之十二》)。

3. 总结眼病刺灸技法

一是因病制宜选用针灸之法：《针灸甲乙经》中强调，因眼病证候各异，在应用刺灸时要分清病症或穴位而施，有的仅用针法如"承泣……，刺入三分，不可灸"（《针灸甲乙经·卷之三》）。有的则只用灸法，如"瞑目，目䀮䀮，少气，灸手五里，左取右，右取左"（《针灸甲乙经·卷之十二》）。有的则须针灸并用"睛明……刺入六分，留六呼，灸三壮"（《针灸甲乙经·卷之三》）。

二是如上所述，针刺时，强调进针深度、留针时间；施灸时强调施灸壮数等。

4. 记载眼病用穴禁忌

在《内经》提及的针刺与眼相关经脉不当致盲的基础上，《针灸甲乙经》进一步提出专门针对眼病针灸的禁忌穴位：或禁针，如"神庭……禁不可刺，令人癫疾，目失精"（《针灸甲乙经·卷之三》）。或禁灸，如"丝竹空……不宜灸，灸之不幸令人目小及盲"（《针灸甲乙经·卷之三》）。另外还有承光、承泣等。虽然这些穴位在现代早已解禁，但值得一提的是，眼部，由于其解剖部位的特殊性，谨慎进行针灸操作至今仍然是对每个临床针灸工作者的基本要求。

这一时期，一些非医学文献中也有针灸治疗眼病的记载，如《梁书·鄱阳王恢》载："又有目疾，久废视瞻，有北渡道人慧龙得治眼术，恢请之。既至，空中忽见圣僧，及慧龙下针，豁然开朗，咸得精诚所至。"

从先秦直至两晋，是我国针灸眼病治疗历史上的起步时期，其总的特征是：①对眼的解剖生理特别是与经络的关系做了详细的描述；②对眼病针灸主治病症、用穴组方（主要为单穴方）、刺灸之法及部分穴位的刺灸宜忌都作了初步总结。为后世眼病针灸的发展奠定了重要基础。

二、积累时期

自隋唐至二宋时期，我国社会经济和科学文化都有空前的发展，是我国传统中医针灸学发展的重要时期，也是眼病针灸治疗实践与文献的积累时期。隋代《诸病源候论》除收载了眼病三十八候外，尚描述了眼病和全身性疾病的关系及一些眼病的病源。虽未涉及针灸治疗，但有助于针灸医家对眼病的认识。唐代重要医籍《备急千金要方》《千金翼方》及《外台秘要》等，不仅有对眼病病因、病机及药物治疗的大量记载，还有专门章节讨论针灸的治疗。宋代的著名大型方书《太平圣惠方》《圣济总录》等皆有专论眼科的篇章,其中均包括针灸治疗。

此期眼病针灸的主要贡献如下。

(一) 眼病针灸病种不断增加

唐代名医孙思邈所著的《备急千金要方》的七窍病一卷首列目病,明确地提出了生食五辛、夜读细书等容易引起眼病的 19 种因素,以及预防眼病的若干注意事项,还首次记述了老人目昏。据统计,在同部书中记载用针灸治疗的眼部各类病症的条文达 30 余条。另一部《千金翼方》也有十多条,虽然二书部分内容有所重复,但较之《针灸甲乙经》增加了不少眼病种类,如雀目、目系急、目上插、目涩暴变、目眦伤等。至宋代更出现小儿眼病灸疗验方,尤以《太平圣惠方》为最。如《太平圣惠方·卷一百》载有"小儿目涩怕明,状如青盲,灸中渚二穴各一壮。在手小指次指本节后陷者中,炷如小麦大"。另有小儿斑疮入眼、小儿奶目不明等。北宋末年的《圣济总录》在《太平圣惠方》的基础上将眼目门扩充为 12 卷,记载了 40 种眼病的针灸取穴。至南宋的《针灸资生经》进一步将针灸治疗的眼部病症分为目痛(目瞑)、目上视(目瞤动)、目泪出、目眩、目不明(目䀮䀮、目暗、目眇)、目翳膜(白翳、睛目、臑目)、目赤(目黄、目青)、青盲(雀目、疞眼)等 8 个大类,每一类下面又各列多种症状,选用不同的穴位治疗。如目泪出类就包括目泣出、目泪出多眵、泣出目痒、多泪等十余种症候。又如青盲,包括小儿青盲、小儿雀目等。全面总结了宋及之前针灸治疗的眼病病种。除了治疗外,还提到了用针灸防治眼病,如"凡人年三十以上,若不灸三里,则令人气上眼暗。"(《外台秘要·卷三十九》)

(二) 取穴组方由简向繁

在取穴上,唐宋时期有三个突出的特点。

一是取穴范围明显扩大:以《针灸资生经》为例,仅目痛一项,就涉及经穴近 40 个之多,既有头面部穴,如阳白、目窗,亦重视肢体远端穴和背部穴,如太冲、三间、风门、心俞等。另外,尚取督脉穴,如上星、龈交等。

二是对腧穴的眼病刺灸认识加深:通过大量的临床实践,此时期的医家对穴位在眼病中的应用已积累相当经验,除说明了定位、经脉所属、经脉交会,特别对针灸的要求和禁忌有较深刻的体会。如《圣济总录》载:"上星一穴,在鼻直上入发际一寸陷中,督脉气所发。治……目眩……目睛痛不能远视,以细三棱针刺之,即宣泄诸阳热气,无令上冲头目。可灸七壮,不宜多灸,若频灸,即拔气上,令人目不明。"

三是开始应用经外穴：由于眼部疾病有一定的难治性，已有经穴往往不敷使用。在这一时期，出现了主要用于眼病的经外穴，可分为两类，一类有穴名；一类则无穴名，但均有明确定位。眼病经外穴，首见于《千金翼方》，记载了当容、当阳两个经外奇穴："肝劳邪气眼赤，灸当容百壮，两边各尔，在眼后耳前，三阳三阴之会处，以手按之，有上下横脉，是与耳门相对是也。""治目急痛不可远视，灸当瞳子上入发际一寸，随年壮。穴名当阳，风翳。"另外，《太平圣惠方》载有前关，"前关，在目外眦后半寸，治目赤头痛"，前关即太阳穴，迄今仍为主治眼病的要穴之一。《针灸资生经》内载有拳尖，"小儿热毒风盛，眼睛痛，灸手中指本节头三壮，名拳尖"等。另一种为有位无名的治眼奇穴，最早也见于《千金翼方》："治眼卒生翳，灸大指节横纹三壮。"在《针灸资生经》中，小儿眼病多用此类奇穴。

在组方上，《针灸甲乙经》中，多为单穴组方，而从唐代开始，多穴方逐渐成为主流。如在《备急千金要方》中，眼病多穴方占眼病针灸方的一半以上，最多的一方用穴达 21 个之多。当然，这并不是说选穴越多越好，而是表明了古人不断探索的过程。至《针灸资生经》，更在同一类眼病中，突出了据症选穴组方。以目上视为例，"申脉，主目反上视，若赤痛从内眦始；阳白、上星、本神、大都、曲泉、侠溪、三间、前谷、攒竹，主目系急、目上插；丝竹空、前顶，主目上插、憎风寒……"（《针灸资生经·卷六》）

一般认为，针灸处方须具备四大要素：腧穴、疗法、操作、时间。在唐代的一些医学著作中，就已开始出现这样的眼病针灸处方。如"攒竹，主目视不明眈眈，目中热痛及眴，针入一分，留二呼，泻三吸，徐徐出之。忌灸。宜出血涂盐"（《千金翼方·卷二十六》）。虽然，这类处方不多，且多为单穴方，但对后世有较大影响。

（三）针灸并用偏重灸法

唐宋时期，虽然一些著名医家如孙思邈等倡导针灸并用，但由于当时灸法盛行，灸疗专著大量涌现，医籍中灸法内容占据着重要的地位，并出现了专门掌握施灸技术，以施行灸疗为业的灸师。这不可避免地影响到眼病治疗上。如南宋医家窦材，认为眼内生障是"脾肾两虚，阳光不振"所致，"保命之法，灼艾第一"，在治疗方法上十分推崇灸法，故认为"两眼昏黑，欲成内障，乃脾肾气虚所致，灸关元三百壮"（《扁鹊心书·卷上》）。

1. 眼病灸法特点

（1）灸材　多用艾炷，施直接灸。且以小艾炷为主，炷如小麦大或雀矢大。《太平圣惠方》强调勿拘"炷大"之说。

（2）灸量　施灸部位不同，灸量有差异。头、面、目部及腕踝关节以下穴位壮数少。如"目卒生翳，灸大指节横纹三壮，在右灸左，在左灸右，良"（《备急千金要方·卷六上》）；胸背腹部施灸壮数多，上述《扁鹊心书》所载"灸关元三百壮"就是一例。另如《千金翼方·卷二十七》载有："眼暗灸大椎下第十节，正当脊中二百壮，唯多佳，可以明目，神良，灸满千壮，不假汤药。"疾病的性质不同，灸量也不同：一般而言，实证眼病灸量宜少，"风痒赤痛，灸人中近鼻柱二壮。"（《备急千金要方·卷六上》）又如《医心方》治眼卒掣痛方："灸当瞳子上入发际一寸，七壮，痛即止。两眼痛，灸两眼处。甚良。"虚证眼病灸量宜多，"肝虚目不明，灸肝俞二百壮。"（《针灸资生经·卷六》）大人小儿年龄不同，灸量有别，即使同一病同一穴，也有所不同："肝俞主目不明，灸二百壮。小儿寸数斟酌，灸可一二七壮。"（《千金翼方·卷二十七》）

（3）灸位　眼病艾灸穴位的选取，既有同侧取穴，如《医心方》治"芒草沙石入目方"中"灸足中指节上，随目左右"；也有对侧取穴，"目卒生翳，灸大指节横纹三壮，在左灸右，在右灸左，良。"（《备急千金要方·卷六上》）有局部取穴，如《医心方》提到："治眼生淫肤覆瞳子上方，随眼痛左右，灸眉当中瞳子七壮，便愈。"而更常见的则是如上所述的在手、足远端选穴的远道取穴。值得一提的是，除了选躯体的经穴、经外穴外，也有关于耳穴的灸治记载，如敦煌医书《新集备急灸经》："患眼赤，兼疮翳生……两耳尖上，名阴会穴，灸一七壮，便永不发。"《医心方·卷五》也有"治目卒赤痛方……灸耳轮上七壮"的记载。

2. 眼病针法特点

（1）眼区穴位强调浅刺　由于眼区结构精细、血管丰富，加上古代针具粗糙，易于引起损伤，所以在唐宋的医学文献中均要求浅刺。如睛明穴，多强调"入一分半"。值得一提的是承泣穴，在唐代，虽也要求浅刺且是针刺治眼病的主穴之一，如《千金翼方·卷二十七》载："……眼赤痛，目䀮䀮，冷热泪，目睑赤，皆针承泣。在目下七分匡骨中，当瞳子直下陷中，入二分半，得气即泻，忌灸。"至宋代《铜人腧穴针灸图经·卷中》则成禁针之穴："承泣……目视䀮䀮，冷泪，眼眦赤痛，禁不宜针，针之令人目乌色。"表明即使浅刺也可造成损伤。

（2）注重补泻手法　眼病部位重要但病症难治，所以从唐代开始注重补泻手法以提高治疗效果。其中以《千金翼方》记载为多，包括留针与呼吸补泻相结合,如针刺治疗"肤翳白膜覆瞳仁"等眼病,宜"留三呼,泻五吸",而"雀目者,可久留十吸"。徐疾补泻,如"攒竹治目视不明,……徐徐出之";而睛明穴治疗雀目时,宜久留针后速出:"雀目者,可久留十吸,然后速出"(《千金翼方·卷二十七》)。复合补泻,在治疗一些症情较重的眼病时更为强调,运用手法还须据症的寒热虚实而变,如"冷者先补后泻,复补之"。当然这方面的内容不多。

在眼病治疗中还重视针灸药结合。包括针灸结合、灸药结合等。其中记载针灸结合的较多,如"目暗不明,针中渚,入二分,留三呼,泻五吸。灸七壮,炷如雀矢大,在手小指次指本节后间"(《千金翼方·卷二十七》)。灸药结合,可以是施灸与内服药结合,如《备急千金要方》提到"肝中有风热,令人眼昏暗者,当灸肝俞,及服除风汤丸散数十剂,当愈"。也可以是施灸与外用药结合,如治目卒赤痛,《医心方·卷五》载有用"捣荠菜根汁,洗之。又方:当灸耳轮上七壮"。

值得一提的是,在唐代《外台秘要·卷二十一》中有"唯正当眼中央小珠子黑,乃有其障,做青白色。虽不辨物,犹知明暗三光(指日光、月光、星光——著者),知昼知夜。……未患时忽觉眼前见飞蝇黑子,逐眼上、下来,此宜用金篦决。一针之后,豁然开云而见白日"。这是我国用针拨法治疗白内障的最早记载。虽和针刺有别,但也属中医外治手段,这一技术对后世产生了重大影响。

唐宋时期,眼病的针灸治疗已积累了丰富的经验,这些经验仍为后世医家所使用。

三、开拓时期

金元时期是我国医学史上一个重要时期,由于南北对峙、战争频仍,反而造就了群星闪耀、流派纷呈、学术不断创新的医学新局面。眼科专著《秘传眼科龙木论》《银海精微》等也成书于这一时期。眼病针灸有了新的开拓,具体表现如下。

(一)眼病用穴的开拓

首先是注重特定穴的运用。《针经指南》提倡八脉交会穴运用于眼病,如临泣主治赤眼并冷泪、眼目肿痛,外关主治眉棱中痛、迎风泪出、赤目疼痛、眼肿、目翳或隐涩,后溪主治眼赤肿、冲风泪下,申脉主治目赤肿痛、眉棱痛等。《子午流注针经》中则介绍五输穴在眼病中的应用,如手少阳小肠经之荥穴前谷、足少阳胆经之原穴丘墟治疗目生翳膜。其次是经外奇穴的不断发现。继唐宋时期发现的有穴名的用于眼病的当容、当阳、前关(太阳)、拳尖四个经外奇穴之后,金元时期又有增加,如鱼尾、鱼腰、大骨空、小骨空等穴。更重要的是经外穴开始在临床广泛应用,如《扁鹊神应针灸玉龙经》记载:"眼睛红痛肿难熬,怕日羞明心目焦,但刺睛明、鱼尾穴,太阳出血病全消……鱼尾:……在目上眉外尖,针一分,沿皮向内透鱼腰,泻";"风眩烂眼可怜人,泪出汪汪实苦辛,大小骨空真妙穴,灸之七壮病除根。大骨空:在手大拇指第二节尖上,灸七壮。小骨空:在手小指第二节尖上,灸七壮,禁针。"正是这些具体生动的描述,对经外穴在眼病中的应用起到了推波助澜的作用。

(二) 眼病针法的开拓

在唐宋时期灸法治疗成为主流,到金元时期随着煤炼铁技术的普及,促进针具的革新,针刺之法重新得以重视。表现在眼病治疗上,最为突出的是放血疗法的广泛应用。金元四大家之一的张从正力主攻下,眼疾多以火热立论,其在《儒门事亲·目疾头风出血最急说》指出:"岂知目不因火则不病。何以言之? 气轮变赤,火乘肺也;肉轮赤肿,火乘脾也;黑水神光被翳,火乘肝与肾也;赤脉贯目,火自甚也。能治火者,一句可了。"所以倡用刺血泻热之法,如"人年四十、五十,不问男女,目暴赤肿,隐涩难开者,以三棱针刺前顶、百会穴,出血大妙"。但在刺血具体操作上则须遵照以下各点。

1. 刺血据经脉气血多少而定

强调血多之经刺之,能祛邪而不伤血;血少之经刺之,则使血受损而正不足,有助长邪气之虞。张子和指出:"然阳明经起于目两傍,交鼻之中,与太阳、少阳俱会于目;惟足厥阴肝经,连于目系而已。故血太过者,太阳、阳明之实也;血不及者,厥阴之虚也。故血出者,宜太阳、阳明,盖此二经血多故也。少阳一经,不宜出血,血少故也。刺太阳、阳明出血,则目愈明;刺少阳出血,则目愈昏。要知无使太过不及,以血养目而已。"(《儒门事亲·卷一》)

2. 出血量据病情虚实而定

《儒门事亲》根据《黄帝内经》"血实者宜决之""虚者补之,实者泻之"的原则,指出:有的不宜出血,"如雀目不能夜视及内障,暴怒大忧之所致也。皆肝主目,血少,禁出血,止宜补肝养肾"。有的则要求泻血部位多,出血量大。如张氏自己曾患"目赤肿翳",医者在其"上星至百会,速以针刺四五十刺；攒竹穴、丝竹空穴上兼眉际一十刺；反鼻两孔内，以草茎弹之出血。三处出血如泉，约二升许"(《儒门事亲·卷一》)。

3. 刺血工具据部位而定

当时应用最多的泻血工具为三棱针，用于全身经穴或经外穴，也包括某些病灶区，"治目眶岁久赤烂，俗呼为赤瞎是也，当以三棱针刺目眶外，以泻湿热"(《兰室秘藏·卷上》)。其二是草本植物，如秆草、芦叶和竹叶等，或截段，或作卷刺之。多用于鼻腔内黏膜等皮肤菲薄的部位，如"凡两目暴赤痛者，肿不止……速宜秆草，左右鼻窍内弹之，出血立愈"(《儒门事亲·卷十一》)。其三是某些有一定刺激性的药物，如"夫目暴赤肿痛，不能开者，以清金散鼻内搐之，鼻内出血更捷"(《扁鹊神应针灸玉龙经》)。

虽然对眼病多从火热立论，提倡放血疗法，但内障眼病多由脏腑功能失调所致，也指出虚证眼病不宜放血。如"雀目不能夜视及内障，暴怒大忧之所致也。皆肝主目，血少，禁出血，止宜补肝养肾"(《儒门事亲·卷一》)。

除刺血法外，火针法也开始广泛用于眼病。《秘传眼科龙木论》中，主要用治外障病，如"眼痛如针刺外障……宜服泻心汤，后服补肝散，兼镰洗出血，火针太阳穴，立效"；又如"眼痒极难忍外障……切宜镰洗出瘀血，火针针阳白、太阳二穴，后服乌蛇汤、还睛散、马兜铃圆，即瘥"(《秘传眼科龙木论·卷之五》)。

四、形成时期

明清两代是中医眼科兴盛时期。在基础理论与临床治疗方面都有很大发展，眼科文献的数量与质量大大超过以前各代。影响较大的如《原机启微》《本草纲目》《普济方》《证治准绳》《审视瑶函》《目经大成》等。眼病病谱进一步增加，朱棣等所编《普济方》，是医方中集大成之作。其中眼目门16卷，收方2300多首，集病名300余种，内容极其丰富。王肯堂编撰《证治准绳》，在七窍门中，记载眼部病证170多种，病因、症状记述详尽，对临床诊断很有帮助。《审视瑶函》载眼病108症，专门介绍金针拨内障以及钩、割、针、烙、点、洗、敷、吹等眼科外治法。眼镜在我国使用较早，早期称为"空空格"，在明初由艺衡《留青日札摘抄》及屠隆的《文房器具笺》都有记载，主要用于老人"目力昏倦，不辨细书"。

明清也是传统针灸学发展的鼎盛时期。正是在这样的情况下,针灸治疗眼病的理论和实践在传统层面上也日趋成熟。

(一)眼病针灸讲究辨证

随着对针灸治疗眼病经验的积累,辨证之法不断完善。包括以下两类。

1. 经络辨证

《审视瑶函》为眼科专著,全书6卷中有2卷是针灸篇。傅仁宇认为"夫八廓之经络乃验病之要领,业斯道者,岂可忽哉",强调"医者必熟明经络",并告诫"经络不明,盲子夜行"。

用经络辨证来指导眼病治疗分两个方面,一是依据病症推导所属经络:对于白内障"今详通黑睛之脉,目系也。目系属足厥阴、足太阳、手少阴三经……故治法以针灸言之,则当取三经之腧穴,如天柱、风府、太冲、通天等穴是也"(《审视瑶函·卷之五》)。二是依据经络进行选穴组方,如"目赤肿足寒者,必用时温洗其足,并详赤脉处属何经,灸三里、临泣、昆仑等穴,立愈"(《医学纲目·卷十三》)。

2. 脏腑辨证

眼与五脏六腑关系密切,脏腑辨证为明清针灸医家所重视。《古今图书集成医部全录》介绍了内障眼病如何辨五脏取穴治疗的方法:"心者,五脏六腑之主也。目者,宗脉之所聚也,上液之道也。……故悲哀愁忧则心动,心动则五脏六腑皆摇。摇则宗脉感,宗脉感则液道开,液道开故涕泣出焉。液者,所以灌精濡空窍者也。故上液之道开则泣,泣不止则液竭,液竭则精不灌,精不灌则目无所见矣,故命曰夺精。补天柱经侠颈。针灸内障有四法,此篇是其一也。其二取肝。经曰:肝虚则目无所见,善恐,取其经厥阴与少阴,取血者是也。其三取肾。经云:肾足少阴之脉,是动则病目无所见,视寒热虚实取之也。其四取阳蹻。经云:邪之所在,皆为不足,上气不足,目为之瞑,补足外踝下留之是也。"《审视瑶函·卷之五》亦载有内障眼病的脏腑辨证,认为"此症乃怒气伤肝,血不就舍,肾水枯竭,血气耗散,初病不谨,恣贪房事,用心过多,故得难治。先宜刺临泣、睛明、合谷、瞳子髎;如不效,刺光明、风池"。

(二)临床观察更趋客观

表现在对眼病的病因病机、针灸疗效及预后等方面。如目生翳膜"翳自热生,如碎米者易散,梅花瓣者难消。……此症受病已深,未可一时针愈,须如法三四次刺之"(《针灸逢源·卷五》)。另如,目生内障,《针灸大成》认为,系因"怒气伤肝,血不就舍,肾水枯竭,气血耗散,临患之时,不能节约,恣意房事,用心过多,故得此症。亦难治疗",并提出了前后两个针灸处方。以上均表明,对一些难治眼病针灸疗效已有较为客观的认识。

(三) 取穴配方日臻完善

明清时期已总结出大量的眼病效穴,且一直沿用至今。这些穴位,不仅有经穴,并把治疗眼病的经外奇穴也进行了归纳。

《奇效良方》《针灸易学》《针灸大成》《类经图翼》等书专列奇穴篇,记载穴位的定位、主治、操作手法和疗效。其中不少奇穴用于眼病,并对这些经外奇穴的具体适应证及操作法都详作介绍,如"内迎香二穴,在鼻孔中。治目热暴痛,用芦管子搐出恶血,效。";"耳尖二穴,在耳尖上,卷耳取之,尖上是穴。治眼生翳膜,宜灸七壮,不宜灸多。";"鱼腰二穴,在眉中间。是穴治眼生垂帘翳膜,针入一分,沿皮向两傍是也。"分别介绍了刺血、艾灸、针刺之法。另有睛中一穴,在眼黑珠正中。用于治疗白内障,方法是"先用布搭目外,以冷水淋一刻,方将三棱针于目外角,离黑珠一分许,刺入半分之微,然后入金针,约数分深,旁入自上层转拨向瞳人轻轻而下,斜插定目角,即能见物",并强调"凡学针人眼者,先试针内障羊眼,能针羊眼复明,方针人眼,不可造次"。另外,还记载了穴位的一种特殊形式:皮肤反应点。在明清多部著作中,提到偷针眼,往往在视背上可见到细红的反应点,刺破即可治愈。如《针灸易学》认为它的病因是"脾经风热而成",对其治疗是"视背上有红点,刺破出血皆治"。

在配方上,明清时期有两个显著特点。一是在组方上,多为远近取穴组方,在《针灸大成・卷九》介绍杨氏经验的"治症总要"所列的 9 种眼病中,其第一处方,全部按此配方。如目生内障:瞳子髎、合谷、临泣、晴明;胬肉侵睛:风池、睛明、合谷、太阳。二是考虑到眼病的难治性,当时不少医家对同一眼病提出了前后两套处方。如《审视瑶函》在治疗"眼生翳膜"时指出:"此症受病既深,未可一时便能针愈。先刺睛明、合谷。不效,须是三次针之方可。如发,再刺太阳、光明"。《针灸大成》更在前述的 9 种眼病中,均列出治疗无效时的进一步治疗方案,如"目患外障:小骨空、太阳、睛明、合谷……刺前不效,复刺后穴二三次方愈:临泣、攒竹、三里、内眦尖"。至今仍不失其临床参考价值。

(四) 刺灸技术趋向多样

明清时期不似唐宋时期重艾灸、金元时期好刺血,而是根据病情在以针刺为主要治疗技术的前提下，继承前人的灸疗、刺血等法并有发展外，还增加了敷贴等多种治疗。

1. 针刺法

明清时期针刺之法已占针灸技术中的主导地位，眼病针灸也不例外。此时期还特别注重针刺手法的运用，不仅对其研究非常深入，而且应用也十分广泛。在眼病治疗方面充分运用手法的当属《针灸神书》。《针灸神书》，原题《琼瑶神书》，作者托名宋代琼瑶真人，内容实为明人作品。内创集多种单式针刺手法，如气上、气下、升阴、升阳、针滞、伸提、出血、搓摩、搓、提、刮、弹、弹按、提刮、透刺等，并被巧妙地用于各种眼病的治疗。如"眼目肿痛实难煞，攒竹提来泻最高，合谷忙将气下取，晴明提刮血渐消"；"眼目红肿实难熬，外关清明治三焦，晴明弹按出毒血，太阳二关气下高"。涉及了所选各个穴位的手法操作。《针灸神书》还提倡特定穴上的手法运用，如用于治疗目昏眩、赤目时，"临泣二穴（热，脉洪，提刮五次，泻五次，循摄战三次、五次，升阴、气下三五次，不灸。寒，脉微，补三五次，按三次，搓三次、五次，升阳、气上三五次，三壮）"。其次是透穴法的运用，考虑到眼区穴位深刺之不当容易出现皮下血肿等意外事故，应用本法，既可避免深刺易伤及血管的意外，又有助于增强刺激，提高疗效。在杨继洲《针灸大成》中就载有"鱼尾透鱼腰""印堂透攒竹"等治眼病。

2. 艾灸法

在明清的著作中，艾灸法治眼病仍占有相当重要的地位。包括一些灸治专著如《类经图翼》《神灸经纶》中，均列有眼病治疗。《明目至宝》中专列"灸眼法"，对眼痛不能视、青盲、目暗、风翳、卒生翳等五种眼病论述了灸法，记载灸穴7个。但对艾灸法的选择，其认识较前人更为客观深入，如强调在使用时，"皆视其病之轻重而用之，不可泥一说。"（《审视瑶函》）重视针灸的运用，也明确指出："针灸亦会加重眼疾，故不可不慎用之。"提到"治翳亦不可用火灸，翳膜生自肝火，又以火攻之，是以火济火，岂是良法"。均有一定借鉴意义。

3. 刺血法

在继承前代的基础上，这一时期重视与其他穴位刺激法结合，以提高治疗效果。包括以下二类。

（1）刺血与艾灸结合　如《古今医统大全》载，治胬肉攀睛"晴明、风池、太阳三穴刺血，配合期门施灸"。《古今图书集成医部全录》也提及

"烂弦风,取大骨空,灸九壮,以口吹火灭;小骨空灸七壮,亦吹火灭。又以三棱针刺眶外,出血即愈"。

（2）刺血与针刺相结合　如《医学入门·卷一》载:"赤眼肿痛,迎香出血,立愈。甚者,更泻太冲。"

4. 药物穴位敷贴

用药物敷贴治疗眼病,虽首见于宋代的《千金宝要》:"小儿赤热肿目,川大黄、白矾、朴硝,等分为末,冷水调作掩子,贴目上。"但它是将药物直接敷贴于患眼,还不能算是真正意义上的穴位敷贴。至明清,不仅广泛应用于多种急性眼病,而且在敷贴物的制作、选穴等方面都积累了丰富的经验。敷贴药物多为清热凉血或祛风解表之品,所取穴位以目周穴,特别是太阳穴为多。敷贴物,有单方,如《古今医统大全》载:"敷眼方,治赤肿闭合,净土末,烂石膏,为细末,入蜜和,新汲水调如膏,敷眼四周及太阳。"《古今图书集成医部全录》亦有"赤眼肿:黄丹,蜂蜜调,贴太阳穴,立止"。《医宗金鉴》"又用南星末,同生地黄捣膏,贴太阳穴自消",治疗针眼。

也有复方,如"敷火眼痛眼风热眼,南星、赤小豆,以生姜自然汁调,贴太阳即止。又方,桑叶、大黄、荆芥穗、朴硝,为末蜜调,贴太阳穴"（《古今医通大全·卷六十一》）。其中石膏、赤小豆、大黄、朴硝、白矾可清热泻火;南星、桑叶、荆芥穗可祛风解表。

敷贴物者除用药物临用时调制外,也有直接应用成药的,如《奇效良方》载"神仙太乙膏"治"一切风赤眼,用膏捏作小饼,贴太阳穴"。《古今医统大全》载"麒麟竭膏"治"赤眼,贴鱼尾"。

在选穴上除上述局部取穴外,也有远道取穴,多用涌泉穴,如《古今医统大全》载:"摩风散,专治赤目肿痛,白姜为水,调贴脚掌心。"

（五）眼病针灸医案增多

医案是中医针灸文献的重要组成部分,是历代医家宝贵临床经验,是医家临证思维和处理疾病方法的具体体现。近代先哲章太炎先生指出:"中医之成就,医案最著。欲求前人之经验心得,医案最有线索可寻,循此钻研,事半功倍。"

眼病针灸医案在历代文献中并不多见,针刺治疗眼病较早的医案见于唐代。据刘肃《大唐新语·卷九》载,唐高宗李治晚年患风眩头重,目不能视,侍医秦鸣鹤诊为风毒上攻,针刺百会及脑户出血,刺毕眼明。在金元时期医著《儒门事亲·卷下》载有张从正中年时曾患目赤肿翳一案:

患眼羞明隐涩,作止无时,百余日而不愈。经眼科医生姜仲安针刺上星、百会、攒竹、丝竹空等穴,并以草茎弹刺鼻孔内,出血两升而愈。

至明清,眼病针灸医案无论在质和量上均超越前人。如魏之琇撰写,王孟英等人增补、重订的《续名医类案》,是中国古代医案著作中时间跨度最长、内容最丰富的医案著作。其中就记载了暴盲、目赤、目赤肿睛翳、目痛、目暴不明、眼初生小疱等名家医案。

另外,张璐《张氏医通·七窍门》载金针拨障术医案 10 例,记录详细,内容涉及病程、诊断、手术适应证、禁忌证、并发症、术后处理等。同时期的黄庭镜《目经大成》亦载针拨术医案多例。虽然针拨术和针灸疗法有别,但均属我国传统的治疗眼病的外治之法。

综上所述,我国的眼病针灸证治,奠基于秦汉,经过晋、唐、宋大量临床,特别是灸治方面实践的丰富充实,金元在理法上的开拓,至明清终于形成了一套比较系统和完整的理论和技术,与中医学的其他疗法一起,对眼病的治疗作出了重要的贡献。

第二节 近代简述

近代(1911—1949 年)是中国针灸史的一个特殊发展阶段,可谓斗折蛇行。一方面,由于道光二年(1822 年)颁禁针灸诏,"针灸一法,由来已久,然以针刺火灸,究非奉君之所宜,太医院针灸一科,着永远停止",使针灸从宫廷流落到了民间;同时,1840 年鸦片战争之后,西学东渐,包括针灸在内的中医学受到西方医学的冲击和民国政府的压制。另一方面,针灸学又在此逆境中获得了艰难的发展:在学术上主要通过从日本引进西学,如解剖学、生理学、疾病学等,特别是神经学说,开展"针灸科学化"。据不完全统计,这个时期,出版针灸专著 200 多种,发行 3 份针灸专业期刊,包括我国针灸史上首份专业杂志《针灸杂志》(1933 年)。在人才培养上,从传统的师承教学向近代的学校教学转型。据统计我国近代曾创办针灸学校 48 所,培养了大批针灸人才,涌现了以承淡安为代表的,包括黄石屏、方慎安、陈景文、曾天治、罗兆琚、陆瘦燕、朱琏等一大批针灸名家。

近代眼病针灸具有以下几个显著特征。

一、载体发生变化

眼病针灸文献在古代均记载在简帛书籍之中，近代则开始发表于期刊之中，且逐渐成为主流。自从 1908 年《绍兴医药学报》创办开始，近代相继创办的中医药期刊有 463 种之多，中医刊物林立成为近代中医发展史上的一个显著特点。中医期刊的繁盛发展，不仅为针灸医学的学术研究和信息交流搭建了一个重要平台，也为针灸著作和文章的刊发提供了一个新的载体，刊登在这些期刊中的著作和文章，成为近代针灸文献的重要组成部分。眼病针灸也不例外，很多与针灸治疗眼病有关的理论和医案都刊登在这些期刊中。其中以《针灸杂志》《山西医学杂志》《国医杂志》《医界春秋》为主。据著者查阅，最早登载眼病针灸的临床文章是《山西医学杂志》1922 年第 7 期，题为"眼中脑油灌睛"，主要介绍针刺拨治法治疗角膜白斑的具体案例。文章从病名之区别、初得至最重、针灸时之病状、得病之原因、气色脉象、针灸病名及手术、收效时间、针灸后状态以及针灸后禁忌等方面，将民国时期医家对角膜白斑的认识、针灸治疗角膜白斑的过程以及治疗后的注意事项都进行了较为详细的描述。尤其是毫针拨刺的方法及治疗后禁忌，现在看来也有一定临床参考价值，"刺风轮气轮两界之间，刺入一分之三，将针卧倒向前推进至瞳仁处，针头向上往下，将蒙蔽嵌入下眼睑肉轮内，将针徐徐退出，速贴纸七廧（块）于目外""每日揭纸一廧，七日后将纸取完则能视物"。眼病针灸在理论研究方面文章，有较早刊登在 1933 年《国医杂志》中的《眼科针导法论》和《眼科钩针割烙之法论》两篇。

应用杂志这一载体，不仅能及时报道反映各地医家的临床经验与理论感悟，而且能在较大范围内进行推广和交流，有利于促进学科的发展。

除此之外，民国时期的一些针灸著作也包含了针灸治疗眼病的内容，可以周复初之《针灸秘授全书》和承淡安的《针灸治疗实验录》为代表。前者以承袭历代经验为主；后者则较为详细地载述了多个眼病针灸的医案。

二、经验和医案成为学术总结主流

在古医籍中，眼病针灸的基本内容，从《针灸甲乙经》起一直以病名加穴方的条文形式表述，从晋唐直至明清，代代承袭，其间发展也在此框架之内。金元医家张子和提供了本人和其家僮二个眼病刺血医案以及明清时期如《续名医类案》留下多个眼病医案,但总体看,数量少而内容简略。民国时期,眼病针灸个人经验和具体医案成为临床报道的主要内容。如各地医者报告的,计有"针灸治疗左目生翳"(《针灸杂志》1935 年8 月)、"老妪针内障之法"(《针灸杂志》1935 年11 月)、"目痛视物不明之风热内瘴症"(《针灸杂志》1937 年1 月)、"针刺赤眼肿痛之经验"(《山西医学杂志》1925 年5 月)、"针刺目盲之经验"(《山西医学杂志》1924 年4月)、"针刺努肉侵睛之症"(《山西医学杂志》1925 年5 月)、"眼疾瘰病,初习针灸,立建奇功"(《针灸杂志》1933 年10 月)、"偷针眼治愈之验证"(《针灸杂志》1935 年2 月)、"眼白生翳之灸法"(《医界春秋》1931 年4月)、"雀目暑温淋浊之治效"(《针灸杂志》1933 年10 月)等。不仅涉及多种病症,在方法上用针、灸,或针药结合,且内容客观详细。如"针刺努(胬)肉侵睛之症"一文,从症状表现为"初起其目见红,日久眼头吐出筋膜,黑睛被筋膜遮盖",至取"风池穴、睛明穴、合谷穴",用针之法"自上至下,先泻后补,行针半钟时","针后其人垂首以手掌蔽其面",描述颇详。且认为"此症非一时可愈",建议继续针刺并配服中药(内附药方)(《山西医学杂志》1925 年5 月),具有较好的临床借鉴和推广价值。较之古代,不能不说是一大进步。当然从总体上说,近代针灸治疗眼病的病种还比较局限。

三、导入西医相关知识

随着西方医学的引进,不少西医病名如胃痉挛、甲状腺突眼、黄疸、黑热病、疟疾、胸膜炎等,开始逐步出现在民国时期中医的书刊中。这是当时一些中医针灸医家紧跟时代潮流,为了保存和促进祖国医学发展,将西医的某些理论和方法纳入中医学的理论和治疗体系中的尝试,成为中西医结合的前奏。眼病针灸也不能例外,其中最有代表性的当属1934 年刊登在《医林一愕》杂志中的《突眼性甲状腺肿病针效之研究》一文,不仅从中医证治、取穴之道、针灸治验等几个方面,将甲状腺突眼的针灸治疗进行了较为全面和客观的论述,而且还将甲状腺突眼相关的西医理论进行了论述:"甲状腺,……其内分泌物之性质,虽未尽知,然经种种试验研究,知与生物生存上有极重大之价值。若分泌过多,腺体肿胀,则……瞳孔放张,眼球凸出,……此即所谓突眼性甲状腺肿也。"文章还结合中西医理论将针灸治疗甲状腺突眼之所以起效的机理进行了阐述："针术能直接激刺神经,……以变更其病理现象而复其正常状态,故得以治愈之。须知……若能使神经起适当之变化,自能左右内分泌腺之活动,而收治疗之预期效果,针术者,即所以完成此种使命之物理疗法也,至于目的能否达到,此当属于术的问题。"虽然从现代的角度看,这篇文章的相关阐述有诸多不完美之处,但在当时仍然有非常积极的意义,可以说是将西医眼病病名和生理病理知识纳入眼病针灸治疗体系的一种有意义的尝试。

综上所述,尽管眼病针灸在经验积累和传播上取得了较大的进展,在理论探讨上也不断吸收新知充实自身,但是无论在针灸眼病病谱或者刺灸之法,均未能超越前人。虽然近代眼病针灸发展缓慢,但作为眼病针灸发展史上不可或缺的一部分,依然起着承接古代、开启现代的重要作用,为眼病针灸的现代发展奠定了基础。

第三节 现代进展

眼病针灸取得现代意义上的重大进展,实际上始于中华人民共和国成立之后。可以分为三个阶段。

一、转化阶段(20世纪50年代初—70年代末)

这个阶段跨时近30年。我国针灸界发生了几件大事:1951年建立我国第一家针灸研究机构——中央人民政府卫生部针灸疗法实验所,与此同时针灸进入了我国不同层次的公立医疗机构;1956年,四大中医学院创办,实施了针灸的高等教学;1958年上海市第一人民医院首例针刺麻醉手术获得成功,针刺麻醉后来成为引发世界性针灸应用和研究热潮的导火线。

眼病针灸在这一大背景下,实现了从传统的眼病针灸向现代眼病针灸的逐步蜕变。表现在以下几个方面:

首先,沿用两千多年的传统眼病病名,逐步由现代病症名所替代,从据传统症候逐渐向据现代症状为主辨治过渡。这不仅显示了针灸学科包容性强的排头兵的特点,更体现了眼病针灸重在辨病的特点,为它在现代的发展奠定基础。在20世纪50年代的医学刊物中,针灸治疗的眼病的名称,虽还有目翳、睑腺炎、夜盲等传统名称,但基本上都采用现代病名,如电光性眼炎、睑腺炎、急慢性结膜炎、青光眼、白内障、球后视神经炎、视神经萎缩、视网膜出血、眼重症肌无力、近视、斜视乃至麻风性眼病的治疗。

其次,随着针具的革新和现代解剖学的发展,打破了眶内穴禁区。一方面是传统禁针禁灸的承泣、睛明穴,不仅全部开禁,还进行深刺,以提高疗效;另一方面,在眶内禁区,不断探索新穴。其中,最值得称道的是球后穴的发现,1957 年,《浙江中医杂志》以"新发现的奇穴'球后'治疗 122 例(201 眼)眼病的介绍"的题名发表,出手不凡。直到今天,球后仍是眼病治疗的要穴,而且和另一个治疗眼病的经外穴翳风(首见于《中华医学杂志》1956 年第六期)一起列入我国国家标准中的 46 个经外穴内,向全球推广。

其三,治疗技术从传统的单一的刺灸之法,向现代多元化转化。如前所述,两千多年来,眼病针灸一直以针刺为主、辅用灸法、放血。从 1957 年 11 月 19 日,上海《新闻日报》刊登"'电针灸'可治愈一种失明症"之后,不同的新的穴位刺激法,如耳针、皮肤针、穴位注射、头皮针、穴位结扎、穴位埋线、磁穴疗法等先后被用于眼病治疗,对扩大针灸眼病病谱、提高治疗效果,有着十分重要的作用。如以皮肤针为例,通过对新发现的正光穴等的叩刺,经数以千例的观察,表明对青少年近视、远视、斜视和弱视都有不同程度的治疗效果,至今仍被作为眼病的独特疗法之一。

其四,适应病症从承袭前人记载和个人主观经验为主向以临床疗效客观观察为主转化。前面提到,我国二千多年积累的针灸眼病病谱,其产生的过程有二种,一是从《内经》和《针灸甲乙经》奠定之后代代因袭,此为常态;二是少量名家在此基础上,依据个人主观体验包括个别医案(如金元张子和之治疗暴盲)作了增补,此为特例。从 20 世纪 50 年代开始,针灸治疗眼病的病种转向临床客观观察,通过疗效情况来进行评判,从个案记载转向一定样本的临床观察。如 1975 年《新医药学杂志》(《中医杂志》)就发表了"电梅花针治疗青少年近视眼 580 例疗效观察"。1959 年,夏贤闽编著的《眼科针灸疗法》一书,由人民卫生出版社出版,介绍了 40 余种眼科疾病的针灸治疗,成为我国首部眼病针灸的专著。

正是以上四方面的转化,使得眼病针灸步入了现代化的轨道。值得一提的是,1958 年我国医务工作者首创的"针刺麻醉",为眼病针灸的转化也助了一臂之力。据不完全统计，应用针刺麻醉的眼科手术包括白内障手术、视网膜脱离手术、青光眼手术、斜视手术等。其中，上海市第一人民医院一次就报告了针麻下施行视网膜脱离手术 1 601 例，为眼部针刺镇痛的有效性提供了有力的佐证。

二、发展阶段（20 世纪 70 年代末—21 世纪初）

这个阶段共 20 余年。它是我国现代针灸发展史上一个重要的时期：二届全国针灸针麻学术讨论会（1979 年和 1984 年）和首届世界针灸学术大会（1987 年）的召开；中国针灸学会（1979 年成立，1985 年升为一级学会）的成立；五种现代针灸刊物（《中国针灸》《针刺研究》《上海针灸杂志》《针灸临床杂志》和《世界针灸杂志》）的发行和我国第一所针灸学院的创办（1981 年），都发生在这一阶段。在这样的大环境下，眼病针灸也获得了迅速发展，基本上完成了临床积累。

（一）临床文献快速增长

著者查阅了从 1950 至 1977 年的 27 年间，在我国公开刊物上发表针灸治疗各种眼病的临床文章，共为 177 篇。而从 1978—2005 年，据《现代针灸病谱》统计，为 638 篇。也就是说，后一阶段较前者，翻了 3.6 倍。这是眼病针灸临床应用扩大的一个重要标志。

（二）临床观察质量提高

自 20 世纪 80 年代起，随着针灸医学现代化和国际化步伐的加速，选择先进的相关指标，通过设计严谨的对照比较，进行更深入和客观的临床研究，逐渐成为针灸界的共识，眼病针灸同样如此。如对干眼患者以泪液流量、泪膜破裂时间及角膜荧光素染色、泪液黏蛋白 5AC 的表达量、雌二醇和睾酮等作为检测指标，比较了针刺与电针之间的疗效差异。另如通过图形视网膜电图观察针刺对视网膜神经节细胞功能的影响；用视力、视野、暗适应、视网膜电流图和甲皱微循环等指标观察针刺对视网膜色素变性的治疗作用；比较针刺前、中、后视觉诱发电位的变化，探讨针刺治疗视神经萎缩的机制；等等，以更为客观地评价其疗效。

（三）厘定现代针灸眼病病谱

通过对这一阶段文献综合分析和专家问卷调查，《现代针灸病谱》提出了首份现代针灸眼病病谱。包括眼和附属器系统，也就是针灸和各种穴位刺激法治疗的眼部所有组成部分的病症，共为 31 种，其中西医疾病

22 种，西医症状 5 种和中医病症 4 种。并且依据针灸效能的不同分为 4 级，如可以单独用针灸治疗的所谓一级病谱，有睑腺炎、急性结膜炎、假性近视等 6 种；以针灸为主治疗的二级病谱，有高眼压及原发性青光眼、结膜干燥症等 7 种；以针灸为辅助治疗的三级病谱，则有弱视和视神经炎 2 种。尽管上述的提法还有可商榷之处，但至少表明正是针灸的大量临床积累，才能作出这样的总结。

三、成熟阶段（2006 年—）

所谓成熟，是指针灸学与眼科学二个现代学科结合而成的一门崭新的交叉学科-针灸眼病学的形成并走向成熟。这个阶段，至今尚未结束。目前的进展可以概括为下列几点。

（一）针灸眼病病种扩大

在现代针灸医学的迅速发展大背景下，针灸器械的精细化、针灸技术的多样化，特别是吸收了西医眼科学在解剖、生理、病理的研究成果和先进的诊断手段，使得针灸治疗的眼病病种不断扩大。依据著者团队对 1954 年 1 月至 2021 年 12 月跨度达 67 年的眼病针灸文献统计，并结合著者 40 余年临床所治有效病种，总结出现代针灸眼病病谱为 62 种，占现代针灸病谱 500 多种总量的 1/9。按照现代西医眼科学中对眼病划分，已覆盖眼睑病、眼表病、泪器病、结膜病、角膜病、巩膜病、晶状体病、玻璃体病、青光眼、葡萄膜疾病、视网膜疾病、眼肌疾病、眼外伤以及视神经及眼视光学疾病等眼科病症的各个领域。

不仅仅是量的变化，还有质的变化。我们对所收集的以下两个数据进行比较：一是从 1978—2012 年，针灸治疗眼和附属器的疾病的报道量，排在前 10 位的是麻痹性斜视、青少年近视、眼睑炎、视神经萎缩、上睑下垂、弱视、干眼、结膜炎、青光眼、睑腺炎。而 2017—2021 年，前 10 位更新为干眼、近视、视神经萎缩、麻痹性斜视、糖尿病性视网膜病变、青光眼、弱视、黄斑病变、缺血性视神经病变、Graves 眼病。这表明，针灸治疗出现了从外眼病向眼底病、常见眼病向难治性眼病的转化。既表明针灸治疗眼病的质量的提高，更充分体现了针灸的优势。

（二）科学验证疗效

从 21 世纪开始，循证医学的研究方法被引入了针灸临床研究。它强调大样本、多中心、随机和盲法等原则，这是当今较为公认的获取科学证据的可靠方法。目前,在针灸临床研究中已经逐步推广,在眼病针灸中同样得以重视。经对 2006—2012 年间的针灸治疗近视和眼肌麻痹两种病症的文献分析发现:在共 59 篇针灸治近视的临床研究文献中,采用临床随机对照试验(RCT)的为 6 篇,占 10.17%;在共 87 篇针灸治疗眼肌麻痹的临床研究文献中,采用随机对照试验(RCT)的为 8 篇,占 9.20%。虽然高质量的研究文章占有率还不够高,但表明已经有了可喜的开端。在此基础上,还开始对一些病已有的随机对照试验证据进行系统评价,进一步为临床合理有效治疗该病提供循证医学的依据。

当然,上述工作尚属于起步阶段。目前眼病针灸的临床研究也存在诸多问题:假针灸对照组问题、针灸治疗过程中施术者手法的差异性、不同研究者对疾病的认识和治疗方案的差异等。这些都影响着对针灸临床疗效的客观判定。如何建立符合针灸临床特点的研究范式,如何把真实世界的研究运用到针灸疗效评价体系中,也是目前亟待解决的问题。

(三) 探索针灸治疗眼病机制

由于现代科学技术的发展,针灸医学得到大量高新科技成果的支撑。通过实验研究,从生理学、生物化学、免疫学、生物物理学等各个角度,进行分析、综合、探索。到目前为止,在针灸治疗眼病机制探索中也取得了一些成就。

临床观察表明视神经萎缩患者,针刺可增强组织代谢,活跃微循环,改善视神经缺血和缺氧状态,改善视神经、视网膜的血流灌注;糖尿病视网膜病变,针刺后血流变学指标、血小板聚集率、抗氧化指标等有明显改善。

在实验研究方面,应用电生理技术,针刺干预单眼剥夺性弱视大鼠后,形觉剥夺弱视大鼠的闪光 VEP 的 P2 波振幅和潜伏期均显著优于阴性对照组($P < 0.05$)。通过动物实验还观察到,关于急性闭角型青光眼的针刺降眼压的机制可能和血浆 β 内啡肽浓度升高有关,而针刺能保护高眼压损害的视神经,作用主要表现为减轻视网膜结构损伤,减少视网膜神经节细胞的凋亡。对 MNU 诱导的实验性大鼠视网膜变性的形态学观察也发现,针刺能够部分抑制 MNU 对感光细胞引起的损伤并可能与针刺抑制感光细胞凋亡有关。缺血再灌注损伤是青光眼、视网膜血管阻塞、糖尿病视网膜病变的主要病理改变,我近期的研究结果表明:电针可治疗再灌注损伤后的炎症因子 TNF-α 的增多及增加抗炎症因子 IL-10 的表达。但总体上说,这方面工作开展得还不够普遍和深入。

综上所述,虽然 70 多年来,针灸治疗眼及附属器病症的临床和研究在很多方面取得了较大进展,但是与针灸治疗其他系统病症相比,从总体来说,还是比较薄弱。首先,是眼病的病种有待扩大,特别是一些难治性遗传性眼病,如 Stargardt 病(青少年黄斑变性)、Leber 遗传性视神经病变和一些发病率正在升高的眼病如眼石病(结膜结石病)、病理性近视黄斑病变等,或只有少量案例报告,或未见报道,但著者临床观察到针灸确有疗效。其次,作为现代针灸成熟标志之一和建立针灸眼病学的关键所在的针灸治疗眼病的规范化方案,亦有大量艰苦的工作要做;在临床方面,高质量的临床试验文章不多,目前倡导的真实世界研究的成果更是罕见;作为发展眼病针灸的突破口之一的机制研究,所见不多,尚待积蓄力量,进行本身的突破。我们深信,针灸眼病学的最终形成,将为丰富眼科临床医学和发展现代针灸学作出贡献。

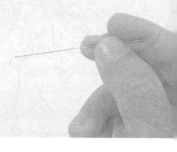

第三章
眼的西医基础

眼为视觉器官,包括眼球、视路和眼的附属器以及眼部的相关血管和神经结构。眼球接受外界信息,通过视路向视皮质传递,完成视觉功能。眼附属器则具有保护及运动等功能。

第一节　眼球的解剖生理

眼球分为眼球壁和眼内容物两个部分(眼球的构造见插页图 3.1 和图 3.2)。

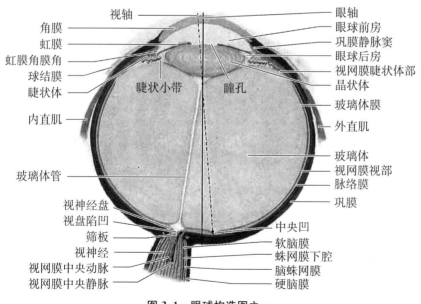

图 3.1　眼球构造图之一

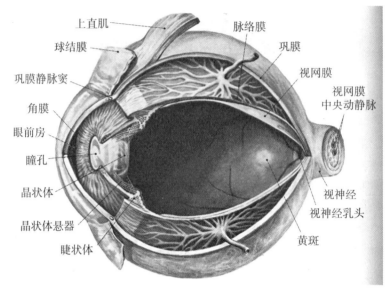

图 3.2　眼球构造图之二

一、眼球壁

眼球壁分外层、中层、内层。

1. 外层

包括角膜、巩膜和角巩膜缘。

（1）角膜　角膜位于眼球的最前端,呈略向前凸的半球状透明组织结构,约占眼外层纤维膜的 1/6。角膜周围是角膜缘,它与巩膜相连,就像表壳镶嵌于表盘上。角膜是无血管的透明组织,组成简单但排列却非常规则,从而保证其良好的透光性和较大的屈光度。角膜表面被泪膜覆盖。成年男性角膜平均横径为 11～12 mm,纵径 10～11 mm,女性较男性略小。正常情况下,角膜中央部最薄,平均为 0.5 mm;周边部最厚,平均为 1 mm。角膜厚度随着年龄的增加有变薄的趋势。角膜由前向后分为 5 层,依次是:上皮细胞层、前弹力层、基质层、后弹力层和内皮细胞层。

角膜的主要生理功能:①维持眼球的完整、保护眼内容物。角膜、角巩膜缘及巩膜共同构成眼球的外壁,承受眼内压力,对维持眼球的形状具有重要的作用。角膜上皮还是眼部的第二个生物屏障(泪液为第一个生物屏障)。②透过光线并参与屈光。首先是透光性。因为角膜的一个重要特征是透明,即允许光线透过,这是眼视觉功能的基础。角膜允许透过的光线波长范围是 365～2 500 nm。其次是参与屈光。角膜是眼屈光系统中屈光力最大的组织,占全眼屈光力的 70%。这也是目前众多屈光手术在角膜上施行的基础。③渗透作用。角膜没有血管,营养及代谢物质是通过它的渗透作用进出角膜的,这也是眼局部用药起作用的基础。④感知环境及外界刺激。角膜是人体最敏感的区域,有丰富的神经末梢,能敏锐地感知外界刺激。它的知觉有 3 种:冷热觉、痛觉和触觉。

(2)巩膜 巩膜构成眼外层纤维膜的后 5/6,主要成分为胶原纤维。一般巩膜呈白色,但儿童因巩膜较成人薄,能透见脉络膜的部分颜色,呈蓝白色;老年人则由于脂肪的沉积,可呈淡黄白色。巩膜的厚度随部位、年龄等的差异而不同,以后部的巩膜最厚,约 1 mm,肌肉附着点处最薄,约 0.3 mm。巩膜为不完整的球形。前部巩膜孔即角巩膜交界处与角膜相连,角膜犹如手表的表盘嵌于巩膜上。组织学上,巩膜可分为三层:巩膜表层、巩膜基质层和棕黑色板层。

巩膜的主要生理功能:①与角膜、结膜等共同构成眼内容的外屏障。巩膜有一定的弹性和韧性,可承受眼内容物向外的压力。②避光。与角膜相比,巩膜是不透明的,形成"暗箱"。这样就能保证光线只能通过屈光系统进入眼内而成像。③眼外肌附着点。所有眼外肌都附着在巩膜壁上,当改变肌肉的附着点时可改变眼球的位置和运动的方向。

2. 中层(葡萄膜)

葡萄膜是眼球壁的第二层膜,是位于巩膜与视网膜之间的富含色素和血管的结缔组织。因其颜色像葡萄而得此名,又称色素膜,也叫血管膜。自前向后分为虹膜、睫状体和脉络膜三个相连续的部分。

(1)虹膜 虹膜在葡萄膜的最前部,为一圆盘形膜。它介于前房与后房之间,后面有晶状体支撑。它的根部与睫状体前缘相连,向中央延伸到晶状体前面,是将眼球前后房分开的一个重要隔膜。虹膜中央有圆孔,称为瞳孔,其直径为 2.5～4 mm,虹膜由前面的基质层和后面的色素上皮层构成。基质层是由疏松的结缔组织和虹膜色素细胞所组成的框架网,神经、血管走行其间。基质内色素上皮细胞内的色素含量多少决定虹膜的颜色,白色人种色素少,虹膜色浅呈浅黄或浅蓝色;有色人种色素多,虹膜色深呈棕褐色。

虹膜的主要生理功能：①虹膜的间隔作用和其中央的瞳孔，构成光学系统上的光栅装置。瞳孔是主要的光学窗口，它的大小的变化既可以调节入射到眼内光线的数量，也可以调节角膜、晶状体等屈光间质所致的球面差和色差，减少不规则光的影响，使成像清晰。②虹膜富含血管，参与营养与抗体扩散渗透、吸收机制。

（2）睫状体　睫状体是葡萄膜的中间部分，前接虹膜根部，后端以锯齿缘为界移行于脉络膜。整个睫状体如环状，其颞侧较宽，鼻侧略窄。睫状体分为两部分，即隆起的睫状冠或称褶部和睫状体平坦部。睫状冠内侧表面有 70～80 个纵向放射状突起，称睫状突。从睫状体到晶状体赤道部有纤细的晶状体悬韧带与晶状体连接。从内向外可将睫状体分为 5 个部分：无色素睫状上皮、色素上皮、基质、睫状肌和睫状体上腔。

睫状体的主要生理功能：①分泌房水。睫状突的睫状上皮司房水的分泌，房水协助维持眼压，提供角膜后部、晶状体和小梁网代谢所需要的物质。房水还是屈光间质的组成部分。睫状上皮间的紧密连接、虹膜组织的连接和虹膜血管构成血房水屏障。平坦部的睫状上皮分泌黏多糖酸，这是玻璃体的主要成分之一。②调节作用。睫状肌舒缩、通过晶状体起调节作用。它借助睫状肌的收缩和放松来调节眼内液体(主要是房水)的流动和眼压。睫状肌各个部分的协调收缩保证了睫状体的调节功能。此外还具有葡萄膜、巩膜途径的房水外流作用。

（3）脉络膜　脉络膜是葡萄膜的最后面部分，位于视网膜和巩膜之间，向后止于视神经周围，是一层富含血管的棕色膜。脉络膜主要由血管组成，故其厚度随血管的充盈程度而有很大变异。脉络膜在眼球后部黄斑附近最厚，前部较薄。脉络膜的组织结构由外向内分为 4 层：脉络膜上腔、大血管层和中血管层、脉络膜毛细血管层和 Bruch 膜。

脉络膜的主要生理功能：①眼球内血液总量的 90% 在脉络膜，其中 70% 在脉络膜毛细血管层。②脉络膜毛细血管营养视网膜神经上皮层的外层(自视细胞层至外丛状层)、视神经的一部分，并且通常是黄斑区中心凹唯一的营养来源。

3. 内层(视网膜)

视网膜是一层透明的膜，由内层的神经上皮和外层的色素上皮组成。其前界为锯齿缘，向后止于视盘，内侧为玻璃体，外侧为脉络膜。视网膜上重要的标志有黄斑和视盘。

（1）视网膜的构成

1）视盘　又称视神经盘。为一面积约 1.5 mm×1.75 mm 境界清楚、橙红色的圆形盘状结构，又称为视乳头，是视神经穿出眼球的部位。视盘中央的小凹陷区称视杯，视盘上有视网膜中央动脉、中央静脉通过，并分布于视网膜上。视盘仅有神经纤维而无视网膜的其他各层，因此无视觉功能，在视野中是一盲点，称生理盲点（见图 3.3）。

2）黄斑部　视网膜后极部离视盘颞侧约 3.5 mm（并稍下方）处，有一无血管凹陷区，临床上称为黄斑，是由于该区含有丰富的叶黄素使其外观略黄而得名。其中央有一小凹，称为黄斑中心凹，是视网膜上视觉最敏锐的部位。黄斑区富含叶黄素，比周围视网膜颜色略暗。中心凹处可见反光点称中心凹反射。病理条件下，正常中心小凹反光的消失提示神经细胞的异常（见插页图 3.3）。

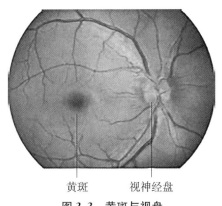

黄斑　　　　视神经盘

图 3.3　黄斑与视盘

3）周围视网膜　被分为近周边部、中周边部、远周边部和极周边部视网膜。近周边部是黄斑区外 1.5 mm 宽的带；中周边部是赤道部，宽 3 mm 的带；远周边部从赤道部延伸到锯齿缘，这条带的宽度取决于眼球大小和屈光状态，其平均宽度约 6 mm；极周边部是锯齿缘和睫状体平坦部。

4）视网膜的分层　视网膜的组织结构极为复杂，由外向内分为 10 层：①视网膜色素上皮层，是视网膜的最外层，与脉络膜的最内层玻璃膜紧密连接；②视细胞层，由光感受器（视锥、视杆细胞）的内、外节组成；③外界膜，为一薄网状膜，由邻近的光感受器和 Müller 细胞的结合处形成；④外颗粒层，又称外核层，由光感受器细胞核组成；⑤外丛状层，为疏松的网状结构,是视锥、视杆细胞的终球与双极细胞树突及水平细胞突起相连接的突触部位;⑥内颗粒层,又称内核层,主要由双极细胞、水平细胞、无长突细胞及 Müller 细胞的细胞核组成;⑦内丛状层,主要是双极细胞、无长突细胞与神经节细胞相互接触形成突触的部位;⑧神经节细胞层,由神经节细胞核组成;⑨神经纤维层,由神经节细胞轴突即神经纤维构成;⑩内界膜,为介于视网膜和玻璃体间的一层薄膜,属于Müller 细胞的基底膜。

(2)视网膜的主要生理功能

视网膜的功能是既要捕捉外界的光,又要对光所引起的刺激进行处理。尽管视网膜很薄,但结构紧凑,反映了其功能的复杂性,捕捉光子并将其转换为电刺激称为光的转换,这个过程是在光感受器——视锥细胞、视杆细胞的外节完成的。视色素分子是光电转换的生化基础,位于光感受器外节膜盘上。

1)视色素 人视网膜上有 4 种视色素:1 种(视紫质)在视杆细胞中,3 种在视锥细胞中。每一视杆细胞、视锥细胞的外节只含有 1 种视色素。视锥细胞色素是视紫蓝质,根据所吸收光谱,分别对红光、蓝光、绿光敏感。这三种类型色素细胞受到刺激混合在一起,形成颜色视觉。视杆细胞的视色素是视紫质,最易吸收的光是蓝绿光。

2)光转换和视觉过程 所有的光感受器细胞,通过去极化过程,对捕获的光能量起反应。双极细胞和水平细胞与光感受器通过交换化学神经递质进行信息传导,并进行第二次信息处理。

3)视网膜色素上皮的功能 吸收散射光线,控制视网膜下腔的液体和营养物质(血-视网膜屏障的功能),视色素再生和合成,合成生长因子和其他代谢物,维持视网膜贴附、胞饮和消化光感受器的代谢废物,维持电稳态、创伤和手术后的再生和修复。因此,视网膜色素上皮的功能非常重要。

二、眼球内容物

1. 眼内腔

眼内腔包括前房、后房和玻璃体腔。

(1)前房 由角膜、虹膜、瞳孔区晶状体、睫状体前部共同围成的腔隙。前房内充满房水,容积为 0.2~0.25 ml。前房在瞳孔处最深,正常成人为 2.5～3.0 mm。前房的深度随年龄、屈光状态等改变,年轻人及近视者前房较深,老年人及远视者较浅。前房角由前外侧壁(角巩膜缘)和后内侧壁(虹膜根部和睫状体前端)组成,是房水排出的主要途径,对维持正常眼压起重要作用。如房水排出功能异常或受阻,眼压升高,可导致青光眼发生。

(2)后房　为虹膜后面、晶状体前面、晶状体赤道部、玻璃体前面及睫状体内面之间形成的一个不规则的腔隙。此腔内充满房水,容积约为 0.06 ml。

(3)玻璃体腔　其前界为晶状体、晶状体悬韧带和睫状体后面,后界为视网膜前面。其内填充透明的玻璃体。玻璃体腔容积占眼球容积的 4/5,约为 4.5 ml。

2. 眼内容

眼内容包括房水、晶状体和玻璃体,三者均透明而又有一定的屈光指数,是光线进入眼内到达视网膜的通路,它们与角膜一并构成眼的屈光系统。

(1)房水　房水由睫状体的睫状突上皮产生,房水充满后房和前房,总量为 0.25～0.3 ml,其主要成分是水,占房水总量的 98.75%。房水来源于血浆,但其化学成分不同于血浆。房水处于动态循环中,它由睫状体的睫状突上皮产生后到达后房,通过瞳孔进入前房。然后由前房角经小梁网进入 Schlemm 管,再经集液管和房水静脉最后进入巩膜表层的睫状前静脉而回到血液循环。如果房水循环受阻,将导致眼压升高。

房水生成包括分泌、超滤过、扩散 3 种方式。

房水主要功能为维持眼压,营养角膜、晶状体及玻璃体并清除上述组织代谢产物。

(2)晶状体　晶状体位于眼后房,处于虹膜后表面和玻璃体前表面之间,晶状体后表面挤压中央区玻璃体前表面形成一个小凹称玻璃体小凹。晶状体通过悬韧带与睫状体相连,悬韧带附着于晶状体赤道部前 1.5 mm 至赤道后 1.25 mm 的晶状体囊膜上。晶状体由晶状体囊和晶状体纤维组成。晶状体囊是一层包绕整个晶状体的弹性基底膜;晶状体纤维为同心性长纤维。晶状体是一个透明的双凸透镜,一直都处于不断增长之中。成人晶状体直径为 9～10 mm,中央厚度为 4～5 mm。前表面较平坦,后表面较凸。随着年龄的增长,晶状体的重量逐渐增加,晶状体核也越来越大,弹性逐渐下降,透明性也不断降低。

晶状体的主要生理功能:①屈光作用。正常眼无调节状态下晶状体相当于 20D 的凸透镜,是最主要的眼屈光介质之一。有良好的透明性,光线的散射很少。②调节作用。晶状体的悬韧带与睫状体相连,睫状肌的收缩与松弛通过悬韧带带动整个晶状体厚度的变薄或增厚,从而改变其屈折力。③吸收紫外线作用。晶状体对不同波长光线的透过率不同,以紫外线的透过率较低。这种对光线的屏障作用减少了视网膜的光损伤,保护了视网膜。

(3)玻璃体 玻璃体为无色透明的胶体,位于晶状体后面的玻璃体腔内,占眼球容积的 4/5,成人的玻璃体容积约为 4.5 ml。其前面有一个凹面称玻璃体凹(髌状窝),晶状体后面位于这一凹面内,玻璃体其他部分附着于睫状体和视网膜的内表面。玻璃体由 98% 的水与 2% 的胶原和透明质酸组成。

玻璃体的主要生理功能:玻璃体是眼内最大部分的屈光介质,具有三大物理特性,即塑形性、黏弹性和抗压缩性,对光线的散射极少,并对晶状体、视网膜等周围组织有支持、减震和营养作用。

第二节 视路及瞳孔反射

一、视路

视路指从视网膜光感受器起,到大脑枕叶皮质视觉中枢为止的全部视觉神经冲动传递的径路,包括 6 个部分:视神经、视交叉、视束、外侧膝状体、视放射和视皮层。

1. 视神经

中枢神经系统的一部分,起于视盘,止于视交叉前脚,全长约50 mm。直径约 1.5 mm 的视盘是神经纤维聚合成视神经的部位,其上无视细胞。按其部位分为眼内段、眶内段、管内段和颅内段。视神经损伤后一般无法再生。

(1)眼内段 眼内段从视盘开始,由 100～120 万神经节细胞的轴突组成神经纤维,成束穿过巩膜筛板出眼球,长约 1 mm。可分为 4 部分:神经纤维层、筛板前层、筛板和筛板后区。临床上可从眼底视见神经纤维层(橙红色)、筛板前层中央部分(杯凹),有时可见到视杯底部的小灰点状筛孔,即筛板。筛板前的神经纤维无髓鞘(直径1.5 mm),筛板以后开始有髓鞘包裹(直径3 mm)。眼内段视神经血供来自视网膜动脉分支和睫状后短动脉分支。

(2)眶内段 眶内段长25～30 mm,位于肌锥内,较眼球后部至视神经孔的18 mm距离要长,呈S形弯曲,以利于眼球的自由转动。在距眼球10～15 mm处,视盘黄斑纤维束逐渐转入视神经的中轴部,来自视网膜其他部位的纤维,仍位于视神经的相应部位。眶内段视神经血供,主要来自眼动脉分支和视网膜中央动脉分支。

(3)管内段 管内段即视神经通过颅骨视神经管的部分,长4～9 mm。鞘膜与骨膜紧密相连,以固定视神经,而骨管外伤时最易挫伤视神经。此段与眼动脉伴行和供血,神经纤维排列不变。

(4)颅内段 颅内段为视神经出视神经管后进入颅内到达视交叉前角的部分,长约16 mm。由颈内动脉和眼动脉供血。

视神经外部由视神经髓鞘包裹,此鞘膜是3层脑膜的延续,由外至内为硬膜、蛛网膜及软膜。髓鞘间隙均与颅内同名间隙连通,向前终止于眼球而形成盲管,腔内有脑脊液填充,所以当颅内压增高时,常见视盘水肿。眼眶深部组织的感染,也能沿神经周围的脑膜间隙扩散至颅内。视神经髓鞘上富有感觉神经纤维,故当炎症时球后常有疼痛感。

2. 视交叉

视交叉位于颅内蝶鞍处,为两侧视神经交汇点,呈长方形,系横径约12 mm、前后径8 mm、厚2～4 mm的神经组织。此处的神经纤维分为两组,来自两眼视网膜鼻侧的纤维交叉至对侧,来自颞侧的纤维不交叉。黄斑部纤维占据视神经和视交叉中轴部的80％～90％,亦分成交叉纤维和不交叉纤维。视交叉与周围组织的解剖关系:前上方为大脑前动脉及前交通动脉,两侧为颈内动脉,下方为脑垂体,后上方为第三脑室。这些部位的病变都可侵及视交叉而表现出特征性的视野损害。

3. 视束

由视交叉向后的视路神经纤维称视束。视束长约40～50 mm。视束是视神经纤维经视交叉后位置重新排列的一段神经束。离开视交叉后,分为两束绕大脑脚至外侧膝状体。来自下半部视网膜的神经纤维(包括交叉的和不交叉的)位于视束的外侧,来自上半部视网膜的神经纤维(包括交叉的和不交叉的)位于视束的内侧,黄斑部神经纤维起初位于中央,以后移向视束的背外侧。因视神经纤维已进行了部分交叉,因此,当一侧视束有病变时,可出现两眼同侧偏盲。

4. 外侧膝状体

外侧膝状体属于间脑的一部分,位于大脑脚外侧,视丘枕的下外面,呈卵圆形,由视网膜神经节细胞发出的神经纤维约 70% 在此与外侧膝状体的节细胞形成突触,换神经元(视路的第四级神经元)后再进入视放射。

5. 视放射

视觉纤维自外侧膝状体发出后,组成视放射。它是联系外侧膝状体和枕叶皮质的神经纤维结构。换元后的神经纤维向后通过内囊和豆状核的后下方呈扇形分开,同时分成背侧、外侧及腹侧三束,其中前两束均经颞叶、顶叶髓质向后止于枕叶;腹侧束则先向前外方走向颞叶,绕过侧脑室下角前端,再止于枕叶。

6. 视皮层

视皮层位于两侧大脑枕叶后部内侧面的纹状区。即距状裂上、下唇和枕叶纹状区,是大脑皮质中最薄的区域。每侧与双眼同侧一半的视网膜相关联,如左侧视皮质与左眼颞侧和右眼鼻侧视网膜相关。视网膜上部的神经纤维终止于距状裂上唇,下部的纤维终止于下唇,黄斑部纤维终止于枕叶纹状区后极部,全部视觉纤维终止于此,所以纹状区是视觉的最高中枢。

二、瞳孔反射

1. 光反射

当光线照射一侧瞳孔,引起被照眼瞳孔缩小时,称为直接对光反射;而未被照射的对侧瞳孔也相应收缩,称为间接对光反射。反射径路分为传入和传出径路两部分。

2. 近反射

注视近处物体时瞳孔变小,同时发生调节和集合作用,称瞳孔近反射。该反射需大脑皮质协调完成。

第三节　眼附属器

眼附属器包括眼睑、结膜、泪器、眼外肌和眼眶。

一、眼睑

眼睑对眼球的保护具有重要的作用,它能保护眼球特别是角膜免受外伤和防止过强光线进入眼内。眼睑分为上睑和下睑,覆盖眼球前面。上睑上界为眉,下睑下界与面颊部皮肤相连无明显分界。上、下眼睑的游离缘,即皮肤和结膜交接处称睑缘,上下睑缘之间的裂隙称睑裂。睑裂的高度、大小,因年龄、性别、种族、眼别不同而有差异,成人的睑裂在正常平视时高度平均为 7.54 mm,睑裂水平长度总平均为 27.88 mm。睑裂的颞侧端,即上、下眼睑外侧交接处称外眦,呈锐角。鼻侧端,即上下眼睑内侧交接处称内眦,内眦角钝圆,略呈蹄形。内眦与眼球之间有一个小湾称泪湖,泪湖的鼻侧部分可见一个椭圆形肉样隆起,称泪阜。泪湖的颞侧有一个半月形皱襞,色红,称结膜半月皱襞。眼睑组织分为5 层,由前向后依次为皮肤(全身皮肤最薄的部位,容易形成皱褶)、皮下疏松结缔组织(疏松结缔组织所构成,容易发生水肿)、肌层(包括眼轮匝肌、上睑提肌和 Müller 肌)、纤维层(睑板和眶隔)和睑结膜。

二、结膜

结膜为连续眼睑与眼球间的一层半透明的菲薄黏膜,柔软光滑且富弹性,覆盖于眼睑内面(睑结膜)、部分眼球表面(球结膜)以及睑部到球部的反折部分(穹窿结膜)。这三部分结膜形成一个以睑裂为开口的囊状间隙,称结膜囊。

睑结膜覆盖于睑板内面,与睑板紧密粘连,不能被推动。球结膜是结膜中最薄的部分,覆盖于眼球前部巩膜表面,止于角巩膜缘。球结膜与其下方组织结合疏松,可被推动。穹窿结膜是睑结膜与球结膜相互移行的皱褶部分,呈环形,可分上、下、鼻、颞四个部位。组织疏松,多皱褶,有利于眼球自由转动。上方穹窿部有提上睑肌纤维附着,下方穹窿部有下直肌鞘纤维融入。

三、泪器

泪器包括分泌泪液的泪腺和排泄泪液的泪道。

1. 泪腺

泪腺位于眼眶前外上方的泪腺窝内,长约 20 mm,宽约 12 mm,借结缔组织固定于眶骨膜上。上睑提肌腱外侧腱膜从中通过,将其分隔成较大的眶部泪腺和较小的睑部泪腺。泪腺共有排泄管 10～20 个,开口于上穹隆部结膜的颞侧部。

2. 泪道

是泪液的排出通道,由上下睑的泪点、泪小管、泪囊和鼻泪管 4 部分组成。

(1) 泪点 为泪道的起始部位,是引流泪液的起点,位于上、下睑缘后唇,距内眦 6.0～6.5 mm 的乳头状突起上,直径 0.2～0.3 mm 的小孔,贴附于眼球表面,利于泪液进入泪点。泪点的开口面向泪湖。

(2) 泪小管 为连接泪点和泪囊的小管,管长为 8～10 mm。从泪点开始后的 1～2 mm 泪小管与睑缘垂直、长约 2 mm,然后水平转向泪囊。到达泪囊前,上、下泪小管多先汇合成泪总管后再进入泪囊。

(3) 泪囊 位于眶内壁前下方的泪囊窝内,长约 10 mm,宽约 3 mm,是泪道最膨大的部分。泪囊大部分位于内眦韧带的后面,上端为盲端,下端与鼻泪管相接。

(4) 鼻泪管 位于骨性鼻泪管的管道内,上接泪囊,向下开口于下鼻道,全长约 18 mm。鼻泪管下端的开口处有一半月形瓣膜称 Hasner 瓣膜,有阀门作用。

泪液排到结膜囊后,经瞬目运动分布于眼球的表面,并向内眦汇集于泪湖,再由泪点、泪小管的虹吸作用,进入泪道。泪液为弱碱性透明液体,除含有少量蛋白和无机盐外,尚含溶菌酶、免疫球蛋白 A(IgA)、补体系统、β 溶素及乳铁蛋白。故泪液除有湿润眼球作用外,还有清洁和杀菌作用。正常状态下泪液每分钟分泌 0.9～2.3 μl,如超过 100 倍,即使泪道正常亦会出现溢泪。

四、眼外肌

1. 眼外肌的解剖

眼外肌为横纹肌,共 6 条,即 4 条直肌和 2 条斜肌。直肌中一对为水平直肌(内直肌和外直肌),另一对为垂直直肌(上直肌和下直肌)。斜肌为上、下斜肌。直肌的止端是薄而较宽的肌腱,附着于眼球赤道部的巩膜上。4 条直肌附着点距角膜缘的距离,依内、下、外、上的顺序形成一个特殊的螺旋状。斜肌的止端亦附着于眼球赤道部的巩膜上,一般斜肌的附着点比直肌的附着点更加容易变异。

支配眼外肌运动的神经为动眼神经、展神经和滑车神经。动眼神经主要支配上直肌、上睑提肌、内直肌、下直肌和下斜肌，还支配瞳孔括约肌和睫状肌；展神经主要支配外直肌；滑车神经主要支配上斜肌的运动。

2. 眼外肌的主要生理作用

（1）眼肌的功能：内直肌作用是能使眼球水平内转；外直肌作用是能使眼球水平外转；上直肌在第一眼位时的作用是上转同时还有内转、内旋，当眼球内转角度增大时，上直肌的上转作用逐渐减小，而内旋、内转作用逐渐增大；下直肌在第一眼位时的作用是上转、内转、外旋，如果眼球外转23°时，下直肌则仅有下转作用；上斜肌的功能是内旋、下转及外转；下斜肌的功能是外旋、内转和外转。眼肌在运动时可分为主动肌、拮抗肌、协同肌、配偶肌。使眼球向一特定方向运动的主要肌肉称为主动肌；同一眼与主动肌相反方向运动的肌肉称为拮抗肌；同一眼使眼球向相同方向运动的二条肌肉称协同肌，如上斜肌和下直肌都是下转肌属协同肌；两眼产生相同方向运动、互相合作的肌肉称为配偶肌，如右眼外直肌与左眼内直肌、右眼上直肌与左眼下斜肌、右眼下直肌与左眼上斜肌等都属配偶肌。对抗肌与协同肌都是指单眼，配偶肌则指双眼而言。总之，眼外肌的作用，主要是使眼球灵活地向各方向转动。但各条肌肉之间的活动只有相互合作协调，才能使眼球运动自如，保证双眼单视。如果某条肌肉出现麻痹（支配该肌的神经麻痹），肌肉之间失去协调，即可发生眼位偏斜而出现复视。

（2）眼球运动及眼位：①眼球运动可分为单眼运动（外内转、上下转、旋转和斜方向运动）和双眼运动（同向运动和异向运动）；从眼球运动性质考虑可分为扫视运动、追随运动和注视微动。眼球旋转运动的中心点称旋转中心。②眼位：第一眼位又称原在位，是指头位正直时，两眼注视正前方目标时的位置；第二眼位是指当眼球转向正上方、正下方、左侧或右侧时的眼位；第三眼位是指四个斜方向的眼位（右上、右下、左上和左下）。

五、眼眶

1. 眼眶的解剖

眼眶为四边锥形的骨窝，位于颜面部中央垂直线两侧，其尖端向后，底边向前,由额骨、蝶骨、筛骨、腭骨、泪骨、上颌骨、颧骨7块骨组成。成人眼眶深40~50mm,容积为25~28ml。眼眶有四个壁:上壁、下壁、内侧壁和外侧壁。眼眶外侧壁较厚,其前缘稍偏后,眼球暴露较多,有利外侧视野开阔,但也增加了外伤机会。其他三壁骨质较薄,较易受外力作用而发生骨折,且与额窦、筛窦、上颌窦相邻,这些鼻窦的病变有时可能累及眶内。

2. 眼眶骨壁的主要结构

(1)视神经孔和视神经管　视神经孔为位于眶尖部的圆孔,直径4~6mm,视神经管由此孔向后内侧,略向上方通入颅腔,长4~9mm,此管内有视神经、眼动脉和交感神经通过。

(2)眶上裂　眶上裂在眶上壁和眶外侧壁的分界处,位于视神经孔外下方,长约22mm,与颅中窝相通,动眼神经、滑车神经、外展神经及三叉神经的眼支、部分交感神经纤维和眼上静脉由此通过,此处受损则累及通过的神经血管,出现眶上裂综合征。

(3)眶下裂　眶下裂位于眶外壁与眶下壁之间,有三叉神经的第二支、眶下神经和眶下动脉及眼下静脉一支通过。

(4)眶上切迹(或孔)与眶下孔　眶上切迹(或孔)与眶下孔眶上切迹位于眶上缘内1/3与外2/3交界处,有眶上神经、三叉神经眼支及血管通过。眶下孔位于眶下缘中点下方约1cm处,有眶下神经、三叉神经第二支通过。

眼眶外上角有泪腺窝,内上角有滑车窝,内侧壁前下方有泪囊窝。眼眶内的眼球、眼外肌、泪腺、血管、神经和筋膜等组织之间有脂肪等组织垫衬,起到减震保护作用。眶内无淋巴结。眼眶前部有一弹性的结缔组织膜,称眶隔,起到连接眶骨膜和睑板,与眼睑形成隔障的作用。

第四节　眼的血液供给和神经分布

一、眼球的血液供给

眼球的血供来自眼动脉。眼动脉自颈内动脉分出后经视神经管入眶,分成两个独立的系统。一是视网膜中央血管系统,供应视网膜内数层和视神经球内部分的营养。二是睫状血管系统,供应除视网膜中央动脉供应外的眼球其他部分。包括眼球血管膜、视网膜外层、视神经、巩膜及角膜部分营养。

1. 视网膜中央血管系统

（1）视网膜中央动脉　在眶内从眼动脉发出，于眼球后 9～12 mm 处穿入视神经中央，并从视盘穿出。在视盘上分出上、下两支，以后每一支再分出鼻侧、颞侧分支，即形成鼻上、鼻下、颞上、颞下四支，它们相互间不吻合，属终末动脉，分布于视网膜内。较大血管主要分布在神经纤维层内，分支到神经节细胞层。在内丛状层和内核层则为毛细血管。内核层以外的视网膜各层为无血管区，其营养供应来自脉络膜。颞上、下支向颞侧伸展围绕黄斑向中央分出毛细血管细支，但不到中心凹处，在黄斑区中心凹约 0.5 mm 直径范围内为无血管区。此处营养主要依靠脉络膜血管。

（2）视网膜中央静脉　血管及分支走行大致和同名动脉相同，但不平行，和动脉交叉处有共同鞘膜，分支间互相不吻合。经眼上静脉，最后汇入海绵窦。

2. 睫状血管系统

（1）动脉　①睫状后短动脉：在球后视神经周围，发出 10～20 小支穿过巩膜，在脉络膜内逐级分支，形成脉络血管网。除营养脉络膜外，还供应视网膜外四层、黄斑及视神经球内部（视盘）营养。睫状后短动脉在穿过巩膜之后进入脉络膜之前，在巩膜内，邻近视盘周围互相吻合形成巩膜内血管环，营养靠近球内部的视神经。在视盘的颞侧缘有睫状后短动脉发出细支，分布到视网膜黄斑区及其附近，称睫状视网膜动脉。它供应范围虽小，但当视网膜中央动脉完全阻塞时，可使黄斑视力得以部分保留。②睫状后长动脉：自眼动脉分出，共两支，于视神经鼻侧和颞侧，在较睫状后短动脉离视神经稍远处，斜行穿入巩膜直达睫状体，与睫状前动脉吻合形成虹膜大环。并由此环发出分支再形成虹膜小环，少数分支返回脉络膜前部。主要供应虹膜、睫状体和脉络膜前部。③睫状前动脉：是由眼动脉四条直肌的肌动脉而来。除外直肌仅有一支外，其他三条直肌均有二支肌动脉。这七支睫状前动脉沿巩膜表面，随直肌前行，距角膜缘 3～4 mm 处形成分支，以营养睫状体、虹膜、巩膜、前部球结膜及角膜前层等。

（2）静脉　①涡静脉。共 4～6 条，收集部分虹膜、睫状体和全部脉络膜血液。涡静脉干在进入巩膜前呈壶腹状扩大，且因有放射状及弯曲的静脉支加入,全部外观呈旋涡状故名涡静脉。②睫状前静脉。收集部分虹膜、睫状体的血液及巩膜静脉窦流出的房水,经巩膜表层静脉丛进入眼上、下静脉汇入海绵窦。眼下静脉通过眶下裂与翼状静脉丛相交通。睫状前静脉在临床上很重要,因它与房水的流畅有密切关系。

视网膜血管是人体唯一用检眼镜即可直接观察到的血管,有助于临床诊断和病情的判定。

二、眼部神经支配

眼部的神经支配丰富,与眼相关的颅神经共有 6 对。第Ⅱ颅神经——视神经;第Ⅲ颅神经——动眼神经,支配睫状肌、瞳孔括约肌、提上睑肌和除外直肌、上斜肌以外的眼外肌;第Ⅳ颅神经——滑车神经,支配上斜肌;第Ⅴ颅神经——三叉神经,司眼部感觉;第Ⅵ颅神经——外展神经,支配外直肌;第Ⅶ颅神经——面神经,支配眼轮匝肌。第Ⅲ和第Ⅴ颅神经与自主神经在眼眶内还形成特殊的神经结构。

1. 运动神经

(1)动眼神经 支配上直肌、下直肌、内直肌、下斜肌、提上睑肌。动眼神经副交感纤维睫状神经节、睫状短神经支配睫状肌和瞳孔括约肌的运动。

(2)滑车神经 支配上斜肌。

(3)外展神经 支配外直肌。

(4)面神经的颞支和颧支 支配眼轮匝肌以完成闭睑动作。

2. 感觉神经

(1)三叉神经第一支(眼神经),司眼球、上睑、泪腺等部感觉。

(2)三叉神经第二支(上颌神经),司下睑感觉。

3. 睫状神经及睫状神经节

(1)睫状神经 眼球受睫状神经支配。睫状神经含有感觉、交感、副交感纤维,分睫状长神经和睫状短神经。睫状长神经为三叉神经第一支眼神经的鼻睫状神经分支。睫状长神经和睫状短神经均在眼球后极部穿入巩膜,而后行走于脉络膜上腔,前行到睫状体,形成神经丛,由此发出细支支配虹膜、睫状体、角膜、巩膜和角巩膜缘部结膜的知觉,以及瞳孔扩大肌、瞳孔括约肌和睫状肌的运动。部分睫状神经在未到达睫状体前,在脉络膜形成神经丛并发出分支,支配脉络膜血管舒缩。

（2）睫状神经节　位于外直肌和视神经之间,呈扁平长方形。睫状神经节的节前纤维,有 3 种不同来源的神经根组成。①感觉根:即长根,来自三叉神经第一支眼神经的鼻睫状神经,此根含有来自角膜、虹膜、睫状体的向心性感觉纤维,司眼球的感觉。②运动根:即短根,来自动眼神经下斜肌分支,司瞳孔括约肌和睫状肌运动。③交感根:来自颈内动脉四周的交感神经丛,司眼内血管的舒缩和瞳孔扩大肌的运动。睫状神经节的节后纤维即组成睫状短神经。

第四章
眼的中医基础

中医学中,眼是七窍之一,又称眼睛、目、目睛等,被喻为人身之至宝。早在《灵枢·大惑论》中对眼的解剖和功能已有初步阐述,如:"骨之精为瞳子,筋之精为黑眼,血之精为络,其窠气之精为白眼,肌肉之精为约束。"以及"肝受血而能视"等。通过历代医家的实践和总结,不仅对眼的结构和功能有较完整的认识,而且提出了五轮八廓学说。

第一节　中医对眼的解剖与生理的认识

眼由眼珠、目系、眼带、胞睑、液道、泪泉、眼眶等组成。眼珠通过目系与脑相连.共同完成视物辨色的功能。眼带则司运转眼珠之职,胞睑、液道、泪窍、眼眶则有保护润养眼珠之功能。

一、眼珠结构与功能

因眼球外形如珠,故名眼珠,又称"目珠""睛珠""神珠"等。眼的外壳有保护眼珠内部组织的作用。眼珠前部为黑睛,后部为白睛。后连目系,入通于脑。眼珠内含黄仁、神水、神膏、晶珠等。

1. 白睛

又称"白眼""白仁""白珠"等。在五轮中称气轮,为肺之精气升腾所结。白睛表面上有一层外膜,上有微细血络。外膜之内为白珠,质较坚韧,与黑睛共同形成眼珠的外壳。其内包涵神水、神膏,有保护眼珠的作用。

2. 黑睛

又称"黑眼""黑珠""乌睛""乌珠""黑仁""青睛"等。黑睛为肝之精气升腾所成,在五轮中称风轮。位于眼珠前端中央,周围是白睛。内包神水,以涵养瞳神。黑睛晶莹清澈,菲薄娇嫩,是视物的主要部分。易为外邪侵袭,或外伤所损。

3. 黄仁

又称"眼帘""虹彩"。位于黑睛之后,晶珠之前,浸于神水之中。呈圆盘状,菲薄娇嫩,呈棕色,纹理微密。中央有一圆孔。

4. 瞳神

即指黄仁中央之圆孔,又称"眸子""瞳人""瞳仁""金井"等,简称为"瞳"。瞳神由肾之精气升腾所成,在五轮中称水轮。正常之瞳神,黑莹幽深,圜圆端正,阳看则小,阴看则大,变化灵活。

5. 晶珠

又称"睛珠""黄精"。晶珠悬于黄仁之后,瞳神之中,神水之内。晶珠晶莹明澈,与瞳神共承视远察近之责。晶珠调节失常,或质地改变,均可致视物昏暗。若晶珠混浊即成内障,障蔽瞳神,神光不能发越。

6. 神水

又称"护睛水"。在黑睛之后、晶珠之四周,神水明净澄澈,不易察见,有护养黑睛、瞳神、黄仁、晶珠、神膏之功。神水被火邪蒸灼,则易失去明润清澈之性,而变为混浊,甚则变为黄液。气机郁闭,脉道阻滞,神水瘀留,则眼珠胀硬,头目胀痛。神水的另一作用,是表现于目外,具有润泽目珠的功能。如神水不足,则目珠干涩,黑睛晦暗。

7. 神膏

在黄仁、晶珠之后,为清莹黏稠之膏液。有涵养瞳神之功。《张氏医通·七窍门》中记载在金针拨开内障时,观察到年高卫气不固之患者,神膏质地常稠而不粘。

8. 视衣

古代医著无此名称,近代出现。相当于视网膜和脉络膜。

9. 目系

又称"眼系""目本"。目系位于眼珠后部,裹撷筋骨血气之精,与经脉并行为系,向后与脑相连。眼之光华所见,最后均经目系传导于脑。

10. 神光

是指眼能辨五色而明视万物的视物辨色的功能。神光取决于人体命门火和心火的盛衰,以及肝胆之精气的充旺与否。

11. 玄府

又称元府。眼中之玄府为精、气、血等升运出入之通路门户,若玄府郁滞,则目失滋养而减明;若玄府闭塞,目无滋养而三光绝。玄府一词见于《素问》,原系指全身汗孔而言。此为刘河间所发展。

12. 真精、真气、真血

指精、气、血,系滋目之源泉。因目中脉道细微幽深,非轻清精微之性,难以上达,故称之为真。

二、其他结构与功能

1. 胞睑

又称目胞、眼胞、眼睑。五轮中称为肉轮,胞睑为肌肉之精气升腾所成。胞睑之边缘为睑眩,又称"眼睫"。睑眩上下各生一排睫毛,与胞睑共同护卫眼珠,避免风尘外袭及汗水浸渍之害。

2. 眼眦

上下胞睑连接处称眼眦。属心,在五轮中称为血轮。位于鼻侧者称大眦或内眦,位于颞侧者称小眦、锐眦或外眦。眼眦为血之精气升腾所成。

3. 泪泉和泪窍

泪泉主要功能是分泌泪液。泪窍,又称"泪堂",位于内眦部。上下眼弦近内眦处各有小孔窍一个,略隆起,贴附于白睛内眦部。泪窍与鼻窍相通。泪液由此排出。

4. 眼带

又称睛带,有牵转眼珠之功。人的双目能灵活运转,相配协调,与眼带之舒缩功能有关。若眼带功能异常,可因目珠运转的失灵而发生偏视。

5. 眼眶骨

又称目眶。指容纳眼珠的骨性空腔的四壁,有保护眼珠的作用。骨性空腔为锥形深凹,称为眼窠。

三、中西医眼部解剖名称

中西医眼部解剖名称详见表 4.1。

表 4.1　中西医眼部解剖名称对照表

中医解剖名称	西医解剖名称
眼珠(目珠、睛珠等)	眼球
白睛(白眼、白仁、白珠)	球结膜、球筋膜及前部巩膜
黑睛(黑眼、黑仁、黑珠、乌睛等)	角膜
黄仁(眼帘、睛帘、虹彩)	虹膜
神水	房水
瞳神(瞳子、瞳仁、瞳人、金井)	狭义指瞳孔,广义指瞳孔及其后之眼内组织
晶珠(睛珠、黄精)	晶状体
神膏(护睛水)	玻璃体
视衣	脉络膜及视网膜
目系	视神经、包裹视神经的鞘膜及血管
胞睑(约束、眼胞、眼睑、睥)	眼睑
上胞(上睑、上睥)	上眼睑
下睑(下胞、下睥)	下眼睑
睑弦(眼弦、睥沿)	睑缘
睫毛	睫毛
睑裂	睑裂
内眦(大眦)	内眦
外眦(锐眦、小眦)	外眦
泪泉	泪腺
泪窍(泪堂)	狭义指泪点,广义指泪道
眼带(睛带)	眼外肌
眼眶(目眶)	眼眶

第二节　五轮八廓学说

一、五轮学说

　　五轮学说是中医眼科的重要学说之一。源于《内经》。因眼睛呈圆形又不断转动,取其似车轮圆转运动之义而冠以"轮"字。五轮即是将眼的五个主要部分—胞睑、两眦、白睛、黑睛、瞳神,分属于五脏,命名为肉轮、血轮、气轮、风轮和水轮的总称。五轮学说的主要内容是以脏腑、五行学说为指导,阐述五轮之生理功能,病理变化及相互关系。五轮学说的理论基础来源于《灵枢·大惑论》所云之"骨之精为瞳子,筋之精为黑眼,血之精为络,其窠气之精为白眼,肌肉之精为约束"。之后《医方类聚》一书所收录的《龙树菩萨眼论》中提到"水轮""血轮",但未述及其他三轮。至《太平圣惠方》已较详细记载了五轮的名称,及所属心、肝、脾、肺、肾五脏与五行相配等内容。明代《医学入门》将二眦分开,大眦属心,小眦属小肠。

五轮学说主要包括两部分内容。

1. 明确眼的局部定位

肉轮外应胞睑(上、下眼睑),内属于脾,脾主肌肉,故名,五行中属土,故肉轮以色黄润泽,开合自如者为顺。气轮外应白睛(包括球结膜、球筋膜和前部巩膜),内属于肺,肺主气,在五行属金,故气轮以白泽者为顺。血轮部位在两眼的内外眦,及其附近组织。两眦在脏属心,心主血,故血轮唯红活者为顺。风轮外应黑睛(包括角膜、房水和前葡萄膜等),内属于肝,肝主风,五行属木,故风轮以青莹者为顺。水轮外应瞳神(包括瞳孔、晶状体、玻璃体和视网膜等),内属于肾,肾主水,故瞳神以黑莹形圆,展缩灵活者为顺。

2. 表明生理病理特征

中医认为"轮属标,脏属本,轮之有病,多由脏失调所致"。脏腑的病变能相应地在眼部出现某些特征,可以作为诊断的参考。如心火旺,就会反映在两眼眦赤色;肾气虚,就会双目视物不清。内脏的活动不论在生理、病理等方面,都可以反映于眼部的变化。观察目部不同部位的形色变化,可以诊察脏腑的病变,对眼科和内科疾病的诊断都具有一定的指导意义。

(1)肉轮的生理现象 脾胃消化吸收与运化的功能正常则眼睑色黄丰润而有光泽。病理现象:眼睑下垂、眼肌无力,多中气不足;目眨,多脾虚夹风;眼睑非炎性浮肿,多脾虚夹湿;眼睑红肿,多脾胃积热;眼睑湿烂、痒痛,多脾有风兼湿热;睑结膜乳头、滤泡增生,多脾胃湿热有瘀;睑结膜颜色变淡,多脾虚血少。

(2)血轮的生理现象 血脉流畅则内眦部血管红活而有光彩。病理现象:内眦部充血、刺痛,多心火上炎;内眦部红肿流脓,多心火炽盛,兼有瘀滞;角膜或虹膜新生血管粗大者,多火郁于肝,或气滞血瘀;细小者多肝阴不足;前房积脓,为肝脾实热;瞳孔紧小,多血分有热或肾热。角膜葡萄肿或眼球突出,多肝火旺或肝气盛。

(3)气轮的生理现象 肺气充沛调顺,邪不易入,则白睛色白而润泽。病理现象：球结膜充血，多为热邪犯肺；球结膜水肿，多为风邪犯肺；球结膜肿胀而混浊，为肺热亢盛；眼分泌物深黄而干结，为肺实热；淡黄而稀薄，为肺有虚热；巩膜充血肿胀，多肺热郁结或郁火上犯于肺。

（4）风轮的生理现象　肝气和顺，肝阴充足，则黑睛色青而有光泽。病理现象：角膜溃疡，表面白色为肝热，带黄色为肝脾湿热，此时舌根部常有黄腻苔；角膜溃疡表面较清洁，或呈灰色，为气虚或肝阴不足，后者常伴有淡红色的角膜新生血管。

（5）水轮的生理现象　肾阴肾阳充沛则瞳孔色黑有神，目光炯炯。病理现象：凡外眼正常而自觉视物模糊，眼前黑花飞舞等，皆归入瞳神疾患（即内障）的范围。包括现代医学的所有玻璃体病、视网膜病及视神经病等，多以肝肾不足为根本，但发病开始可以出现各种不同的脏腑气血失调的症状。

最后必须指出的是，五轮学说对眼病临床实践虽有一定的指导意义，但由于产生的历史条件的影响，有其一定的局限性，因此在临床中，还必须灵活运用，切勿拘泥。

二、八廓学说

中医眼科将外眼划分为八个部位（或方位），名为八廓（图 4.1）。廓，喻为城廓卫御之意。一般用自然界八种物质现象或代表它们的八卦来命名。即天（乾）、水（坎）、山（艮）、雷（震）、风（巽）、火（离）、地（坤）、泽（兑）。八廓之说源于《内经》。首次将"八卦"思想引入到眼科领域是在唐代《龙树菩萨眼论》（已佚）中，即"人有双眸，如天之有两曜，乃一身之至宝，聚五脏之精华，其五轮者应五行，八廓者象八卦"，提出八廓八卦相应说。现存的《秘传眼科龙木论》书后附《葆光道人秘传眼科龙木集》中有"八廓歌"一首。

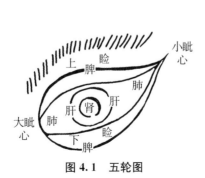

图 4.1　五轮图

八廓学说是对五轮学说的一种补充,以期更全面地将眼科各部和脏腑进行联系。八廓学说的主要内容是以脏腑学说为基础,与八卦相配。作为眼病分类和辨证理论的八廓学说,具体内容可概括为:①将常见症候,归纳为八组,与相应脏腑相联系,命名为八廓。②将八廓与八卦相配。③将眼部的外在可见区域分为八个方位,与八卦及脏腑相配合。④八廓除与五脏六腑相配外,还选用了与命门、肝络、肾络、膻中、髓海、肝膈、肾脂相配。

由于历代医家对八廓的内容所论不一,八廓在眼部分布的位置各持异见,对其评价极不相同,而运用八廓的理论指导临床治疗的实例也相当少见。因此,其临床应用远不及五轮学说普遍。

值得一提的是辽宁针灸名家彭静山先生,正是在传承八廓学说的基础上,并结合华佗的"看眼察病"之法,通过创新和发展,研制成功眼针疗法,对包括中风、急性疼痛以及眼病在内的多种病症有着独特的效果。

第三节　眼与脏腑的关系

眼与脏腑的关系是局部与整体的关系。眼乃脏腑先天之精所成,为脏腑后天之精所养。关于眼与脏腑的关系,《灵枢·大惑论》就已认识到:"精之窠为眼,骨之精为瞳子,筋之精为黑眼,血之精为络,其窠气之精为白眼,肌肉之精为约束,裹撷筋骨血气之精而与脉并为系,上属于脑,后出于项中。"《审视瑶函·内外二障论》云:"眼乃五脏六腑之精华上注于目而为明。"说明眼的结构及其功能都与五脏六腑精气作用密切相关。《太平圣惠方·眼论》所述:"明孔遍通五脏,脏气若乱,目患即生;诸脏既安,何辄有损。"则反映了脏腑与眼病发生的关系。

一、眼与心和小肠的关系

(一) 眼与心的关系

眼的大、小眦属心,血之精腾结为血络。

1. 心主血脉,诸脉属目

心主全身血脉,脉中血液受心气推动,循环全身,上输于目,目受血养,才能维持视觉。

2. 心主藏神,目为心使

这里的"神",是指人之精神、思维活动(实为脑的功能)。因神藏于心,其外用又在于目,故眼之能视,受心主使。由于心为五脏六腑之大主,脏腑精气任心所使,而目赖脏腑精气所养,视物又受心神支配,因此,人体脏腑精气的盛衰,以及精神活动的状态,均能反映于目,所以,目又为心之外窍。这一理论,也为中医望诊的"望目察神"提供了重要依据。

3. 心主火

眼眦的病变常为心火亢盛所致。

(二) 眼与小肠的关系

心与小肠脏腑相合,经脉相互络属,经气相互流通,故小肠功能是否正常,既关系到心,也影响到眼。小肠为火府,眼的红赤疼痛也常与小肠之火有关。

二、眼与肝和胆的关系

(一) 眼与肝的关系

黑睛属肝,为肝之精气升腾所成。

1. 肝开窍于目

目为肝与外界联系的窍道。因此,肝所受藏的精微物质,也能源源不断地输送至眼,使眼受到滋养,从而维持其视觉功能。如肝风痰火攻及头目,而致头痛如劈,目若锥钻,眼珠坚硬如石,瞳神散大等,有朝发暮盲,不辨三光之危。

2. 肝受血而能视

肝主藏血,具有贮藏血液、调节血量的功能。虽然五脏六腑之精气皆上注于目,但目为肝之窍,尤以肝血的濡养为重要。肝中轻清之血升运于目,为养目之源。所以,《素问·五脏生成篇》说:"肝受血而能视"。血还与眼内神水、神膏、瞳神等关系密切,血养水、水养膏,膏护瞳神,才能维持眼的视觉。肝失藏血之职,血不循经而行,溢于络外,则可造成眼内外出血诸症;肝血不足,则可致视物昏花,夜视罔见等症。

3. 肝气通于目

肝主疏泄,具有调畅人体气机的重要功能。气能生血、生津,又能行血、行津。凡是供给眼部的血液、津液,无不依赖气的推动,而人体气机是否调畅,又与肝的疏泄功能所反映的主升、主动的特点密切相关。眼的功能,与肝气调和畅达有关,只有肝气冲和条达,眼才能够辨色视物。肝气郁滞,对眼的病变影响很大,如忧思郁结,暴怒忿哀,致使气机逆乱,玄府郁滞,神光不能发越,有暴盲之忧,或青盲之变。此外,泪液对眼珠具有濡润和保护作用。它的分泌和排泄要受肝气的制约,同样与肝的疏泄功能相关。"泪乃肝之液",肝有收制泪液的作用,流泪的多寡与肝气的盛衰有关。肝气盛能收制泪液,故不见流泪;肝气衰收制之职失司,则可见泪液时下。

4. 肝脉连目系

足厥阴肝经"连目系"。通观十二经脉,唯有肝脉是本经直接上连目系的。肝脉在眼与肝之间起着沟通表里,联络眼与肝脏,为之运行气血的作用。从而保证了眼与肝在物质上和功能上的密切联系。同时,内生和外感之邪也可循目系为害而致眼病。

(二) 眼与胆的关系

肝与胆脏腑相合,互为表里。肝之余气溢入于胆,聚而成精,乃为胆汁。胆汁于眼,十分重要。胆汁减则神膏衰,瞳神遂失养护,则视物不明。而神光发于心,也原于胆。

三、眼与脾和胃的关系

(一) 眼与脾的关系

眼的约束、眼带等均由脾之精气升腾结聚而成。

1. 脾输精气,上贯于目

脾主运化水谷,为气血生化之源。眼赖脾之精气供养,目得温养则视物清明。脾虚则五脏六腑之精气不能归明于目。脾阳不运,水湿凝聚于胞睑,致生痰核。

2. 脾主统血,血养目窍

血液之所以运行于眼络之中而不致外溢,还有赖于脾气的统摄。若脾气虚衰,失去统摄的能力,血不归经,则可引起眼部的出血病症。

3. 脾主肌肉,睑能开合

脾运水谷之精,以生养肌肉。胞睑肌肉受养则开合自如。脾气虚弱,则可引起上睑下垂、眼睑闭合困难等症。

(二) 眼与胃的关系

胃与脾脏腑相合,互为表里,胃为水谷之海,主受纳、腐熟水谷,下传小肠,其精微通过脾的运化,以供养周身。所以,"胃气一虚,耳、目、口、鼻俱为之病。"(《脾胃论·脾胃虚实传变论》)表明胃气于眼颇为重要。

四、眼与肺和大肠的关系

(一)眼与肺的关系

眼之白睛是由肺之精气升腾所结成。

1. 肺为气主,气和目明

由于肺朝百脉,主一身之气,肺气调和,气血流畅,则脏腑功能正常,五脏六腑精阳之气充足,皆能源源不断地输注入目,故目视精明。若肺气不足,以致目失所养,则昏暗不明。所以说,气充则神旺目明,气聚则瞳神展缩灵活,气耗则瞳神散大,气衰则视物昏矇。临床上肺气上逆,可引起白睛溢血。

2. 肺主宣降,目窍通利

肺气宣发,能使气血和津液敷布全身;肺气肃降,又能使水液下输膀胱。肺之宣降正常,则血脉通利,目得卫气和津液的温煦濡养,卫外有权,且浊物下降,不得上犯,目不易病。

3. 肺主表,易感外邪

如肺卫不固可致白睛红赤等症。

(二)眼与大肠的关系

肺与大肠脏腑相合,互为表里。若大肠积热,腑气不通,影响肺失肃降,则可导致眼部因气、血、津液壅滞而发病。

五、眼与肾和膀胱的关系

(一)眼与肾的关系

眼的瞳神亦是由肾中先天之气升腾上达于目结成。

1. 肾精充足,目视精明

人体之精乃生命活动的基本物质。眼之能视,有赖于充足的精气濡养。肾寓真阴真阳,化生五脏之阴阳,为全身阴阳之根本。《灵枢》谓"阴阳合抟而精明也";《证治准绳》则谓瞳神"乃先天之气所生,后天之气所成,阴阳之妙用"。说明阴阳乃目视睛明之基础,因此肾所寓阴阳直接影响到眼的视觉功能。如眼睛的神光是肾中真阳在眼目的功能表现。神光充沛与命门真火关系至为密切。

2. 肾生脑髓,目系属脑

《内经》说:"肾生骨髓,脑为髓海,目系上属于脑。"脑和髓异名同类,都由肾所受藏之精化生,目系连属于脑,也就关系到肾。因此,肾精充沛,髓海丰满,则思维灵活,目光敏锐。若肾精亏虚,髓海不足,则脑转耳鸣,目无所见。眼与脑通过目系相连,目之所视,经过目系,悉归于脑。因此,视物昏蒙,头痛目胀者,除目系的病变外,还可能与脑的病变有关。

3. 肾主津液,上润目珠

津液在目化为泪,则为目外润泽之水;化为神水,则为眼内充养之液。总之,眼内外水液的分布和调节,与肾主水的功能有密切关系。

(二) 眼与膀胱的关系

膀胱与肾脏脏腑相合,互为表里。在人体水液代谢的过程中,膀胱主要有贮藏津液,化气行水的功能。若敷布失司,水湿停留,可致眼部肿胀。

实际上,眼与五脏六腑之间的关系各具特点,其密切程度虽不等同,但人体毕竟是一个有机整体,因此,临证时不可片面强调某些脏腑的作用,而必须全方位进行辨证。

第四节　眼与经络的关系

经络是联系人体五脏六腑、四肢百骸,上下内外及气血运行的通路。五脏六腑的精气,也是依靠经络的运行而上注于目,从而发挥视物辨色的功能。

一、眼与十二经的关系

十二经脉,三阴三阳表里相合,正经首尾相贯,旁支别络纵横交错。营血在经隧中运行全身,始于手太阴,终于足厥阴,周而复始,如环无端。故从经络循行的路径来看,可以说十二经脉都直接或间接地与眼发生着联系。现将十二经脉中循行于头面与眼部发生联系的 8 条主要经脉分述如下:

(一) 手阳明大肠经

其支脉上行头面,左右相交于人中,之后上挟鼻孔,循禾髎,终于眼下鼻旁之迎香穴,与足阳明胃经相接,通过足阳明胃经,与眼发生间接联系。

（二）足阳明胃经

该脉受手阳明大肠经之交，起于眼下鼻旁之迎香穴，上行而左右相交于鼻根部，过内眦睛明穴，与足太阳膀胱经交会，之后，循鼻外侧，经眼眶下方下行，入上齿中。此外，足阳明胃经别出而行的正经，亦上行至鼻根及目眶下方，直接与目系相连。

（三）手少阴心经

其支脉，从心系上挟咽，系目系；手少阴之别（名曰通里），入于心中，系舌本，属目系。此外，手少阴心经别出而行的正经，亦属于心，上出于面，合目内眦。

（四）手太阳小肠经

该经脉有两条支脉上行至目眦。其中一条与目锐眦相连，另一条与目内眦相连，都与眼直接发生联系。

（五）足太阳膀胱经

该脉起于目内眦之睛明穴，并于该处与手太阳小肠经相交接，然后入脑，连属目系。

（六）手少阳三焦经

该经脉通过两条支脉与眼发生联系。其中一条至眼下，一条至目眦。

（七）足少阳胆经

该脉起于目锐眦之瞳子髎，而且于该处与手少阳三焦经相交会，然后上头角，下耳后，并从耳后分支脉，再行至目锐眦；另一支脉则从锐眦下走大迎，合手少阴经，到达眼眶之下。其本经别出之正经，亦上行头面，系目系，之后，再与其本经会合于目锐眦。

（八）足厥阴肝经

其本经循喉咙，之后，上入颃颡，连目系。

归纳上述，足三阳经之本经均起于眼或眼的周围，而手三阳经皆有1~2条支脉终止于眼或眼附近。此外，以本经或支脉，或别出之正经系连于目系者，有足厥阴肝经、手少阴心经，以及足之三阳经。

由于经脉周密地分布在眼的周围，源源不断地输送气血，保证了眼与脏腑在物质上和功能上的密切联系。因此，一旦经脉失调，就会引起眼部病证。《医宗金鉴·眼科心法要诀》说："外邪乘虚而入，入项属太阳，入面属阳明，入颊属少阳，各随其经之系，上头入脑中，而为患于目焉。"这又从病理方面反映了眼与十二经脉的关系。根据眼与经脉在生理和病理上的关系，可以指导临床分经辨证。

二、眼与奇经八脉的关系

奇经八脉与脏腑无直接络属关系，然而它们交叉贯串于十二经脉之间，具有加强经脉之间的联系，以调节正经气血的作用。正经气血充足流畅，也就能维持眼部的正常营养。至于起、止、循行路径与眼直接有关的奇经，主要有督脉、任脉、阴蹻脉、阳蹻脉及阳维脉等。

（一）督脉

督脉总督一身之阳经。起于少腹以下骨中央。有一支别络绕臀而上，与足太阳膀胱经交会于目内眦。另一支脉则从少腹直上，入喉上颐，上系两目之下中央。

（二）任脉

任脉总任一身之阴经。起于中极之下，沿着腹里上行，上颐，循承浆，环口唇，分两支上行，系两目下之中央，至承泣而终。

（三）阴蹻脉、阳蹻脉

阴阳蹻脉分别主一身左右之阴阳。阴蹻脉起于足跟内侧，上目内眦而入通于手足太阳经、阳蹻脉。阳蹻脉起于足跟外侧，上目内眦而合于手足太阳经、阴蹻脉。足太阳经自项入脑，别络于阴蹻跷、阳蹻跷，而阴阳蹻跷又相交于目内眦之睛明穴，其气并行回环，濡养眼目，且司眼睑之开合。通常卫气出于阳则张目，入于阴则闭目。若阳蹻气盛而阴气虚，则目张不合；阴蹻气盛而阳气虚，则目闭不张。外邪客于蹻脉，则可引起目赤痛或胬肉攀睛等。

（四）阳维脉

阳维脉维系诸阳经。起于外踝下足太阳之金门穴，经肢体外后侧，上行至头颈，到前额，经眉上之阳白穴，再由额上顶，折向项后，与督脉会合。因为阳主外、主表，故阳维病可见头痛目赤、恶寒发热等表证症状。

三、眼与经筋的关系

十二经筋隶属于十二经脉，是经脉之气结聚维络于筋肉关节的系统。其位表浅，有联缀百骸，维络周身，主司人体正常运动的作用。经筋分布于眼及眼周围者，有手足三阳之筋。

（一）足太阳之筋

足太阳之支筋为目上网。张景岳解释说："网，网维也，所以约束目睫，司开合者也。"

（二）足阳明之筋

足阳明之筋，其直行者，上头面，从鼻旁上行，与足太阳经筋相合。足阳明之筋为目下网。目上网与目下网，两筋协同作用，则可统管胞睑运动。

（三）足少阳之筋

足少阳之支筋结聚于目外眦，为目之外维。张景岳认为，凡眼能左右盼视者，正是此筋所为。

（四）手太阳之筋

手太阳之筋，其直行者，上行出耳上，会手少阳之筋；又前行而下，结聚于额，与手阳明之筋相合；再向上行，联属于目外眦，与手足少阳之筋相合。

（五）手少阳之筋

手少阳之支筋上颊车，会足阳明之筋；循耳前上行，遂与手太阳、足少阳之筋交会，联属目外眦；然后上行，结聚于额角。

（六）手阳明之筋

其支筋上颊，上行结聚于颧部；其直行之筋，上出手太阳之前；左侧者行左耳前，上左额角，络头，以下右颔；而右侧此筋则上右额角，络头，下左颔，以会太阳、少阳之筋。

上述网维结聚于眼及其周围的经筋，共同作用，支配着胞睑的开合、眼珠的转动，以及头面其他筋肉的正常活动。此外，足厥阴肝之筋，虽未直接分布至眼，然而肝为罢极之本，一身之筋皆肝所生，为肝所主，足厥阴之筋联络诸筋，故与眼仍有着重要关系。经筋如果发病，亦可引起眼部病症。如足少阳筋病，若从左侧向右侧维络之筋拘急时，则右目不能张开，反之则左目不能张开。足阳明筋病，因寒则拘急，胞睑不能闭合；因热则弛纵，胞睑不能张开。足之阳明、手之太阳两筋拘急时，则会引起口眼㖞斜，眼角拘急，不能猝然视物等症。

第五节　眼与气血精津液的关系

眼具有视觉功能，有赖脏腑所受藏与化生之气、血、精、津液的滋养和濡养。古人认为目属清窍,其位至高,脉道幽深,经络细微,结构复杂,只有血、气、精、津液之轻清精微者方能上达于目,视为至宝。所以不少中医眼科文献中常将上注于眼的血、气、精、津液特名为"真血""真气""真精""神水""神膏"等,以示区别于一般血、气、精、津液等。现分述如下。

一、眼与气的关系

气是维持人体的生理活动的基本物质。而能往来出入于眼之经络脉道,具有生养作用之气,被名之为"真气",有别于体内一般之气。目之所以能视万物,别五色,精明微巧,真气的濡养是重要条件之一。真气充养二目,必须具备三个条件:其一,在脉道中循行调达和畅。如玄府幽深之源郁遏,则气机郁滞,真气的化生功能不足,目视不明,治疗上当以疏利玄府,解郁导滞为主。气机一旦和畅,则两目复得光明。其二,脾胃升清降浊之功能正常。升降有序,轻清之阳气才能不断升运,濡养目窍。一旦升降失常,则清阳之气不能上行,目失滋养,目光必减。因此在治疗上应以益气升阳为主,清阳上升,则九窍通利,耳聪目明。第三,真气充旺而神光外发。瞳神由气所充,气充则神旺,神旺则眼目精彩光明。当然,真气的充沛与否,又与全身状况及脏腑功能有直接密切的关系,如果全身脏腑之气虚少,甚至衰脱,则养目之源衰竭,亦可致目暗不明。

真气对眼的主要作用,可归纳为 3 个方面:

(一) 温养作用

眼受五脏六腑上输之精气温煦和濡养,以维持眼内外各种组织的正常功能。其中瞳神所受真气尤须充足,才独能视物辨色。

(二) 推动作用

由于气的升降出入运行不息,才能推动精、血、津液等源源不断地运行至头面,并入目养窍。真气冲和流畅,则目视精明;若有亏滞,则能引起眼病。不过,目中真气的运动又与肾气的盛衰、脾气的升降、心气的推动、肝气的疏泄、肺气的敷布密切相关,不可孤立看待。

(三) 固摄作用

真气充足,固摄有力,则血行脉中,不得外溢;目内所含津液,亦不致干枯。此外,气的固摄作用还关系到瞳神的聚散。古人认为瞳神为水火之精华,由肾精胆汁升腾于中,元阳真气聚敛于外而成。如气不裹精则瞳神散大。

总而言之，气之于眼，作用甚大，一有亏滞，则会影响其功能，甚至发生病变。如《灵枢·决气》所说："气脱者，目不明"，即指气虚可致视力模糊甚至失明。

二、眼与血的关系

血为养目之源。血富营养，亦是眼部赖以维持生理活动的主要物质。在眼内经脉中往来运行，系血之轻清精微者，所以名之为"真血"。眼与血的关系表现为：

（一）濡养作用

真血供养二目以维持视物功能。因肝开窍于目，肝气与眼相通，肝中之血充，则目中之血盛。目中之血盛方能视，所以称为"肝受血而能视"。

（二）化生作用

目中真血有化生神水、神膏之功。真血通过气化而为真水，升运于目而为神水、神膏。血足则真水足，真水足则神水、神膏有所滋养，目能精彩光明；血损则真水亏，目亦不明。

真血的异常可以引起眼部病变。如血太过，即血气在局部运行不畅，有郁滞瘀阻之象，表现在外为红赤肿痛，表现在内则可血溢络外等；如血不及，即指局部养目之血亏乏，常表现为干涩昏花，视物不明，不能久视等。劳瞻竭视，弱光下阅读细字，雕镂细作等，均可因久视伤血而病目昏。其他脏腑的病变亦可影响血而致眼病。如肺气上逆，顿咳不已，致白睛溢血；肝肾阴亏，阴虚火炎，迫血妄行，溢于络外，可致血灌瞳神等。

三、眼与精的关系

眼中之精谓"真精"，是脏腑之精中轻清精微者，经过幽深的脉道和细微的经络，升运于目窍。双目的生成、功用及其滋养，无不赖于精。

眼与精的关系表现为：

（一）构成要件

眼由五脏六腑之精气所成。如《灵枢·大惑论》曰："五脏六腑之精气，皆上注于目而为之精。"

（二）维持功能

眼的主要功能与真精的关系极为密切。如瞳神之展缩，取决于精气的盛衰，瞳神由精气所充，精气聚则瞳神聚，精气散则瞳神散。而视物、辨颜色，亦赖真精之充养。真精虚损，则此功能减退或丧失。在临床上，凡有房劳过度，或梦遗滑泄者，常有两目干涩，视物昏花，腰膝酸软等症。

四、眼与津液的关系

津液包括体内各种正常水液。它布散于全身，主要起到滋润、濡养作用，并对维持人体水火、阴阳平衡具有重要意义。眼之所以能够明视万物，也离不开五脏六腑源源不断地上渗津液进行滋润、濡养。眼与津液的作用表现为：

（一）滋润护目

津液为养目之液。五脏六腑的津液均上渗于目，具有濡养、滋润、护卫眼的作用。目内组织富含津液，目珠才得以维持圆润；如伤津耗液，养目之源亏乏，则两目干涩昏花。

（二）化生濡养

津液上渗于目，就其所化来讲，在外为泪液，为目外润泽之水；在内则主要为神膏、神水。因神膏涵养瞳神，故神膏一衰，瞳神有损。如果神水不足，轻则双目昏花，重则白睛污浊，黑睛晦滞。

应用篇

　　本篇重点介绍古今医家常用于眼病治疗的穴位、独特的刺灸技术,也总结整理了著者四十余年来眼病治疗的学术经验,以供读者参考。由于眼区部位的解剖结构的特异性,是针灸意外事故的多发处之一,所以。本篇也专辟一章介绍眼部针刺时如何避免意外事故的发生。

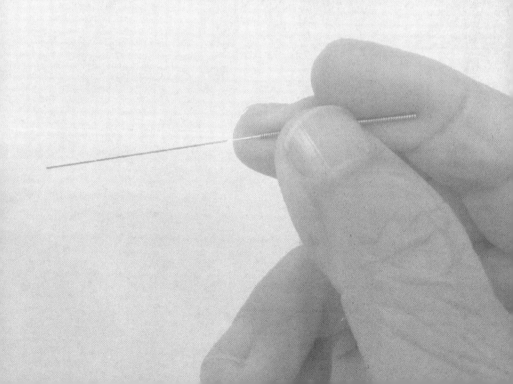

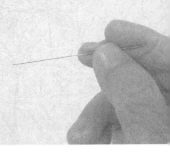

第五章
眼病常用穴位

　　针灸治疗眼病,在应用的穴位上,古代医家已积累了相当丰富的经验。总体上说,具有两个特点:一是以肢体穴及眼周穴用得较多,而眶内穴用得较少;二是以经穴为主,但也使用经外穴,如太阳、内迎香、大小骨空等,还有阿是穴的记载。值得一提的是,古人对眼区的眶内穴的使用十分谨慎,不仅量少,经穴总共两个,而且还分别被列为禁灸禁针穴,但因所处位置重要,其临床使用频率并不低。

　　现代眼病用穴,在传承古人用穴经验的基础上,总体特点有三:首先是对眶内经穴的解禁,同时增加不少新穴如上明、球后、上睛明、下睛明、上健明等。以充分发挥局部取穴的治疗优势。其次,发现了一些专用于眼病的头面颈项部新穴,如翳明、新明、上天柱、正光、窍明等,包括微针系统的一些专门或主要用于眼病的穴位如耳针的眼、目1、目2,头皮针穴的枕上正中线、视区、视联络区等;最后,是通过反复临床验证,总结出一批对眼病有特殊治疗作用的经穴,如行间之治疗青光眼、风池之治疗视神经萎缩等。从而形成了独特的眼病用穴系列。

第一节　古今眼病针灸用穴概况

一、古代眼病用穴概况

　　应用针灸之法治疗眼病,按前所说,可追溯到2200多年前的二部古灸经《足臂十一脉灸经》和《阴阳十一脉灸经》,但当时尚无穴位概念,操作上采用的是灸所属经脉。《内经》中关于针灸治疗目病共有三个条文,虽提到了穴位,但或是冠以脉名,如"目中赤痛,从内眦始,取之阴蹻。"(《灵枢·热病篇》)阴蹻,脉名,后人注为系指照海穴;或用所在部位名,如"邪客于足阳蹻之脉,令人目痛从内眦始。刺外踝之下半寸所各二痛。"(《素问·缪刺论》)外踝之下半寸所,指部位,后人注为申脉穴。从传世的古医籍看,最早出现眼病用穴的具体穴名,当为《针灸甲乙经》,在所载的 21 条眼病条文中,有二十条所用均为现存的经穴。单穴为主,也有双穴或多穴并用。

历代在眼病治疗中,究竟涉及多少穴位? 近年不少学者做过研究,但由于检索方法和所涉及的文献的数量等原因,所得结果不完全一致。有对 72 部古籍(含针灸专著 21 部),得古人眼病针灸用穴为 136 穴;也有对《针灸甲乙经》、《针灸大成》等针灸专著,和《审视瑶函》《秘传眼科龙目论》等眼病专著共二十余部中医古医籍进行了统计,却发现针灸治疗眼病共用穴 143 个,涉及眼科疾病或症状 207 个;更有对 39 部古医籍的检索得仅针灸治疗眼底病的用穴就达 146 个之多。从上可知,在汗牛充栋的中华古文献宝库中,如果进一步发掘,当不止此数。但仅从以上这些数据看,也充分表明了其用穴之广。根据著者的分析,古人用穴有以下二个特点:

(一) 分布特点

著者通过对 50 余部古医籍中记载的眼病用穴作了较全面的研究分析,选择出现频率较高的 100 个穴位,按所在身体部位罗列如下:

眼眶内穴:睛明、承泣。

眼周穴:瞳子髎、攒竹、丝竹空。

头部穴:头临泣、通天、百会、目窗、承光、络却、神庭、上星、头维、角孙、囟会、头窍阴、后顶、玉枕、五处、曲差。

面部穴:巨髎、上关、龈交、听会、四白、阳白、地仓、大迎、和髎、承浆。

颈项穴:风池、天牖、天柱、肩中俞。

背腰部穴:大椎、陶道、心俞、肝俞、胆俞、肾俞、命门。

胸腹部穴:天府、期门、中脘。

上肢穴:商阳、养老、前谷、鱼际、液门、后溪、腕骨、外关、合谷、阳溪、二间、三间、阳谷、手五里、下廉、偏历、中渚、内关、支沟、太渊、列缺、少泽、少海。

下肢穴:光明、太冲、太溪、行间、侠溪、束骨、三阴交、复溜、照海、前谷、足三里、水泉、通谷、解溪、昆仑、委中、至阴、丘墟、京骨、申脉、昆仑、曲泉。

经外穴:太阳、印堂、当阳、鱼腰、鱼尾、耳尖、内迎香、十宣、小骨空、大骨空。

从上发现,头面颈项穴,共为 42 穴(35 个经穴和 7 个经外穴)。其中,面部用穴最多 20 个,其次为头部穴 18 个,以颈项部 4 穴,最少。

应用于眼病的躯体穴,共 58 穴(经穴 55 个和 3 个经外穴)。其中,又以上肢用穴最多,共 27 穴;其次为下肢,共 21 穴;背部用穴 7 穴;腹部穴使用最少仅 3 穴。

从以上分布可以发现,古人眼病针灸用穴,偏重于头面部和上下肢的前臂、手部和小腿、足部,表明重视以局部取穴和肘膝以下穴为主。这也体现了古人近取结合远取的一般取穴规律。作为病所眼区取穴,则以眼周穴为主,眶内穴仅二个,其中承泣穴,因《铜人腧穴针灸图经·卷三》提到"针之令人目乌色",从宋代后列入禁针穴。而睛明穴,虽未禁针,但属于禁灸穴。这与古代针具质材与制作较为粗劣,而眼区血管丰富,易引发皮下血肿有关。值得一提的是经外穴的应用,多分布于眼周,有力缓解了眶内穴之不足,提高了临床疗效。

在经脉归属上,眼病用穴的情况如下:足太阳膀胱经上共用穴 21 穴,属最多;其次为足少阳胆经,用穴计 11 穴;手少阳三焦经 10 穴;督脉 9 穴;手足阳明经相同,均为 8 穴;手太阳小肠经 7 穴,占 7%;足厥阴肝经、足少阴肾经、手太阴肺经均为 4 穴;任脉 2 穴,均占 2%;而手厥阴心包经、足太阴脾经最少,各仅 1 穴,分别占 1%。

以上表明,用穴最多的前三位分别是足太阳膀胱经、足少阳胆经和手少阳三焦经,共 45 穴,刚好占十四经脉用穴的一半。这与此三经均入眼有关。督脉,"与太阳起于目内眦,上额,交巅上,入络脑。"(《素问·骨空论》)说明,督脉与眼的关系也很密切,所以用穴排在第四位。总体上,以阳经用穴多,而阴经用穴少。阴经中,用穴较多的是肝经、肾经和肺经。按中医理论,眼与此三脏,特别是肝、肾关系密切有关:因肝开窍于目;肾藏精,精充目明;肺主气,气和目明。

(二) 应用特点

在古代医家长期的眼病临床实践中,常常根据前贤及个人所积累的经验,根据不同的眼病选择不同的穴位,并可从应用频次的不同,区分其应用的主次。古人眼及附属器的针灸病谱,著者曾作过统计,共为 28 种(可参见"针灸眼病谱"章)。现参考有的学者所做的工作选择其中 5 种眼部病症分析如下:

(1)目赤　古医籍中,目赤包括白睛赤和胞睑赤。治疗目赤穴位有 32 个,其中出现频数在 20 次以上的有 4 个:合谷、攒竹、睛明、太阳;10

至 15 次的依次为丝竹空、百会、内迎香,共 3 穴;5 至 9 次为足临泣、大陵、足三里、瞳子髎、风池、肝俞、头临泣、迎香、阳谷、上星、外关、侠溪、四白、光明、二间,计 15 穴;低于 4 次者有液门、目窗、后溪、解溪、内关、支沟、太渊、阳溪、昆仑、前谷等 10 穴。从上可以发现,古人治疗本病,用穴虽较广泛,但频次在 10 以上的除远道穴合谷,均为头面部穴,尤其是眼区穴。

(2) 青盲 青盲指眼外观正常,唯视力逐渐下降,或视野缩小,甚至失明的内障疾病。古代医籍中有青盲和青盲无所见等提法,表明视力损害程度的不同。涉及本病的古代针灸文献有 15 条,计 38 个的针灸治疗穴位。使用得最多的穴位是手阳明大肠经的井穴商阳。其次是肝俞;出现频数较少的有巨髎、承光、瞳子髎、上关、络却、通天、养老、胆俞、肾俞、光明、丘墟等。从以上分析,本病症,用得最多的反而是远道穴商阳,该穴作为井金穴,古人多用于泄热止痉、开窍利咽,是否着眼于开窍功能,值得研究。其次是背俞穴,除用得较多的除肝俞外,尚用肾俞、胆俞等,补益肝肾,应当是本病治本之法。值得注意的是,头面部穴虽有 6 穴,但出现频次均低,且局部仅取一眼周穴瞳子髎。青盲,无论古今,都是眼科医学的难题,推测上述用穴思路,可能用于青盲早期,本虚标实阶段,取远道穴以清泻邪热;用背腧穴,以益肝肾精气,滋养目窍。

(3) 流泪 流泪一症,古医籍中名目繁多。有学者将其归为二类,一为目泪,包括泪出、目泣出等;一为迎风流泪,包括:迎风冷泪、目风泪出、逆寒泪出、逆风泣出等。用于目泪的穴位较多,有 29 个,出现频数最多依次为:风池、承泣、四白、头临泣;其次为:睛明、神庭、肝俞、攒竹、瞳子髎、行间、前谷、鱼际、液门、百会、龈交、天牖、后溪、心俞;较少的有上星、天柱、巨髎、头维、腕骨、角孙、小骨空、囟会、听会、侠溪、束骨。用于迎风流泪的穴位主要有承泣、睛明、腕骨、大骨空、小骨空、头维、风池、头临泣、外关、后溪、合谷、攒竹、侠溪、阳溪、三阴交等。

由上可见,用于流泪一症,不论何种症情,古人均以眼区穴为首选,既有眶内穴承泣、睛明;又有眼周穴四白、攒竹、瞳子髎等;另外,除头部穴,肘膝以下,特别是五输穴的应用也得以重视。经外穴的大骨空、小骨空,使用较普遍。

(4) 不能远视 又称能近怯远,包括:远视不明、不能远视、远视眈眈等。经查古代文献 21 条,用穴 25 个,出现频次较多的依次为目窗、巨髎、承泣、瞳子髎、睛明、承光、地仓、阳白、玉枕;余为天府、上星、水泉、丝竹空、攒竹、神庭、偏历、手五里、囟会、中脘、承浆、肝俞、足三里、大椎等。表明古人治疗本病,较为重视头面部穴,特别是眼区穴位。远道穴用得不多,而且使用了在眼病中应用不多的腹部穴:天府和中脘,值得思考。

(5) 雀目　即夜盲。可分为二类,一类称肝虚雀目,相当于维生素A缺乏的夜盲;另一类,叫高风雀目,又称高风内障。相当于视网膜色素变性等。涉及雀目的古文献,计23条,包括38个穴位。使用频次较高的有睛明、肝俞等。头面部有攒竹、承泣、头临泣、大迎、百会,地仓、前顶、上星、神庭、承浆等;上肢有内关、少商、中渚;下肢足三里、委中、丘墟、足临泣、光明、行间、三阴交、照海等。从上发现,古人治本病,仍以头面部穴,特别是眼区穴为主,其次是膝以下的下肢穴,重点则在足部。以膀胱经和胆经为主。另外,也应用经外穴,一是耳尖,二是《太平圣惠方》所载的指部奇穴:"小儿雀目,夜不见物,灸手大指甲后一寸,内廉横纹头白肉际"(此穴近经外穴大骨空)。且都用灸法。

(三) 应用局限

由于眼区血管丰富、结构复杂。古代医书有"伤睛致瞎""令人目陷""血灌黑睛"(《圣济总录》),"令人目乌色"(《铜人腧穴针灸图经》)等记载。使眼病用穴受到限制:一是能用于针到病所的眶内穴,仅承泣与睛明;二是禁针禁灸穴多。据统计与眼病治疗相关的有15个禁灸穴:攒竹、承泣、丝竹空、四白、迎香、睛明、颧髎、印堂、神庭、上星、府、商阳、脑户、大杼、头维、天柱;5个禁针穴:角孙、小骨空、大骨空、络却和玉枕;针灸同禁的2个:脑户、承泣。穴位的局限,在一定程度上限制了眼病针灸疾病谱的扩大和疗效的提高。

二、现代眼病用穴概况

现代眼病用穴进展,体现在以下两个方面。

(一) 眼病用穴在拓展中形成系列

1. 探索发现新穴

70多年来,我国的眼科工作者和针灸工作者不断致力于眼病新穴的探索。其中较为重要的如下:20世纪50年代中期发现的翳明穴和球后穴;20世纪60年代中期报道的眼周穴正光穴(由正光1和正光2组成),主要用于皮肤针叩刺治疗以屈光不正为主的多种眼病;20世纪70年代初应用于临床的新明穴(包括新明1和新明2),用于多种眼底病;

20世纪80年代由日本针灸家代田文誌最早提出用治眼病又经我国著名针灸专家金舒将其专门用于针对Graves眼病症的上天柱穴；还有上睛明、下睛明、上明等通过长期验证而被保留下来的眶内穴，成为一些难治性眼病特别是眼底病的效穴。另外，针刺"蝶腭神经节"原是用于治疗鼻病所发现的新穴位之一，最近也发现利用其治疗干眼效果优于普通针刺。上述穴位，一部分位于眼区，有一部分虽不在眼区，但通过一定手法可使针感到达眼区或附近而获取疗效。

除此之外，一些微针系统的穴区，如头皮针的视区、视联络区；耳针的眼、目1、目2；还有眼针和腕踝针穴区，都成为治疗多种眼病的效穴。

新穴的加入，不仅丰富了眼病治疗用穴位，而且也不同程度提高治疗效果扩大了治疗的病种。

2. 解禁眶内经穴

眶内穴是古今医家一致认为是治疗眼要穴。但解剖提示，眼眶内血管丰富，且填充于眼眶与眼球之间的眶脂体其组织较为疏松，故容易出血而又不易排出，针具较粗或稍有不当，极易引起明显眼部血肿；同时眼内结构复杂精细、神经密布，对经验缺乏者，还可能发生更为严重的意外事故。因此，历代医家对针刺眶内经穴往往持谨慎态度，或作为禁区避而不用，或不敢深刺达不到应有疗效。为了充分发挥眶内穴的效用，又能最大程度保证患者的安全。一是在20世纪50年代初我国苏州首先研制出各种规格的不锈钢细毫针针具，最大限度减轻对穴区组织的损伤；二是从20世纪70年代起，我国针灸工作者和解剖工作者合作，对包括经穴在内的眶内穴位的解剖结构不断进行深入的研究，厘定安全针刺方向和进针深度。以传统禁针穴承泣穴为例，在尸体及活体MRI研究中提示，承泣穴若向外上深刺，深度超过30 mm时可刺及睫状后动脉；亦不宜紧贴眶下壁行针，超过12 mm即可刺及眶下血管导致针刺意外。如果承泣穴直刺进针达12 mm时针尖应稍斜向后上方，同时在深度不超过25 mm时是较为安全的。另外，承泣穴针刺深度男女有一定差异。临床观察进一步提示，针刺眼区穴在治疗视神经萎缩、视网膜色素变性等多种眼底疾病时，浅刺眶区内穴位时，针感较弱，且只能达眼球表面，深刺则针感较强，并能扩散到整个眼球，具有较好的治疗效果。这些研究工作不仅为临床眶内穴位的针刺操作提供的依据，减少了针后眶区血肿出现的概率和增加了安全性，也表明适当深刺可提高针灸疗效和扩大治疗的病种。

3. 充分挖掘经穴潜能

在大量临床实践中，还发现了一些古人没有记载，而现代发现的某些经穴的新的治疗眼病的效用，如行间穴和臂臑穴，前者有明显的降低急性青光眼者眼压的作用，后者在 20 世纪 60 年代就发现对多种眼病有较好的效果。

在上述基础上，逐步形成由传统经穴与经外穴、新发现的经外穴和微针系统穴构成的包含专用于眼病、主要用于眼病的和对某些眼病有独特作用的不同层次的眼病针灸用穴系列。

（二）眼病选穴趋向集中规范

在传承历代医家经验的基础上，通过现代针灸工作者的大量眼病针灸治疗的实践和积累，眼病选穴与古医籍记载比较，也出现了明显的变化。

1. 用穴分布

从全身部位看，集中在以下几处：眼部以及前额和上侧面部为主；后头部，以枕部为中心；颈项部，分布于脑横线上；躯干部，集中在与眼相关的背俞穴；肢体上集中在肘、膝以下部位。

2. 穴位使用频率

眼部、头面部及颈部穴的频次最高，四肢穴次之，背部穴较少。在经脉分布上，以膀胱经穴、胆经穴使用频率最高，其次是胃经和大肠经、三焦经的经穴，而以督脉、脾经、肾经、肝经经穴较少。相比较，经外穴，特别是一些新发现的经外穴，使用频率亦较高。

3. 配方形式

有主穴与辅穴相配；基本方与主方、配方结合等；有经穴与经穴相结合，经穴与经外穴相结合，也有经穴或经外穴与微针刺激区相结合等。

揭示选穴规律，规范针灸处方，是提高稳定疗效，促进推广应用的关键之一，也是现代针灸基本要求。在本书的"治疗篇"上将进一步介绍。

【主要参考文献】
[1] 胡欣欣.针灸治疗眼病的古代文献研究[D].南京中医药大学:南京中医药大学,2019.
[2] 刘莹,张花治,颉瑞萍,等.古代医籍中针灸治疗常见眼病和症状的取穴规律[J].针灸临床杂志,2014,31(2)20.
[3] 桑海滨.基于古今针灸文献治疗眼病的理论及组方规律的研究[D].广州中医药大学:广州中医药大学,2016.
[4] 刘立公,黄琴峰,胡冬裴.针灸临证古今通论-头面五官分册[M].北京:人民卫

生出版社.2012.237.

第二节 经 穴

现代临床眼病用穴包括三类穴位:一是经穴,二是经外穴,三是其他穴位如头皮针穴、皮肤针穴、耳穴等。在遴选时,经穴部分,重点选择古代有治疗眼病的文献记载、现代有临床应用报道、著者有实践经验的穴位,并重在后二者。对仅有古籍载述者,则只选择少数为历代医家所推崇者。经外穴部分,则以现代发现并经反复筛选所得的为主,对古人所载的穴位则需有现代临床报道加以验证者。希望通过这样的精心选择,有利于读者临床应用。至于其他穴位,均选著者常用且已在目前眼病针灸中广泛使用者。本节重点介绍常用经穴。

一、头面部穴

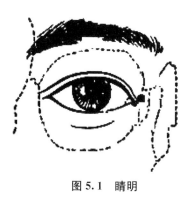

图 5.1 晴明

1. 晴明

【定位】 在面部,目内眦角稍上方凹陷处(图 5.1)。

【解剖】 在眶内缘、睑内侧韧带中。深部为眼内直肌、总腱环视神经孔等。内眦动、静脉和滑车上、下动、静脉,深部为眼动、静脉本干。滑车上、下神经,深层为眼神经分支,上为鼻睫神经。

【主治】 视神经萎缩、视神经炎、年龄相关性黄斑变性、视网膜色素变性、急慢性结膜炎、干眼、视疲劳、开角型青光眼、青少年近视、色弱等。

【操作】 令患者闭目,以左手拇指或食指将眼球略推向外侧,加大进针间隙,使眼球固定。以$(0.22\sim0.25)$mm$\times$$(25\sim40)$mm 之毫针,点刺破皮,针体沿眼眶边缘缓缓刺入,一般进针 $0.3\sim0.8$ 寸[①],如继续深刺,送针速度应更缓慢,如感到针尖有阻力,即使是十分轻微的,也应略加退出变换方向再刺。除非极有经验,针刺深度不可超过 1.2 寸。本

---

① 1 寸≈3.333 厘米。

穴严禁大幅度提插、捻转。出针后按压针孔 2～3 min,以防出血。

注意:①针刺深度:尸体解剖显示,针刺深度如超过 19 mm,针尖可刺伤筛前动静脉,深度超过 32 mm 时,可损及鼻侧部的脉络膜动脉或虹膜动脉;深度超过 43 mm 时,就可能损伤视神经管前极;针刺深度超过 50 mm 时,可能刺伤视神经孔内走行的视神经和眼动脉;针刺深度超过 54 mm 时,在进针的直后方则易刺中围绕视神经孔的总腱环,并可累及神经。刺中此结构时,针者感针尖有黏滞感觉,患者则出现眼内火花闪烁,头痛、头晕,严重者恶心、呕吐等症。②针刺方向:进针后应直刺,如针尖偏向后外方,进针深度超过 51 mm 时,有可能刺入眶上裂,损伤颅中窝内的海绵窦,或三层脑膜以及大脑颞叶,造成颅内出血,患者可出现剧烈头晕头痛,恶心呕吐,以致休克死亡。所以,本穴不宜深刺,同时要求直刺。对一般针灸工作者,以针深 0.5 寸以内较为安全;1 寸内易刺破血管,引起眼内血肿。如超过 1 寸,就容易损伤眼内其他组织结构,引起严重后果。

2. 承泣

【定位】 在面部,瞳孔直下,当眼球与眶下缘之间(图 5.2)。

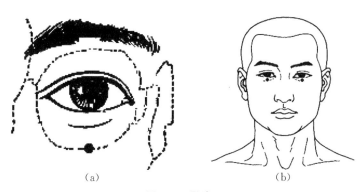

(a)   (b)

图 5.2 承泣

【解剖】 在眶下缘上方,眼轮匝肌中,深层眶内有眼球下直肌,下斜肌;有眶下动、静脉分支,眼动、静脉的分支;布有眶下神经分支及动眼神经下支的肌支,面神经分支。

【主治】 视神经萎缩、视神经炎、年龄相关性黄斑变性、视网膜色素变性、急慢性结膜炎、干眼、视疲劳症、开角型青光眼、青少年近视、色弱等。

【操作】 令患者双目正视或上视,持(0.22～0.25)mm×(25～

40)mm 之毫针,快速点刺破皮,针尖略朝上,缓缓进针,至 0.5～1.2 寸深,以有针感为宜。如无针感,可稍作留针即停针待气后再略加调整针刺的方向或深度。如再无针感,即应留针,不必强求。可用穴位注射法。

注意:①针刺深度:若深度超过 1.5 寸时,多可损伤眼动脉主干;超过 1.9 寸时,即深达眶上裂及其深部结构,可造成有关组织的损伤。②针刺方向:若针尖贴近眶下壁,当进针深度超过 0.4 寸时,即有刺入眶下沟之危险,可伤及眶下动、静脉,出血较严重。故当必须深刺时,针尖应稍改变方向,略朝内后上方,即朝眶尖方向,不可紧贴下壁刺入。

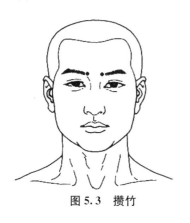

图 5.3 攒竹

3. 攒竹

【定位】 在面部,当眉头陷中,眶上切迹处(图 5.3)。

【解剖】 有额肌及皱眉肌;当额动、静脉处;布有额神经内侧支。据解剖学研究,眶上切迹存在变异现象。对 1 320 例头颅调查:二侧出现切迹的为 59.2%,而二侧均为眶上孔的占 36.1%,一侧为切迹一侧为孔的占 4.7%。所以,攒竹穴的定位为眶上切迹,实际上眶上孔的变异出现率为 36.1%。同时,还发现眶上切迹或孔与眶上缘的位置关系也存在变异,眶上切迹或孔居眶上缘内 1/3 者为 61.0%,居内、中 1/3 间者占 33.7%。故本穴在定位时要充分考虑变异的情况。

【主治】 急慢性结角膜炎、视疲劳症、干眼、开角型青光眼、视神经萎缩、视神经炎、年龄相关性黄斑变性、老年性白内障、视网膜色素变性、近视、色弱、眼肌痉挛,眼肌麻痹、眼型重症肌无力。

【操作】 直刺:一般 0.3～0.5 寸,如解剖变异为眶上孔,可从眶上孔刺入,进针 1～1.2 寸。斜刺:向下斜刺透睛明 0.5～0.8 寸,治疗视疲劳症、干眼等。平刺:用透刺法,透鱼腰 0.8～1.2 寸,治疗眼肌麻痹、眼肌痉挛。

注意:①针刺深度:本穴一般浅刺,从眶上孔刺入时应用直径为 0.25 mm 之细毫针缓慢送针,如有阻力,不宜再进。如刺破深部血管可引起明显出血,严重者表现为局部肿胀,上眼睑下垂难以睁眼。②针刺方向：直刺时不进入眶上孔，一般较安全，平刺时要操作熟练，以减轻疼痛；斜刺透睛明时，应避开血管，以防出血。

4. 印堂

【定位】　在额部，当两眉头之中间。正坐仰靠或仰卧，于两眉头连线的中点，对准鼻尖处取穴（图 5.4）。

【解剖】　在擎眉间肌中。两侧有额内动、静脉分支。布有来自三叉神经的滑车上神经的睑上支。

【主治】　急性结膜炎，眼肌麻痹、眼肌痉挛；治疗某些心身性眼病用于调神。

【操作】　治急性结膜炎用三棱针点

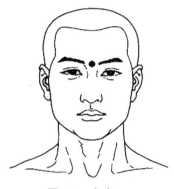

图 5.4　印堂

刺出血。治眼肌疾病，斜刺或横刺，向下或向左右透刺 0.5～1 寸，得气时局部酸胀。用于调神常配合百会穴，用贴骨刺法：先直刺进针至骨膜并运针至有胀感，然后针尖向鼻尖方向针体紧贴骨膜平刺送针 0.8 寸左右。

备注：本穴原为经外穴，2006 年发布的国家标准《腧穴名称与定位》将印堂穴从原来的经外奇穴类归入督脉。

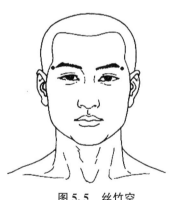

图 5.5　丝竹空

5. 丝竹空

【定位】　在面部，当眉梢凹陷处（图 5.5）。

【解剖】　有眼轮匝肌；颞浅动、静脉额支；布有面神经颧眶支及耳颞神经分支。

【主治】　急慢性结膜炎、视疲劳、开角型青光眼、视神经萎缩、视神经炎、年龄相关性黄斑变性、视网膜色素变性、眼肌痉挛，眼肌麻痹、眼型重症肌无力。

【操作】　向颞侧斜刺 0.8 寸。向鱼腰方向平刺 0.5～1.5 寸。

6. 瞳子髎

【定位】　在面部，目外眦旁，当眶外侧缘处（图 5.6）。

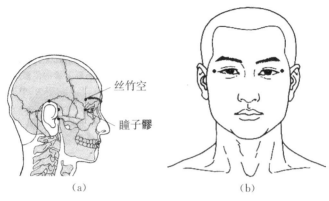

丝竹空

瞳子髎

(a)   (b)

图 5.6 瞳子髎

【解剖】 有眼轮匝肌,深层为颞肌;当颧眶动、静脉分布处;布有颧面神经和颧颞神经,面神经的额颞支。

【主治】 视神经萎缩、视神经炎、年龄相关性黄斑变性、视网膜色素变性、急慢性结膜炎、干眼、视疲劳症、开角型青光眼、青少年近视、色弱、眼肌痉挛,眼肌麻痹、眼型重症肌无力。

【操作】 向后刺或斜刺 0.5~0.8 寸;或用三棱针点刺出血。

7. 四白

【定位】 在面部,瞳孔直下,当眶下孔凹陷处(图 5.7)。

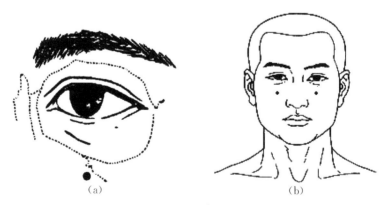

(a)   (b)

图 5.7 四白

【解剖】 在眶下孔处,当眼轮匝肌和上唇方肌之间;有面动、静脉分支,眶下动、静脉;有面神经分支,当眶下神经处。

【主治】 急慢性结膜炎、干眼、视疲劳、开角型青光眼、眼肌痉挛,眼肌麻痹、眼型重症肌无力、青少年近视。

【操作】　直刺 0.3～0.5 寸,斜刺 0.5～1 寸,平刺 1.5～2 寸。

注意:①针刺深度:本穴直刺深度在不超过 0.5 寸或进行平刺时一般不会发生损伤性意外(机械性损伤),但如针尖进入眶上孔(约在针刺深度超过 0.5 寸),并继续进入眶下管时,如进针深度超过 1 寸,即有可能损伤眼球,所以不宜过深。②针刺方向:当针尖进入眶下管时,应按 45°角朝上,75°角朝外的方向进针。另应注意:向眶下孔斜刺时,须选取直径为 0.22 mm 或 0.25 mm 的细毫针,且要避免反复提插或捻转,以免刺破眶下动脉。

8. 颧髎

【定位】　在面部,当目外眦直下,颧骨下缘凹陷处(图 5.8)。

【解剖】　在颧骨下颌突的后下缘稍后,咬肌的起始部,颧肌中;有面横动、静分支;布有面神经及眶下神经。

【主治】　眼肌痉挛,眼肌麻痹、眼型重症肌无力。

【操作】　直刺 0.3～0.5 寸,斜刺或平刺 0.5～1 寸。

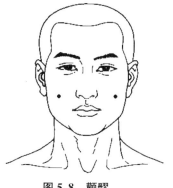

图 5.8　颧髎

9. 水沟

【定位】　在面部,当人中沟的上 1/3 与中 1/3 交点处(图 5.9)。

【解剖】　在口轮匝肌中;有上唇动、静脉;布有眶下神经支及面神经颊支。

【主治】　眼肌痉挛、Meige 氏综合征(睑痉挛—口下颌部肌张力障碍)、干眼。

【操作】　向上斜刺 0.3～0.5 寸;不灸。取仰卧位,直刺 0.3 寸或向上斜刺 0.5～1 寸。

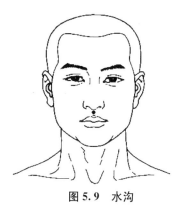

图 5.9　水沟

注意:本穴是人体中针感反应最为强烈的穴区之一,临床上出现的意外多为诱发癫性发作。据观察,这类意外事件常发生于刺激过强之时,所以,本穴的针刺手法在一般情况下不宜过重(急救除外),对有癫病史者,尤应如此。另外,也有报道针刺本穴,因间接反应,造成脑出血性中风的案例。

10. 神庭

【定位】 在头部,当前发际正中直上 0.5 寸(图 5.10)。

【解剖】 在左右额肌之交界处;有额动、静脉分支;布有额神经分支。

【主治】 急慢性结膜炎、干眼、视疲劳、开角型青光眼。

【操作】 平刺 0.3～0.5 寸。

11. 上星

【定位】 在头部,当前发际正中直上 1 寸(图 5.11)。

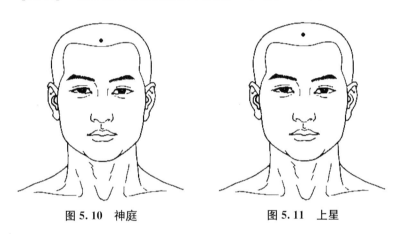

图 5.10 神庭　　　　　　　图 5.11 上星

【解剖】 在左右额肌交界处;有额动、静脉分支,颞浅动、静脉分支;有额神经分支。

【主治】 急慢性结膜炎、干眼、视疲劳、开角型青光眼。

【操作】 向上或向下平刺 0.5～0.8 寸。

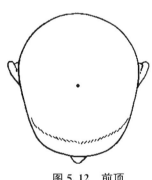

图 5.12 前顶

12. 前顶

【定位】 在头部,当前发际正中直上 3.5 寸(百会前 1.5 寸)(图 5.12)。

【解剖】 在帽状腱膜中;有左右颞浅动、静脉吻合网;额神经分支和枕大神经分支会合处。

【主治】 急性睑腺炎、皮质盲、中风所致偏盲、开角型青光眼、癔性失明。

【操作】 向前或向后平刺 0.3～0.5 寸。

13. 百会

【定位】 在头部,当前发际正中直上 5 寸,或两耳尖连线中点处(图 5.13)。

【解剖】 在帽状腱膜中;有左右颞浅动、静脉及左右枕动、静脉吻合网;布有枕大神经及额神经分支。

【主治】 皮质盲、中风所致偏盲、开角型青光眼、癔性失明。

【操作】 平刺 0.5~0.8 寸,亦可成十字形交叉平刺二针。

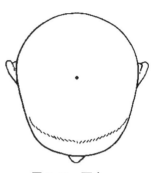

图 5.13 百会

14. 阳白

【定位】 在前额部,当瞳孔直上,眉上 1 寸(图 5.14)。

【解剖】 在额肌中;有额动、静脉外侧支;布有额神经外侧支。

【主治】 急性结膜炎、视疲劳、开角型青光眼、眼肌痉挛,眼肌麻痹、视网膜色素变性。

【操作】 向下平刺 0.5~0.8 寸。

15. 头临泣

【定位】 在头部,当瞳孔直上,入前发际上 5 分陷者中(图 5.15)。

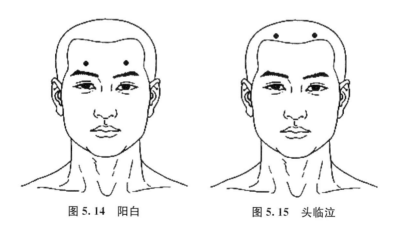

图 5.14 阳白　　　图 5.15 头临泣

【解剖】 在额肌中;有额动、静脉;布有额神经内、外支会合支。

【主治】 急慢性结膜炎、视疲劳、开角型青光眼。

【操作】 向上平刺 0.5~0.8 寸。

16. 目窗

【定位】 在头部,当前发际上 1.5 寸,瞳孔直上处(图 5.16)。

【解剖】 在帽状腱膜中;有颞浅动、静脉额支;布有额神经内、外侧支会合支。

【主治】 开角型青光眼、急慢性结膜炎、视疲劳、青少年近视。

【操作】 向上或向下平刺 0.5～0.8 寸。

17. 头维

【定位】 在头侧部,当额角发际上 0.5 寸,头正中线旁 4.5 寸(图 5.17)。

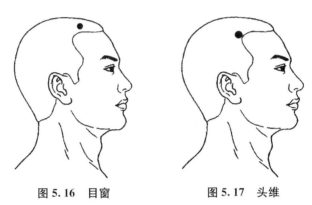

图 5.16 目窗   图 5.17 头维

【解剖】 在颞肌上缘帽状腱膜中;有颞浅动、静脉的额支;布有耳颞神经的分支、上颌神经颧颞支及面神经颞支。

【主治】 开角型青光眼、眼肌痉挛、视疲劳。

【操作】 向上或向下平刺 0.5～1 寸。

18. 角孙

【定位】 在头部,折耳郭向前,当耳尖直上入发际处(图 5.18)。

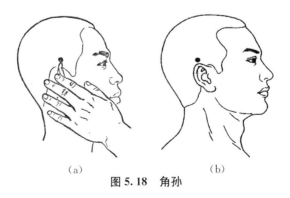

(a)   (b)

图 5.18 角孙

【解剖】　有耳上肌；颞浅动、静脉耳前支；布有耳颞神经分支。

【主治】　急性结膜炎、急性睑腺炎、角膜炎、开角型青光眼等。

【操作】　向下或向左右平刺 0.5～0.8 寸。

19. 率谷

【定位】　在头部，当耳尖直上入发际 1.5寸，角孙直上方(图 5.19)。

【解剖】　在颞肌中；有颞动、静脉顶支；布有耳颞神经和枕大神经会合支。

【主治】　急性结膜炎、眼肌痉挛、开角型青光眼、皮质盲。

【操作】　向下或向左右平刺 0.5～1.4 寸。

20. 强间

【定位】　在头部，后发际正中，直上 4 寸。脑户直上 1.5 寸凹陷中(图 5.20)。

【解剖】　帽状肌腱；有左右枕动、静脉混合网；布有枕大神经分支。

【主治】　皮质盲，视网膜色素变性、Leber 病、Stargardt 病、视神经萎缩等。

【操作】　斜刺深至骨膜，沿帽状肌腱下层向下平刺 1.2～1.4 寸。

21. 脑户

【定位】　在头部，枕外隆凸上缘凹陷中(图 5.21)。

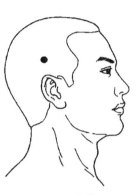

图 5.19　率谷

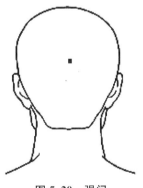

图 5.20　强间

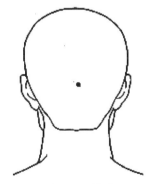

图 5.21　脑户

【解剖】　在左右枕肌之间；有左右枕动、静脉分支，深层有导血管；布有枕大神经分支。

【主治】 皮质盲,视网膜色素变性、Leber 病、Stargardt 病、视神经萎缩等。

【操作】 斜刺深至骨膜,沿帽状肌腱下层向下平刺 0.8~1.2 寸。

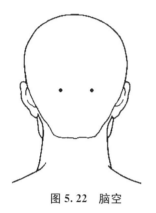

图 5.22 脑空

22. 脑空

【定位】 在头部,当枕外隆凸的上缘外侧,头正中线旁开 2.25 寸(图 5.22)。

【解剖】 在枕肌中;有枕动、静脉分支;布有枕大神经之支。

【主治】 皮质盲,视网膜色素变性、Leber 病、Stargardts 病、视神经萎缩等。

【操作】 向下平刺 0.5~1.2 寸。

23. 风池

【定位】 在项部,当枕骨之下,与风府相平,胸锁乳突肌与斜方肌上端之间的凹陷处(图 5.23)。

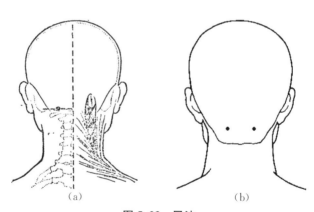

(a) (b)

图 5.23 风池

【解剖】 在胸锁乳突肌与斜方肌上端附着部之间的凹陷中,深层为头夹肌;有枕动、静脉分支;布有枕小神经分支,内侧为枕大神经。

【主治】 视神经病、黄斑病变、Leber 病、Stargardt 病、视网膜色素变性、急慢性结膜炎、干眼、视疲劳、青光眼、老年性白内障等。

【操作】 一般针法:向对侧眼睛内眦方向直刺 0.8~1.2 寸或向鼻尖方向斜刺 1.5~2 寸。

热补针法:以左手按准穴位,右手将针速刺或捻转进穴,针尖宜朝同侧瞳孔直视方向,进针 1～1.5 寸左右,用提插捻转手法,使针感逐步向眼区或前额放射,然后向下插针 1～2 分深,拇指向前捻转 3～9 次,即可产生热感,如无热感向眼区放射,可反复进行 3～5 遍。留针。

本穴常用穴位注射法治疗眼病。

注意:①针刺深度:本穴尸体解剖的针刺安全深度为 50 mm 左右。该穴深部重要结构为延髓和椎动脉,针刺过深,可造成延髓下端或脊髓上端损伤,甚可危及生命,故针刺深度以小于 2.0 寸为宜。②针刺方向:针尖朝向对侧眼外眦,则其深面正对延髓,若针尖偏向同侧眼内眦,其深面正对同侧的椎动脉,故不可针刺过深,不能进行大幅度提插、捻转。经测定,风池穴,针向对侧眼球,可进针 25～50 mm;向鼻尖或左右透刺可针入 50～75 mm。因此,以向鼻尖针刺及向对侧风池透刺较为安全。

24. 天柱

【定位】　在项部大筋(斜方肌)外缘之后发际凹陷中,约当后发际正中旁开 1.3 寸(图 5.24)。

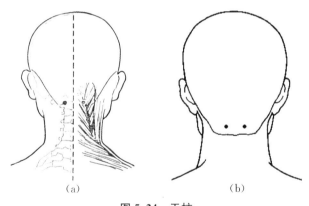

(a)　　　　　　　　　　(b)

图 5.24　天柱

【解剖】　在斜方肌起部,深层为头半棘肌:有枕动、静脉干;布有枕大神经干。

【主治】　Graves 眼病、视神经萎缩、视神经炎、年龄相关性黄斑变性、视网膜色素变性。

【操作】　直刺或向同侧瞳孔方向斜上刺 1.0～1.2 寸。不可向内上方深刺,以免伤及延髓。

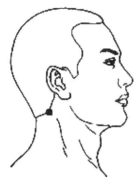

图 5.25 完骨

25. 完骨

【定位】 在颈前部,耳后乳突后下方凹陷中(图 5.25)。

【解剖】 胸锁乳突肌附着部上方;有耳后动、静脉支;布有枕小神经本干。

【主治】 巩膜炎、视神经病变、青光眼、黄斑病变。

【操作】 破皮后,针尖斜向同侧目外眦缓缓进针 1.2 寸左右,反复小幅度提插捻转,促使针感向眼周或目眶内放散。

二、躯体部

26. 大椎

【定位】 在后正中线上,第七颈椎棘突下凹陷中(图 5.26)。

【解剖】 斜方肌腱,棘上、棘间韧带。颈横动脉分支,棘间皮下静脉丛。第八颈神经后支。

【主治】 急慢性结膜炎、角膜病、视神经性脊髓炎、Leber 病、Stargardt 病、皮质盲、视网膜色素变性等。

【操作】 头向前倾,微斜向上直刺 0.5~1 寸。或沿皮下向下平刺 1.5~3 寸。

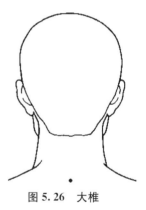

图 5.26 大椎

注意:①针刺深度:本穴深部相当胸Ⅰ、Ⅱ节段水平。不可深刺,否则可刺达黄韧带,进则刺穿硬脊膜(此时针尖阻力突然消失,有空松感)、脊蛛网膜、软脊膜,伤及脊髓。患者被刺中脊髓时,可有触电感,向四肢放射,并出现惊恐感,应立即退针。②针刺方向:本穴以向下平刺最为安全,患者往往有向下传导针感。另外,本穴在作穴位注射时,注意更不可直刺太深和应用刺激性较强的药品。

27. 肝俞

【定位】 在背部,当第九胸椎棘突下,旁开 1.5 寸(图 5.27)。

【解剖】 背阔肌、骶棘肌和髂肋肌之间;第九肋间动、静脉;第九、

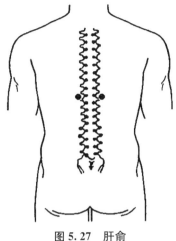

图 5.27 肝俞

十胸神经分支,深层为第九胸神经外侧支。

【主治】 干眼、青光眼、视神经萎缩、视神经炎、年龄相关性黄斑变性、视网膜色素变性、糖尿病性视网膜病变等。

【操作】 ① 毫针法:以 0.30 mm×50 mm 之毫针向脊椎方向成 45°角斜刺,进针 1.5~1.8 寸,至明显得气留针。

② 穴位注射法:以 2 ml 注射器抽取丹参或黄芪注射液 2 ml,针入穴区至得气后,缓缓注入,每穴 1 ml。

③ 穴位埋针:取用一次性消毒皮内针,穴区皮肤严格消毒后,进行贴刺。

注意:针刺深度:本穴不可深刺,否则可刺伤肺脏。本穴尸体解剖的毫针直刺安全深度为 3.2 cm(1.1 寸)左右,供参考。著者不主张直刺。

28. 脾俞

【定位】 在背部,第十一胸椎棘突下缘,后正中线旁开 1.5 寸(图 5.28)。

【解剖】 在背阔肌、最长肌和髂肋肌之间;有第十一肋间动、静脉背侧支;布有第十一胸神经后支内侧支,深层为后支外侧支。本穴在胸腔内相当于膈肋窦处,接近脾脏(左)或肝脏(右)。

【主治】 糖尿病性眼病、黄斑病变、视网膜及视神经病变等。

【操作】 同肝俞穴。

29. 肾俞

【定位】 在腰部,当第二腰椎棘突下,旁开 1.5 寸(图 5.29)。

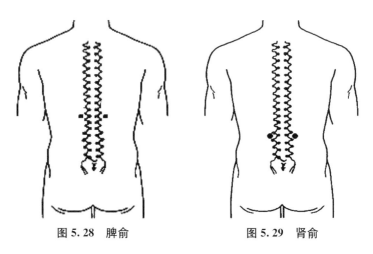

图 5.28 脾俞   图 5.29 肾俞

【解剖】 在腰背筋膜、骶棘肌和髂肋肌之间;有第二腰动、静脉后支;布有第一腰神经后支的外侧支,深层为第一腰丛。

【主治】 干眼、青光眼、视神经萎缩、视神经炎、年龄相关性黄斑变性、视网膜色素变性。

【操作】 同肝俞穴。

注意:本穴的深面为腹后壁,与肝脏肾脏等器官较邻近。其针刺角度,以向内脊柱方向刺较为安全,不宜向外斜刺过深或直刺。

30. 臂臑

【定位】 臂外侧,三角肌止点处,当曲池与肩髃连线上,曲池上 7 寸。垂臂屈肘时,在肱骨外侧三角肌下端取穴(图 5.30)。

【解剖】 三角肌下端,肱三头肌外侧头的前缘;有旋肱后动脉的分支及肱深动脉;布有前臂背侧皮神经,深层有桡神经本干。

【主治】 急性结膜炎、睑腺炎、青光眼、弱视。

【操作】 直刺 0.5～1 寸,局部酸胀;或向上斜刺 1～2 寸,透刺入三角肌中,局部酸胀,可向整个肩部放散。

31. 曲池

【定位】 在肘横纹外侧端,屈肘,以手按胸,肘横纹桡侧端凹陷处,当尺泽与肱骨外上髁连线之中点(图 5.31)。

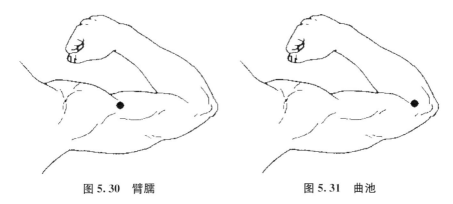

图 5.30 臂臑　　　　　　图 5.31 曲池

【解剖】 桡侧腕长伸肌和桡侧腕短伸肌、肱桡肌的桡侧。桡返动脉分支。布有前臂背侧皮神经,内侧深层为桡神经本干。

【主治】 急慢性结膜炎、青光眼、干眼、视疲劳。

【操作】 直刺 0.8～1.2 寸。本穴针刺时,以得气为度,不宜大幅度提插、捻转;穴位注射时应谨慎,如必须应用,宜用细针头和刺激性小的药物。

注意:若刺及桡神经干,可产生前臂外侧、手背外侧并向指端放射的强烈触电感。如果造成桡神经损伤,可出现垂腕及桡神经支配区痛觉或丧失,严重损伤者可出现桡侧伸腕长肌以下或伸腕前肌以下完全或不完全麻痹。

32. 养老

【定位】 在前臂背面尺侧,当尺骨小头近端桡侧凹缘中(图 5.32)。

【解剖】 左尺骨背面,尺骨茎突上方,尺侧腕伸肌腱和小指固有伸肌腱之间;布有前臂骨间背侧动、静脉的末支,腕静脉网;有前臂背侧皮经和尺神经。

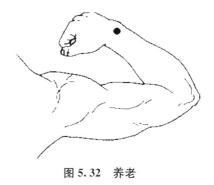

图 5.32 养老

【主治】 青少年近视、急慢性结膜炎。

【操作】 直刺或向内关方向斜刺 0.5～1.2 寸。

33. 合谷

【定位】 在手背,第一、二掌骨间,当第二掌骨桡侧的中点处。简便取穴:以一手的拇指指骨关节横纹,放在另一手拇、食指之间的指蹼缘上,当拇指尖下是穴(图 5.33)。

【解剖】 在第一、二掌骨间,第一骨间背侧肌中,深层有拇收肌横头;有手背静脉网,为头静脉的起部,腧穴近侧正当桡动脉从手背穿向手掌之处;布有桡神经浅支的掌背侧神经,深部有正中神经的指掌侧固有神经。

【主治】 急性睑腺炎、急慢性结膜炎、电光性眼炎、巩膜炎、青光眼等。

【操作】 直刺 0.5～1.2 寸。

34. 三间

【定位】 微握拳,在手食指本节(第二掌指关节)后,桡侧凹陷处(图 5.34)。

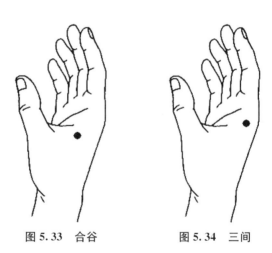

图 5.33 合谷　　　　图 5.34 三间

【解剖】 有第一骨间背侧肌,深层为拇内收肌横头;有手背静脉网,指掌侧有固有动脉;布有桡神经浅支。

【主治】 急性结膜炎、急性睑腺炎、急性巩膜炎。

【操作】 直刺 0.3～0.5 寸。

35. 中渚

【定位】 在手背部,当环指本节(掌指关节)的后方,第四、五掌骨间凹陷处(图 5.35)。

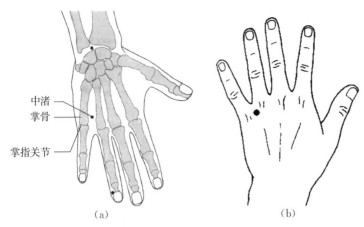

图 5.35　中渚

【解剖】　有第四骨间肌；皮下有手背静脉网及第四掌背动脉；布有来自尺神经的手背支。

【主治】　眼肌痉挛、视疲劳症。

【操作】　直刺 0.3～0.5 寸。

36. 商阳

【定位】　在手食指末节桡侧，距指甲角 0.1 寸（图 5.36）。

【解剖】　食指固有伸肌腱；有指及掌背动、静脉网；布有来自正中神经的指掌侧固有神经，桡神经的指背侧神经。

【主治】　急性结膜炎、急性睑腺炎、急性巩膜炎。

【操作】　浅刺 0.1 寸，或点刺出血。

37. 关冲

【定位】　在手环指末节尺侧，距指甲角 0.1 寸（指寸）（图 5.37）。

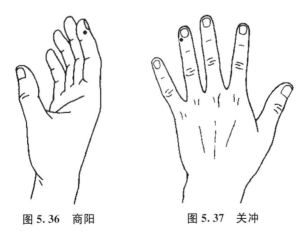

图 5.36　商阳　　　　　图 5.37　关冲

【解剖】 有指掌固有动、静脉形成的动、静脉网;布有来自尺神经的指掌侧固有神经。

【主治】 急性结膜炎、急性睑腺炎。

【操作】 浅刺 0.1 寸,或点刺出血。

38. 足三里

【定位】 在小腿前外侧,当犊鼻下 3 寸,距胫骨前缘一横指(中指)(图 5.38)。

【解剖】 在胫骨前肌,趾长伸肌之间;有胫前动、静脉;为腓肠外侧皮神经及隐神经的皮支分布处,深层当腓深神经。

【主治】 干眼、视疲劳、青光眼、视神经炎、视神经萎缩、视神经脊髓炎、糖尿病性眼病、色觉障碍。

【操作】 直刺 1~2 寸。

39. 光明

【定位】 在小腿外侧,当外踝尖上 5 寸,腓骨前缘(图 5.39)。

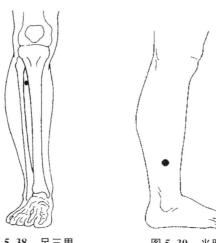

图 5.38 足三里　　　　图 5.39 光明

【解剖】 在趾长伸肌和腓骨短肌之间;有胫前动、静脉分支;布有腓浅神经。

【主治】 急慢性结膜炎、视疲劳、青光眼、早期老年性白内障、视神经炎、视神经萎缩、黄斑病变。

【操作】 直刺 0.5~0.8 寸。

40. 丘墟

【定位】 在外踝的前下方,当趾长伸肌腱的外侧凹陷处(图 5.40)。

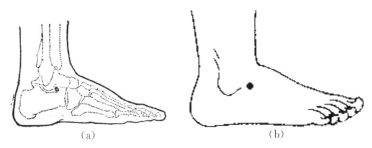

图 5.40 丘墟

【解剖】 在趾短伸肌起点;有外踝前动、静脉分支;布有足背中间皮神经分支及腓浅神经分支。

【主治】 急性结角膜炎、睑腺炎、早期老年性白内障。

【操作】 直刺 0.5~0.8 寸。

41. 行间

【定位】 在足背侧,当第一、二趾间,趾蹼缘的后方赤白肉际处(图 5.41)。

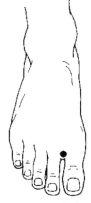

图 5.41 行间

【解剖】 有足背静脉网;第一趾背侧动、静脉;腓神经的跖背侧神经分为趾背神经的分歧处。

【主治】 急性青光眼、视疲劳、早期老年性白内障。本穴有较好的降眼压作用。

【操作】 针尖向踝部直刺 0.5~0.8 寸。

42. 足临泣

【定位】 在足背外侧,当足四趾本节(第四趾关节)的后方,小趾伸肌腱的外侧凹陷处(图 5.42)。

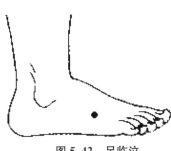

图 5.42 足临泣

【解剖】 有足背静脉网,第四趾背侧动、静脉;布有足背中间皮神经。

【主治】 急性结膜炎、急性角膜炎、急性睑腺炎、青光眼。

【操作】 直刺 0.5~0.8 寸。

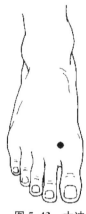

图 5.43 太冲

43. 太冲

【定位】 在足背侧,当第一跖骨间隙的后方凹陷处(图 5.43)。

【解剖】 在拇长伸肌腱外缘;有足背静脉网,第一跖背侧动脉,布有腓深神经的跖背侧神经,深层为胫神经足底内侧神经。

【主治】 青光眼、急慢性结膜炎、干眼、视疲劳、早期老年性白内障。

【操作】 直刺 0.5～0.8 寸。

44. 太溪

【定位】 在足内侧,内踝后方,当内踝尖与跟腱之间的凹陷处(图 5.44)。

【解剖】 趾长屈肌腱与跟腱、跖肌腱之间、趾长屈肌;布有胫后动、静脉;受胫神经支配。

【主治】 视疲劳、青光眼、早期老年性白内障、视神经萎缩、视神经炎、年龄相关性黄斑变性、视网膜色素变性。

【操作】 直刺 0.5～0.8 寸。

45. 照海

【定位】 在足内侧,内踝尖下方凹陷处(图 5.45)。

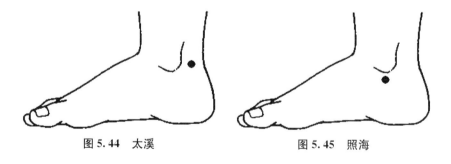

图 5.44 太溪   图 5.45 照海

【解剖】 在拇趾外展肌止点;后方有胫后动、静脉;布有小腿内侧皮神经,深部为胫神经本干。

【主治】 急性结膜炎、电光性眼炎、干眼。

【操作】 直刺 0.5～0.8 寸。

46. 陷谷

【定位】　在足背,第二、三趾骨间,第二跖趾关节近端凹陷处(图 5.46)。

【解剖】　在趾长伸肌腱与第二、三趾骨的肌腱之间;足背动静脉网;布有皮神经、腓浅神经、腓深神经分布。

【操作】　向踝部方向斜刺 0.5～1.0 寸,局部酸胀,可扩散到足背;或透刺至涌泉穴。

【主治】　急性结膜炎、电光性眼炎。

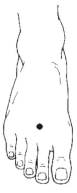

图 5.46　陷谷

第三节　经　外　穴

一、头面部

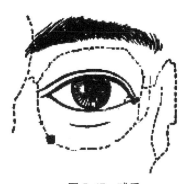

图 5.47　球后

1. 球后

【定位】　在面部,当眶下缘外四分之一与内四分之三交界处(图 5.47)。

【解剖】　在眼轮匝肌中,深部为眼肌;浅层有面动、静脉;布有面神经颧支和眶下神经、睫状神经结和视神经,深层有眼神经。

【主治】　中心性视网膜脉络膜病变、视网膜动静脉阻塞、视神经炎、视神经萎缩、Leber 病、Stargardt 病、视网膜色素变性、黄斑病变、青光眼,早期白内障,青少年近视。

【操作】　① 毫针法:一般宜选用直径 0.25 mm 之细毫针,沿眶下缘进针,从外下向内上,朝视神经孔方向缓慢直刺 1～1.5 寸。注意,当深刺遇阻力时,应略后退几分,改换方向再刺,以免伤及血管或眼球。其针感为眼底部酸胀或有眼球突出感。

② 穴位注射法:患者取坐位或仰卧位,消毒穴区,嘱其向鼻上方注视固定,用 5 号长针头在下睑外 1/3 皮肤面快速刺入,沿眶下缘向深部缓慢送针,方向稍向内、后方,进针约 0.8～1.2 寸,抽无回血,缓缓注入

药液。拔针后适当压迫眼球数分钟,以防出血。针刺入不宜过深、过速,有明显抵抗时,不得强行进针,防止刺伤血管和眼球。进针总深度不超过1.2寸,也不要过于偏向鼻侧,以防刺入颅内和伤及视神经。

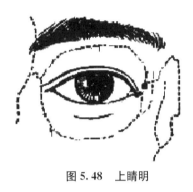

图 5.48 上睛明

2. 上睛明

【定位】 眼内眦角上约0.2寸,眶上缘内方。当睛明穴上方约0.2寸(图5.48)。

【解剖】 在泪囊外上方。近旁有上泪小管,有眼轮匝肌;有滑车上动、静脉;布有滑车上神经。

【主治】 干眼、视疲劳、急慢性结膜炎、泪囊炎。

【操作】 针0.3~0.8寸。进针时不捻转,轻刺缓压,徐徐进针,进针后将针稍微向鼻侧倾斜。局部有酸、胀感沿眶缘向眶尖刺。注意事项同球后穴。

3. 下睛明

【定位】 眼内眦角下约0.2寸,眶下缘内方。当睛明穴下方约0.2寸(图5.49)。

【解剖】 有眼轮匝肌、内直肌;有内眦动、静脉;布有滑车下神经和动眼神经分支等。

【主治】 干眼、泪囊炎、急慢性结膜炎、角膜白斑。

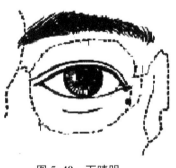

图 5.49 下睛明

【操作】 有二种刺法。浅刺,直刺0.3~0.5寸,用于干眼、泪囊炎;深刺,沿眶缘向眶尖刺入1.0~1.5寸,注意事项同球后穴,用于治疗其他病症。

4. 上明

【定位】 在额部,眉弓中点,眶上缘下(图5.50)。

【解剖】 在眼轮匝肌中,浅层有眶上神经分布,深层有面神经颞支和额动脉分布。

【主治】 视神经炎、视神经萎缩、青少年近视、弱视、眼肌麻痹、眼肌痉挛。

【操作】　取(0.22～0.25)mm×(25～40)mm 之毫针,局部消毒后,在眼眶眶壁与眼球之间的缝隙中找准穴位,使针尖朝向眶尖方向,运用指力快速刺入,亦可用小幅度捻针法穿过皮肤组织,入皮下 1 分许后,即应协调腕与指的力量,以拇、食、中三指执住针柄,如握毛笔状,配合均匀平稳的呼吸,缓缓将针压入眶内。当针刺达到一定深度(1.0～1.2寸)时,即会有得气感产生。得气时表现为眼球和前头部有酸、麻、胀、沉重感。如不得气可稍作留针后,再略加小幅度轻轻提插,多可出现。运针时应徐缓且速度均匀一致,要求在整个运针入穴过程中手指力量要维持一贯,不偏不倚,不使针身在进针过程中大幅度地左右摇摆,更不可乱提猛插。如进针过程中出现阻力,不可硬进,宜略后退再换一方向刺入。

5. 内睛明

【定位】　眼内眦角泪阜上(图 5.51)。

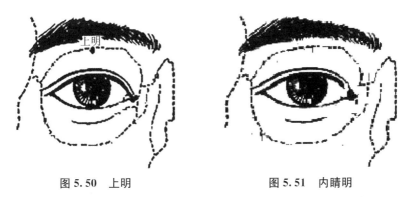

图 5.50　上明　　　　　　　图 5.51　内睛明

【解剖】　在眶内缘,睑内侧韧带中。深部为眼内直肌;有内眦动、静脉和滑车上、下动静脉,深层上方有眼动、静脉本干;布有滑车上、下神经,深层为眼神经分支,上方为鼻睫神经。

【主治】　急性结膜炎、角膜炎、翼状胬肉、皮质盲、中心性视网膜脉络膜病变。

【操作】　取仰卧位,目平视,于目内眦内泪阜上取穴。针刺时,医者用左手拇食指分开上下眼睑,嘱患者眼向外看,使泪阜充分暴露,并用左手轻托以固定眼球,右手持直径为 0.22～0.25 mm 的细毫针,在目内眦鼻侧泪阜边缘缓慢将针压入,不提插捻转,用压针缓进法。进针后因刺激泪器组织而溢泪,须臾即止。针刺时针的方向应与眼眶壁平行,一般不易刺伤眼球及眶壁等组织。针刺深度以 0.5～1.5 寸为宜,不可再深。针刺时有酸胀感和眼球突出感,并扩散至眼球及其周围。留针后,将针不捻不转的缓慢提出,若有出血,可嘱患者闭目并以消毒干棉球按压内眦止血。

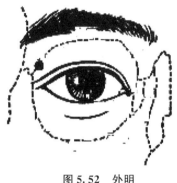

图 5.52　外明

7. 健明

【**定位**】　眼内眦角下外约 0.4 寸,或眶下缘内 1/4 与外 3/4 交界处眶下缘内方。当睛明穴下 0.5 寸稍外处(图 5.53)。

【**解剖**】　位于眼轮匝肌;有面动、静脉的分支或属支;布有滑车下神经和面神经的颧支。

【**主治**】　视神经炎、视神经萎缩、中心性视网膜脉络膜病变、泪囊炎、斜视、老年性白内障。

6. 外明

【**定位**】　眼外眦角上 0.3 寸,眶上缘内方(图 5.52)。

【**解剖**】　位于眼轮匝肌;有颞浅动、静脉和颧眶动、静脉;布有颧神经的颧颞支和面神经的颞支。

【**主治**】　青少年近视、眼肌麻痹、视神经炎。

【**操作**】　沿眶上缘向眶尖刺入 1.0～1.5 寸。注意事项同球后穴。

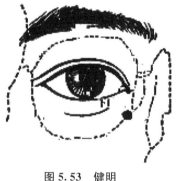

图 5.53　健明

【**操作**】　直刺 0.3 寸后,再沿眶缘向眶尖向下向内进针 1.0～1.5 寸。刺之,遇到骨壁要退针少许再行刺入,注意事项同球后穴。

8. 上健明

【**定位**】　眶上缘内上角凹陷处,内眦角上约 0.5 寸处。在睛明穴上约 0.5 寸(图 5.54)。

【**解剖**】　有眼轮匝肌;滑车上动、静脉;布有滑车上神经。

【**主治**】　青少年近视、青光眼、黄斑病变、老年性白内障、翼状胬肉、急性结膜炎、外斜视、虹膜睫状体炎、视神经炎、视神经萎缩。

【操作】　令患者眼睛向下看,沿眶上缘向眶尖刺入0.5～1.5寸。注意事项同球后穴。

9. 下健明

【定位】　眶下缘内方,眶下缘内3/8与外5/8交界处。当承泣穴与经外穴健明穴之间(图5.55)。

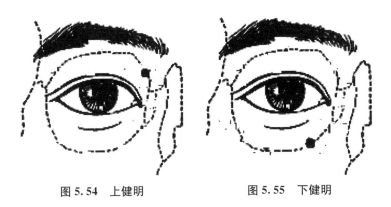

图5.54　上健明　　　　　　　图5.55　下健明

【解剖】　位于眼轮匝肌;有眶下动、静脉和面动、静脉的分支、胃支;布有眶下神经的分支和面神经的颧支等。

【主治】　急慢性结膜炎、老年性白内障、视神经萎缩、视神经炎、黄斑病变、中心性视网膜脉络膜病变、青光眼。

【操作】　沿眶缘向眶尖进针1.0～1.5寸。注意事项同球后穴。

10. 外健明

【位置】　眼部,眶下缘内方,眶下缘外1/8与内7/8交界处(图5.56)。

【解剖】　位于眼轮匝肌;有眶下动、静脉和面动、静脉的分支或属支;布有眶下神经的分支和面神经的颧支、视神经和眼神经。

【主治】　急慢性结角膜炎、老年性白内障、视神经炎、视神经萎缩、黄斑病变、青光眼。

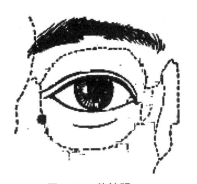

图5.56　外健明

【操作】　沿眶缘向眶尖进针1.0～1.5寸。注意事项同球后穴。

11. 鱼腰

【定位】　在额部,瞳孔直上,眉毛中(图5.57)。

【解剖】　在眼轮匝肌中;有额动、静脉外侧支;布有眶上神经、面神经的分支。

【主治】　眼肌痉挛,眼肌麻痹,老年性白内障、青光眼、眶上神经痛。

【操作】　平刺0.5～1.0寸,向左右透刺至攒竹或丝竹空,局部重胀,可扩散至眼球,使眼球出现胀感。

12. 鱼尾

【定位】　眼外眦外方约0.1寸处。瞳子髎穴微内方(图5.58)。

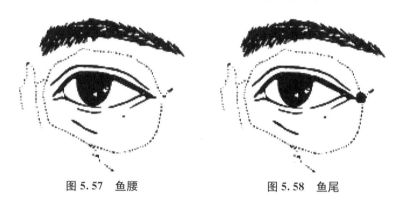

图5.57　鱼腰　　　　　　　图5.58　鱼尾

【解剖】　有眼轮匝肌,深层为颞肌;当面横动、静脉分布处;布有颧面神经和颧颞神经,面神经的额颞支。

【主治】　眼肌痉挛,眼肌麻痹、急性结膜炎、急性睑腺炎。

【操作】　向后方平刺0.5～1.0寸,可透太阳穴,局部酸胀,可放散至耳道。

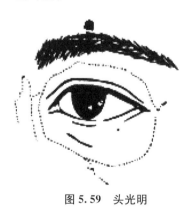

图5.59　头光明

13. 头光明

【定位】　额部,瞳孔正视时直上方眉毛之上缘。仰面,在鱼腰穴稍上方的无眉毛处是穴(图5.59)。

【解剖】　在眼轮匝肌中。有眶上动、静脉分支;布有眶上神经、面神经的分支。

【主治】　眼肌痉挛,眼肌麻痹、急性结膜炎、睑腺炎、眼型重症肌无力。

【操作】　平刺0.5～1.0寸,向左右分别透刺攒竹穴或丝竹空穴向下透刺鱼腰穴,局部重胀,可扩散至眼球,使之产生胀感。

14. 目明

【定位】　端坐，眼正视，在前头部，瞳孔直上入发际处。亦即足少阳胆经头临泣穴下 5 分处(图 5.60)。

【解剖】　在额肌中。有眶上动脉静脉。布有眶上神经外侧支。

【主治】　急性结膜炎、开角型青光眼、

【操作】　平刺，针尖向后沿皮平刺入 0.5～0.8 寸。

15. 阳内

【定位】　额部，眉中点上 1 寸再向内开 1 寸处(图 5.61)。

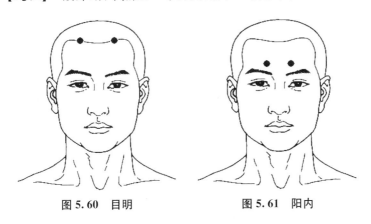

图 5.60　目明　　　　　　图 5.61　阳内

【解剖】　有枕额肌的额腹和皱眉肌；有滑车上动、静脉和眶上动、静脉；布有滑车神经和眶上神经。

【主治】　眼肌痉挛、眼肌麻痹、眼型重症肌无力。

【操作】　针沿皮平刺向下斜刺透至眉，或攒竹、印堂穴。针感为局部胀、麻。

16. 内迎香

【定位】　在鼻孔内，当鼻翼软骨与鼻甲交界的黏膜处。正坐仰靠，在鼻孔内上端，于鼻孔内与上迎香相对处的鼻黏膜上取穴[图 5.62(a)]。

【解剖】　在鼻腔底部黏膜上；有面动、静脉的鼻背支；布有筛前神经的鼻外支。

【主治】　急性结膜炎，睑腺炎、电光性眼炎。

【操作】　用点刺出血。取无菌一次性

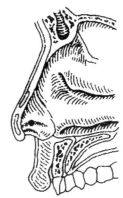

图 5.62(a)　内迎香

0.40 mm×(50~60) mm 之毫针或细三棱针,针尖朝向鼻根部,选定穴区消毒后,点刺 2~3 下,深 1 分许,令患者搐鼻出血。每次一侧,两侧交替轮用。有出血体质的人忌用。

注:最近有学者提出了一种内迎香的新的定位方法,录以供读者参考。

位置:固有鼻腔外侧壁中鼻甲前方的小丘样隆起区域,即鼻丘部[见插页图 5.62(b)]。

依据:此部位布有眼神经的鼻睫神经支的筛前神经鼻外侧支;眼动脉的筛前动脉和回流至眼上静脉眼、鼻的筛前静脉。与眼的关系更为密切。

操作:三棱针针尖朝向鼻根部,针身与鼻背平行进针,进入鼻腔的深度约等于鼻尖(素髎)至目内眦(睛明)的距离,针尖向鼻腔外侧壁点刺出血。

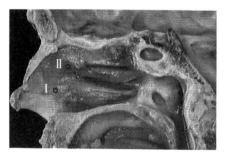

图 5.62(b)　Ⅰ 为传统定位,Ⅱ 为内迎香的新定位

(丁小龙,陈艳春.关于内迎香定位的探讨[J].中国针灸,2022,42(6):701.)

17. 当阳

【**定位**】　在前头部,当瞳孔直上,前发际上 1 寸(图 5.63)。

【**解剖**】　在帽状肌腱中。有颞浅动、静脉额支。布有眶上神经内、外侧支会合支。

【**主治**】　急性结膜炎、睑腺炎、电光性眼炎、青光眼。

【**操作**】　直刺 0.2~0.3 寸或针尖从上向下沿皮向上平刺 0.5~1 寸。治疗青光眼,可向上透刺至经穴目窗。

18. 太阳

【**定位**】　在颞部,当眉梢与目外眦之间,向后约一横指的凹陷处(图 5.64)。

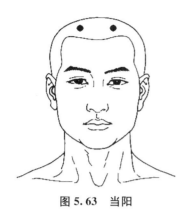

图 5.63 当阳

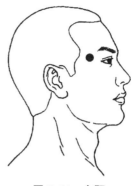

图 5.64 太阳

【解剖】 在颞筋膜及颞肌中;有颞浅动、静脉;布有三叉神经第二、三支分支,面神经颞支。

【主治】 急性结膜炎,睑腺炎、电光性眼炎、开角型青光眼、弱视、球后视神经炎。

【操作】 直刺或斜刺 0.3～0.5 寸;用三棱针点刺出血;穴位注射。

19. 颞颥

【定位】 头面部,眉外端与眼外眦连线之中点(图 5.65)。

【解剖】 有眼轮匝肌;颞浅动、静脉额支;布有面神经颧眶支神经分支。

【主治】 眼肌痉挛、眼肌麻痹、急性结膜炎,睑腺炎、电光性眼炎。

【操作】 向后外方平刺 0.5～1.0 寸,局部酸胀,并可向目外周扩散。

20. 新明 1

【定位】 位于耳郭之后下方,耳垂后皮肤皱襞之中点;或颞骨乳突与下颌支后缘间之凹陷前上五分处(图 5.66)。

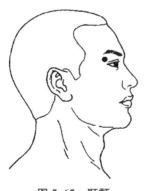

图 5.65 颞颥

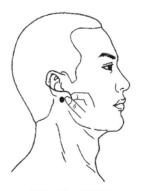

图 5.66 新明 1

【解剖】 在近下颌支后缘处。浅层有腮腺,深层在二腹肌后腹和茎突舌骨肌上部的前缘;有耳后动脉、颈外动脉的上段,下颌后静脉和耳后静脉与前二者伴行;布有耳大神经及面神经。

【主治】 中心性视网膜脉络膜病变、视网膜色素变性、视神经炎、视神经萎缩、黄斑病变、孔源性视网膜剥离、虹膜睫状体炎、早期老年性白内障、青光眼、玻璃体混浊、青少年近视等。

【操作】 以(0.25～0.30)mm×40 mm 之毫针,左侧穴要求术者以右手进针,右侧穴要求术者以左手进针。针体与皮肤成 45°～60°角,向前上方快速进针,针尖达耳屏间切迹后,将耳垂略向前外方牵引,针体与针身纵轴成 45°角向前上方徐徐刺入。当针体达下颌骨髁状突浅面,深度约 1～1.5 寸时,耐心寻找满意的针感,针感以热、胀、酸为主;如针感不明显时,可再向前上方刺入 5 分,或改变方向反复探寻。针感可传导至颞部及眼区。手法均采用捻转结合小提插,以拇、食、中三指特针,拇指向前呈等腰三角形旋转式捻转,针转幅度 2～2.5 转,针提插幅度 1 mm 左右。强刺激每分钟捻转 100 次左右,中等刺激 80 次左右,轻刺激 60 次左右。一般仅运针 1 min 后即出针。

亦可采用电针法,运针 1 min 留针,接通电针仪,连续波,频率 240 次,以出现眼睑部节律跳动强度为患者可耐受为度。通电留针时间为 20～30 min。

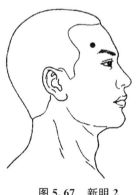

图 5.67 新明 2

21. 新明 2

【定位】 位于眉梢上一寸,外开五分处(图 5.67)。

【解剖】 在颞肌中,有颞浅动、静脉额支;布有面神经颧、颞支,耳颞神经分支及眶上神经。

【主治】 中心性视网膜脉络膜病变、视网膜色素变性、视神经炎、虹膜睫状体炎、眼睑炎、角膜炎、早期老年性白内障、青光眼、玻璃体混浊、青少年近视。

【操作】 取 0.30 mm×(25～40)mm 之毫针,找准穴区后针尖与额部成水平或垂直刺入,缓慢进针 5～8 分左右,用揉针法,找到酸、麻、沉、胀感后运用揉针手法,即快速捻转结合提插手法,使针感进入颞部或眼区,针感性质同与新明 1 穴。亦可手法后将针退至皮下向太阳穴方向平刺 1.2 寸后留针。

22. 翳明

【定位】　在颈部,当翳风后 1 寸。正坐,
头略前倾,在耳后乳突下方,按之有酸胀感处
取穴(图 5.68)。

【解剖】　在胸锁乳突肌肌腱前部纤维中。
有耳后动、静脉。深层有颈内动、静脉。布有
耳大神经、枕小神经、迷走神经及交感干的颈
上神经节等。

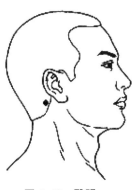
图 5.68　翳明

【主治】　中心性视网膜脉络膜病变、视网
膜色素变性、视神经炎、视神经萎缩、黄斑病
变、眼肌麻痹、色觉障碍、虹膜睫状体炎、结膜炎、角膜溃疡、早期老年性
白内障、青光眼、青少年近视.

【操作】　① 一般针法:以 0.30 mm×40 mm 之毫针,直刺或向同侧
瞳孔方向略斜刺 1.0～1.4 寸,针感以向同侧头颞部或眼区放射为佳。

② 特殊针法:快速破皮后,用捻针法斜向耳后方进针,至刺入半寸
左右时,患者局部可有麻木感,并出现眼睛发亮、视物清晰,即可留针,约
30 min 后退出。如无此感觉,宜再进针 2～3 分,如不得气,宜改用中强
度刺激:用雀啄术,将针外提 3～4 分,再次捻进,反复二至三次。如仍无
满意针感,应将针退至皮下,微移方向再按上述手法施行。注意刺激不
宜过强。本法主要用于治疗眼底病。

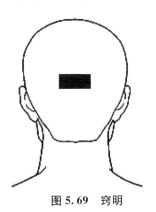
图 5.69　窍明

23. 窍明

【定位】　在头部,枕外隆凸上 0.5 cm 为
下界,向上、左、右各 2 cm 之长方形区域(图
5.69)。

【解剖】　帽状肌腱。有左右枕动、静脉及
其混合网。布有枕大神经分支。

【主治】　皮质盲,视神经萎缩等。

【操作】　患者取坐位,背部靠在诊疗垫
上,充分暴露后脑部。穴区常规消毒后,取
0.25 mm×40 mm 毫针,采用排刺法:由右侧
向左侧排针,分为二排,先针枕外隆凸上 0.5 cm 的穴区下界,行等距离
直刺、深刺 6～10 针;然后在距离前排针向上一横食指处再平行直刺、深

刺等距离排针 6～10 针。症情轻者可仅刺下排,重者二排均针。可留针至晚上睡前。

24. 上天柱

【定位】 天柱穴上 5 分(图 5.70)。

【解剖】 斜方肌,头半棘肌。枕、动静脉分支。布有枕大神经。

【主治】 Graves 眼病症、视神经炎、视神经萎缩、黄斑病变等。

【操作】 针尖向同侧瞳孔方向或向鼻尖作 70°角内斜,进针 1.2～1.4 寸,反复使用徐入徐出手法,反复探寻,促使针感到达前额或眼区。

25. 下风池

【定位】 在项部,入后发际 0.5 寸,项部肌肉隆起外缘的凹陷处,当风池穴下 1 寸(图 5.71)。

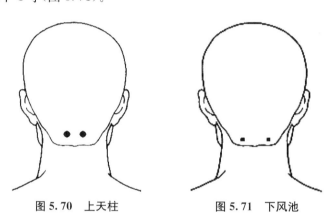

图 5.70　上天柱　　　　　图 5.71　下风池

【解剖】 在胸锁乳突肌与斜方肌之间,深面为头夹肌;有枕动、静脉的分支或属支;布有枕小神经的分支。

【主治】 青光眼、视神经炎、视神经萎缩、视网膜色素变性等。

【操作】 针尖斜向第一颈椎,进针 1.2～1.4 寸,反复提插探寻,促使针感向前额及眼部放散。

26. 眼亮 1

【定位】 在颈部,横平甲状软骨上缘切迹,胸锁乳突肌内缘(图 5.72)。

【解剖】 胸锁乳突肌前缘,颈阔肌。为颈总动脉分为颈内、外动脉处,颈内静脉。布有颈横神经、迷走神经。

【主治】 中心性视网膜脉络膜病变、黄斑病变、视神经炎。

【操作】 先以左手拇指轻轻拨开搏动之颈动脉,右手持针于胸锁乳突肌内缘与血管之间刺入,缓慢地以 45°角向后、向内、向上方向进针

1.5~2寸,反复小幅度提插探寻,以出现明显的酸麻针感为度。

27. 眼亮2

【定位】　在颈部,下颌角下,横平舌骨,胸锁乳突肌内缘(图5.73)。

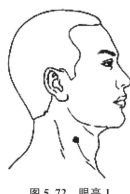

图 5.72　眼亮 1

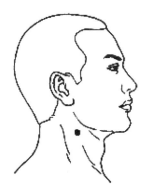

图 5.73　眼亮 2

【解剖】　胸锁乳突肌前缘,颈阔肌,茎突舌骨肌和二腹肌后腹下缘。有颈内动、静脉,枕动、静脉。布有颈横神经、面神经之颈支、迷走神经及其分支喉返神经。

【主治】　中心性视网膜脉络膜病变、黄斑病变、视神经炎。

【操作】　同眼亮1。

二、躯体部

28. 胰俞

【定位】　在背部,第八胸椎棘突下缘,后正中线旁开1.5寸(图5.74)。

【解剖】　在背阔肌、最长肌和髂肋肌之间。有第八肋间动、静脉背侧支;布有第八胸神经后支内侧支,深层为后支外侧支。

【主治】　糖尿病性眼病。

【操作】　① 毫针法:以 0.30 mm × 50 mm 之毫针向脊椎方向成 45°角斜刺,进针 1.8 寸,至明显得气留针。

② 穴位注射法:以 2 ml 注射器抽取丹参或黄芪注射液 2 ml,针入穴区至得气后,

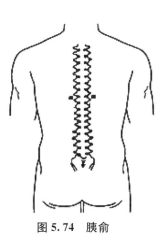

图 5.74　胰俞

缓缓注入,每穴1 ml。

③ 穴位埋针:取用一次性消毒皮内针,穴区皮肤严格消毒后,进行贴压。

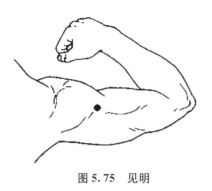

图 5.75 见明

29. 见明(还睛)

【定位】 肩部,三角肌止点后上方0.5寸处(图5.75)。

【解剖】 有三角肌后下缘和肱三头肌外侧头。旋肱后动、静脉分支,深面有肱深动、静脉分支。浅层布有臂外侧上、下皮神经,深层有桡神经的分支等。

【主治】 急性结角膜炎、青光眼、早期老年性白内障、中心性视网膜脉络膜病变。

【操作】 一般直刺进针0.5～1.5寸,局部酸胀。难治性眼病,选用0.30 mm×75 mm毫针,针尖斜向上刺可达2.0～2.8寸,针感麻、胀至肘。

30. 大骨空

【定位】 伏掌,或握拳,在大拇指背第一、二指骨节中央部。亦即拇指背侧中节尖上是穴(图5.76)。

【解剖】 在拇指的指间关节背侧中央。有手背静脉网,指背动脉。布有正中神经的指掌侧固有神经及桡神经浅支的指背神经。

【主治】 急性睑板囊肿、急性睑腺炎、急慢性结膜炎、翼状胬肉。

【操作】 艾灸法:艾炷直接灸(非化脓灸);艾炷如米粒大或艾条悬灸(雀啄灸或温和灸)。火针法:以细火针烧红亮后点刺3～5下。

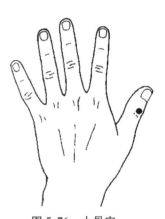

图 5.76 大骨空

31. 小骨空

【定位】 在小指背侧,近侧指间关节的中点处。伏掌,或微握拳,手掌向心,于小指背侧近端指骨关节横纹中点,即第二节尖上取穴(图5.77)。

【解剖】 在伸指肌腱上,深部有指掌关节囊及关节腔。有手背静脉网和指背动脉。布有指背神经。

【主治】　急性睑腺炎、睑板腺囊肿、急慢性结膜炎、翼状胬肉。

【操作】　① 艾灸法：直接灸(无瘢痕灸)，艾炷如米粒大；或用艾条悬灸(雀啄灸或温和灸)。

② 毫针法：患者取坐位或仰卧位，握拳。取 0.25 mm×13 mm 之毫针，直刺穴区，进针 1～2 分运针至局部有胀痛感，留针。

32. 拳尖

【定位】　在手背，位于手中指本节头。握拳，掌心向下，于手背侧第三掌骨小头之高突处取穴(图 5.78)。

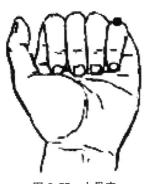
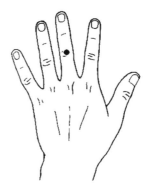

图 5.77　小骨空　　　　　　　图 5.78　拳尖

【解剖】　在伸指肌腱上，深部有指掌关节囊及关节腔。有手背静脉网、手背动脉分支。布有桡神经的指背神经的分支及尺神经浅支的指背神经的分支。

【主治】　小儿结角膜炎。

【操作】　艾灸法：以麦粒大艾炷，作无瘢痕灸，或以底部直径为 1～1.5 cm 的圆锥形艾炷作隔姜灸或隔药饼灸。亦可用艾条悬灸(温和灸或雀啄灸)。以上均可采取左病灸右侧穴，右病灸左侧穴之法。本穴一般不针刺。

33. 手目明

【定位】　小指背侧远侧指关节横纹之尺侧缘一穴；示指背侧远指关节横纹之桡侧缘一穴。左右计四穴(图 5.79)。

【解剖】　位于小指穴：有小指指背腱膜；该处有小指背动、静脉，小指尺掌侧固有动、静脉的动、静脉网。布有尺神经手背支和指掌侧固有神经的分支。位于示指穴：有示指指背腱膜。该处有示指背动、静脉，指掌侧固有动、静脉的动、静脉网。布有正中神经手背支和指掌侧固有神经的分支。

【主治】 急性结膜炎。

【操作】 针入 0.3～0.5 寸,沿指关节横纹斜刺,局部或手指胀痛、麻木感觉。

34. 理眼(下五里)

【定位】 大腿内侧面的中央部,平髌骨中线上 8.5 寸处(图 5.80)。

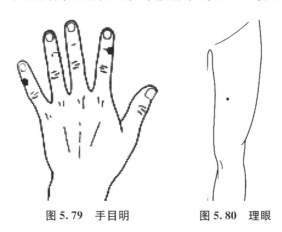

图 5.79　手目明　　　　　图 5.80　理眼

【解剖】 在缝匠肌内侧缘,深层有内收大肌。有大隐静脉,深层之外方有股动、静脉。布有股前皮神经及闭孔神经,深部有隐神经。

【主治】 早期老年性白内障、青少年近视。

【操作】 直刺 1.0～1.5 寸,股内侧有酸胀感。

三、组合穴

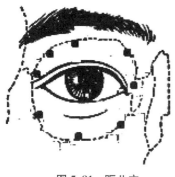

图 5.81　眶八穴

1. 眶八穴

由眶缘上四眶角点和四眶缘中点八个刺激点组成,故称眶八穴。

【定位】 上穴:眶上缘内,上明穴外 3.5 mm;下穴:眶下缘内,承泣穴外 3.5 mm;内穴:眶内侧缘,内眼角上 1.5 mm;外穴:眶外侧缘,外眼角上 1.5 mm;内上穴:眶上缘与眶内侧缘相交角处缘内;内下穴:眶下缘与眶内侧缘相交角处缘内;外上穴:眶外侧缘与眶上缘相交角处缘内;外下穴:眶外侧缘与眶下缘相交角处缘内(图 5.81)。

【解剖】　眶腔为四面棱锥形深腔。从眶上面观，上壁通行有眶上神经、额神经、眶上动脉、眼上静脉及滑车神经(靠后)等；它们的下方是上睑提肌和上直肌，上内有上斜肌，上外有泪腺；上直肌下方为动眼神经上支、鼻睫状神经和眼动脉等。从眶外面观，贴眶壁的是外直肌和其深面的展神经，肌的内面有动眼神经下支、睫状神经节、睫状节短根、睫状长、短神经、鼻睫状神经和眼动静脉等。

【主治】　Graves 眼病、中心性视网膜脉络膜病变、视网膜色素变性、视神经炎，视神经萎缩、年龄相关性黄斑变性、孔源性视网膜脱离，虹膜睫状体炎、眼肌麻痹、结膜炎、角膜炎，角膜溃疡、泪囊炎、早期老年性白内障、开角型青光眼、玻璃体混浊、青少年近视。

【操作】　针刺法：选(0.22～0.25)mm×50 mm 之毫针。从眶缘内进针沿眶壁或眶角刺入，沿眶壁直达眶尖，成人深度 1.5～1.8 寸。手法：小幅度提插或不提插，多捻转，得气后即可出针。根据情况也可留针20～30 min。

2. 眼三针

由眼Ⅰ针、眼Ⅱ针、眼Ⅲ针三穴组成。

【定位】　眼Ⅰ针在睛明穴(目内眦角稍上方的凹陷处，图 5.1)上 1分。眼Ⅱ针为承泣穴(图 5.2)、眼Ⅲ针为上明穴(图 5.50)，具体定位可参见前述。

【解剖】　眼Ⅰ针：眼轮匝肌、内直肌；浅层有内眦动脉和滑车上神经；深层有面神经颞支和动眼神经分布，并有滑车上、下神经和动脉经过。眼Ⅱ针、眼Ⅲ针，即承泣穴和上明穴的局部解剖亦可参见前述。

【主治】　视神经炎、视神经萎缩、中心性视网膜脉络膜病变、黄斑病变、弱视。

【操作】　每次三穴均针. 嘱患者闭目，医者以左手轻推眼球向上方固定，亦可嘱患者闭目后眼稍向头顶部转睛，缓慢垂直进针 1.0～1.5 寸。进针后不作捻转、提插。

3. 目三针

由目 1、目 2、目 3 三穴组成(图5.82)。

【定位】　目 1：眶内缘、目内眦上

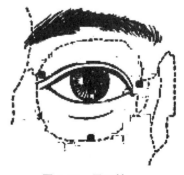

图 5.82　目三针

0.2 寸处(相当于上睛明)。目2:直对瞳孔下0.7寸处,当眼球与眶下缘之间(相当于承泣)。目3:外眦旁0.1寸、上0.1寸处,当眶内缘与眼球之间(相当于鱼尾)(图5.58)。

【解剖】 目1:在眶内缘睑内侧韧带中,深部为眼内直肌;有内眦动、静脉和滑车上下动、静脉;深部上方有眼动、静脉本干;布有滑车上下神经,深部为眼神经,上方为鼻睫神经。目2:在眶下缘上方,眼轮匝肌中,深层眶内有眼球下直肌、下斜肌;有眶下动、静脉分支,眼动、静脉分支;布有眶下神经分支及动眼神经下支的肌支面神经分支。目3:当眶内缘与眼球之间,有眼轮匝肌;当面横动、静脉分布处;布有颧面神经和颧神经,面神经的额颞支。

【主治】 视神经萎缩,中心性视网膜脉络膜病变,黄斑病变,色觉障碍,青少年近视,斜视,弱视,青光眼,早期老年性白内障。

【操作】 采用轻捻缓进针法进针,将针尖先置于眼皮肤上,再用腕力和指力速捻进皮。目1直刺1.5寸;目2在进针后直刺0.5寸,然后使针尖朝眶内刺入1.0寸,共刺入1.5寸深。目3在进针后针尖向内,使针身与二眼连线的夹角为60°,进针0.5寸后,使针身与二眼连线的夹角为45°～50°,再刺入1.0寸许,共刺入1.5寸。上穴在针刺中务使患者眼球内有得气感,得气大多以酸、麻为主,偶有轻微疼痛。寻得针感后应留针30 min,期间每隔10 min轻捻或插针1次,忌大幅度提插捻转,以防出血或伤及眼球,出针时以棉球轻压针孔。

4. 眶六穴

包括睛明、上睛明、上明、承泣、球后、内瞳子髎6个穴位,它们都位于眼球周围眼眶内,针刺时针刺入眶腔内且避开眼球,故名眶六穴,又名:眼周眶内六穴。

【定位】 其他五穴均见上述。六穴中的"内瞳子髎"位于目外眦,与目眶外缘的瞳子髎对应的眶内缘取穴(图5.83)。

【解剖】 可参见前述各穴的介绍。此六穴的特点是在解剖位置上各对应一条眼外肌,针刺入时可直接刺在眼外肌上或非常邻近的结构。

【主治】 眼肌麻痹。

【操作】 均取患侧。根据各麻痹肌情况取穴,如内直肌麻痹取睛明,外直肌麻痹取内瞳子髎,上直肌麻痹取上明,下直肌麻痹取承泣,上斜肌取上睛明,下斜肌取球后。如合并有几条眼外肌麻痹则对应各穴并取。如动眼神经病变时上直肌、下直肌、内直肌、下斜肌均受累则上明、

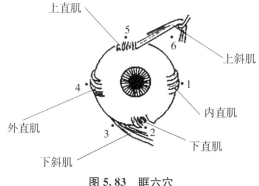

图 5.83　眶六穴

承泣、睛明、球后穴并取。具体操作:患者取仰卧位或正坐位,刺入眶腔内约 0.5～1 寸,缓慢直刺。如有麻木、闪电等异常感觉则应调节针刺方向,不捻转提插,以免刺破眶腔内血管引起出血。亦可用电针,疏波,脉冲频率 60 次/min,强度以患者微感跳动为度。

5. 六明穴

【定位】　由上睛明、下睛明、鱼腰、球后、内明、外明六穴组合而成。具体定位参见经外穴节(图 5.84)。

【解剖】　参见有关穴位。

【主治】　眼肌麻痹。

【操作】　取 0.25 mm × (25 ～ 40)mm 之毫针。上睛明及下睛明,嘱患者闭目,左手将眼球推向外侧固定,针沿眼眶外缘缓刺入 13～20 mm,不宜大幅度提插、捻转。鱼腰穴,平刺 8～13 mm。

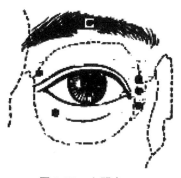

图 5.84　六明穴

球后,正坐仰靠或平卧。嘱患者轻轻闭目,针尖沿眶下缘从外下向内上,朝视神经孔方向刺 13～25 mm。内明穴,嘱患者眼睛向下看,沿眶上缘向眶尖方向刺 20～30 mm。外明穴,嘱患者眼睛向下看,左手指将眼球推向内下方固定,沿眶上缘向眶尖方向刺入 20～30 mm。平补平泻法,得气后留针 30 min。

6. 六背俞穴

【定位】　由肺俞、心俞、膈俞、肝俞、脾俞、肾俞六穴组成(图 5.85)。肺俞:在背部,第三胸椎棘突下缘,后正中旁开 1.5 寸。

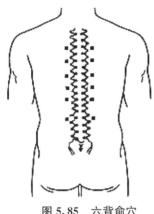

图 5.85　六背俞穴

心俞:在背部,第五胸椎棘突下缘,后正中旁开 1.5 寸。

膈俞:在背部,第七胸椎棘突下缘,后正中旁开 1.5 寸。

肝俞、脾俞、肾俞。具体定位参见经穴节。

【解剖】 肺俞:斜方肌、菱形肌,深层为最长肌。有第三肋间动、静脉背侧支的内侧支。布有第三或第四胸神经后支内侧皮支,深层为后侧支外支。

心俞:斜方肌、菱形肌,深层为最长肌。有第五肋间动、静脉背侧支的内侧支。布有第五或第六胸神经后支内侧皮支,深层为后侧支外支。

膈俞:斜方肌下缘、背阔肌,深层为最长肌。有第七肋间动、静脉背侧支的内侧支。布有第七或第八胸神经后支内侧皮支,深层为后侧支外支。

余穴参见经穴节。

【主治】 常与风池配合,治疗多种外眼及眼底病症。

【操作】 向脊柱方向斜刺 0.5～0.8 寸,以酸胀为度。

7. 三重穴

【定位】 由一重穴、二重穴、三重穴三穴组成(图 5.86)。

一重穴:在小腿外侧,外踝尖直上 3 寸,向前旁开 2 寸,腓骨前缘。二重穴:一重穴直上 2 寸。三重穴:一重穴直上 4 寸。

【解剖】 腓骨长、短肌,第三腓骨肌。有腓动、静脉分支或属支。布有腓肠外侧皮神经、腓浅神经。

【主治】 Graves 眼病。

【操作】 本穴源自"董氏奇穴",操作上采用

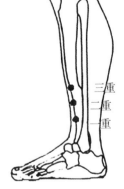

图 5.86　三重穴

所谓"倒马针法",即采用 2～3 根毫针不间断并列刺入穴区,以加强疗效的一种特殊针法。两针并用为小倒马针,三针并用为大倒马针。本穴属后者。具体操作:从一重穴至三重穴依序针刺,针深 1～2 寸,均以得气为度。

第四节　头皮针穴、耳穴及其他穴区

一、头皮针穴区

1. 视区

【定位】　从旁开前后正中线 1 厘米的平行线与枕外粗隆水平线的交点开始,向上引 4 厘米的垂直线,即是该区(图 5.87)。

【主治】　皮层性视力障碍(皮质盲、偏盲等)。

【操作】　① 针刺法:用(0.30～0.25)mm×(25～40)mm 之毫针。手持针尖快速破皮,进针后,向下沿皮平刺,方法是一手拇、食二指指尖捏住针柄下半部,中指紧贴针体末端,将针体快速推进至帽状腱膜下层。本法也可用双手配合操作,即一手拇、食二指执针柄下半部,中指紧贴针体,另一手拇、食二指指尖轻轻捏住针体近皮处,以免针体弯曲,然后将针体快速沿皮推进至帽状腱膜下层。针体进入帽状腱膜下层后,在一定深度时固定针体,不能上下移动,一般要求医者肩、肘、腕各关节和拇指固定不动。食指呈半屈曲状态,用食指末节桡侧面和拇指末节的掌侧面捏住针柄,利用食指掌指关节的伸屈动作,使针体快速旋转。每分钟使毫针左右捻转达 200 次左右,持续 2～3 min。其特点在于速度快、频率高,较易激发针感,能在较短时间内达到有效刺激量。

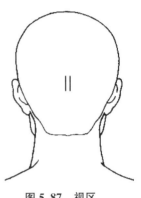

图 5.87　视区

② 电针法:当针体进入帽状腱膜下层并达到要求深度后,接通电针仪,连续波,频率 4～6 Hz,强度以患者可耐受为度,时间 15～30 min。

2. 枕上正中线

【定位】　在头枕部,为枕外隆凸上方正中的垂直线,即自强间穴至脑户穴的连线(图 5.88)。

【操作】　沿皮平刺,操作方法同上。

【主治】　皮层性视力障碍(皮质盲、偏盲等)。

3. 枕上旁线

【定位】 在头枕部,与枕上正中线平行,并与之相距 0.5 寸处的直线(图 5.88)。

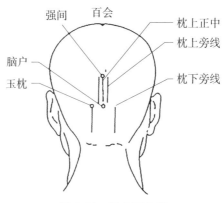

图 5.88 枕上正中线

【主治】 皮层性视力障碍(皮质盲、偏盲等)。

【操作】 沿皮平刺。操作方法同上。

4. 视联络区

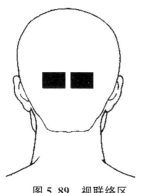

图 5.89 视联络区

【定位】 位于视区两侧,与视区同高,宽约 2 寸的长方形区域,左右各一。本刺激区具有分析物体形状、识别物体的功能,并与眼球高精度的运动有关(图 5.89)。

【主治】 皮层性视力障碍(皮质盲、偏盲等),弱视。

【操作】 可斜刺,方向为内下方,或外上方。进针手法同上。运针手法如下:一为抽气法,针体进入帽状腱膜下层后,针体水平位,用右手拇、示、中指紧捏针柄,左手轻轻按压进针点处以固定头皮,用爆发力将针迅速向外抽提 3 次,然后再缓慢地向内退回原处。如此反复,这种三紧提一慢插的方法,相当于泻法,多用于实证。二为进气法,持针手法与上相同,用爆发力将针迅速向内进插 3 次,再缓慢退回原处,这种三紧插一慢提的方法,相当于补法,多用于虚证。

注意:提插幅度宜小,一般不超过 0.1 寸,旁观者几乎看不到针体的上下运动情况;动作要求迅速有力,并不要求频率快,而着重于瞬间力量,要求运用全身的爆发力带动小幅度针体运动。医者在进针和运针时,手下会有针体被头皮吸住的感觉。有的患者可能会有轻微的疼痛感或胀痛感,这就是得气。

5. 小脑蚓区

【定位】 位于视区正下方,为枕外粗隆高点向下1.5寸,左右旁开各0.5寸长方形区域(图5.90)。

【主治】 复视、眼球震颤、皮质盲等。

【操作】 在枕外粗隆下端向上斜刺,刺及骨膜,由下向上沿皮进针1寸,此为第一针;然后沿同一纵线向上依次相隔0.5 cm向上以同法呈接力样刺入第二针,深度以触及骨膜为好;并在第2、3针左右两旁穴区内以同法再向上各刺入一针,最多可刺7针。注意:切忌在枕骨粗隆下方直刺和向下斜刺,以免刺入枕骨大孔发生危险。

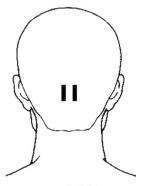

图5.90　小脑蚓区

本穴针刺手法同视连络区。

6. 运动区下2/5

【定位】 运动区下2/5区间(图5.91)。

附:运动区定位:上点在前后正中线(眉间与枕外隆凸顶点下缘连线)后5 cm处,下点在眉枕线(眉中点上缘与枕外隆凸尖端面侧部连线),此二点连线即为运动区。

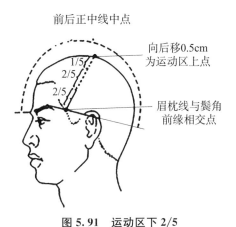

前后正中线中点

向后移0.5cm
为运动区上点

眉枕线与鬓角
前缘相交点

图5.91　运动区下2/5

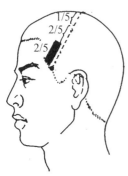

图 5.92　运动前区
下 2/5

【主治】　动眼神经麻痹、外展神经麻痹、眼肌痉挛等。

【操作】　沿皮平刺,操作方法同视区。

7. 运动前区下 2/5

【定位】　运动区下 2/5 向前平移 1 寸的狭长区域。注意:此为林氏头针穴区,穴区较宽(图 5.92)。

【主治】　动眼神经麻痹、外展神经麻痹、眼肌痉挛等。

【操作】　①沿皮平刺,操作方法同视区。②点穴笔在穴区内寻找到压痛点后,用 0.30 mm×13 mm 之毫针直刺。

8. 颅底带

【定位】　位于头颅骨后下部。自哑门穴至翳风穴的连线、上下各旁开约 0.5 寸的条带。可将全带分为 3 等份,即外(前)1/3. 中 1/3. 内(后)1/3(图 5.93)。

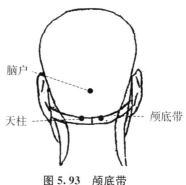

图 5.93　颅底带

【主治】　青光眼、黄斑病变、视神经病变、遗传性眼病、早期白内障等各种难治性眼病。

【操作】　采用毫针法。刺法包括傍刺法、齐刺法以及双针排刺法。尤以双针排刺法应用广泛。具体方法为:两针并排从条带的两侧边缘垂直向同侧眼球方向刺入。手法选用小幅度提插法,操作时医者用拇、示指捏住针柄,中指抵住针身放在头皮上,有节奏地提插 30 次,进针深度约 25～40 mm。操作时间要短,动作要快,操作完毕后针身仍保持在原位,如此反复行针数次,直至得气获效。幅度一般不宜过大,提插幅度与频率应视患者的病情与针感而定,补法采用速插法、重插轻提,泻法采用速提法、重提轻插。

二、耳穴

1. 眼

【定位】　耳垂中心点(图 5.94)。

【主治】　各种眼病。

【操作】　针刺 1～2 分深,留针 30 min;王不留行籽或磁珠贴压。

2. 目 1(屏间前)

【定位】　耳垂正面,屏间切迹前下方(图 5.95)。

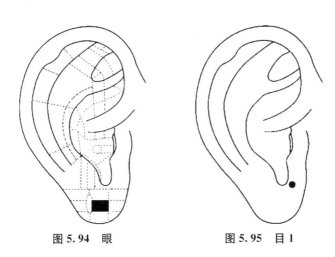

图 5.94　眼　　　　　　图 5.95　目 1

【主治】　青少年近视、各种眼病。

【操作】　针刺 1～2 分深,留针 30 min;王不留行籽或磁珠贴压。

3. 目 2(屏间后)

【定位】　耳垂正面,屏间切迹后下方(图 5.96)。

【主治】　青少年近视、各种眼病。

【操作】　针刺 1～2 分深;王不留行籽或磁珠贴压。

4. 耳尖

【定位】　耳轮顶端,与对耳轮上脚后缘相对的耳轮区(图 5.97)。

【主治】　急性结膜炎、角膜炎、睑板腺囊肿(霰粒肿)、睑腺炎、睑缘炎及多种病程较长的眼病。

【操作】　针刺 1～2 分深;或用细三棱针点刺出血。

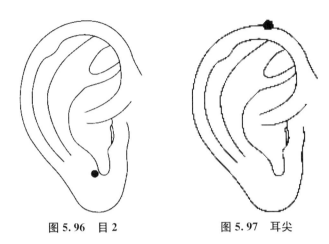

图 5.96　目 2　　　　　　　图 5.97　耳尖

5. 风溪

【定位】 将耳舟分为 5 等分,在第一等分和第二等分之间(图 5.98)。

【主治】 各种过敏性眼病。

【操作】 针刺 1~2 分深;王不留行籽或磁珠贴压。亦可用细三棱针点刺出血。

6. 耳中

【定位】 耳轮脚(图 5.99)。

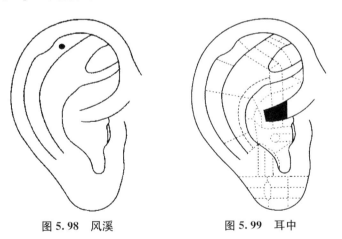

图 5.98　风溪　　　　　　　图 5.99　耳中

【主治】 各种过敏性和慢性眼病。

【操作】 针刺 1~2 分深;王不留行籽或磁珠贴压。

7. 神门

【定位】 在三角窝内,对耳轮上、下脚分叉处稍上方(图 5.100)。

【主治】　各种眼病。

【操作】　针刺1～2分深；王不留行籽或磁珠贴压。

8. 颞(太阳)

【定位】　对耳屏外侧面中部(图5.101)。

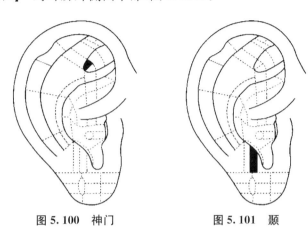

图5.100　神门　　　　　　图5.101　颞

【主治】　各种眼部痛症、过敏性眼病。

【操作】　针刺1～2分深；王不留行籽或磁珠贴压。

9. 缘中(脑点)

【定位】　对屏尖与轮屏切迹之间(图5.102)。

【主治】　青光眼、皮质盲。

【操作】　针刺1～2分深；王不留行籽或磁珠贴压。

10. 皮质下

【定位】　对耳屏内侧面(图5.103)。

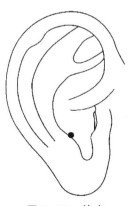 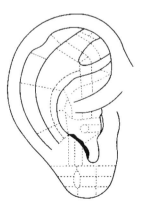

图5.102　缘中　　　　　　图5.103　皮质下

【主治】 青少年近视、干眼、皮质盲等。

【操作】 针刺1～2分深,留针30 min;王不留行籽或磁珠贴压。

11. 内分泌

【定位】 耳甲腔低部屏间切迹内(图5.104)。

【主治】 干眼、Graves眼病等。

【操作】 针刺1～2分深;王不留行籽或磁珠贴压。

12. 肝

【定位】 耳甲艇后下部屏间切迹内(图5.105)。

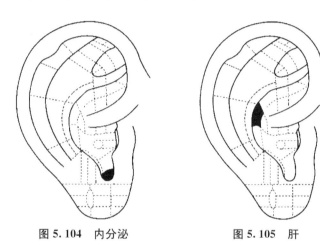

图5.104 内分泌　　　　图5.105 肝

【主治】 各种急慢性眼病。

【操作】 针刺1～2分深;王不留行籽或磁珠贴压。

13. 肾

【定位】 对耳轮上下脚分叉处下方(图5.106)。

【主治】 各种慢性眼病。

【操作】 针刺1～2分深,留针30 min;王不留行籽或磁珠贴压。

14. 耳背沟(降压沟)

【定位】 对耳轮上下脚及对耳轮主干在耳背面呈"Y"字形凹沟部(图5.107)。

【主治】 青光眼、高眼压症。

【操作】 平刺3～5分;王不留行籽或磁珠贴压;用细三棱针点刺出血。

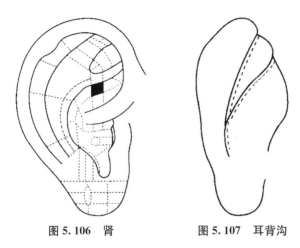

图 5.106　肾　　　　　　图 5.107　耳背沟

三、皮肤针穴

1. 正光 1

【定位】　在额部,位于眶上缘外 3/4 与内 1/4 交界处,眶上缘下方取穴(图 5.108)。

【主治】　青少年近视、远视、斜视、弱视及其他眼病。

【操作】　用皮肤针或电梅花针,轻度叩刺 50～100 下。

2. 正光 2

【定位】　在额部,位于眶上缘外 1/4 与内 3/4 交界处,眶上缘下方取穴(图 5.109)。

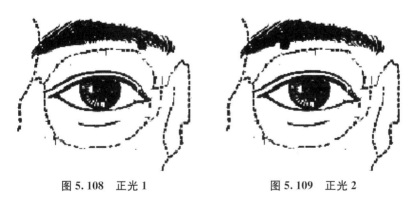

图 5.108　正光 1　　　　　　图 5.109　正光 2

【主治】　同上。

【操作】　用皮肤针或电梅花针,轻度叩刺 50～100 下。

3. 额部

【定位】 额部皮区。

【主治】 眼肌麻痹、眼肌痉挛、眼型重症肌无力等。

【操作】 用皮肤针或电梅花针,横刺3～4行。

4. 颞部

【定位】 颞部皮区。

【主治】 急性眼病及眼部痛症。

【操作】 用皮肤针或电梅花针,以太阳穴为中心,呈扇状向上、向后分别叩刺5～6行。

5. 头顶部

【定位】 头顶部皮区。

【主治】 慢性单纯性青光眼、眼型重症肌无力等。

【操作】 用皮肤针或电梅花针,以网状形叩刺若干行。

6. 枕部

【定位】 由头顶向下至后发际皮区。

【主治】 皮质盲。

【操作】 用皮肤针或电梅花针,从头顶向下以网状形叩打若干行。

7. 眼区

【定位】 眼周围皮区。

【主治】 眼肌麻痹、眼肌痉挛、斜视等。

【操作】 用皮肤针或电梅花针,沿眼眶周围呈环形叩打3～4圈。

四、眼针穴

【定位】 两眼向前平视,经瞳孔中心做一水平线并延伸过两眦,再经瞳孔中心做该水平线的垂直线并延伸过上、下眼眶,于是将眼区及周围分成4个象限。再将每一象限分为2个相等区,即成8个穴区(图5.110)。

在这8个穴区中,3区、5区、8区分别属于上焦、中焦、下焦。其余的穴区可用虚线把每个穴区再分为2等份,分别从属于相表里的脏腑。即"八区十三穴"。

1区:肺穴、大肠穴。

2区:肾穴、膀胱穴。

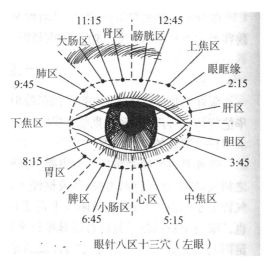

图 5.110　眼针穴

3 区：上焦穴。

4 区：肝穴、胆穴。

5 区：中焦穴。

6 区：心穴、小肠穴。

7 区：脾与胃。

8 区：下焦。

左眼八区按顺时针方向依次排列，右眼八区则按逆时针方向依次排列，左右两眼相互对称。

取穴方法：以瞳孔为中心，每穴区距眼眶 2 mm。

【主治】　眼肌痉挛、视疲劳、干眼、弱视、眼型重症肌无力等。

【操作】　① 点刺法：在选好的穴区上，用左手按住眼睑，患者自然闭眼，在该区轻轻用针点刺 5 次，以不出血为度。

② 眶内刺法：紧靠眼眶边缘．用毫针直刺．针尖沿眶缘刺入，要求手法熟练，位置正确。

③ 沿皮刺法：找准穴区界限，用毫针在眶外沿皮刺入，可达到皮下组织层，注意不要深刺不能超过该区范围，同时要按照一定方向刺入下缘，眶下四穴与眼眶相接，要求把眼眶按在指下避免皮下出血。

刺入穴区后患者会有酸、麻、胀、重，或温热、凉爽等感觉直达病所，是得气现象。如未得气，可以把针提出 1/3，改换方向后再行刺入；或用手指刮搔针柄。在针刺得气后，可留针 5～15 min。

出针时,用右手拇、食二指持针柄活动几下,缓缓拔出 1/2,稍停几秒,再缓慢提出。并迅速用消毒干棉球压迫针孔片刻,以免皮下出血。

六、腕踝针穴

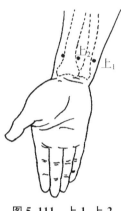

图 5.111　上 1、上 2

1. 上 1

【定位】　在前臂部内侧,腕横纹上 2 横指,小指侧尺骨缘和尺侧腕骨肌之间。取穴时,掌面向上,医者用拇指绝缘摸到尺骨缘后,向掌心侧轻推,该穴点即在骨缘和肌腱内侧缘之间的凹陷处(图 5.111)。

【主治】　青少年近视,远视、弱视。

【操作】　一般选 0.25 mm×(25～40) mm之毫针,右手持针,用三指夹持针柄,食指和中指末节的指腹置于针柄上,拇指置于针柄下(拇指关节微屈),无名指在中指下辅助,小指贴近皮肤表面。针体与表皮最佳角度为 30°角,迅速破皮,然后,将针体放平,自然垂倒贴近皮表,朝向心端沿纵轴方向推进,送针时,针体要保持端直,不能用力推针,以免针体弯曲而影响针刺角度。要求医者持针的手指无阻力感,患者并不出现酸胀麻重等得气的感觉。如出现局部胀痛感觉,尤其是痛感,常表示针尖刺至深层组织或触及血管壁,应在稍退针后,再进针。一般进针 24～38 mm。留针 30 min 左右。

2. 上 2

【定位】　在腕掌侧面的中央,掌长肌腱与桡侧腕屈肌腱之间,相当于内关穴处。若患者此处皮下脂肪丰满、肌腱不易看清时,可嘱其握拳,使肌腱显露。

【主治】　青少年近视,远视、弱视。

【操作】　同上 1。

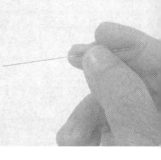

第六章
眼病针灸操作技术

　　我国古代医家历经两千多年眼病治疗实践，在刺灸之法上已积累相当多的经验。在人体上，眼是十分特殊而又重要的部位，体积小而结构异常复杂，涉及病种多而难治程度高。由于科技水平的限制和中医学以外揣内的诊断特色，古人难以深入了解眼内解剖结构和生理病理特点；同时，也因整体技术的局限，导致早期针灸用具制作较为粗糙，易对结构精细、功能特殊的眼睛造成损伤。所以，在眼病针灸技法形成以下特点：治疗上，虽也用于内眼病，但其疗效主要体现在眼表病上；取穴上，慎用眶内穴，多选远道穴，避开禁忌穴；技法上，以刺血法和灸法多用，毫针刺提倡浅刺，另外尚采用穴位敷贴和穴位点烙等较安全之法。

　　现代眼病针灸技术是在传承古代刺灸法的基础上，又结合现代科技特别是现代西医学的新技术上发展起来的。与古代相比，现代眼病的针灸技术有以下三个明显的特点：

　　其一，以针刺疗法为主。由于不锈钢针具的出现和不断改进，对眼的解剖结构深入了解以及针刺在多数眼病特别是难治性眼病中所显示的独特效果，使毫针刺法成为眼病针灸中无可争议的主要疗法。而原来在针灸主要治疗对象，即眼表感染性疾病上曾大显身手的刺血之法，随着现代向眼底病治疗的转移，有关文献已日见减少；兴盛于晋唐宋且延续至明清的艾炷灸法，不仅报道不多，且常作配合针刺之用；而用穴位敷贴之法治疗眼病，临床更为鲜见。

　　其二，发掘古代及民间技术。对古代的治疗技术进行发展，成为眼病的一种有效疗法，在当前临床上较为常见。如皮肤针技术对青少年近视等多种眼病有独到的疗效，就是从《灵枢》所载九针中的镵针发展而来的。又如核桃壳灸，此法较早见于元代，原用于治疗外科疮疡，现代针灸工作者不仅在方法上做了改进，并将其用于眼科疾病的治疗。另外，还有由雷火针法发展而来，采用药艾条的回旋灸法，对治疗青少年近视也有一定效果。对民间技术的发掘应用也是另一重要方面,如以猪的鬃毛为针具刺激特定穴位治疗眼病的鬃针法,曾经就一直流传于我国民间。

其三,不断引进新技术。这是现代眼病针灸技术中最为重要的一支主力军。其中比较重要的有,脉冲电的介入而形成的电针疗法,在相当的程度上改善了针刺刺激的质与量,不仅简化了针刺手法的操作,而且有助于提高针刺的疗效;穴位注射技术的应用,特别是眼区穴位注射,不仅可以通过经络发挥作用,而且由于将药物注射于眼球周围组织,可使药物能通过眼表的生物屏障而提高其眼内浓度,有助于药物作用的发挥;耳针技术特别是耳穴贴压法,可以长时间保留穴位刺激,具有类似药物缓释剂的作用;激光穴位照射,由于它具有安全无痛的特点,更适宜于儿童和惧针者的治疗。

第一节　古代刺灸技术

古代眼病针灸治疗,主要采用刺血法、毫针刺法、灸法和穴位敷贴法,也有火针法的记载。

一、刺血法

本法主要用于目赤肿痛等多种急性外眼病,据统计,在古文献中,刺血法是这类病症中用得最多的一种方法。这与其病因多属风热上扰或热毒蕴结有关,刺血具有清热、活血、化瘀、泻毒的作用,常能取得较迅速的疗效,故为古人所常用。同时也用于诸如青盲、雀目等内眼病。

1. 刺血部位

主要选择目周部、头面部及四肢部的穴区,以目周部用得最多。如睛明穴,"眼目红肿实难熬……睛明弹按出毒血"(《针灸神书·卷二》),另如攒竹、太阳、丝竹空等也多有载述。头面部,常用的除鼻部的经外穴内迎香、素髎外,尚有百会、前顶、上星、神庭等穴;值得一提的是,元代危亦林所撰的《世医得效方》载:"赤眼,挑耳后红筋。"是应用耳穴刺血治眼病的最早记载,且此法一直沿用至今。应用四肢穴刺血治眼病的也有记载,如《子午流注针经》指出,液门穴"目赤齿血出不定,三棱针刺即时灵"。但有关文献不多,且有的只笼统提及部位或经脉名称,未涉及具体穴位。

2. 刺血器械

(1) 三棱针　用得最多。不仅用于清热解毒,如《针方六集》载,攒竹穴"宜三棱针出血三次,泻去火气,则眼复明";还用于除湿热,如:"治目眶岁久赤烂,俗呼为赤瞎是也,当以三棱针刺眶外,以泻除湿热。"(《兰室秘藏·卷三》)具体针具,在眼周头面部穴区针刺,为防意外,古人还多主张用细三棱针,如《铜人腧穴针灸图经》:"攒竹……眼中赤痛及睑睑动……以细三棱针刺之,宣泄热气,三度刺,目大明。"

(2) 草茎　主要用在位于体表组织较薄的黏膜处的穴区刺血。治疗眼病时,用得最为普遍的是位于鼻黏膜上的内迎香穴。如《儒门事亲》中载述:"两目暴赤,发痛不止……以草茎鼻中出血最妙。"所说的鼻中,即指内迎香。《针方六集》说得更为明确:"内迎香二穴,在鼻孔内,用芦叶做一芦管,搐动出血,治眼红肿。"刺血工具,除上述外,古人尚用秆草、芦叶、竹叶、箬叶、葱心等,此类器材,柔而不刚,尖而不利,既可达到刺血目的,又不会伤及更多的组织。

(3) 鈹针　又称铍针、剑针。为古代九针之一,《针灸大成》:"鈹针,一名铍针,末如剑锋,广二寸(分)半,长四寸,破痈肿出脓,今名剑针是也。"古人也用其作为刺血的工具。记载较多的是《儒门事亲》:"至于(目)暴赤肿痛,皆宜以鈹针刺前五穴出血而已(神庭、上星、囟会、前顶、百会)。"尚有作者亲身体验:"余尝病目赤,或肿、或翳,作止无时……羞明隐涩,肿痛不已,忽眼科姜仲安云,宜上星至百会,速以鈹针刺四五十刺。"

(4) 毫针　用毫针刺血,虽不多,也有记载。如《类经图翼》:"丝竹空……一传主眼赤痛,针一分出血。"特别是《针方六集》:"丝竹空……眼疼目赤肿,沿皮向前一寸五分,透瞳子髎穴,宜弹针出血。"应用毫针透穴刺血,值得我们研究。

除上述外,尚有采用具有刺激性的药物导致出血来治疗眼病的,见于《儒门事亲·卷四》:"夫目暴赤肿痛,不能开者,以清金散鼻内搐之,鼻内出血更捷。"

3. 刺血方法

(1) 刺法　最常用的为弹刺法,亦即快速点刺,用草茎、三棱针均可实施。如《儒门事亲》:"凡两目暴赤痛者,肿不止,睛胀胬肉,结成翳膜,速宜用秆草,左右鼻窍内弹之,出血立愈。"为了达到满意的出血量,古人还总结了不少经验,如采用暴露血管法:"太阳二穴,在眉后陷中,太阳紫脉上,是穴治眼红肿及头,宜用三棱针出血,出血之法,用帛一条,紧缠其项,紫脉即见,刺见血立愈;又法,以手紧扭其领,令紫脉见,却於紫脉上刺见血,立愈。"(《奇效良方》)以及压迫出血法:"素髎……主眼丹,法须以手从印堂按下至鼻尖数次,出血即愈。"(《循经考穴编》)就是通过按捋之法,促使血液聚于鼻尖。

其次是挑刺法,如《世医得效方》:"赤眼,挑耳后红筋,针攒竹穴即安。"一般用于血管较细的部位。

其三为散刺法,即在一定范围内的多个穴位进行刺血,用鈹针为主,亦可用三棱针。如《儒门事亲》:"余尝病目赤,或肿或翳,作止无时……羞明隐涩,肿痛不已,忽眼科姜仲安云,宜上星至百会,速以鈹针刺四五十刺。"

在运用刺血法时,还提及其他的一些辅助之法,如治疗雀目不能夜视,在神庭、上星、前顶、百会穴刺血,再"以盐涂之,立愈"(《医学纲目·卷十三》)。可惜类似记载不多。

(2)血量 关于眼病刺血的出血量,古代文献记载不多。一种以出血的颜色变化作为依据,如《内经》强调"血变而止。"(《灵枢经·癫狂》);一种则以"升"来计数,"反鼻两孔内,以草茎弹之,出血三处,出血如泉,约二升许"(《儒门事亲·卷一》)。《儒门事亲》还记录了一个病例:"昔一士人赵仲温,赴试暴病,两目赤肿,睛翳不能识路,大痛不任,欲自寻死……忽钩窗脱钩,其下正中仲温额上,发际裂长三吋,紫血流数升,血止自快,能通路而归,来日能辨屋脊,次见瓦沟,不数日复故。"这虽然是个极端的例子,而张子和本人也是强调出血量多的医家。但至少表明,古代医家刺血量,较之现代临床明显为多,值得研究。

二、艾灸法

艾灸法也是古医籍中记载较多的用于眼病的方法并涉及所有眼病的治疗。不少医家认为,眼病特别是较严重的内障眼病多与肝脾肾等脏器阳虚有关,所以南宋医家窦材在《扁鹊心书》明确提出用灸法"温补脾肾,壮阳光以消阴翳,则目明矣"。

1. 艾灸部位

(1)头面部穴 面部穴有水沟、巨髎:"(目)风痒赤痛,灸人中,近鼻柱二壮,仰卧灸之。""青盲,灸巨髎。"(《东医宝鉴·外形篇一》)头部有上星、玉枕等,如《明目至宝》提到,"治眼痛不能视物,上星穴……灸七壮";《针灸内篇》:"玉枕……灸治目赤肿,脑风。"颈项部有风池、风府等,"灸法,风池穴、风府穴"(《针灸内篇·十八问》)。

(2)四肢部　足部穴:"小儿目赤,泪出不止,灸足大指上丛毛中,名大都。"(《医心方·卷廿五》);《扁鹊神应玉龙经》:"青盲,雀目,视物不明:丘墟(灸,针泻)"。手部穴:"合谷治阳明热郁,翳障赤肿,大抵目疾多宜灸此穴,永不再发也。"(《古今医统大全·卷六十一》)也有同时选用手足部穴的,如"眼赤肿疼痛:阳谷(一分泻之灸)、至阴"(《医学纲目·卷十三》)。

(3)躯干部　多取肝俞、胆俞、肾俞等背俞穴。如《针灸则》提到:"肝经上壅,目赤涩痛,针合谷、睛明;灸肝俞。"又如治疗青盲眼,灸"肝俞、胆俞、肾俞、养老(七壮)、商阳(五壮)、光明"(《类经图翼·卷十一》)等。

(4)经外奇穴　多取远道奇穴,如"治风翳,灸中指本节头骨上五壮,炷如小麦大,逐病左右灸之"(《千金翼方·卷二十七》);也有离病位较近的头部奇穴,如《医心方》,"《龙门石刻药方》疗大赤眼胎赤方:以绳从顶旋,量至前发际中,屈绳头,灸三百炷,验";另如"牵眼眽眽不远视,灸两眼小眦上,发际,各一壮,立差"(《太平圣惠方·卷一百》);"肝劳邪气眼赤,灸当容百壮,两边各尔,穴在眼小眦近后,当耳前三阳三阴之会处,以两手按之,有上下横脉,则是与耳门相对是也。"(《备急千金要方·卷六上》)

值得一提的是,古籍中还记载了灸耳部穴治眼病。如《新集备急灸经》:"患眼赤,……两耳尖上,名阴会穴,灸一七壮,便永不发。"另有"治目卒赤痛方……当灸耳轮上七壮"(《医心方·卷五》)。

2.艾灸方法:采用艾炷直接灸法为主,多用小艾炷

在灸量上,少者一壮至五壮,多者百壮至三百壮者。壮数多少,一是据病情而定,如虚证施灸壮数宜多,如"二眼昏黑,欲成内障,乃脾肾气虚所致,灸关元三百壮"(《扁鹊心书·卷上》);实证壮数可少,如《新集备急灸经》"患眼赤,兼疮翳生……两耳尖上,名阴会穴,灸一七壮,便永不发"。二是据部位而定,一般来说头面部和四肢远端施壮数较少,如《西方子明堂灸经·足太阳膀胱经》,"束骨二穴……灸三壮。主……目眩,目风";而胸背部壮数较多,从"大人小儿雀目:肝俞七壮,手大指甲后第一节,横纹头赤白肉际各灸一壮"(《针灸集成·卷二》)即可看出,背部穴

壮数多于手部穴。三是据年龄而定,成人多于儿童,同为青盲,大人"青盲眼:肝俞、胆俞、肾俞、养老(七壮),商阳(五壮),光明"。而《太平圣惠方·卷一百》提到:"小儿目涩怕明,状如青盲,灸中渚二穴各一壮。"另外,《千金翼方》提到:"两眼暗,两手俱灸,随年壮。"更能说明这一点。

在取穴上,有病所取穴,包括患侧取穴、双侧取穴等;也有健侧取穴,如"目卒生翳,灸大指节横纹三壮,在左灸右,在右灸左。良。"(《备急千金要方·卷二十六上》)

三、针刺法

用针刺治疗眼病,在唐宋时期记载不多,元明之后逐渐成为主要方法之一。既用于目赤肿痛等急性外眼病,更多用于雀目、青盲等慢性内眼病。

1. 针刺部位

以经穴为主。

(1)头面部 多用眶内眼周之经穴承泣、睛明、攒竹、瞳子髎、丝竹空等。如《千金翼方·卷二十七》:"目赤痛,目䀮䀮,冷热泪,目睑赤,皆针承泣。"《针灸聚英·卷一上》:"故目翳与赤痛从内眦起者,刺睛明、攒竹,以宣泄太阳之热,然睛明刺一分半,攒竹刺一分三分,为适浅深之宜。"《针灸简易·穴道诊治歌》:"丝竹居眉尾外尖,专刺目痛泪不干。"也用经外穴,如《针方六集·兼罗集》:"鱼尾……(目)红肿,单泻。"

(2)四肢部 以四肢远道穴多用,且多配合头面部穴。如《针灸大成·卷九》:"风沿眼红涩烂:睛明、四白、合谷、临泣、二间……复刺后穴:三里、光明。"

(3)躯干部 躯干部穴用之不多,包括背部的肝俞、腰部的命门及腹部的中脘、胸部的天府等。如《针灸治疗实验集》:"青盲症……系针巨髎、肝俞、命门、商阳四穴,初时右眼无瞳子,完全青盲,谁期命门针后,瞳子复现,竟能视物,已愈十分之四,实为惊奇。"

2. 针刺方法

(1)深度 眼周及眼区穴要求针刺较浅,如《针灸聚英·卷一上》:"故目翳与赤痛从内眦起者……睛明刺一分半,攒竹刺一分三分,为适浅深之宜。"《循经考穴编·足太阳》也强调:"睛明……主一切目疾……不宜深刺。"这和病症多为急性有关,同时,也为预防眼部血肿。

（2）手法 眼病治疗，从唐代开始，重视针刺手法的应用。如，急性眼病要求以泻法为主。如《医学入门·卷一》："眼红或瞳人（仁）肿痛，流泪出血，烂弦风，俱泻足临泣，或太冲、合谷。"其他眼病，则据症而定，或补或泻，或补泻结合。如《循经考穴编·足少阳》："目窗……青盲内障，宜先写后补。"在《千金翼方·卷二十七》更提出操作较为复杂的复式呼吸补泻之法："雀目冷泪，目视不明，努肉出，皆针睛明，入一分半，留三呼，写五吸，冷者先补后写复补之。"或多种手法同用，如"眼目肿痛实难熬，攒竹提来泻最高，合谷忙将气下取，睛明提刮血渐消。"（《针灸神书·卷二》）

四、穴位敷贴法

本法从元明之后开始用于眼病治疗，且多用于急性眼病。

1. 敷贴部位

以患眼局部和经外穴为主，也用经穴。贴患眼，如《千金宝要·卷一》："小儿赤热肿目，川大黄、白矾、朴硝，等分为末，冷水调作掩子，贴目上"。敷太阳穴，如《古今医统大全·卷六十一》："敷火眼痛眼风热眼，南星、赤小豆，以生姜自然汁调，贴太阳穴即止。又方，桑叶、大黄、荆芥穗、朴硝，为末蜜调，贴太阳穴。"该书还提到用麒麟竭膏敷贴鱼尾穴："赤眼贴鱼尾"（《古今医统大全·卷九十三》）。经穴，如涌泉穴，《串雅外编·卷二》："小儿赤眼：黄连为末，水调敷脚心。"

2. 敷药制备

分为三类。

（1）单味药制作 用得不多。如上述用黄连一味研末贴敷。

（2）多药配制 用得较普遍。一种是将药物研末后用水调配，如上述以"川大黄、白矾、朴硝，等分为末，冷水调作掩子"治小儿赤热肿目；一种是用蜜加水调配，如《古今医统大全·卷六十一》："敷眼方，治赤肿闭合。净土末，烂石膏，为细末，入蜜和，新汲水调如膏，敷眼四周及太阳。"还有用姜汁调配的，如"敷火眼痛眼风热眼，南星、赤小豆，以生姜自然汁调，贴太阳穴即止。"（《古今医统大全·卷六十一》）

（3）直接使用成方 包括摩风散、神仙太乙膏、麒麟竭膏等。其中：神仙太乙膏，"由玄参、白芷、当归、赤芍药、肉桂、大黄、生地黄等制成。"（《奇效良方·卷五十四》）而麒麟竭膏则由当归、木鳖子仁、知母、五倍子、细辛等十余味药组成。除摩风散用时须白姜水调和外,其余二药,均直接贴敷。

除以上四法外,古人尚用火针治疗眼病。在《秘传眼科龙木论》中,曾多次提到应用火针治疗外障性眼病,如,"此眼初患早,忽然痒极难忍,……火针阳白、太阳二穴。后服乌蛇汤、还睛散、马兜铃丸即瘥。"还提到火针配合其他针具更能加强疗效,如"夫眼之内,两眦有赤脉,及息肉者,宜钩起,以铍针割取令尽……,以火针熨,令断其势,即不再生"(《秘传眼科龙木论·钩割针镰法》)。火针用于眼病,现代罕见,值得探索。

鉴于眼病难治,古人也重视针刺与药物、针法与灸法的结合治疗。其中,针药结合,多用于急重之症。如《四诊抉微·察目部》:"目病有恶毒者,为瘀血贯眼,初起不过赤肿,渐则紫胀,白珠皆变成血,黑珠深陷而隐小。此必于初起时,急针内关、迎香、上星、太阳诸穴,以开导之;内服宣明丸、分珠丸、通血丸,迟必失明矣。"

第二节 现代针法技术

本节重点介绍毫针为主要针刺工具的毫针法(包括特殊刺法和手法)、毫针与脉冲电相结合的电针法、毫针用于头皮针穴的特殊刺法与手法以及名家应用毫针特殊手法。

一、毫针法

由于眼部解剖生理特殊重要性,神经血管分布极为丰富,针刺稍有不慎,都易造成损伤;同时,眼病,特别是难治性眼病,对针刺技术有较高的要求,如要求眼区穴深刺得气,远道穴能气至病所,强调透刺等,以加强疗效。这方面,现代医家已进行了大量的实践,并总结了不少宝贵的经验,在常用穴位部分著者已在一些重点穴位如睛明、球后、承泣、新明、翳明、风池等穴作了说明。以下为一般要求,供读者参考。

(一) 眶内穴位针法

1. 眶内穴位解剖特点

均位于眶腔内,眶腔为四面棱锥形的深腔,深约 4~4.5 cm。上壁很薄,借额骨眶部与颅前窝相隔;上壁与外壁交界处有眶上裂,裂中由内向外通行有鼻睫状神经(三叉神经第一支)、动眼神经、滑车神经、展神经、额神经、泪腺神经(三叉神经第一支)和眼上静脉等结构。眶尖的视神经孔为直径 5 mm 的骨管,有视神经和眼动脉通过。眶腔内有相当大的间隙为脂肪组织——眶脂体所填充。

2. 操作

一般应当选择(0.22~0.25)mm×(25~40)mm 长之一次性灭菌毫针。快速刺入皮下再缓缓送针,其进针层次为:皮肤、皮下组织、眼轮匝肌、眶脂体、眶内组织。针刺方向应当保持与眶壁平行,以避免刺伤眼球。在针刺过程中,一般不宜作提插捻转等手法,以免伤及血管而出血。须直刺至得气后,即可留针。如刺至所要求的深度仍不得气,可作微小幅度的提插探寻。如再不得气,则不可强求,停针以待气至。一般留针20~30 min。出针后,应用消毒干棉球按压 3~5 min。

(二) 毫针透刺法

透刺法是将毫针刺入穴位后按一定方向透达另一穴(或几个穴)或另一部位的一种刺法。由于透刺法多用于透穴,故临床上多称透穴法,亦有称为透针法、透穴针法等。此法首见于《内经》。

透刺法在临床上具有不少优点,它可以精简用穴而又扩大针刺的作用。如通过透刺能加强表里经及邻近经脉的沟通。其次,透刺法能增强刺激量,针感容易扩散、传导,起到分别刺两穴(或数穴)所不能起的作用。而特别值得一提的是,由于眼周组织浅薄,难以深刺。所以在眼病治疗中颇为常用。

1. 眼病常用透穴

头项部:上星透神庭、临泣透目窗、率谷透角孙、当阳透目窗;面部:印堂透攒竹、攒竹透鱼腰、阳白透鱼腰、鱼尾透鱼腰、太阳透角孙、丝竹空透率谷;臂部:臂臑(或见明)透肩髎或肩髃。

2. 操作

多选用(0.25~0.30)mm×(25~75)mm 之毫针。眼病治疗的透刺多用以下两法:

(1) 横透法 本法也称平透刺法。以与皮肤夹角小于 15°角的平刺法进针,横卧针体,缓缓将针从皮下直透针至对穴。如太阳透角孙(或率谷)、阳白透鱼腰等。本法颇为安全,操作也较方便,临床上常用。透刺时,要注意掌握针刺方向及深浅度,应随时调整。送针过程中,如患者感到疼痛不适或针尖遇到阻力难以前进时,应略退针,换一方向再刺。横透针法,适用于肌肤较薄或不宜深刺的部位,常用以治疗病位表浅的病症。值得一提的是,相当一部分治疗眼病的穴位,同一穴位可有不同的透刺方向,以印堂穴为例:①透头临泣:从印堂处左手提捏局部皮肤,右手持针向斜上方透刺 1.5～1.8 寸;②透阳白:左手同上,右手持针斜刺透向阳白 1.2～1.5 寸;③透攒竹:左手同上,右手持针向一侧攒竹透刺 0.5～0.8 寸。

(2) 多向透法 类似《内经》的鸡足刺即合谷刺法。即刺入一穴后,先向一个方向的穴位透刺,再将针缓慢退回至原穴皮下,调整刺入方向。又向另一个方向的穴位透刺。如针印堂穴,先透向一侧攒竹;退回原处,再透向另一侧攒竹;另如阳白先透至丝竹空再退回透至攒竹等。

二、电针法

电针法是指在毫针刺法的基础上再结合通以脉冲电流的一种针法。亦即以毫针刺至得气后,在留针过程中通以持续或间断的脉冲电流,通过机械刺激和电刺激的双重效应,来提高针刺的疗效。早在 19 世纪,国外就有人试用电针治疗黑矇症时对眼球外肌麻痹却获得意外效果。1956 年 11 月 19 日的上海《新闻日报》曾报道"'电针灸'可治愈一种失明症"。20 世纪 60 年代起,电针在眼病治疗中得到了越来越广泛的运用。

(一) 针具

1. 电针仪

目前临床上应用的仪器种类很多。眼病治疗中以调制脉冲式电针仪用得最普遍,它除了也能输出规律脉冲波外,尚可输出经调制的脉冲波,如疏密波、间断波、调幅三角波等。这类电针仪中,G‐6805 型电针仪可作为代表,它能输出连续波(波形规律、连续不变的脉冲波),疏密波(脉冲波的频率周而复始地由慢变快),断续波(呈周期性间断的连续波)等。该仪器除应用于电针、穴位电刺激法等外,尚有穴位探查功能。

2. 毫针针具

眼病治疗以(0.25～0.30)mm×(25～50)mm 毫针多用。

(二) 操作

电针用穴,一般不宜选眶内穴,以眼周穴、颈部及其他头面部穴为主,也可适当选用躯体穴。

在选定穴位后，按一般针刺进针法，将毫针刺入，直至得气。然后将电针仪的输出导线一一夹持在毫针柄上。注意，电针法必须成对取穴，因为单取一穴不能使电流形成回路。在特殊的情况下，如仅需取一穴，则可把输出线一根接在毫针体上，另一根接在一块 25 cm² 左右的铅板上，铅板包裹几层纱布，用温盐水浸湿，放置在皮肤表面。接着，开启电源开关，调好所需的频率，再逐渐调节电针仪的电位器，使电刺激量达到治疗所需要的强度。通电一段时间后，患者会出现电适应，感到电刺激强度逐渐下降，就应及时调整。治疗完毕，应先将每一个控制输出强度的电位器退至"0"的位置，才能关闭电源开关，以避免某些电针仪在关闭电源时产生的突然增强的电刺激。拆去导线，将毫针轻轻捻动几下后取出，并行按压穴孔。

应根据症情选择波型、频率、强度。眼病多用连续波，又称可调波，可用频率旋钮任意选择。其中，密波（频率在 50～100 次/秒）能降低神经应激功能，常用于眼肌痉挛等；疏波（频率 2～5 次/秒）刺激作用较强，能引起肌肉收缩，提高肌肉韧带的张力，常用于治疗眼肌麻痹等。疏密波：为疏波、密波自动交替出现的一种波形。疏、密交替持续的时间约各1.5 秒，能克服单一波形易产生适应的缺点。多用于难治性眼病。电针刺激量，也就是强度，一般据患者的耐受性而定，电刺激强度以调节到患者能耐受为限。而儿童或初次接受电针治疗者，则宜用较弱的刺激量。在调节电针仪的输出强度电位器时，要细心缓慢，从轻至重，逐步增强，以免引起患者肌肉突然收缩，导致弯针、折针等意外事故发生。眼病电针治疗时间一般为 20～30 min。每日 1 次或每周 2～3 次，一般为 10～20 次为 1 疗程，难治性眼病 3～6 个月为 1 疗程。

三、头皮针法

头皮针法，又称之为头针法。是以针刺头皮部位特定的穴区的一种穴位刺激疗法。这一疗法最早见于 20 世纪 50 年代初。之后，浙江、陕西、山西、上海等地都有流行，但均有自己的特点。其中以 20 世纪 70 年代初山西省稷山县焦顺发提出的焦氏头皮针，在国内外影响最大，流传最广。之后，经过针灸工作者的反复研究，集中各家之长，制订了《中国头皮针施术部位标准化方案》（下称标准头皮针），并在国内外推广。除此之外，还有方氏头皮针、林氏头皮针、于氏头皮针及朱氏头皮针等多个流派。从不同的角度为头皮针疗法的完善作出了贡献。

当前,头皮针已用于多种眼病的治疗,包括皮质盲、同侧偏盲等视中枢的病变,也对眼肌麻痹、眼肌痉挛、斜视、视神经萎及遗传性眼病都有较好的效果。其用穴,主要是枕上正中线、枕上旁线(国际通用的头皮针治疗线);视联络区、小脑蚓区上部及运动前区下 2/5(林氏头皮针穴区);视区、感觉区和运动区的下 2/5(焦氏头皮针穴区)。

(一) 针具

一般选用(0.25～0.30)mm×(25～40)mm 之毫针。

(二) 操作

1. 进针法

先分开头发,充分暴露头皮(有条件者或小儿,最好剃去头发),以免刺入发囊而引起疼痛。患者取合适体位,一般为正坐位。标定穴区并进行局部严格消毒。用右手拇、食二指指尖捏住针体下端(距针尖 2 cm 处),针尖对准穴区,当手指尖距头皮 5～10 cm 时,手腕背屈后,再突然掌屈,利用腕部的一屈一伸,使针尖快速刺入头皮下或肌层,如此可减少进针疼痛。接着将针刺入帽状腱膜下层,此时针尖有松弛感。然后,以右手之拇、食二指指尖捏住针柄下半部,中指紧贴针体,使针成 15°角,将位于帽状腱膜下层的针体快速推送至 0.8～1.4 寸长度。

注意:进针时务必避开发囊、瘢痕及局部感染处,以免发生疼痛。送针时要确定针尖是否进入帽状肌腱下层,如进入后,平刺送针时应无明显阻力。如刺入头皮下的肌层(过浅)或骨膜(过深),不仅送针困难而且可以引起明显的疼痛和出血。对少数头皮坚韧者,推进针体时可稍做捻转,或将针体退出少许,改变针刺角度和方向,再行推进。

2. 运针法

当针体进入帽状腱膜下层并达到所需深度(长度)后,医者可采用适当手法,激发经气,提高疗效。有三种操作方法,可根据具体情况选择。

(1)快速捻转法 较为常用。要求针体进入帽状腱膜下层并达到一定深度时固定针体,不要作上下移动。要求医者肩、肘、腕各关节和拇指固定不动。食指呈半屈曲状态,用食指末节桡侧面和拇指末节的掌侧面捏住针柄,利用食指掌指关节的伸屈动作,使针体快速旋转。每分钟使毫针左右捻转达 180 至 200 次,持续 1～2 min。其特点在于速度快、频率高。此法,较易激发针感,能在较短时间内达到有效刺激量,从而使患部出现气至病所的感应,如温热、抽动感等。但对初学者有一定难度。

（2）抽气法　针体进入帽状腱膜下层，针体平卧，用右手拇、食二指紧捏针柄，左手按压进针点处以固定头皮，用爆发力将针迅速向外抽提，然后再缓慢地向内退回原处，以紧提慢按为主，共3次，是为泻法。多用于实证。

（3）进气法　针体进入帽状腱膜下层，针体平卧，右手拇、食二指紧捏针柄，左手按压进针点以固定头皮，用爆发力将针迅速向内进插3次，然后再缓慢地向外退回原处，以紧按慢提为主，是为补法。多用于虚证。

后二法可反复施行，每次行针 0.5～1 min。其施术要领有二：一是要用全身力量带动肩、肘、腕，运气于指，行抽提或进插；二是每次抽提或进插都要迅速，要在抽提或进插的幅度控制在 0.1 寸范围内进行，旁观者几乎看不到针体的上下运动情况；动作宜求迅速有力，并不要求频率快，而着重于瞬间力量，要求运用全身的爆发力带动小幅度针体运动。医生在进针和运针时，手下会有针体被头皮吸住的感觉，有的患者可能会有轻微的疼痛感或胀痛感，这就是得气。与（1）法相比，行上述二法时并不要求频率，而着重于瞬间速度，因此不需要医者反复练习，手指也不易疲劳，患者局部亦较少疼痛，能在短时间内达到有效刺激量，从而迅速取得相应效果。

（4）电头针法　即在针体进入帽状肌腱下层并达到所需的深度后，可先应用上述的手法操作后，亦可直接接通电针仪，用连续波，频率可控制在 4～6 Hz。

3. 留针

一般留针 30 min 至 1 小时。留针期间，手法运针可间隔 5～10 min 操作一次，电针宜持续刺激，可据患者感觉随时调节强度。

4. 出针

宜缓慢退针到皮下，然后迅速拔出。因为头皮血管比较丰富，取针后应立即用消毒干棉球按压，以防出血。如出现皮下血肿，可用干棉球按压轻揉，以止血散肿。

四、名家针法

本节收集了现代多位名家治疗眼病的特色针法。除了调神针法外，有两个鲜明的特点：一是取穴均为颈项部穴（经穴或经外穴），以避免因眶内穴引起眼区血肿的意外;二是均强调气至病所(眼部或眶周围),分别介绍如下。

(一) 李聘卿行气手法

李聘卿先生是我国军中中西医结合的眼科名医,他于1970年发现的新明穴,及其一整套独特操作手法,曾为3 000多例不同的眼病患者带来光明。1978年获得中国科技大会成果奖。

1. 取穴

新明1、新明2。

2. 主治眼病

中心性视网膜脉络膜病变、视神经炎、视神经萎缩、视网膜色素变性等多种眼底病变。

3. 操作

(1) 进针 左右手互为刺手和押手。

① 新明1:一手拇、食二指挟住耳垂下端向前上方推拉成45°角,一手持针,针体与皮肤呈60°角向前上方成45°角快速进针,针尖进至耳屏间切迹前方下颌骨后侧位处,深度约1寸左右,为第一个刺激点;针体与皮肤向前上方45°角继续刺入,深达下颌骨颞状突后侧位,深度约1~1.5寸,为第二个刺激点。再沿第二个刺激点方向由下颌骨前继续深刺5分,即为第三个刺激点。当到达每个刺激点并出现酸、麻、沉、胀等得气感时即可应用手法。

② 新明2:一手将穴区皮肤绷紧,一手快速将毫针迅速向颞凹部垂直刺入,进针0.5~0.8寸,找到针感后应用治疗手法。

(2) 手法 共有4种手法。

① 捻转结合小提插 用拇、食、中指持针柄,拇指向前呈等腰三角形旋转式捻针,强刺激采用紧插慢提,提插幅度1 mm左右,捻转幅度2转半左右,运针频率180次/min以上;中刺激,提插均匀,频率120次/分左右;弱刺激,慢插紧提,频率80次/分左右。

② 搓转法 用拇、食、中三指持针,拇指向前呈锐角三角形旋转或捻转,同时食、中二指向后上捻转针柄,提插幅度2 mm左右,针转动幅度2转半左右。强刺激:以紧插慢提运针频率180次/min以上;中刺激:提插均匀,频率120次/min左右;弱刺激,慢插紧提,频率80次/min左右。

③ 引导法 将针感导向眼区。拇指将针柄压于食、中指上,轻而快

向后下方捻转,使眼区上部针感向下进入眼内;同法,轻而快向后上方捻转,使眼区下部针感向下进入眼内。

上述三法用于新明1。

④ 揉针法　以拇指与食中指执针柄,拇指呈弧形向前捻转针柄,运针 200 次/min。本法用于新明2。

以上手法,均要求针感向眼区放散。表现为热胀舒适感或闪现电火样感。强、中、弱刺激,相当于泻法、平补平泻和补法,前者用于身体壮实、针感较差而病程较长的慢性眼底病,运针时间均为 1.5~2 min;平补平泻用于中等体质,针感较敏感的急性炎性眼病,运针时间控制在 1 min;补法用于体质虚弱,针感敏感的出血性眼病及青光眼患者,运针时间控制在 0.5 min。

上述手法均不留针。以 10 次为一疗程,疗程间隔 3 日左右。

(二) 郑魁山过眼热手法

郑魁山先生是我国现代著名针灸临床家,被称为"西北针王",在针刺手法运用上更是独树一帜。过眼热针法,是他在温通法的基础上总结出的用于眼病的独特的针刺手法。并由他的几代学生传承并推广。

1. 取穴

风池。

2. 主治眼病

近视、弱视、重症肌无力(眼型)、干眼、中心性视网膜脉络膜病变、视网膜出血、巩膜炎、视神经萎缩等。

3. 操作

患者取坐位,医者左手为押手,以拇指或示指切按风池穴,75%酒精棉球常规消毒后,右手为刺手,持 0.30 mm×(25~40)mm 毫针,针尖朝向对侧目内眦或太阳穴方向,沿押手指上缘以指切进针法破皮缓慢送针 20 mm 左右。如术者感到针下冲动,可询问患者是否有酸胀感。至患者针感强烈之时施行"温通针法":即押手加重压力,刺手拇指用力向前捻按 9 次,使针下沉紧,针尖对着有感应的部位连续行小幅度重插轻提 9 次,拇指再向前连续捻按 9 次,针尖部位顶着针下得气处施行推弩守气,使针下沉紧感保持。此时押手施以"关闭法",即将押手放在针穴的下方,加重压力并向上连续不断地用力,向同侧眼球方向推弩,促使针感向上传导,直达眼底,使整个眼球产生热胀感,眼睛湿润,守气 1~3 min。缓慢出针,按压针孔。

本法是在风池运用温通手法将针感循经传至眼部,并在眼部产生热感,以疏通少阳经气,行气活血。所以称为"过眼热"法。

操作时掌握以下几个关键:

(1)刺手押手配合,重用押手 应用本法时,要重视双手的配合,特别是押手的运用。押手似"侦察兵",在进针前首先要进行揣穴,即用左手拇指在风池穴体表定位处进行揣按,找准风池穴的孔隙,辨别此处肌肉的厚薄及孔隙的大小,以确定进针点。并根据患者肌肉的厚薄确定针刺深度,一般为 12~20 mm。

(2)重视得气,强调补泻 得气是针刺取得疗效的基础,并直接关系到疾病的预后,而准确取穴及揣穴又是取得针感的前提。补泻手法操作必须建立在得气的基础上。进针前,通过按压风池穴来激发经气,使进针时易于得气。进针后,注重双手配合,通过押手感知针下是否有冲动传导即"气至冲动",候其气至后,抓准时机,刺手施以补泻手法。不同的补泻手法作用不同,本法以热补温通为主,是传统的烧山火手法的一种传承和发展。

(3)闭关守气,气至病所 在施以补泻手法后,要重视守气,也就是使用"关闭法"。具体操作:将押手重按针穴下方,着重使用推弩守气法或捻提守气法在风池穴处守气 1~2 min;同时,刺手将针体向上推进,促使针感上行,双手配合,使针感直达病所。总之,重押手以促使气至病所,是"过眼热"针法取得疗效的关键所在。守气可增强针刺感应,是提高临床疗效的关键。同时,守气也是针下产生热感或凉感的关键。

另外,在风池穴作为主穴的同时,郑魁山教授还强调四配穴的应用。即:内睛明、球后、攒竹、瞳子髎。并认为其中球后、内睛明长于治疗内眼病,攒竹、瞳子髎长于治疗外眼病。

(三)金舒白导气针法

本法是上海针灸名家金舒白教授总结的用以治疗眼病的一种独特的针刺手法。"导气"一词出自《灵枢·五乱》:"徐入徐出,谓之导气"。原主要用于 Graves 眼病和甲状腺功能亢进等。经她的学生反复实践,在操作上不断得以改进,并扩大了临床病种。

1. 取穴

上天柱穴,首见于日本针灸学者代田文誌的《针灸临床治疗学》,认为是治疗"眼力衰弱、视网膜炎、视神经萎缩、眼底出血等的重要穴。"

2. 主治眼病

Graves 眼病、复视、近视、斜视及视神经病变、黄斑病变等。

3. 操作

患者取端坐或侧卧位，保持颈部松弛，取 0.25 mm×40 mm 无菌毫针，成 75°角，对准受针者鼻尖方向进针，然后缓慢柔和地进针，至得气后，用"徐入徐出"导气法行针催气，直至同侧眼部出现得气感。留针20 min 以上。每周 2～3 次。

说明：

（1）手法轻柔　尽量避免上天柱穴区或颈部出现发生局部肌肉紧张或酸胀感，影响进一步气至病所。这是应用上天柱穴导气的独特之处。

（2）针具因病有别　不同的眼病应用，上天柱穴治疗时需运用不同的针具，操作手法也不相同。治疗突眼症时，宜选用较细的针具，针刺前要严格检查针尖有无弯、钩等损伤，以免影响针感的传导。

（3）针感因人而异　临床发现受针者眼部得气感的性质也因人而异，分别有松弛、灼热、胀满及难以描述的异样感觉等，临床时应予以注意。之所以会出现这种情况，可能与患者体质、状态及病症等存在差异有关。

（4）关于上天柱穴　其位置在斜方肌外缘平枕外粗隆处，属于膀胱经。足太阳膀胱经"起于目内眦，上额，交巅……从巅入络脑，还出别下项"，上天柱穴籍此与目及项部相通。从现代神经解剖学角度来看，上天柱穴位于枕大神经干上，而枕大神经的走行正是由颈部经头顶至眼区。这些可能是针刺上天柱穴使"气至"眼区的生理基础。

（5）关于配穴　金舒白教授建议：在 Graves 眼病时，若眼睑挛缩或眼球活动不灵者，配攒竹、阳白透鱼腰等穴以舒畅经脉；伴有复视者，加用睛明、照海，借阴蹻脉之联系，从中滋补肾水，濡润眼球而敛瞳神。

（四）朱新太风池三针法

风池三针法来源于《灵枢·官针》的齐刺法"齐刺者，直入一，傍入二"，为江苏省名中医朱新太主任医师用以治疗眼病的经验针法。风池三针法刺激量较单一取穴刺激量大，刺激时间相对较长，刺激面较广，通过针刺效应的累积能更好地治疗相关疾病。

1. 取穴

风池。

2. 主治

干眼、视疲劳等多种眼病。对头面五官等疾病如眩晕、耳聋、耳鸣、头痛等也均有较好疗效。

3. 操作

选用规格为 0.30 mm×40 mm 一次性无菌毫针。患者取端坐位。准确定位双侧风池穴,先进一针,再在其左右旁开各 0.5 寸处各进 1 针,即两侧穴区各 3 针。每穴针刺时,针尖均向鼻尖方向斜刺 1 寸,至有酸胀感,先行捻转手法,角度在 180°～360°之间,频率为 60 次/min。操作 2～3 次后,改为提插手法,采取重插轻提之法,同样操作 2～3 次。如此循环,行针手法宜轻巧、柔和、平补平泻。一般每穴施针 1 min,以促通经气运行,使气至病所,患者觉局部酸胀感明显,向头面部方向传导。

留针 30 min。出针后,双目有"明亮感"。每周针刺 3 次。

【主要参考文献】

［1］中国人民解放军 371 部队.针刺新明穴治疗眼病 504 例报告[J].新医药学杂志,1974,(8):40.

［2］宋忠阳,孙润洁,徐璇,等.浅议郑魁山"过眼热"针法[J].上海针灸杂志,2017,36(12):1491.

［3］金舒白.针刺治疗甲状腺病 228 例经验总结[J].中国针灸,1982,2(1):14.

［4］张晓庆,仇山波,朱安宁.朱氏风池三针法配合眼周取穴治疗干眼病 40 例临床研究[J].江苏中医药,2020,52(6):71.

第三节　现代其他针法技术

本节重点介绍穴位注射法、皮肤针法、三棱针法、皮内针法和来自民间的鬃针法。

一、穴位注射法

穴位注射法又称水针法,是将某些药液小剂量注射入穴位以防治疾病的一种针法。由于穴位注射法综合了针刺的机械刺激和药物的化学作用的双重效应,对某些疾病来说,其疗效往往较之单纯针刺或单纯药物注射为高。成为继电针之后最重要的现代眼病针法之一。

我国于 1958 年将穴位注射用于眼病治疗。初期以外眼病为主,之后逐步用于多种眼病的治疗。与其他病种相比,穴位注射治疗眼病更有它的独特优势,由于眼球存在生物屏障,通过穴位给药,特别是在眼区穴位直接给药,对透过部分生物屏障,提高眼内药物浓度发挥药物作用有一定意义。目前,西医应用注射的方法进行眼内给药,其目的也在于减小生物屏障对药物吸收的影响。

(一) 常用针具和药液

1. 针具

一次性 1 ml、2 ml 和 5 ml 注射器。

2. 药液

西药制剂:鼠神经生长因子注射液、普罗碘铵注射液、复方樟柳碱注射液、三磷酸腺苷注射液、甲钴胺注射液、维生素 B_1 注射液、维生素 B_{12} 注射液等。中药制剂:丹参注射液、黄芪注射液等。

(二) 具体操作

核对药名及有效日期,检查药液的质量,如发现过期或药液沉淀、安瓿破损、变质或内有异物等均不得使用。

眶内穴一般只选取 1 穴,每次注射不宜超过 2 穴(双侧)。多选球后、承泣;头面穴多选阳白、攒竹、四白、太阳、风池、翳明等;躯体穴多选肝俞、脾俞、胰俞、肾俞。

眼区穴及面部穴仅用一次性 1 ml 注射器。穴位注射时,先快速刺入皮下,缓慢推进,约 1.0~1.5 cm 左右,不必强求得气,回抽无血,即可将药液慢慢输入。出针后应当立即按压针眼 2~5 min。颈部及躯体部穴位,可根据药液注入量选择针具,以同法进针并进至一定深度,可略作提插(注意不可乱提猛插,因注射针头较粗,易于造成组织损伤),以促使得气,再推入药液。一般而言,年老体弱或小儿及病情属虚者,推注速度宜慢;壮年体强及病情属实者,推药速度可快一些(眶内穴不宜过快)。穴位注射的剂量,应据症情、部位及药物性质而定,如眼区及面部剂量宜小,每穴在 0.2~0.5 ml 左右,颈及躯体则在 1~2 ml 左右。穴位注射结束,拔出针头,用消毒干棉球按压针孔片刻。眼病治疗可隔日穴注 1 次或每周 2 次,穴位须轮换,一般以 1~3 月为 1 疗程。

二、皮肤针法

皮肤针法,又称梅花针法。是将多支短针集合成簇对穴区或特定部位进行浅刺以达到防治病症目的的一种针法。皮肤针法,源于古代九针中的镵针,脱胎于箸针。箸针,系指竹筷扎上针具进行刺血,在明代医家陈实功所撰的《外科正宗》一书中有较为详细的描述。现代,皮肤针法无论在针具的革新还是在针刺方法、适应病症等方面,都有极大进展。从20世纪60年代起首先用于近视的治疗,目前还用于弱视、视疲劳、干眼、眼肌麻痹等多种眼病的治疗。对视神经炎、视神经萎缩、早期老年性白内障、视网膜色素变性等也有一定疗效。

(一) 针具

眼病临床上常用的为皮肤针、电(皮肤)梅花针。

1. 皮肤针

有两类。一类是以塑料、有机玻璃或胶木为柄,针头仅有七根短针的七星针;另一类为牛角质针柄,针头如橄榄一头大一头小,大的一头装7枚针(即七星针),并呈散布;小的一头装5根针(即皮肤针),成一簇集束。

2. 电皮肤针

又称电梅花针,是由晶体管医疗仪和特制皮肤针两部分构成。晶体管医疗仪有两根输出线,一根接在铜棒上,一根连接特制皮肤针。

(二) 操作

1. 皮肤针操作

如为单纯七星针,持针时宜用右手握住针柄,以无名指指肚将针柄末端固定于小鱼际处,并令针尾露出手掌 1～2 cm,中指和拇指扶住针柄,食指按于针柄中段,这在叩刺时就能充分运用手腕弹力。如为双头皮肤针,因针具针柄弹性好,针头重,宜以半握拳式持针。即以拇指指腹将针柄压在食指第二节之侧面,余三指屈向掌部以固定针柄末端,然后运用腕力叩打。皮肤针叩刺时,应注意仅用腕部弹刺,肘部宜保持固定。落针,要稳准;起针,要迅速。使针尖与皮肤呈垂直接触,只作极短暂的停留。叩击时须发出短促而清脆的"哒哒"声。叩针频率最好保持在每 min70～100 次左右。强度一般分轻、中、重三度:轻刺激,患者略感痒痛,仅见轻微潮红;中刺激,患者有轻度痛感,局部皮肤潮红而现丘疹、略微出血;重刺激,患者有明显的痛感,叩刺部至明显发红、出血。眼病治疗一般只用轻及中刺激。

2. 电皮肤针操作

嘱患者握住铜棒,医者执针具,打开电源,调好频率及波型,即可进行叩刺,叩刺方法同上述。电皮肤针的电源电压为 9 V(直流),输出峰值电压为 100～120V,输出波形多用锯齿波,频率 16～300 次/min,电流强度一般小于 5 mA,以患者能耐受为宜。

三、耳针法

祖国医学中早有应用耳穴治疗病症的记载,如《备急千金要方》提到针灸"支点穴"治疗马黄黄疸及寒暑疫毒等。耳穴治眼病,在元代危亦林的《世医得效方》就载有:"目赤,挑耳后红筋"。现代耳针疗法是在法国诺吉博士 1956 年首先发表的胚胎倒影的耳穴图的基础上发展起来的。已广泛用于各种眼病的治疗,且包括耳穴针刺、耳穴刺血、耳穴按压、耳穴结扎等多种治疗方法。耳针法可单独应用,如治疗青少年近视等;也可以和其他方法同用,以增强效果和较长时间维持其疗效。

(一) 针具
0.30 mm×13 mm 之毫针。

(二) 操作
用探棒测得敏感点并轻按留一充血之压痕,碘伏严格消毒,以左手拇食指固定耳郭,中指托住耳背,右手拇、食指持针,在压痕处用捻转法或直刺法迅速进针。因耳穴进针较痛,可令患者在刺入时张口深呼吸。进针深度一般为 3～4 mm,以针柄站立不倒,患者针感明显为宜。留针时间一般为 20～30 min。耳穴出针时快速取出并以消毒干棉球按压针孔,以防出血。

四、三棱针法

三棱针法是指应用三棱针通过刺破穴区或特定部位的浅表静脉,放出少量血液以达到防治疾病目的一种针法。是古代特别是金元之后,治疗多种急性外眼疾病的主要方法之一。三棱针法也是目前临床上用于眼病的针法之一,与古代相比,不仅在针具上有了较大的革新,在操作的方法上及适应病症方面,均有长足进展。如在操作上,已不局限于传统的点刺出血,而进一步发展为剔刺、挑治等一系列方法;在治疗范围上,也从急性和疼痛性外眼病为主扩展为多种慢性难治性眼病。

(一) 针具
现代采用不锈钢制成,针柄为圆柱形,针身呈三角形而有刃,有粗细不同型号,以适应不同部位、症情及体质的需要。目前,临床上常用的有二种,一为大号,针体长度 65 mm,直径 2.6 mm,刃长 15 mm;二为小号,针体长度 65 mm,直径 1.6 mm,刃长 6 mm。另外,还常用一次性灭菌粗毫针(0.40~0.50 mm×13 mm)或一次性灭菌注射器(1 ml)针头代替。

(二) 具体操作

眼病临床常用的有以下二法。

1. 点刺

(1) 体穴点刺 主要用于太阳穴和井穴。选定穴区严格消毒后,左手拇、食指用力捏紧穴区周围肌肤,右手持三棱针对准穴区中心,用针尖刺破皮肤,深约半分至 1 分,随即快速退出,以出血为度。亦可预先用干棉球裹住三棱针下段和持针手指,微露针尖,再行点刺,可避免针刺过深。出针后,不按压针孔,让血液流出,如出血不畅,可以拇、食指挤出血液。一般出血数滴至 0.5 ml,症情急重者,可出血 2~3 ml。

(2) 耳穴点刺法 用细三棱针。预先按摩耳穴使其充血。穴区碘伏严格消毒后,以左手三指固定托住或捏住针刺的耳穴处;右手拇、食二指持针,中指端紧靠针体下端,对准耳穴迅速点刺 1~2 mm 深,立即出针。然后,轻微挤捏针孔周围皮肤,据症轻重,出血 3~5 滴或 7~10 滴左右。

上述二法,点刺结束后,均用消毒干棉球拭去血迹,并按压针孔。点刺法要求手法熟练、动作迅速,以减轻疼痛。穴位交替选用,可每周 1~2 次。注意同一穴,以每周点刺 1 次为宜。

2. 剔刺

主要用于出现某些阳性反应物的眼病患者。细心寻找到阳性反应物,选择较为明显者,以针尖剔破其表皮,挤压出血少许即可。

五、皮内针法

皮内针为现代针具,是浅刺留针的特制针具,可固定于穴位皮内或皮下,以长时间刺激经脉穴位的方法来提高临床疗效。和毫针比较,皮内针可较长时间刺激经络腧穴,从而提高疏经通络的功用。可用于治疗各种急慢性眼病,特别是难治性眼病,一般多作辅助治疗。

(一) 针具

皮内针是用不锈钢丝制成的小针,有颗粒型(又称麦粒型)和揿钉型

（又称图钉型）两种。随着消毒意识的提高，目前，多用一次性无菌揿钉型针具。

1. 颗粒型针

常用规格 0.3 mm×5 mm。针柄呈颗粒状，形似麦粒，目前多呈环形，针体与针柄呈一直线，因针体较粗，针身较长，一般用于背部和四肢部的横刺、浅刺。

2. 揿钉型

常用规格：(0.20～0.25)mm×(1.3～2.0)mm。针柄呈环形，针体与针柄呈垂直状，适用体穴、耳穴等各种穴位的垂直浅刺。

（二）操作

针刺前对针具和穴位皮肤进行严格消毒。最好选择一次性无菌针具。

1. 颗粒型皮内针刺法

左手拇、食二指按压穴位皮肤，稍用力将针刺部位的皮肤撑开固定，右手用小镊子夹住针柄，迅速破皮，将针体斜刺入真皮内，可埋入 3～5 mm。埋针时，针体与经脉循行线垂直成十字形交叉。如肝俞穴属足太阳经，经脉自上而下，皮内针则可从左而右或从右而左沿皮横刺，使针体与足太阳经成十字交叉。然后顺针体的进入方向用长条胶布固定在皮肤上，不致因运动而使针具移动或丢失。

2. 揿钉型皮内针刺法

左手舒张皮肤，右手用小镊子夹持揿针针柄或揿针的中心拐角处，将针尖对准选定的穴位垂直进入，使其环形针柄（揿圈）平附于皮肤上，然后用胶布粘贴固定。一次性无菌针具，则用小镊子夹住胶布连针贴刺。

3. 埋针时间

据病情、季节和诊疗间隔时间而定，一般 1～2 天，最长可达 6～7 天。如夏季不宜超过 2 天，以防止感染。埋针期应嘱患者经常按压该处，每天可按压 3～4 次，每次 1～2 min，以加强刺激，提高疗效。也有根据病情轻重与病证虚实，采用补泻不同手法按压者。病情重、病证实者，按压用力重而快，是为泻法；病程长、病证虚者，按压用力轻而慢，是为补法。

六、鬃针法

鬃针法是以猪的鬃毛为针具刺激穴位或特定部位以达到治疗目的

的一种疗法。鬃针法一直流传于我国民间，自 20 世纪 80 年代起，始有临床报道不断出现于公开发行的中医针灸刊物。

目前在临床上较为常用的鬃针法有两种，一为直接法，即鬃针直接刺激某些特定的穴区（这些穴区则往往难以用不锈钢毫针针刺），起到类似毫针刺激的作用而；二为间接法，即将鬃针埋藏于穴区深处，起到类似穴位埋线的刺激作用，而较之一般的埋线法更为简便。眼病治疗主要用前者。

在临床上，本法适应急性角膜炎、慢性角膜炎、泪囊炎、溢泪症、青少年近视、远视、散光、飞蚊症、玻璃体混浊、睑板腺囊肿（霰粒肿）、睑腺类（麦粒肿）、初期青光眼、斜视、初期白内障等多种眼病的治疗。

（一）针具

鬃针宜取用 1 年龄左右、重 80～150 kg 肥猪的颈项部鬃毛，以圆形、不出叉及黑色者为佳。剪去根部与末梢，放入清水加碱煮沸去垢，反复数次，直至水清澈为止。取出后，将鬃针二头修剪平齐，留长 3 cm～6 cm。如用作直接针刺，可放置于针盒内高压消毒备用。如用作埋藏刺激，则可在消毒后置于 75％酒精中浸泡，或加药液浸泡（药液制备：硫黄、胆矾、明矾、皂矾、五倍子、五味子、乌梅，后 3 味量倍于前 4 味，加75％酒精适量）备用。

（二）操作

以泪点作为刺激点。方法为：令患者仰靠坐位或取仰卧位，医者与患者对坐，左手指轻拉上或下眼睑，充分暴露上下泪点（双眼共 4 个），从泪点沿泪小管进针。扎上泪点时嘱患者眼向下看，扎下泪点眼向上看，以右手将无菌鬃针先直刺入泪点 1 mm～2 mm，继之约成 45°角向鼻侧斜刺 4 mm～10 mm（经泪管进入到泪囊），至局部有明显酸、麻感、流泪或有触电感为佳。不留针或留针 10 min。去针时，宜慢慢退出，用消毒干棉球轻压泪点。出针后，最好令患者在诊室休息 10 min。

第四节　现代灸法技术

灸法，是现代针灸治疗眼病的主要方法之一。常用于眼睑病、干眼、视疲劳、眼肌病及青少年近视和弱视等。本节重点介绍较为独特的热敏灸法、核桃壳灸法、雷火灸法三种灸法。

一、热敏灸法

热敏灸法,是指在选定的穴区施灸并促使灸的感觉传导,以提高防治效果的一种艾条灸法。它是 20 世纪 90 年代后期,江西等地的针灸工作者在传统艾灸疗法和名中医经验的基础上总结出来的一种新型灸法,是对灸疗法的传承和创新。

激发特殊传导灸感是热敏灸的主要特点。这种特殊灸感与常见的局部热感、皮肤表面热感完全不同,大致有 6 类:①透热,灸热从经穴皮肤表面直接向深部组织穿透,甚至直达胸腹腔脏器;②扩热,灸热以施灸点为中心向周围扩散;③传热,灸热从施灸点开始沿某一方向传导;④局部不/微热远部热,施灸部位不/微热,而远离施灸部位的病所处甚热;⑤表面不/微热深部热,施灸部位的皮肤不/微热,而皮下深部组织甚至胸腹腔脏器甚热;⑥非热觉,施灸(悬灸)部位或远离施灸部位产生酸、胀、压、重、痛、麻、冷等非热感觉。以上现象的发生有一个共同的特征,就是被施灸部位对艾热非常敏感,产生一种"小刺激大反应"的现象,并称这种现象为灸疗的热敏化。这里的"敏",含义有二:一是施灸部位"敏",表现为热感的空间增大或性质转变;二是靶器官的"敏",表现为产生明显的双向调整作用,疗效显著。热敏灸法,近年来通过国内外工作者的临床实践,已用于 100 多种症,取得了较好的效果。在眼病治疗中,也用于视疲劳、干眼、近视、弱视、眼肌麻痹及糖尿病视网膜病变等多种病症,并收到了较好的效果。

(一)灸具

选择烟雾少、质量好的优质纯艾条。

(二)操作

1. 定点

被灸者最好取卧位,要求全身肌肉充分放松,呼吸匀而慢。先确定热敏点:充分暴露病所的体位,选取体表病位附近的经穴或区域。眼病多取风池、太阳、翳明、睛明,也可远取三阴交、光明、关元。用点燃的纯艾条,在距离皮肤 3 cm 左右施行回旋灸、温和灸或运用雀啄灸等法进行探寻。当出现以下灸感反应之一,即可定为热敏点:一种是在施灸时,出现灸热从施灸点皮肤表面直接向深部组织穿透;另一种是灸热以施灸点为中心向周围片状扩散,或线状向远处传导甚至达病所。如一时探寻不到热敏点,也可据症选穴。注意,取穴位要精少。

2. 施灸

(1) 方法　有二种:一为以左手的食指和中指的指腹轻轻地按压所选热敏点或穴位的两侧,以柔劲为主,右手拇指、食指、中指三指拿捏艾条,艾条离皮肤 2～3 寸处固定施灸。注意:此时穴区应只感到舒适的温热而不是灼热。为达到这一点,施灸者可先将艾条燃着一端,在所选定之穴位上空先反复测度距离,至患者感觉局部温热舒适而不灼烫,再固定不动。另一法为,以左右双手,分别执一燃着的艾条在穴区上方的固定部位施灸,此法可同时灸二个穴区。

(2) 顺序　一般按下述步骤依次进行:回旋、雀啄、循经往返和温和灸,实施热敏灸操作。具体为先行螺旋形回旋灸 2 min 温热局部气血,接着以雀啄灸 1 min 加强灸感,循经往返灸 2 min 以激发经气,最后以温和灸法施灸 5 至 10 min 发动感传,开通经络。要求能激发灸感传导或温热感向肌肤深部及胸腔内透入。

(3) 注意　要求灸者在整个施灸过程中,火力必须均衡,作用不能中断;被灸者要细心体会施灸点上是否出现温热感及有无传导现象。这里要注意的是:施灸时,灸处应仅仅出现微红,而不是一般要求的潮红。据临床经验,当灸区出现潮红,往往不易引发温热感的传导。

二、核桃壳灸法

核桃壳灸,又称核桃皮灸、眼镜灸。是一种用天然核桃壳为灸具的灸法。较早见于元代的《瑞竹堂经验方》,用治疯狗咬伤。清代顾世澄《疡科大全》中则用作疮疡肿毒的治疗。经现代医家的发掘,在眼病治疗上,目前主要用于青少年近视、急慢性结膜炎、睑腺炎、角膜炎、干眼、视疲劳、早期老年性白内障的治疗。对中心性视网膜脉络膜病变、视神经萎缩、视网膜色素变性等眼底病变也有一定疗效。英国尚应用一种蜗牛壳灸治疗眼病,认为蜗牛壳传热持久、不易因热而碎,其结构使热能够穿透眼睛,且具有一些中药,如石决明、珍珠、牡蛎等的平肝潜阳作用。

(一) 灸具

选择个大饱满的新核桃若干,将核桃从中缝切成基本对称的两半,去仁,留完整的 1/2 大的核桃壳备用。取柴胡 12 g,石斛、白菊花、蝉蜕、密蒙花、薄荷、谷精草、青葙子各 10 g。用细纱布包裹,放入药锅里,加冷水600 ml,浸泡60 min,然后用火煎至水沸后5 min,将核桃壳放入药液里,浸泡30 min后方可取用。亦有单以菊花水浸泡的。用直径2 mm左右的细铁丝弯成眼镜框架样式,或者直接用金属眼镜架,在镜框前外侧各加一铁丝,弯成等边直角形的钩,高和底长均约2 cm,与镜架固定在一起,供施灸时插艾炷之用。镜框四周用胶布包好进行隔热,以免灼伤眼周皮肤。眼镜框视核桃壳大小可作调整。

(二) 操作

因本法主要用于治疗眼病,可根据病眼只数,取2～3 cm纯艾条1～2段,插入镜框前铁丝上,再取1～2具完整的半个核桃壳,镶入镜框上,要求扣在眼上不漏气。先从内侧点燃艾条,将镜架戴到双眼上,务必让核桃壳扣在病眼上,艾段燃尽,再插1段。每次据症情灸1～3壮。每日或隔日1次,10次为一疗程。疗程间隔3～4日。

三、雷火灸法

雷火灸,古代又称为雷火神针法。是利用燃烧时的物理因子和药化因子,与腧穴的特殊作用、经络的特殊途径相结合,产生疗效的一种疗法。本法首载于明代《本草纲目》,在其他明清医籍中,如《针灸大成》、《外科正宗》、《种福堂公选良方》等都有记载,但其配方用药各有差异。当时称为雷火神针,其实本法是一种艾灸法,之所以称为"针",是因为操作时,实按于穴位之上,类似针法之故。雷火灸法,由于配方不一,给统一的灸具制作带来一定困难,加上操作的不便,因此,现代应用不广,有关临床资料不多。近些年来,我国的一些针灸和科研工作者,在药物配方及操作上都有一定改进。与传统艾灸相比,同等条件距离下测量最高温度,雷火灸最高可达240℃,较普通艾灸为高;且雷火灸的近红外线在0.3～2 μm,远红外线为5～15 μm,具有较好的红外效应。雷火灸以强大的火热力和红外效应,作用于施灸部位,通导全身经脉和促进气血循环,兼具温通和温补的双重功效。由于改用悬灸法,不仅操作较为方便,治疗效果和范围也相应有所扩大。在眼病治疗中,对青少年近视眼、干眼、视疲劳、老年性白内障等多种眼病有一定效果。

(一) 灸具

雷火灸条(市售)。

(二) 操作

主穴,一般取眶内及眶周穴如睛明、承泣、瞳子髎、攒竹、四白、印堂等和耳郭内外侧穴区。配穴多取风池、大椎、肝俞、肾俞、光明、合谷。每次主配穴多均取。

在配备有良好排烟设备的诊室中,患者取坐位或仰卧位。点燃雷火针灸药条顶端,用悬灸法施灸。先在患者额头进行回旋灸,艾条距前额2～3 cm,左右往复 2～3 min,直至患者额头的皮肤微红为度;患者闭目,分别对双眼进行顺时针方向回旋灸,艾条距穴位 1～2 cm,每眼灸 2～3 min,然后艾条由远及近,分别对双眼的眼周诸穴(睛明、攒竹、鱼腰等)进行雀啄灸,艾条近至患者感觉微烫时稍微停留 1～2 秒后再移向下一个穴位。先从眼眶四周的近穴,再到全身的远穴,如此循环反复进行。每次施灸约 20～30 min。每日或隔日一次,1 个月为一疗程。

(三) 注意

宜选择品牌优质灸条。熏灸至患者眼周皮肤微红即止,切忌时间过长,否则易引起眼部干涩。灸后可依次配合按摩眼区周围穴位,通常以阳白穴为起点。

第五节　现代其他腧穴刺激技术

本节介绍眼病临床中较为常用的二种腧穴刺激法:腧穴激光照射法和穴位敷贴法。

一、穴位激光照射法

穴位激光照射是利用激光器所发出的低强度的受激辐射光对人体的穴位(体穴、耳穴等)进行照射,激发经络系统,产生多种生物效应以防治疾病的一种疗法。与传统的刺灸法相比,腧穴激光照射具有无痛、无菌、安全、无出血、易控的优点。1962 年,激光用于治疗首例视网膜脱离的患者,也是其首次应用于临床。1973 年,穴位激光照射在亚洲一些国家开始推广应用。之后的 50 年来,穴位激光照射已广泛用于人类的多种疾病。

穴位激光照射在眼科应用相对较早,至今已用于治疗青少年近视、弱视、Graves 眼病、睑缘炎、睑腺炎、眶上神经痛、动眼神经麻痹、疱疹性角膜炎、急性泪囊炎、玻璃体混浊、中心性视网膜脉络膜浆液性病变等多种眼病。以青少年近视临床观察病例最多。一些研究证实,穴位激光照射可以调节自主神经和免疫系统,如通过刺激泪腺功能来增加泪液分泌;通过调节眼睛表面或附属器官中有关抗炎途径和迷走神经的活动来帮助减轻炎症。

用于穴位照射的激光治疗仪有四种:He-Ne(氦-氖)激光治疗仪、将光导纤维通过注射针直接将 He-Ne 激光导入穴位深处的新型激光治疗仪、半导体激光(砷化镓)激光治疗仪和二氧化碳(CO_2)激光治疗仪。目前,用于眼病治疗的主要为前二者,而以 He-Ne 激光腧穴治疗仪最为常用。

（一）器械

He-Ne 激光腧穴治疗仪:He-Ne 激光器是一种原子气体激光器,由放电管、光学谐振腔、激励源三部分组成,作为激光腧穴治疗的光源为红色激光。工作物质为 He-Ne 原子气体,发射波长 632.8 nm,功率从 1 毫瓦(mW)到几十毫瓦(mW),光斑直径为 1～2 mm,发散角为 1 mW 弧度角。这种小功率的 He-Ne 激光束能部分到达生物组织 10～15 mm 深处,故可代替针刺而对穴位起到刺激作用。

（二）操作

在使用之前,必须检查地线是否接好、有无漏电等问题,然后方可使用。否则,易发生触电或致机器烧毁。确定好患者要照射的穴区后,接通电源,He-Ne 激光器应发射出红色的光束,若此时激光管不亮或出现闪辉现象时,表明启动电压过低,应立即断电,并将电流调节旋钮顺时针方向转 1～2 挡,停 1 min 后,再打开电源开关。切勿多次开闭电源开关,以免引起故障。调整电流,使激光管发光稳定,然后将激光束的光斑对准需要照射的穴位,进行直接垂直照射。光源至皮肤的距离为 8～100 cm,每次每穴照射 5～10 min,共计照射时间一般不超过 20 min。每日照射 1 次,10 次为 1 个疗程。疗程间隔为 7 天。因激光吸收累积到一定程度即达饱和,效果会停滞不前,故疗程之间应该有间隔。

（三）注意

在使用仪器之前,应该详细检查有无漏电、混线现象,检查地线是否接好,以防触电事故和机器故障。使用仪器要严格遵守操作规程。

二、穴位敷贴法

穴位敷贴法。它是选取一定的穴位,在其表面贴敷某些药物和其他物质,通过对腧穴的刺激和药物的吸收,起到防治疾病的作用。分为敷法和贴法二类。其中敷法,采用对皮肤组织有一定刺激性的药物,单味或复方制成膏药形式敷贴于穴位上。可保留较长时间,使局部充血起泡,如同灸疮;或在短时间内去掉,仅令皮肤潮红即可。这类方法更接近灸法,可以归非温热灸法的一种,古人称为"天灸",现在也称作冷灸。在眼病治疗中,古人用得较多,现代应用不多,且剂型也有所改进。二是贴法:所用的贴剂,为无刺激性的药物(如王不留行籽)或刺激性较小药物制成的膏药及特制敷贴物(如磁片)等贴压于穴区,此法更安全,保留时间可从数小时至数日,在眼病治疗中应用较广。

(一)敷贴物

1. 敷剂

目前多用药物制作的眼部敷剂。如防治视疲劳的眼贴,制作方法如下:水煎法提取菊花 40 g、丹参 20 g、薄荷 20 g、决明子 20 g、麦冬 20 g、葛根 20 g、甘草 20 g 的有效成分,采用 0.2%卡波姆凝胶锁水,0.2%柠檬酸调节药液,制成眼贴使用。本法多用于眼眶周围穴区。

2. 贴剂

应用于眼病的多用的一种是将药物(王不留行籽多见)或磁珠置于 0.5 cm×0.5 cm～0.7 cm×0.7 cm 不同规格的医用胶布粘面正中,对腧穴进行粘贴。本法多用于耳穴。

(二)操作

1. 敷法

一般取双侧眼部(包括攒竹、丝竹空、太阳、鱼腰、瞳子髎、四白、承泣、睛明、球后等穴区在内)。患者取仰卧位,闭目,将眼贴敷于穴区。置 20 min,每日 1 次。

2. 贴法

多用于耳穴。每次取一侧耳,二耳交替,取 3～5 穴。寻准穴位,先以 75%酒精棉球对穴区清洁消毒,待酒精挥发后,用探棒对所选耳穴探寻到压痛点或反应点,并做好标记,左手固定耳郭,绷紧穴位皮肤,右手用镊子夹住耳穴贴将贴物直接对准穴位中心贴牢。按压 1 min 左右,至穴区胀痛潮红发热。嘱患者每日自行按压,每次每穴 1 min,可多穴同按。注意:自行按压时,只能采取一压一放之法,不可捻转式按压,以防皮肤破损引发感染。每周换贴 1～2 次。

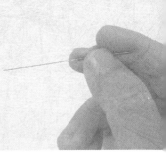

第七章
针灸眼病病谱

　　针灸眼病病谱,是指适宜于针灸治疗的眼科疾病的病谱。属于针灸病谱的重要组成之一。它和整个针灸病谱一样,具有以下三个鲜明特点:一是时代特点。随着时代的发展,科学技术的进步,人类对于疾病认识的深入,适宜治疗的病种不断增加,因此它始终处于发展增加之中。不仅古代和现代较大的区别,即使同一时期的不同阶段也有所不同。如秦汉与唐宋就不一样,表现在现代更为明显。二是学科特点。且不说中西医的病谱各有特点,即使属于同一祖国传统医学范畴的中医与针灸二门学科在疾病谱上也有差别。这一点在古代文献中就已表现出来,如著名的眼科专著《秘传眼科龙木论》中,中医药物治疗的眼病病谱列了72种,包括内障眼病23种,外障眼病49种;而在该书的"针灸卷"中,列针灸治疗的不同眼部症状仅38条条文。且所述病症多有重复。现代,这一特色就更为明显。三是优势特点。有学者提出等级病谱的概念,意思是无论各种疗法,其所涉及的病谱中的不同病种,根据效果优劣,都可分为不同等级。以针灸为例,可分为针灸独立治疗、针灸为主、针灸辅助治疗和针灸疗效不确切四个等级。前面两个等级的病种,就相当于优势病谱。这个优势病谱,不仅各学科之间不一致,而且在同一学科中随着经验的积累、技术的提高以及认识的深入也处于不断变化之中。如古代的针灸病谱,以外眼病作为优势病谱,而进入现代,则逐渐转换成以眼底病为主。

第一节　古代针灸眼病病谱

　　我国古代对眼病的认识可追溯到上古时期,早在河南安阳殷墟出土的商期武丁时代的甲骨文中所记载的20余种疾病,其中就有"疾目"一项。这是目前所知关于眼病的最早文字记载。在我国现存最早的出土针灸文献《足臂十一脉灸经》和《阴阳十一脉灸经》中,开始有关于眼与经脉的关系和灸所属经脉治疗眼病的记载。眼病共 4 种:目痛、目外渍(眦)痛、目黄、目瞑等。其中,提到可用灸所属经脉进行治疗的为目痛和目外渍(眦)痛。如目外渍(眦)痛,可"久(灸)少阳(脉)"。但内容过于简略,难以作为病谱提出。

先秦两汉时期,《黄帝内经》开针刺治疗眼病之先河,所载眼部病名有目赤、目痛、目瞑、目不明、目䀮䀮、目瘛(通瘛,意为抽动)、目中赤痛、目不明、目无所见等多种。但用针灸治疗的病种只有目赤、目痛、目眩 3 种。值得一提的是成书于西汉末至东汉延平年间、目前已失佚的《黄帝明堂经》中提到攒竹治"眉头痛",金元《针经指南》载"两眉角痛不已"的穴方,至明代《医学纲目》明确为眉棱骨痛。相当于现代之眶上神经痛,属常见眼病之一。

晋代针灸专著《针灸甲乙经》在《内经》针灸治疗的 3 种眼病基础上,新增青盲、泪出、目中白翳、白膜覆珠、䁛目(斜视)、矓目(视物不清)、目瞑、目眦痒痛、目瞤动、远视不明 10 种病症。这些病症在很大程度上囊括了后世针灸治疗的传统眼病病种。

唐宋时期,唐代名医孙思邈所著的《备急千金要方》在前人基础上增加了目上插、雀目、目眦烂赤、目青 4 种适应针灸的眼病病症。公元 984 年,相当于我国北宋初年,由日人丹波康赖所撰《医心方》问世,书内加异物入目一症;之后《铜人腧穴针灸图经》加目黄 1 症;南宋《针灸资生经》进一步扩充了疳眼(又称疳积上目,相当于角膜软化症)、目眇(偏盲,单侧目失明)2 种较为难治的眼病。

金元四大家之一张子和之《儒门事亲》,记述了"暴盲"一个病案,以针刺穴位并大出血获效。首见于元明的眼科名著《秘传眼科龙木论》一书,增添了目眦伤、目涩、睢目(上睑下垂)3 种针灸治疗的眼病,另将目痛细分为目急痛、目赤痛等。

明清时期,明初大型方书《普济方》载内障眼病、倒睫,一代针灸大家杨继洲在《针灸大成》中新增赤翳 1 种;清代《针灸集成》则增加了眼眶上有青黑色、瞳子突出 2 种眼病。

纵观自秦汉至明清记载的针灸眼病病谱,据著者统计,共得 31 种病症。其中,目青一症,出自《备急千金要方》:"目青而呕",疑似青光眼,可归为眼病。而目眩,《辞海》解释为"眼花";目黄,应当为黄疸的症状之一;眼眶上有青黑色,拟为其他病症在眼部的反映,此三种均不属眼病。

所以,实为 28 种。

古代针灸眼病病谱

目赤、目痛、眉棱骨痛、青盲、泪出、目中白翳、白膜覆珠、眇目(斜视)、瞎目(视物不清)、目瞑(视物昏花不清)、目眦痒痛、目瞤动、远视不明、雀目、目上插、目眦烂赤、目青、目眦伤、异物入目、目涩、睢目(上睑下垂)、疳眼(又称疳积上目,相当于角膜软化症)、目眇(偏盲,单侧目失明)、暴盲、内障眼病、倒睫、赤翳、瞳子突出。

古代针灸眼病病谱在二晋南北朝已基本形成,之后发展缓慢。除极少为病名外,多为症名。除雀目、内障、青盲为内眼病,均为外眼病。究其原因,可能由于古代科学技术的局限性和中医诊断学的特点,形成以医家直观和患者主观感觉为主的诊病方式之故。同时,这也是针灸眼病病谱以症候命名为多见的原因。另外,由于眼部结构精细复杂,而古代针具较为粗糙,易出现针误;而相当多的眼病难治程度高,获效不易,以致针灸眼病病谱病种局限、扩容缓慢。但古人总结的大量针灸治疗眼病的相关经验仍旧具有宝贵的应用和研究价值,值得传承与发扬。

第二节　现代针灸眼病病谱

如前所说,近代,眼病针灸方面,虽然也有一些针灸著作,如《针灸秘授全书》《针灸治疗实验集》等,其中也有针灸治疗眼病的记载,但无论是眼病的病种与病名、取穴及针刺之法,均未超越前人。所以近代针灸眼病病谱与古代相比未出现明显变化。

本节重点介绍自 20 世纪 50 年代初至 2021 年的针灸眼病病谱的演变和发展的整体情况,供读者参考。目前,关于这一期间有三份关于针灸眼病病谱的研究报告。它们建立在 2 831 篇临床文献的基础上,分别代表三个时段的针灸眼病病谱:1978—2005 年间、1954—2016 年间及著者团队所统计的 2017—2021 年间。

通过对以上综合,我们可以得出较为完整的现代针灸眼病病谱(1954—2021 年)。为了使这个病谱更客观和符合现代特点,著者做了三方面工作:一是规范病症名,由于本病谱的跨度达 67 年之久,西医病症名有一定程度改动,所以一律改用当前规范名称。原有的中医病名,一律改为西医病症名,如目眨(儿童),改成瞬目综合征,泪溢症改为泪囊炎,眉棱骨痛改为眶上神经痛等。这是因为,后面两个时段的病谱中均未出现中医病名,同时也考虑到针灸医学本身的特点和国际认同的要求。二是将疾病和症状统一在病谱中,不再将其分列;三是为便于读者参考和符合本书写作的要求,不同病症的排列上,按照该病症所在的眼部解剖部位作为次序。

现代针灸眼病病谱

眼睑病:睑腺炎、睑板腺囊肿、眼睑下垂、眼睑痉挛、眼睑闭合不全。

眼表病:干眼、视疲劳。

泪器病:泪道阻塞、慢性泪囊炎、泪道功能不全。

结膜病:急性结膜炎、过敏性结膜炎、翼状胬肉、沙眼、电光性眼炎。

角膜巩膜病:角膜炎、单纯疱疹病毒型角膜炎、神经麻痹性角膜溃疡、巩膜炎。

晶状体病:老年性白内障。

玻璃体病:玻璃体混浊。

青光眼:青光眼、高眼压症。

葡萄膜病:虹膜睫状体炎、感染性葡萄膜炎、Behcet 病、顽固性葡萄膜炎、虹膜松弛综合征。

视网膜病:视网膜动脉阻塞、视网膜静脉阻塞、视网膜周围静脉炎、糖尿病性视网膜病变、脉络膜视网膜炎、黄斑变性、黄斑水肿、中心性浆液性脉络膜视网膜病变、夜盲、色觉障碍、视网膜色素变性。

视神经病:视神经炎、缺血性视神经病变、Leber 病、视神经萎缩、皮质盲。

眼外伤:前房积血、视神经挫伤。

屈光不正:近视、远视。

斜视与弱视:麻痹性斜视、脑瘫性斜视、动眼神经麻痹、外展神经麻痹、眼肌麻痹、弱视。

其他眼病:多发性硬化症、视神经脊髓炎、Graves 眼病、重症肌无力(眼型)、眼球震颤、带状疱疹性眼病、瞬目综合征、眶上神经痛。

综上统计,现代针灸眼病病谱共为 62 种病症。

第三节 现代针灸眼病等级病谱

前面二节总结了古代和现代针灸眼病病谱,但是针灸在治疗这些病症中,其作用也就是临床疗效并不相同,如有的效果显著,有的效果一般;有的可单用针灸治疗,有的可以针灸为主,有的针灸则只能起到辅助作用。著者早在 20 世纪初发表的"针灸学如何实现新发展"(《中国中医药报》,2002 - 8 - 12)一文中提出这一观点并支持有的学者提出的按效能不同,将针灸病谱分为四个等级。

其中,1 级病谱,系指可以独立采用针灸治疗并可获得治愈或临床痊愈或临床控制的疾病。针灸能使本类疾病得到本质性治疗,治疗具有实质性意义,即针灸的作用性质和作用量足以对疾病的发病环节进行良性干预和消除,实现疾病的痊愈或临床痊愈。2 级病谱系指可以针灸治疗为主,对其主要症状和体征能产生明显治疗作用的疾病。针灸对本类疾病的本质治疗有明显的促进作用,但难以对疾病的关键环节给予完全消除,有结合其他疗法的必要性。3 级病谱,系指针灸治疗处于从属或辅助地位的病症,也包括处于综合治疗性阶段,针灸用于缓解部分症状,难以发挥主要或关键性作用。4 级病谱,系指针灸已用于这类疾病,但其疗效尚不确切、有争议;其作用有待进一步证实。我们也将上述的针灸眼病病谱按上述标准分为四级,并表述为优、良、中、低四级适宜病症。

如何对此四级针灸疗法适宜眼病进行较为科学的评价和划分,目前尚无统一标准,有学者提出采用能效等级、循证等级,但在实际操作中,一般都采用以公开发表的临床文献数量作为评价标准。本书中,为了使分级更接近临床实际,将著者 40 多年来,特别是最近 30 年来专门致力于眼病针灸实践所获得的治疗经验,进行综合。真正达到古人所说的"文"指"典籍"即书刊上的文字资料,和"献"指"贤人"即活的经验二者的密切结合。现分述如下。

一、基于文献统计针灸眼病等级病谱

(一) 评价情况

应用公开发表的针灸治疗眼病的文献数量来评定等级病谱,是目前主要依据。和上述病谱一样,目前也有三个相应时段的等级病谱。但是,不仅入选各等级的病症有所不同,而且在分级的名称上也不一致:有的按照Ⅰ、Ⅱ、Ⅲ、Ⅳ级分,有的则按适宜病症、常用适宜病症和次常用适宜病症分。

从上面三个不同时期的针灸治疗眼病的等级病谱看,各级病谱的内容有较大的区别。出现这种情况,除了与数据库的选择和文献提取的方法存在差别外,更主要的与以下三方面原因有关,一是不同制订者评定的标准尚不统一,病种的等级选择上会出现一定的差异。二是随着岁月的推移,不同眼病的发生率有较大的变化,如以近 5 年的眼病针灸文献来说,以往常见的急性炎症性眼病,如睑腺炎、结膜炎、视神经炎、视网膜炎近年来的文献占比呈下降趋势。从眼病病种上看,干眼、近视、视神经萎缩三种病症的相关文献占比位居前三,共计高达 46.9%。三是随着针灸医学的发展,眼病治疗出现了从外眼病为主转向眼底病,从常见病向难治病转化的趋向。所以实际上,上述三个等级病谱,应该说还是比较客观反映了不同时期的特点。基于此,著者在上述 62 种眼病病谱的基础上,将三个不同时期的等级病谱进行综合,并对名称作了统一。

针灸眼病等级病谱

优级病谱:睑腺炎、麻痹性斜视、视疲劳、瞬目综合征(眨眼症)、急性结膜炎、过敏性结膜炎、电光性眼炎、干眼、近视、远视、高眼压症、弱视、视网膜色素变性、动眼神经麻痹、外展神经麻痹、中心性浆液性脉络膜视网膜炎、眶上神经痛。

良级病谱:原发性开角型青光眼、糖尿病性视网膜病变、缺血性视神经病变、眼睑下垂(后天性、麻痹性、肌源性)、视神经炎、视网膜静脉阻塞、视网膜周围静脉炎、眼肌麻痹、Graves 眼病、色觉障碍、夜盲、黄斑变性、黄斑水肿。

中级病谱:老年性白内障、视神经萎缩、眼睑痉挛、单纯疱疹病毒型角膜炎、共同性斜视、视网膜动脉阻塞。

低级病谱:睑板腺囊肿、眼睑闭合不全、泪道阻塞、慢性泪囊炎、泪道功能不全、翼状胬肉、沙眼、角膜炎、神经麻痹性角膜溃疡、巩膜炎、玻璃体混浊、虹膜睫状体炎、感染性葡萄膜炎、Behcet 病、顽固性葡萄膜炎、虹膜松弛综合征、Leber 病、皮质盲、前房积血、视神经挫伤、脑瘫性斜视、多发性硬化症、视神经脊髓炎、重症肌无力(眼型)、眼球震颤、带状疱疹性眼病。

从上述分析,四级病谱中,优级病谱 17 种,占 27.4%;良级病谱 13 种,占 21.0%;中级病谱 6 种,占 9.7%;低级病谱 26 种,占 41.9%。优良级与低级相当。

尽管这一等级病谱有一定临床参考价值,但是也有问题。因为采用大数据文献统计的方法存在一些弊病,首先是文献的数量多少难以反映其质量的高低,从循证医学的要求来说,目前大量针灸文献尚属于低级证据;其次,仅仅依靠文献,也不一定能较全面地反映临床真实情况。如上述属于低级病谱的皮质盲和视神经挫伤,在著者的经验中,针灸疗效较佳;而糖尿病视网膜病变,针灸疗效对非增生型优于增生型。为了提供一张更接近当前针灸眼病的实际情况的针灸眼病等级病谱,我们又进行了以下工作。

二、基于临床调研的针灸眼病病谱及等级病谱

(一) 张仁针灸眼病病谱

著者从事针灸工作半个多世纪,1976 年起用针灸治疗眼,专攻眼病也有 30 余年,逐步形成了较为系统的针灸眼病谱。为了统计所含病种,著者团队做了两方面工作,一是对著者所有特需门诊眼病患者开展为期一年(2016 年 10 月至 2017 年 10 月)的调研;二是对本人所著的《百病针灸秘验:50 年临症实录》(科学出版社,北京,2021,11)一书,提取其中眼病验案。前者通过 227 例有效眼病病例分析,调研结果共计 28 种眼病。后者,全书共载眼病验案 98 例,包含眼病病症 42 种。较门诊调研增加 27 种。另增遗漏 2 种。共 55 种。

张仁针灸眼病病谱如下。

眼睑病:睑腺炎、睑板腺囊肿、眼眼睑痉挛。

眼表疾病:干眼(干眼、干燥综合征、更年期干眼)、视疲劳。

泪器病:慢性泪囊炎。

结膜病:急性结膜炎、过敏性结膜炎、翼状胬肉、电光性眼炎。

角膜巩膜病:角结膜炎、角膜溃疡、巩膜炎。

晶状体病:老年性白内障。

玻璃体病:玻璃体混浊。

青光眼:开角型青光眼、高眼压症、慢性闭角型青光眼。

葡萄膜病:虹膜睫状体炎、青睫综合征。

视网膜病:视网膜动脉阻塞、视网膜静脉阻塞、视网膜周围静脉炎、糖尿病性视网膜病变(增生性和非增生性)、年龄相关性黄斑变性、病理性近视黄斑水肿、Stargardt 病、中心性浆液性脉络膜视网膜病变、黄斑囊样水肿、黄斑前膜、特发性黄斑裂孔、视网膜色素变性,视网膜脱离手术并发症、孔源性视网膜脱离、色觉障碍。

视神经病:球后视神经炎、视盘炎、Leber病、视神经萎缩(原发性与继发性)、皮质盲。

眼外伤:视神经挫伤。

屈光不正:近视(假性、真性、病理性)、远视。

斜视与弱视:动眼神经麻痹、外展神经麻痹、共同性斜视、弱视。

其他眼病:多发性硬化症、视神经脊髓炎、Graves眼病、重症肌无力(眼型)、眼球震颤、眶上神经痛、Meige综合征、白血病相关眼底病。

著者之眼病病谱,与前面的综合病谱相比,在数量上大致相当。但就治疗的病种而言有一定差异。其中,以眼底病,特别是视网膜疾病所占比例后者明显高于前者,这一方面是因为此类疾病近年发病率增加,另一方面是针灸体现了一定优势,可能还与著者特需门诊具有一定选择性有关。

(二)张仁针灸眼病等级病谱

近年来,著者深切感到,在著者主持的门诊中一些致盲性眼病如被通俗称之为"青"(青光眼)、"红"(糖尿病视网膜病变)、黄(年龄相关性黄斑变性)、"高"(高度近视及其并发症)以及干(干眼)等患者,几乎占据大半江山。这一变化趋势可能与疾病的发病率、难治程度有关,更同针灸治疗优势有关。如年龄相关性黄斑变性在亚洲人群中的发病率最高,且随着老龄化程度加深,其发病也日趋增多,而针灸确有消除黄斑水肿,改善症状且远期疗效稳定;而被称为"白"的白内障的发病率虽然较高,但随着眼科治疗手段日益成熟,则较少再问津针灸;开角型青光眼虽用药物治疗可控制眼压,但并不能阻止其对视神经的损伤,而针刺具有降压和保护视神经双重作用,因此针灸疗法的优势得以体现。著者依据以上眼病病谱,并以前述病谱分级标准为基础,结合著者的长期临床经验和针灸疗效反复验证。特别是对一些难治性眼病进行了较为深入系统的观察,提出以下针灸眼病等级病谱,以供临床工作者参考。

张仁针灸眼病等级病谱如下。

优级病谱:睑腺炎、睑板腺囊肿、眼睑痉挛、干眼(泪液分泌不足干眼)、视疲劳、急性结膜炎、过敏性结膜炎、电光性眼炎、高眼压症、中心性浆液性脉络膜视网膜病变、视网膜色素变性、色觉障碍(色弱)、近视(假性)、远视、动眼神经麻痹、外展神经麻痹、弱视、眶上神经痛。

良级病谱:慢性泪囊炎、角结膜炎、干眼(更年期干眼)、开角型青光眼、青睫综合征、视网膜静脉阻塞、视网膜周围静脉炎、糖尿病性视网膜病变(非增生性)、年龄相关性黄斑变性、病理性近视黄斑病变、Stargardt病、黄斑囊样水肿、球后视神经炎、视盘炎、Leber病、视神经萎缩(原发性)、皮质盲、视神经挫伤。近视(真性、病理性)、Graves眼病。

中级病谱:干眼(干燥综合征)、巩膜炎、翼状胬肉、老年性白内障、慢性闭角型青光眼、虹膜睫状体炎、视网膜动脉阻塞、糖尿病性视网膜病变(增生性)、黄斑前膜、特发性黄斑裂孔、视网膜脱离手术并发症、视神经脊髓炎、重症肌无力(眼型)。

低级病谱:角膜溃疡、共同性斜视、玻璃体混浊、视神经萎缩(继发性)、多发性硬化症、Meige综合征、眼球震颤、视网膜干孔、白血病相关眼底病。

几点说明:①同一种眼病由于症型的不同分级上有所区别,如干眼,有泪液分泌的质与量的差别,还有不同病因所致,如更年期干眼和干燥综合征干眼,前者列入优级,后者则分别列入良级或中级。②有少数难治性眼病,鉴于现代医学当前尚缺乏有效的治疗手段,针灸虽达不到治愈或临床痊愈的要求,但确可以控制或明显改善其主要症状,并有远期疗效的,著者仍将其列入优或良级病谱,如视网膜色素变性,通过多病例长期(最长者达25年),针灸确可明显控制其夜盲、视野窄缩、视力减退等主要症状,所以将其列入优级病谱。

综上所述,古代针灸眼病病谱以症名为多见,虽然受多种因素,特别是科学技术发展的限制,病种较为局限,扩容更为缓慢,但古代医家开创了针灸治疗眼病的先河,而从长期丰富的临床中积累的经验仍值得我们借鉴与研究。近现代,特别是现代,一方面是针灸治疗眼病的病谱不断扩容,涵盖的眼病病种越来越多;另一方面是针灸眼病等级病谱的不断变化、提升。这是现代针灸病谱发展的一个缩影,是针灸医学进步的一个重要标志。著者认为,作为针灸临床工作者,应当紧紧抓住当前机遇,积极进取,不断开拓新的优势病种。

【主要参考文献】

[1] 杜元灏. 现代针灸病谱[M]. 北京:人民卫生出版社,2009.

[2] 黄琴峰,谢晨,吴焕淦,等. 基于文献计量的针灸病谱与适宜病症研究[J]. 中国针灸,2021,41(9):1055.

[3] 陈静,徐红,张金美,等. 基于数据挖掘针灸治疗眼病的疾病谱与适宜病症的研究[J]. 中国中医眼科杂志 2023,33(6):519.

第八章
眼病针灸意外事故预防与处理

针灸医学是中国医学中的一枝奇花异卉。它疗效独特、经济简便、应用范围广泛。特别是只要准确运用,它具有安全而无毒副作用的特点,为药物疗法所不及。但是,必须清醒地认识到,尽管针灸疗法本身是相当安全的,然而,如果医者掌握不当,或者由于患者的某些原因,亦可能发生针灸意外事故。轻者可造成患者一时痛苦,重者则可能导致患者终身残疾,甚至死亡。也就是说,针灸技术是一门有一定风险的医疗技术。

眼部,尽管在人体中所占的部位很小,但其功能却极其重要,结构十分精细复杂,血管神经交叉密布,据测算,其含血量所占的比重,为全身所有脏器之最。因此,眼区是针灸的意外事故最为多发的部位之一。它有两个特点,一是极易发生皮下出血而形成眶部血肿,成为针灸工作者特别是初学者望而生畏的区域,开展眼病针灸的一大瓶颈;其次,针刺不当也会造成视力损伤甚至失明的严重后果,给患者带来痛苦。

眼病针灸意外事故,早在两千多年前就引起古代医家的重视。进入现代之后,尽管对眼区解剖结构和病理生理的认识不断深入,针具的逐步精细和无菌化,大大降低了意外事故的发生率。但是随着眼病针灸在临床上日益引起重视和推广,眶内新穴的不断发现和应用,眼部血肿的发生至今仍是一个难以绕过的难题,其他因针刺而造成的一些严重损伤也多见诸报道。

因此避免意外事故的发生,掌握迅速有效的处置技术,是对针灸工作者的基本要求。

第一节　古代眼病针灸意外事故概况

针灸眼病所致的意外事故,在我国古代文献中,首见于《内经》,提到针刺不当可导致目盲的严重事故。如《素问·刺禁论》"刺面,中溜脉,不幸为盲。"这里所谓的溜脉,是指与眼睛相通的经脉。

作为我国首部针灸专著晋代的《针灸甲乙经》中,专立"针灸禁忌"二篇,在眼病针灸方面,开始具体地提出了专针对眼病治疗的禁刺和禁灸的穴位。如神庭、丝竹空、承泣以及目周的眶上陷骨中等,或禁不可针,或禁不可灸。同时还详细描述了针灸不当所造成的严重后果。如:"神庭……禁不可刺,令人癫疾,目失精。""丝竹空……不宜灸,灸之不幸令人目小及盲。"(《针灸甲乙经·卷之三》)。另外,在上述《内经》的基础上,进一步明确了针刺的具体部位"刺眶上陷骨中脉,为漏为盲"(《针灸甲乙经·卷之五》)。

在同时期的一些非医学类文献中也有对于眼病针灸禁忌的记载。如西汉刘安所撰的《淮南子·氾论训》中提到某些眼病不宜应用灸法:"目中有疵,无害于视,不可灼也。"

进入唐宋时期。随着实践的增加,一些著名的医家已经注意到眼区解剖结构复杂精细,血管丰富,为了避免针刺损伤,对眶内区的穴位多要求浅刺。如睛明穴,当时医家多强调"入(针)一分半"。宋代《铜人腧穴针灸图经》:"承泣……禁不宜针,针之令人目乌色",这是针刺眼区穴位导致眶内出血,皮下血肿的首次记载。也是承泣穴由《针灸甲乙经》列为禁灸穴后又一次被列为禁针穴。

金元时期,作为金元四大家之一的张从正主张攻下,提倡刺络放血治疗眼病。但认为该法主要用于实证,对一些虚证眼病,则不宜放血。如"雀目不能夜视及内障,暴怒大忧之所致也。皆肝主目,血少,禁出血,止宜补肝养肾"(《儒门事亲·卷一》)。同时,也强调刺络放血主要针对实热证眼病,根据实热程度决定放血部位及出血量。

《秘传眼科龙木论》,是我国重要的眼科专著之一,其中卷之八为针灸经,对用于眼病的穴位作了罗列,且将针灸禁忌,分成四类,一是禁针、二是禁灸、三是禁针和灸、四是有条件的灸或针。特别是后者,一一注明。如上星不宜多灸,"可灸七壮,不宜多灸,若频灸,即拔气上,令人目不明。"囟会,有年龄限制"八岁上,不得针"。四白针刺不宜过深:"若针深,即令人目乌色。"

至明清时期,随着传统针灸医学进入成熟期,关于针灸的禁忌的认识进入了更高层次。如该时期对针灸,特别是灸法在眼病中的应用已较前人有独特的看法,《审视瑶函》明确指出"针灸亦会加重眼疾,故不可不慎重之",如"翳膜生自肝火,又以火攻之,是火济火,岂是良法"。

第二节 眼部血肿的预防与处理

进入现代,随着针具的精细化、消毒技术的提高和解剖生理病理学的迅速发展,眼病针灸的意外事故大为减少。当前,主要发生在眼区针刺过程中,可分为二类,一类是最为常见的是眼部皮下血肿,另一类为其他意外事故。本节重点讨论前者。

所谓眼部血肿,又称"熊猫眼"。这是指由于眼区血管分布极为丰富,而眼睑部的皮下组织又十分疏松,针刺时稍有不慎就容易刺破血管引起出血,血液积聚皮下,形成血肿和瘀斑。尽管这种眼部血肿和瘀斑可以在短期内消退,不会造成后遗症状。最近还有报道甚至认为眼部血肿,类似于自血疗法,反而有利于眼部病症的康复。但是,这毕竟是一种针刺意外。特别由于是眼部,除了重度患者有局部肿胀不适外,并可在短期内可不同程度影响容貌外观,给患者带来一定的生理和心理上的不适。著者经验,目前要完全杜绝其发生似乎还不可能,但是尽量减少它的发生和减轻其程度是可以做到的也是十分必要的。著者的长期实践表明,随着对针刺所致的眼部血肿认识的深入和针刺技术的熟练,其发生率已经从当年的 10% 左右下降至目前 0.2% 以下,重度血肿占比更低。为了使眼区特别是眶内穴针刺不成为针灸工作者的畏途,现将著者这方面的经验介绍如下。

一、发生原因

1. 穴位原因

由于眼睛是人体最重要的器官之一,几乎所有眶内穴下方均分布极为丰富的血管。针刺稍有不慎,即可导致眼部血肿。经著者多年临床观察,其中,以睛明穴最易发生。该穴浅部有内眦动、静脉和滑车上、下动静脉,深层上方有眼动,静脉主干。不论深刺、浅刺,都易出血。承泣穴和球后穴,其深部有眶下动、静脉,一般不易发生出血。即使出血,较之睛明穴为轻。但用该穴作穴位注射,如操作不当,刺之过深,易引起眼部血肿。另外,上睛明穴(该穴位于睛明上 2 分)和上健明(睛明穴上 5 分),因其发生出血的概率要比睛明穴低,为著者所喜取,用以代替睛明穴。而上明穴(眼眶上缘下方眶壁之中点)和下睛明(睛明穴下2分)发生率更低。眶区穴位中,攒竹穴,有额动、静脉分布,此穴浅刺不易出血,如从眶上孔进针深刺不当则可引起严重出血。

2. 操作原因

选用针具较粗(如用直径在0.30 mm或以上毫针),是引起眼周围出血的原因之一。特别是穴位注射时,因针头较粗稍有不慎即可引起。记得一位研究生,在给一个视神经炎患者做球后药物注射时,因进针不够熟练,当即引起眼区明显肿胀、眼睑难以闭合,第二天发现大片鲜血覆盖整个球结膜。

而针刺不当,表现在进针过急过猛,针刺过深,以及不恰当地使用提插或捻转之法,则可加重出血。1974年,著者曾治疗过一例中心性视网膜病变患者,以28号毫针深刺攒竹穴,从眶上孔刺入约1寸左右,为获得较好的得气感,曾作小幅度提插探寻。留针20 min,在此期间未运用任何手法,患者亦未觉眼部有异常。当针刚一取出,患者突然诉说,右眼上睑如闸门般沉重,无法睁开。只见右眼周围已出现明显血肿,眼球外突,上下眼窝凹陷完全消失。经20余天眼周瘀血斑才完全消失。

3. 其他原因

值得一提的是,患者的自身原因也不容忽视。如长期服用肠溶阿司匹林、丹参等具有活血作用的药物或有某些血液病(如血友病)导致凝血功能差的患者,应慎用眼区穴。著者曾碰到过一位视神经萎缩患者,针后出现眼区重度血肿,急用冰敷才控制出血,原来患者因接受过化疗,血小板降低至一万多。

不过,我们还发现,儿童眼部针刺很少发现出血瘀斑现象,即使发生,也较为轻微。

二、临床表现

著者将眼部血肿分为三型。

1. 轻型

系刺破浅层毛细血管所致。拔针后往往局部未见异常,患者亦无不适。数小时后,有的则要到第二天,穴区周围才逐渐显现青紫色的瘀斑。瘀斑面积一般不大,小如绿豆,大如黄豆,多于一周至十天左右逐步消退。

2. 中型

系损及较细小的动静脉分支所致。取针后不久,患者眼部会有异物硌着的不适感或睁眼时有异样感觉,此时,仔细观察出血部的眼睑略现肿胀,二眼同一部位外观不对称。至第二天,出血部的整个上或下眼睑(多见于上眼睑)出现青紫色的瘀斑,有时可蔓延至下或上眼睑。按之略有疼痛,但无其他自觉症状。约需二周至三周左右逐步消退。

3. 重型

为损伤深层血管和较重要的眼部动静脉所致。多数在取针后数秒钟至半分钟内发生。但著者也曾遇一例患者,在针刺承泣穴后约10 min,下眼睑逐步出现明显出血肿胀。重度者,其出血侧眼睑往往迅速肿胀闭合,患眼无法睁开。如出血量较大,可造成眼球胀大突出。从第二日起,眼部肿胀逐渐消退,眼睛逐步睁开。但出现大面积的明显的青紫色瘀斑,据出血量多少,可波及上下眼睑、眼周围全域,乃至颞部。少数病例还可出现同侧眼结膜大片出血。著者还碰到过一例90多岁患黄斑变性的老年女患者。取针后,眼睑出现明显肿胀,但令人奇怪的是,隔二日来针灸时,眼区居然未出现青紫,而是整个结膜因出血而全部呈鲜红色,患者除略有异物感外,并无其他不适。二十多天后全部消退。重度出血,一般需20～30余日始可全部消退。也有长达数月者。

必须指出的是,不论何种程度出血,迄今为止,著者还尚未发现有影响眼区的功能和视觉的情况。同时,也不影响继续针刺。

三、预防方法

预防眼部出血,首先要熟悉眼和眼区穴位的局部解剖,其次是一定要熟练掌握眼部针刺技术。

1. 慎选穴位

著者在治疗各种眼病特别是眼底病时,多用距离眼部较远的、实践证明有效的穴位为主穴,如上天柱、新明、翳明、风池等穴;及眼周穴,如攒竹、丝竹空、瞳子髎等。眼区穴选穴要精、准、少。尤其是少年儿童配合难度大,选穴更宜少。且多不取最容易出血的睛明穴深刺。

2. 熟悉解剖

充分熟悉眼部的解剖学知识,要求针者施针时做到心中有数,细细体验解剖层次,准确地避开血管,保持一定的进针深度,可大大降低皮下出血及其他事故的发生概率。

3. 精选针具

著者临床上针刺眼区穴习惯使用的针具为 0.25 mm×(25～40)mm 的毫针。过粗容易引发出血,过细则不易得气;过短影响疗效,过长可能伤及眼内组织。另外,要检查一下,针尖有无钩刺,以免在进针或出针时钩破血管引发出血。

4. 注重操作

可分为三步。一是进针,这是最关键的一步。针刺眼区穴位时,要求患者彻底放松眼肌,初学者在针刺前可轻推眼球向相反方向。如针刺睛明穴时应轻推眼球向外侧固定,上明穴应轻压眼球向下,球后穴应轻压眼球向上等。医者宜用指甲按切表皮,迅速点刺进针。如欲刺深,多行垂直刺,应缓慢送针,送针时医生一定要屏声敛息,全神贯注。眼球周围组织较为疏松,进针比较容易,如觉针尖遇到抵触感阻力(即使是很小的阻力)或患者呼痛时,应略略退出,稍转换方向后,再行刺入。直到出现满意的得气感为止。如得气感不明显,只可稍作提插探寻,或略作捻转,但注意二者的幅度必须极小,动作绝不粗暴。如还不能获得满意的针感,宜停针待气,不可强求。眼穴得气感为扩散至整个眼球的酸胀感。在留针期间,一般不运针,如因治疗需要,为加强针感,只可作轻微的捻转,但不宜提插。

二是出针。特别要强调采用顺势拔针,即根据进针角度缓慢从反方向退针。一般以分段退针为好,即退一段后略作停顿,再继续外退。退针时,以患者毫无感觉为佳。顺势出针,动作较轻微,不会引起局部牵拉而造成出针时损及血管而出血。出针时不可行提插等手法。当针体即将离开穴位时,应略作停顿再拔出。

三是按压。这一条著者认为十分重要。掌握正确的按压方法和时间,对避免和减轻出血的程度有着十分重要的作用。临床发现,一些初次针刺的患者容易发生眼部血肿,往往是由于不懂得正确的按压的方法所致。首先,医生在取针时另一手应持消毒好的干棉球,出针后即刻按压针孔。棉球不宜太大,按压部位必须准确。再转为让患者自行按压,稍用力,持续时间最好在 2～3 min。不可移动位置或半途松手。如有以往血肿史或易于出血者,更应该延长按压时间。经验表明,延长按压时间可明显降低出血发生率和减轻眼部出血的程度。

四、处理方法

1. 轻度血肿

可不予以特殊处理。也可局部先予冷敷,第二日如出现瘀斑后再采取湿热敷,每日 1～2 次,促进瘀斑消退。

2. 中或重度血肿

有条件的诊室最好备有冰冻过的消毒湿敷料,如无,可临时以纱布蘸蒸馏水或冷开水代替。即刻在局部肿胀的部位实施冰敷或冷敷 20～30 min,其间可替换敷料数次,有利于止血。嘱患者回家后,继续用同法冰敷或冷敷,每日 2～3 次。对重度患者,敷的时间可长,次数可多些。一般来说,敷后眼睛可逐步张开。24 小时后,局部青紫明显,即嘱患者用湿热毛巾(温度以患者可耐受为度)热敷眼区,每次 20～30 min,每日 2～3 次。平时,可戴上消毒眼罩,或太阳眼镜,眼睑肿胀和局部青紫的消退后,改为每日热敷一次,直到瘀斑完全消失。

眼部血肿,如能采取积极措施,不仅可以减少出血程度,而且能明显加快瘀血消散时间。如果已出现皮下出血,形成瘀斑,眼睑出现青紫,此时还能进行针刺治疗吗?著者的答案是:完全可以。在瘀斑处针刺不但不影响治疗效果,而且还能促进瘀血消散。

五、病案举例

现将较典型的眼部血肿案例介绍如下,供读者参考。

1. 病例 1

患者,女性,23 岁,埃及开罗大学学生。患者因右上、下眼睑间歇性瞤动已半年,来亚丁中国医疗队就医。颅神经检查未发现异常,视力正常,眼球运动及眼睑闭合良好。遂用 1 寸长毫针,刺入右侧四白穴深 3 分,留针 5 min。拔针后眶下出现李子大小之血肿,急按压及轻揉后血肿消失。第 2 天复诊时,见眶下及眼外角皮肤呈一片乌黑色。7 天后出血全部被吸收,视力正常,未留遗任何后遗症。

按:本例为深刺四白穴导致眶周血管出血,临床上颇为少见。估计为毫针刺入眶下孔,并刺破眶下动脉所致。只要处理得当,此部位之出血,一般较眼区其他穴区易于吸收。

2. 病例 2

患者,女,36 岁,本院职工。患甲亢突眼症已 2 年,经西药治疗 2 年余,病情稳定,T3、T4 检查已恢复正常,但突眼症状无明显改善,以左眼球突出为著。西医给予泼尼松(强的松)片治疗半年有余,疗效不显遂来我科行针刺治疗。分二组穴位。每日针 1 组,交替治疗。共治疗 40 余次,突眼症状有明显改善。在治疗过程中仅出现过一次眶下轻微皮肤青紫,过 5 天即消退。由于病情好转,嘱其改为每周针治 3 次。2001 年 8 月 31 日上午 9 时许,又来本科诊治,这次用第 1 组穴位,操作由副主任中医师执行。先针眶区穴,进针时嘱患者闭目,医生用左手固定患者眼球,并轻推眼球向外侧,针沿眶边缘缓慢刺入,直刺 1 寸左右,以不产生疼痛为度,不作捻转提插手法,继针余穴。该患者进针及留针过程中安静,无异常情况出现,45 min 后出针。出针时由于患者多,工作忙,手足部的毫针由执行医生拔针。眶区诸穴由实习医生拔针,拔针后未按压穴位,拿消毒干棉球叫患者自压,而患者只是象征性地放在眼眶上。大约过了 1 min,患者即惊呼左眼不能睁开,看不见东西。急视之,左眼球暴凸于外,患者神志清,自述左眼疼痛牵引左后脑部胀痛伴头昏,恶心呕吐。当即用干棉球按压眼球,症状未见改善,急送楼下急诊科处理。眼科会诊,用消毒纱布敷压左眼球并用绷带捆压。肌注速尿后,头痛症状明显减轻,复用静脉滴注甘露醇、氨甲苯酸(止血芳酸)等药。眼眶检查示:左眼眶内内眦下血肿形成,转入眼科对症治疗 10 天,左眼眶皮肤青紫半个月后逐渐消退,无留下后遗症。

按:本例患者系针刺睛明穴误中主要血管所致的较严重的眼部血肿。著者的预防之法有三点:一是,尽量避免取用该穴,而改用上、下睛明、上健明等,实践表明这些穴位发生眼部血肿的概率较低;二是不可刺之过深,解剖表明,若针刺超过 20 mm(0.8 寸)或 32 mm(1.3 寸),特别是针尖紧贴眶内侧壁刺入,极易伤及筛前动脉和筛后动脉,造成较严重出血,引起眼球外突、肿胀等。本案似与误伤此类血管有关。三是,针刺此穴必须慎重操作,即快速破皮缓慢送针,如有刺痛感或阻力感,即应退针并变换方向。出针时,动作更须轻缓,取针后必须按压 3～5 min。

值得一提的是,针刺睛明穴不当还可发生以下意外事故:1. 刺中眼球:一般而言,因为外球壁外层为较坚韧的巩膜,不易刺破,但值得引起注意的是,最易刺中的巩膜的部位多发生在眼球左右横径最大处(即眼球"赤道"部位),此处是巩膜最薄弱的部位,厚度仅 0.4～0.5 m,如进针部位贴近眼球,或针刺方向发生偏斜,进针过快或用力过猛,就有可能刺中眼球,此时往往针尖有滞涩之感。发生这种情况,多需转眼科救治。

2. 刺中视神经:如针刺过深,一般在深度 45 mm(1.8 寸)以上,在刺入直后方时,易于刺中围绕视神经孔的总腱环并损及视神经,此时针尖多有黏滞感,患者可出现眼内火花闪现,并伴头昏、头疼,重者可有恶心、呕吐等。应当急取针,并转眼科处理。

3. 病例 3

患者,男,14 岁,学生。就诊日期:2010 年 11 月 7 日。主诉:双眼视力下降 3 月余。病史:于 3 个月前感冒发烧后,突感双眼视物模糊,并伴有前额及眼深部疼痛。因当时在郊区农村,未引起家长重视。后视力急剧下降,以致不能视物,遂来本市某三级专科医院就诊。经诊断为急性视神经炎(视盘炎),用糖皮质激素等多种药物住院治疗 1 个月余,病情虽有好转,但仍无法辨物。出院后来我处针灸治疗。检查:双眼视力分别为右眼 30 cm/指数;左眼 15 cm/指数。治疗:针刺新明 1、上睛明、承泣、风池、攒竹、瞳子髎穴。取针后球后穴注射甲钴胺注射液,以 1 ml 一次性无菌注射器,每穴注入药液 0.5 ml(含 0.25 mg)。每周针刺及穴注均 3 次。于第 3 次穴位注射时,由研究生操作,为减轻进针时的疼痛,在左侧球后穴快速直刺,一下进针至注射器针头之根部,约 12 mm 深度,未作回抽,即注入药液。取针后,当时外观并无异常,患者亦无局部不适。至第 2 日早晨,患者自觉左眼有异物感,家长发现整个眼球除黑睛外一片鲜红,不由大惊,急于下午赶来门诊询问。查:左眼外观未见肿胀突出,球结膜呈现鲜红色,下睑皮肤有花生米大瘀斑,呈淡青紫色。考虑为穴位注射不当引起结膜出血。因穴位注射至此时已近 24 小时,嘱其回家即行温热敷,每次 20 min,每日 2 至 3 次。仍可针刺治疗。一周后,下睑部青紫已全部消失,球结膜部亦已明显消退,二周后,完全恢复正常。未留下任何后遗症状。

按:本例为著者所治病例。虽是穴位注射所致的结膜下出血,实际上也属皮下出血范围。据著者临床所见,除穴位注射外,毫针针刺也可发生。在表现上也可以有所不同,有些结膜出血明显而眼睑部青紫不明显,如上例;多数则是结膜出血不明显,而以眼睑部青紫为主。造成结膜出血的原因,与手法不熟练、针刺过猛或针具过粗等因素有关,如本例患者;另据观察本类意外多发生于球后穴,可能与其解剖结构有关。球后穴位于眼眶下缘,外侧 1/4 与内侧 3/4 交界处。穴下解剖层次为皮肤、皮下组织、眼轮匝肌、眶脂体、下斜肌与眶下壁之间。浅层布有眶下神经、面神经的分支和眶下动、静脉的分支或属支。深层有动眼神经下支，眼动、静脉的分支或属支和眶下动、静脉等结构。该处血管丰富，在穴位注射及针刺等操作过程中，可触及血管，造成皮下出血。该例结膜下出血在针刺临床上时有发生。因球结膜为连接眼球与眼睑间的透明薄层黏膜，是一层菲薄的膜状组织，与其下的眼球筋膜组织疏松相连，血管供应十分丰富，且血管外压力较低，在血管内压力升高或血管异常时易发生出血。针刺或穴位注射时，若操作手法不对，如未避开血管而将其刺破；或针刺角度方向不精准或针头刺入过深，也可将浅层巩膜刺破；甚或是患者在穴位注射过程中眼睛、头位发生转动，均易使眼部血管管壁遭到破坏，导致结膜撕裂，引起结膜下大量出血。

结膜下出血的处理方法，与针刺不当所致的眼部其他皮下血肿相同，一般只要处置得当，均无后遗症状。

附：针刺所致眼部血肿调查报告（摘要）

著者团队曾于 2017 年 9 月 12 日～11 月 23 日，对 4 065 例患者（8 130 眼）进行了临床观察，分析了有关眶内穴针刺后发生眼部血肿的原因及预后的情况。

符合纳入标准的眼病患者共 4 065 人次，操作眶内穴共 21 423 穴次；其中男性 1 982 人次（10 445 穴次），女性 2 083 人次（10 978 穴次）；<18 岁患者 674 人次（3 552 穴次），≥18 岁 3 391 人次（17 871 穴次）；毫针针刺治疗 4 065 人次（17 358 穴次），穴位注射 4 065 人次（4 065 穴次）。

结果表明：

1. 眶内穴治疗共 21 423 穴次，出现眼部血肿共 43 穴次，其血肿发生率为 0.20%。男性患者与女性患者的血肿发生率比较无统计学意义（$\chi^2=0.087$，$P=0.768$）。

2. <18 岁者共治疗 3 552 穴次，致眼部血肿发生共 2 穴次，发生率为 0.06%。≥18 岁者共治疗 17 871 穴次，致眼部血肿共 41 穴次，发生率为 0.23%，以后者为高。差异有统计学意义（$\chi^2=3.611$，$P=0.037$）。

3. 血肿发生与使用针具的关系

毫针针刺治疗共 17 358 穴次，致眼部血肿发生共 32 穴次，发生率为 0.18%；穴位注射治疗共 4 065 穴次，致眼部血肿发生共 11 穴次，发生率 0.27%，经检验，二者比较差异无统计学意义（$\chi^2=1.223$，$P=0.269$）。

4. 血肿发生与所选眶内穴的关系

睛明血肿发生率为 2.63%,上睛明血肿发生 2.13%,球后血肿发生率 0.27%,上健明血肿发生率 0.17%,承泣发生率 0.12%,上明和下睛明发生率均为 0%。经 Fisher 确切概率法检验,以上 7 个穴位比较,差异有统计学意义(P<0.05),其中睛明穴血肿发生率最高(表 4)。

5. 血肿发生与针刺疗程的关系

初针患者共 5 229 穴次,致眼部血肿发生共 22 穴次,发生率为 0.42%,久针患者共 12 129 穴次,致眼部血肿发生共 10 穴次,发生率为 0.08%,经检验,二者比较差异有统计学意义($\chi^2 = 22.723$,P=0.000)(表 5)。

6. 不同血肿程度发生率情况

治疗眶内穴共 21 423 穴次中,轻度血肿发生 36 穴次,发生率 0.17%;中度血肿发生 7 穴次,发生率 0.03%。未发生重度血肿。

讨论:

上述表明:未成年人的血肿发生率显著低于成人。可能和儿童及青少年的血管脆性低以及眼周皮肤组织比较紧致有关。在穴位上,睛明、上睛明最易于发生血肿。穴位发生血肿的概率与其解剖结构关系密切。另外,久针患者较初针患者更能正确地进行起针后的按压,因此,起针后正确有效地按压(包括准确的按压位置、足够的按压时间和适当的按压力度)可以有效地预防眼部血肿的发生。

(崔若琳,杨伟杰,刘坚,等. 浅析操作眶内穴导致眼部血肿的相关因素与预后[J]. 中国中医眼科杂志,2020,30(3):185.)

注:需要说明的是,首先是关于眼区血肿发生率,本文所指的 0.2%,是指具有熟练操作者所能达到的,对于一般临床针灸医师来说,发生率可能较此为高;其次是重度血肿,本文中未统计到,在著者眼病针灸生涯中曾遇到多例,前面有所介绍,读者可参考;第三,为了减少医患矛盾,首先当然是医者尽量避免眼部血肿的发生,但是对患者必要的宣传和沟通也十分重要,包括如何在取针后正确按压穴区,出现血肿后如何有效处理以及血肿一时性影响容颜但不会产生不良后果等。以获得患者的理解与支持。

【主要参考文献】

[1] 高忻洙,喻喜春,杨骏. 针灸意外事故及其防治[M]. 长沙:湖南科学技术出版

社.1993.66.

[2] 许荣正.针刺睛明致眼球暴突预防及对策[J].针灸临床杂志,2003,19(9):22.

[3] 张进,张仁.针刺眼部穴致出血意外2例[J].中国针灸,2014,34(2):186.

第三节　眼病针灸其他意外事故

近年来,著者临床中曾遇到针刺不当致前房积血等事故,有关杂志也报道过一些其他意外事故,如针刺致视网膜脱离、致失明及致眼睑不能闭合等。虽仅为个案,但有的后果十分严重,其中一些的确切原因也不很清楚,应引起高度警惕。现以医案的形式报告如下,供读者参考。

病例1　前房积血

患者,男,28岁。就诊日期:2012年7月9日。主诉:右眼视力下降、上睑下垂、复视两月余。病史:于2012年4月19日因车祸致右眼部外伤,造成右眼上眼眶骨折、眼球及视神经挫伤、动眼神经损伤。经西医药物和多次手术治疗、植入人工晶体,症情得以控制,仍有右眼视力减退、上睑下垂及复视之后遗症状。鉴于上述症状西医疗效不佳,故来著者门诊部要求进行针刺治疗。检查:右眼上睑下垂,难以睁开;右眼球不能向上、向下及外侧转动,向内转动亦受限;右眼视力0.3(原为1.5);右眼上睑与眉毛交界处有一长约5 cm的手术瘢痕;左眼一切正常。给予针灸治疗。取穴:鱼尾透鱼腰、攒竹、上明、风池、承泣(均右侧)。操作:采用0.25 mm×40 mm毫针直刺,缓慢进针至眼球有酸胀感。攒竹与风池为一对,接疏密波电针仪,频率4/50 Hz,强度以患者能够承受为度,接电30 min。其余穴位仅针刺,不接电,亦30 min后起针。每周2至3次。治疗5个月后,上述症状虽有一定好转,但患者就治心切,反复要求增强刺激量以获得更好的疗效。于2012年12月25日,为加强刺激,医者于上明穴采用齐刺法,即穴区直刺一针,在两旁0.5 cm处各加刺一针。因穴区适位于瘢痕之上,不易进针,即用0.25 mm×25 mm毫针,在瘢痕之下刺入,针尖略朝向额部,进针23 mm左右,并稍加提插,获得较满意针感后留针30 min。但当拔取上明穴3针后,患者突然感到右眼前似乎落下一黑幕,景物全部消失。当即检查,视力已下降至5 cm/手动。考虑可能与刺伤血管、眼内出血有关,即给予冰敷,并嘱患者至专科医院急诊。当晚,经本市某三甲眼科医院多项检查,专家诊断为:右眼结膜充血,角膜雾状水肿混浊,前房积血,眼底窥不清。眼压:右眼27.4

mmHg,左眼 19.4 mmHg。给予止血、降眼压药物,并嘱取半卧位休息。

2012 年 12 月 31 日复诊:B 超示积血部分吸收。眼压:右眼 26.7 mmHg,左眼 19.7 mmHg。已可见眼前景物,但仍模糊。2013 年 1 月 7 日复诊:B 超示前房积血已基本吸收。右眼视力 0.3;眼压:右眼 16.4 mmHg,左眼 17.8 mmHg。

按:本例为著者所见病例。针刺眼区穴位的意外事故,最为常见的是皮下血肿。而前房积血事故,国内外尚未见报道。造成前房积血的原因,多由于虹膜周围较大的血管破裂所致。在正常的生理情况下,针刺上明穴及其周围穴位均不易伤及眼内主要血管。本次之所以发生这一意外事故可能与下列因素有关:一是患者有眼外伤史,由于眼眶骨折及手术等原因,造成眶内解剖结构的变化,使原来的血管神经的位置发生偏离,导致易被针刺误伤;二是采用齐刺法,以 3 根针同时针刺一个穴区,增加了造成损伤的概率。该意外事件警示我们:在针刺时,不仅要了解正常的解剖组织结构,还要考虑到其在病理情况下的结构变异。临床上已有不少这方面的教训,如因肝脾肿大,针刺腹部中脘、梁门等穴,造成肝脾损伤。其次,在一些易造成意外的穴区,应当避免多针刺法,如齐刺法、丛刺法及扬刺法等。

前房积血,可造成视力急剧下降甚至失明,是一种较严重的针刺意外事故。一般情况下,可给予止血剂、镇静剂及糖皮质激素等,如眼压增高则用降压药物等。令患者取半卧位休息,限止眼部活动,多数可自行吸收。如积血量多难以吸收,则易出现继发性青光眼,使其角膜内皮受损,引起角膜血染。为了避免这一后果,须及早行前房冲洗治疗。

病例 2(视网膜脱离)

患者,男,52 岁,住院号 313019。10 天前因"眼睑痉挛"在当地乡卫生院针刺治疗。自右眼上睑外侧刺入一根毫针,下睑刺入二根针。当针自上睑刺入时右眼有闪光感,针后约 1 时许,发现右眼视物不清。次日到当地县医院检查,疑右侧视网膜脱离,于 1987 年 5 月 8 日以右眼视网膜脱离入院。既往双眼视力均为 1.5。体检未见异常。眼部检查:视力:右眼 0.02(不能矫正);左眼 1.5,右眼角膜透明,前方清晰,晶状体未见浑浊,玻璃状体内有黄色小点散在,如灰尘状。眼底:右眼底颞上象限视网膜呈青灰色隆起 8~16 个屈光度,范围约占 1/3 眼底,并波及黄斑区。在 10 点半径线上 60°处可见一圆形裂孔,约 1/3PD 大小。眼底视网膜未见有其他病变存在,左眼底未发现异常。眼压:双眼

15.88 mmHg。于 1987 年 5 月 14 日局麻下施行右眼裂孔封闭、巩膜垫压术,术中发现在视网膜裂孔相应处之巩膜有伤痕。术后视网膜平复,裂孔愈合,1987 年 6 月 8 日出院,右眼视力 0.2。

按:本例未明确说明针刺的具体穴位,据症情分析系上睑之毫针针刺方向不当和针刺过深,造成刺伤视网膜的严重后果。关于针刺眼部穴位的方向和深度,应注意以下几点:

① 眶内穴位进针方向,针体宜垂直于皮肤,进针至适当深度后,再将针尖指向眼球后中心区;若经穹窿结膜针刺,针尖应先与眼球呈 10°～15°角,切忌垂直。

② 进针过程中,遇有较强阻力则不要强行进针,可略退针改变一下方向再进。

③ 针刺眼部穴位不宜太深,最好小于 3.5 cm,过深则容易损伤血管造成出血。

病例 3　晶状体损伤

患者,女,63 岁。1994 年 11 月 20 日就诊。

患者 2 个月前因左眼上睑下垂,在某县一卫生院行针刺治疗,自诉取穴在眼周、手部、头顶等处。一次针刺上睑中部近眉弓处时,感觉眼球剧痛,诉:"好像针扎着了眼球",治疗结束后即感畏光、流泪,医生嘱点用眼药水。2～3 天后畏光、流泪症状消失。以后自觉左眼视力渐减,现几近失明。

检查:右眼:视力 0.6,除晶体皮质轻混外,余皆正常。左眼:视力 1 m/指数,眼球结膜无充血,角膜透明,前房正常深,房水清,瞳孔圆,对光反射灵敏,晶状体呈乳白色混浊,以上方混浊最重,散瞳后可见下方尚有少量透明皮质,眼底不能窥入。双眼眼压均正常。诊断:①老年性白内障初发期(右眼);②外伤性白内障(左眼)。建议行左眼白内障摘除术,因患者拒术而失诊。

按:本例患者从检眼镜所示,系伤及左眼晶状体。一般而言,因为眼球外层的巩膜较为坚韧,毫针不易刺入。如所选毫针过粗,针刺方向不正确,用力过大,也有可能被穿透,伤及眼内组织,从而造成不同程度损伤,甚至严重后果。本例估计为针刺上睑眉弓下某穴位时,针尖向内下方刺入过深,针由角巩膜缘或睫状体扁平部刺入眼球,扎伤晶状体所致。其晶状体混浊呈乳白色,亦区别于老年性白内障,患者无糖尿病等引起晶状体速变混的重大全身疾病,进一步证实其为外伤所致。

病例4 视神经损伤

患者,男,62岁,1994年12月5日就诊。

因半年前患左眼外直肌麻痹,于某市中医院行针刺治疗。一次针刺球后穴,起针后即感左眼胀,头晕,视物模糊,复视加重。立即告知医生,医生看后诊断为眶内球后部出血,嘱用手压迫左眼止血。10余min后,左眼胀痛加重,伴头痛、恶心。医生用一粗针于该穴位原进针处刺入皮下,行搅动、提插,放出血液少许,后行加压包扎,给予口服三七片及西药止血剂。次日左眼肿胀大部消退,但眼球仍向前突,视力无光感。即行各种检查,CT报告:左眼视神经走行变直,眼球前突,余无异常。眼底初无异常,约于10天后开始视神经乳头变白,其他检查无异常。经中西药治疗视力无改善。

检查:右眼:视力1.0,眼底为动脉硬化Ⅱ°,余未见异常。左眼:视力黑矇,眼球运动正常,眼球不突出,外眼及眼前节正常,瞳孔圆,中度大,直接光反射消失,屈光介质清。眼底:视盘界清,色苍白,血管呈动脉硬化表现,网膜及黄斑区未见异常。诊断:视神经萎缩(左眼)。

按:本例致盲原因可能系针刺入眶内较深,刺破较大血管,造成球后大出血,因出血量大,向前推挤眼球,牵拉视神经,使视神经形成类似外伤性的机械牵拉损伤,造成视神经萎缩,导致迅速失明。另外眶内出血造成的高压,对供应视神经的眼动脉分支等血管,使其受压而一时闭锁,造成视神经缺血而丧失功能。另外,针刺时针尖是否可直接刺伤视神经,也值得考虑。总之,针刺眼区穴位,必须了解眼球及其各条眼外肌的解剖位置,大致的血管分布,做到胸中有数,尽量避免意外事故的发生。

病例5 眼睑闭合不全

患者,男,20岁,学生。右眼被土块击伤后瞳孔散大,视力减退,在南京某医院诊断为"外伤性散瞳"。患者于1976年1月21日要求针刺治疗。当时拟取右侧太阳、睛明、瞳子髎等穴,先刺太阳穴(其他穴位未刺),进针时由于施术者针刺手法不够正确,致使针入皮下后斜向下方。约刺入1寸时,施行捻转,患者即感重度酸麻及电击样感,当即停捻,停捻后患者右眼睑不能闭合,眼有胀感,即予拔针。拔针后右眼仍不能闭合。瞳孔情况如针刺前,球结膜无充血现象;左眼正常。患者努力做闭目动作仍无效,且右眼周围肌肉有轻度节律性震颤现象。即予以局部按摩0.5小时,亦无效。翌日右眼球轻度充血,流泪,眼睑仍不能闭合,肌肉震颤消失,瞳孔情况依旧。第3日逐渐自行好转,眼睑能闭合。

　　按：本例不良反应可能与针刺方向不正确触及深层神经，加之操作方法不当，刺激过强等有关，以至而发生局部运动障碍及肌肉异常收缩。

病例 6　视网膜出血

　　患者，女，41 岁。8 h 前因反复呃逆于外院行攒竹穴针刺治疗后，右眼突发视力下降伴遮盖感，于 2018 年 9 月 17 日就诊于莆田市第一医院眼科。既往有高血压病史 2 年。全身一般检查未见明显异常。血压 151/98 mmHg。眼部检查：右眼视力 0.3，－1.25 Ds→0.6；左眼视力 0.8，－0.75 Ds→1.0。右眼玻璃体腔可见血性混浊，右眼眼底：视盘边界清楚，颜色淡红，C/D 约 0.4，视盘颞上方视网膜可见边界清晰的片状灰白色水肿以及视网膜前及视网膜下出血，黄斑区前积血遮盖，中心凹反光未见。左眼检查未见明显异常。诊断：①右眼玻璃体积血；②右眼视网膜出血；③高血压病。

　　入院后嘱半卧位，给予对症处理。入院后第 2 天，彩色超声检查，右眼玻璃体混浊，积血待排除。OCT 检查，右眼玻璃体腔可见点状、条索状强反射信号影；病灶处视网膜高度隆起，神经上皮层间可见波浪样腔隙，视网膜内层呈强反射信号，其后信号遮挡，视网膜内层信号疑似不连续。入院后第 4 天，FFA 检查，右眼玻璃体混浊，呈遮蔽荧光；视盘颞上方视网膜前及视网膜下可见约 4PD 大小片状出血遮蔽荧光，其间夹杂片状稍强荧光，随造影时间延长，视网膜随背景荧光改变而改变。左眼未见异常荧光。

　　治疗后 1 周，未见新鲜视网膜出血，停用止血药物，给予改善循环药物，促进积血吸收。治疗后第 42 天，患者自诉右眼视物较前清晰，但前方下可见条状物飘动。检查：右眼视力 0.3，－1.25 Ds→0.8；左眼视力 0.8，－0.75 Ds→1.0。右眼玻璃体腔下方见团块状灰白色混浊物沉积；视网膜平伏，视盘颞上方片状水肿消退，出血灶范围缩小，黄斑中心凹反光可见。OCT 检查，玻璃体腔点状、条状强反射信号影较前明显减少，黄斑区鼻上方视网膜前见一条状强反射信号影附着，该处神经上皮层连续性中断，其周围视网膜明显增厚，并可见囊状无反射信号区域，考虑水肿；黄斑中心凹形态未见明显异常反射信号。此时患者要求出院并至上级医院进一步会诊。出院后 1 个月电话随访，患者诉右眼视力无明显下降，上级医院未给予激光光凝或手术治疗。

　　按：本例患者因反复呃逆予以针刺攒竹穴治疗，于留针时感右眼视物模糊，拔针后视物模糊未见好转，至医院检查发现为视网膜出血。

导致视网膜出血的原因,经分析认为可能因操作不当,致针具误入眼球,刺破眼球壁而伤及视网膜。本例患者出血吸收后,OCT 检查显示神经上皮层中断,并形成视网膜裂孔,也证实该处极可能是误伤视网膜的位置。

攒竹不属于眶内穴,至眼球也有一定距离,前面提到著者曾因过深针刺伤血管造成重度皮下血肿,而如本案损伤视网膜实属罕见,值得重视。

【主要参考文献】

[1] 刘宝善,李增先,雷芳. 针刺致视网膜脱离一例[J]. 眼外伤职业眼病杂志,1988,(1):43.

[2] 杨光,王淑玲. 针刺致盲 2 例报告[J]. 天津中医,1996,13(1):6.

[3] 王树藩. 针刺太阳穴手法不当致不良反应二例[J]. 中原医刊,1982,(3):135.

[4] 宋晓晴,林峰,黄智清. 眼眶部针灸致视网膜出血一例[J]. 中华眼底病杂志,2020,36(11):890.

第九章
张仁眼病针灸学术特点

从 20 世纪 70 年代中期以来,著者专门从事眼病针灸的临床与研究已经 40 多年了,现将所探索的学术思想和积累的临床经验总结如下,供读者临证参考。

第一节　临证之道

眼病针灸的临证之道,也就是学术观点可以概括为以下几点。

一、着重辨病,结合辨证

针灸学是祖国医学的重要分支,辨证是其诊疗的基础;同时,针灸学又是受现代医学渗透很强的一门学科,辨病亦是其有效防治的前提。辨证与辨病的相辅相成密切配合,对认清病情、提高疗效有重要的临床意义。一般地说,辨证有助于迅速地从整体上认清疾病主要特征,在阶段上掌握其变化规律;辨病则可从本质上深入了解病症,把握其内在矛盾运动。辨证与辨病,如能灵活运用有机结合,就能从外到内,自始至终获得对病症的正确诊断和有效治疗,从针灸治疗的实践看,两者不可或缺。但是,根据著者治疗眼病的经验,却又有其自身的特点。

尽管针灸学在眼病诊治上已积累了相当丰富的临床知识体系,但由于古代科学技术水平的限制,在总体认识上只可能以直观为主,对病症的描述较为笼统和抽象,如青盲一病,实际上包含了多种眼底病变,而雀目也有维生素 A 缺乏夜盲症和视网膜色素变性之分。即使是目赤肿痛一症,更覆盖了多种外眼病症。同时,与内科病症相比,眼科疾病,多以局部症状为主,全身证候往往多不显著,这对辨证也带来一定困难。另外古人治疗眼病,实际上也是以具体的病症作为对象。所以,著者在临床治疗时,一律采用辨病之法,且以现代医学所定的病症名为主,少数也参用中医病症名。这不仅体现与时俱进,使治疗的针对性更强;也能与其他治疗方法特别是西医的方法进行参照,更好反映针灸医学的特点与优势。

但是,眼病针灸也不能离开辨证。首先,相当多的眼病特别是现代难治性眼病,多病因复杂难明,可依据中医逆向思维的特点,从疾病所呈现的症候,去探求发病原因及病变机理。这种从机体的反应状态中来认识疾病的方法,正是中医辨证的方法之一:审证求因。其次,可根据它所在的病位和症情,通过经络辨证,进行选穴组方,这也是著者在眼病取穴上多用胆经、膀胱经等的原因。再有,通过对病程、体质及脉、舌等的综合考察,以决定包括针刺的补泻手法在内的各种治疗方法的应用。最后,眼病,特别是难治性眼病,症候复杂,多涉及整个机体,且病程长而变化多端,具有明显的个体医学的特征,用辨证与辨病相结合进行施治时,更可以具体问题具体解决。即既能作整体的宏观把握,又能作局部的细致分析;既能在不同的病程阶段做动态处理,又能抓住病变的本质,进行有效治疗。

总之,著者认为,就眼病而言,一方面辨证辨病,各有特点,要互相配合,不可分割。另一方面,则要突出辨病,结合现代医学各项检查结果,抓主要矛盾,确定治疗方案。

二、强调异病同治

由于中医学对疾病诊疗的着眼点主要放在"证"上,其对疾病的治疗原则可以认为是"病机中心说"。既不同于辨病治疗,又不同于对症治疗,临证之时,求因、定位、审性、度势,都是求得"病机所属"。"异病同治"是后人根据"同病异治"的精神和临床治病的实际情况,提出的相对语句,其含义是指不论病种是否相同、症状是否一致,只要其病因、病机、病位等相同,就可采用同一治法进行治疗。"异病同治"实际上是辨证论治的必然结果。病治异同是中医学辨证论治的一大特色,包括"同病异治"和"异病同治"两个方面。

这里所说的异病同治,著者认为应用于眼病针灸临床,至少有异病同穴、异病同方、异病同法这几种情况。

(一)异病同穴

所谓异病同穴,是指不同的病症,常可用同一主穴。临床体会,异病同穴除了用于一般针灸书籍所载的属同一主治范围而不同的病症外,还可用于以下两种情况:一是指属于相同或相近部位上的不同病症。如新明穴,是20世纪70年代针灸工作者在自身实践中发现的新穴,其中新明1穴,位于耳垂后皮肤皱纹之中点,翳风穴前上5分。既可用于治疗相同部位不同的眼底疾病,其针感强烈,具有益气化瘀明目作用。实践中发现,还对其他的面部病症如难治性面神经麻痹、面肌痉挛、三叉神经痛亦有满意疗效。另一为处于同一经脉或相邻经脉的不同病症。如天柱穴,由于其属足太阳经,内邻督脉之风府,外近足少阳之风池,挟持三阳之经气,而阳经均会集于头部,"其精阳气上走于目而为睛",天柱前对眼球,足太阳又源出眼区,所以天柱与眼球关系密切,具有通窍明目,清瘀散结之功能,可疏导眼部气血之凝聚,是治疗眼底病要穴。同时,天柱穴位在颈项而属阳经,针刺此穴位,可起到振奋阳气、祛寒活血、调理颈肩背经络气血运行的作用,而能治疗颈椎病。早在《针灸甲乙经》中就提出"项直不可顾,暴挛足不任身,痛欲折,天柱主之。"又天柱穴虽位于项后,但与甲状腺前后相对,有近治作用,也是治疗甲亢的验穴。对甲亢引起的突眼症,也多取治该穴。所以在临症时,常取天柱穴治疗眼底病、颈椎病及甲亢等多种病症。

(二) 异病同方

所谓异病同方,指不同的病症应用同一基本方。著者临床体会,多用于病位及病机均较一致者。如视网膜血管阻塞、视网膜色素变性、年龄相关性黄斑变性、Stargardt病(青少年黄斑变性)等是不同的眼底病,虽然这些眼底病具有异样的眼底表现,体现不同的临床症状,但其病位相同,均在眼底,病机均为眼络脉道气血不和,瘀滞失畅,精微不能上输入目,目窍失于濡养。故治疗都可选用调整目系气血,疏通眼底脉络的方法,达到血脉通利,濡养神珠目的。对这些难治性的眼底病著者总结出一个基本方,即:新明1穴、风池、天柱、上健明、球后、丝竹空、攒竹。此基本方,以中取和近取相互配合运用,能起到通畅气血,濡养神珠的作用,使目明而充沛,视物清澈明亮。

另外,还根据针灸的双向调节作用,对表现为症情相反的病症也采用同一主方。如动眼神经麻痹和眼肌痉挛,著者均以攒竹、阳白、阳内、鱼尾四穴为主组方,取得较好的效果。

(三) 异病同法

异病同法,这里系指不同的病症用同一种独特的刺法或手法。著者临床体会较深的有以下二法：

一是透穴法：本法著者常用于同一病位的不同病症。如难治性眼肌痉挛、外直肌麻痹、眼型重症肌无力症和视疲劳是表现不同症状的外眼病症。常采用攒竹透上睛明、阳白透鱼腰、丝竹空透鱼腰的三透为主，有助于提高针刺疗效。透穴刺法具有协调阴阳、疏通经络，可直接沟通表里阴阳经气，加强经络与经络、腧穴与腧穴、腧穴与脏腑之间的联系，能促使阴阳经气通接。而且透刺法具有"接气通经"之功，使经气流通、上下相接，从而提高针刺疗效。临床实践也证明，透刺法取穴少而精，既免伤卫气，又增强针感，可加强其治疗作用，达到"集中优势兵力"克敌制胜的目的。

二是气至病所手法。由于眼病，主要是难治性眼病，著者十分强调采用气至病所手法。即运用手法，促使针感往眼区或附近放散。此法主要用于耳后的新明1、翳明，颈部的天柱、上天柱、风池等穴。著者长期的经验表明，气至病所手法的运用，对促进眼病，特别是眼底病疗效的提高有着相当重要的临床价值。

（四）同中有变

异病同治法实际上是建立在辨证论治的基础上的，其中证是决定治疗的关键因素，也就是证同治亦同的意思。异病虽可以同证，但由于所处病种不同，其证候的临床表现并非完全相同，即构成同一证型的诸要素如主症、次症、兼症及舌脉等，在不同的病种，其主次地位是不一致的。异病同证之同，是在异病的基础上，是不同疾病发展过程中至某一阶段所具有的共同的临床表现或具有的共同病理过程，但其本质仍是有所差异的。虽然其证同治亦同，但结合具体疾病，其理法方穴仍应同中有变。因此，所谓异病同治，在具体应用于临床时，须掌握以下三种情况：

1. 异病同穴，穴中有变

异病同穴的穴一般是指所选的主穴而言。穴中有变，指二类情况，一是指穴同法不同，同用一主穴，但操作方法上有别。例如新明1穴，虽然同时治疗眼底病、面肌痉挛、三叉神经痛等，但其针刺方向和手法操作上有所差异。对于眼底病，针尖向外眼角，运用平补平泻手法；对于面肌痉挛，则针向鼻旁，采用补法；对于三叉神经痛，针尖宜向疼痛支方向，选用泻法。二是主穴同而配穴不同。上述三种不同疾病的配穴更不相同，眼底病配穴风池、天柱、上健明、球后、攒竹等；面肌痉挛配牵正、四白、夹承浆、地仓；三叉神经痛配穴有下关、听会、板机点等。

2. 异病同方，方中有变

同方，是指基本方相同而言。眼底病，著者虽强调用上述的固定处方，但毕竟是不同的眼病，不仅症状不同，而且其本质仍有所差异，所以著者在此固定组方的基础上增加不同配穴。如视神经萎缩加上明、承泣；视网膜色素变性加翳明、视区；视网膜血管阻塞加太阳、新明 2 等等。

3. 异病同法，法中有变

同法，也是指大的方法而言，具体操作时则须有所变化。同样是透刺法，有透刺距离和针数的区别；同样是气至病所手法，不同穴位，如新明、风池、上天柱等的手法各不相同。总之，针灸之法和中医的所有疗法一样，只有充分把握疾病的发生和发展规律及其病机所在，准确选择穴位、处方、治法，才能切中要害，取得疗效。

三、选穴——多类穴位并重

在选穴原则上著者强调多类穴位并重，讲究据病而定。

针灸的腧穴，经过 2000 多年的发展，至今大体上分为四大类。第一类是归属于十四经脉上的穴位，一般以清代《针灸逢源》所载为依据，共 361 个穴名，现代新版教科书又将印堂穴归入督脉，而成 362 个。第二类目前统称经外穴，实际上包括经外奇穴和新穴，经外奇穴一般是指 1911 年及之前，古医籍中记载的不属于十四经脉的穴位；而新穴则是指 1912 年之后，主要是近当代医家在实践中总结出来的一些穴位。经外穴的数字相当庞大，据在针灸界有一定影响的《针灸经外奇穴图谱》和《针灸经外奇穴图谱续集》两书的记载，共有 1589 个之多。但目前国家市场监督管理总局发布的《经穴标准》只收录了 48 个。前者太宽泛，后者又过于严格。鉴于此，著者曾出版《经外穴精选》一书，共收录当前临床常用的经外穴 110 个。第三类是被称为微针系统的穴位，最早是见于 1957 年的耳穴，之后是 20 世纪 70 年代之后陆续出现并得以留存的头皮（针）穴、面（针）穴、腕踝（针）穴、手（针）穴、足（针）穴及眼（针）穴等。第四类是阿是穴，即痛敏点或反应点。这类在我国针灸界以往重视不够的穴位，目前越来越体现其作用价值。如艾灸中的热敏点和西方针灸学提出的激痛点就是最好的例子。著者在长期的临床中体会到，在选穴时，一方面要对这四类穴位并重，但另一方面又要因病而异，各有侧重。

在眼病针灸中，如能选择性地用好经外穴，包括奇穴和新穴，确有助于提高疗效。由于受到科技水平的限制,古代对眼病,特别是眼底病的认识还不像今日这样深入,加之眼区解剖特殊而部位重要,针具制作也较粗糙,易被伤及等,古籍中所载眼区经穴仅睛明、承泣二穴,还分别被列为禁灸、禁针之穴。如《铜人针灸腧穴图经》描述承泣为"禁不宜针,针之令人目乌色"。经外穴,只有眶周的太阳穴。显然很难满足临床客观需要。随着针灸实践的不断积累和针具的日趋更新,近大半个世纪来,医学同行在临床实践中,摸索出不少行之有效的新穴,既包括一些眼区穴,如球后、上明、上健明、上睛明、下睛明等;也有非眼区穴,如20世纪50至70年代陆续发现的翳明、正光、新明等穴。著者发现,这些穴位,不仅疗效独特,而且有一定针对性。如新明、翳明之与多种眼底病,上睛明配下睛明之与干眼;正光之与近视、弱视等等。除了经外穴,微针系统的穴位也为著者所喜用,如头皮针穴治疗颅脑肿瘤术后或外伤所致的皮质盲、视神经脊髓炎、遗传性眼病等;耳穴治疗急性结膜炎、睑腺炎、屈光不正;腕踝针穴治疗青少年近视等,都有很好的效果。

在选用各种穴位时,著者觉得要格外重视每一穴位的具体针刺要求,如针刺方向、刺激参数甚至针刺手法等,因为不少经外穴对此有特殊要求。例如,新明的针刺方向与手法应用是获效的关键,上天柱要求用徐进徐出的导气手法。

当然,多用奇穴、新穴并不等于排斥经穴,这里所说的推崇经外穴是建立在应用经穴的基础上,从整体上来说,经穴还是主力军。以眼病而言,承泣、风池、攒竹、天柱等亦为常用效穴。

四、组方——强调中取为基

在组方原则上,著者归结为中取为基,结合近取,配合远取三条。

所谓"中取",是指离病位较近或相对的部位取穴;"近取",是指在病位所在或周围局部取穴;"远取",即离病位较远的部位取穴,即远道取穴。中取为基,是指以中取的效穴为基础穴,包括在治疗同类疾病和同一疾病过程中一般是不变动或变动小的,相当于君穴。基础穴由天柱(或上天柱)、风池、新明1三穴构成,天柱属膀胱经、风池属胆经,新明1虽为经外穴,但其位于三焦经,此三条经脉均入眼,且肾与膀胱、肝与胆互为表里,肝、肾与眼密切相关。所以著者称为治本穴。特别是这三穴,更是将李聘卿运用新明1行气针法,与郑魁山风池过眼热针法,金舒白上天柱导气针法进行组合。强调气至病所，是穴与法的结合。近取为主，即辨病辨证取穴，根据不同的病症和同一病症的不同变化阶段，而有所变化，著者称之为臣穴，因为大臣和将军是起关键作用，但需依据不同敌人进行替换。所以著者又称为治标穴。辨病辨证穴，主要由眼区穴和眼周穴组成。眼区穴常用的有承泣、球后、上健明、上明等，眼周穴有瞳子髎、丝竹空、攒竹、目窗等。远取为辅，又叫辅助穴，多用于病程较长，病情复杂者，一般必要时加用，所以相当于佐使穴。主要由躯体和四肢穴组成，躯体常用肝俞、肾俞、膈俞、脾俞等，四肢穴多用足三里、光明、三阴交、行间等。此组方原则，著者传承自郭诚杰教授，他的乳腺增生病针灸处方就是由中取天宗、肩井、肝俞为基，近取屋翳、期门为主，配合远取合谷、太冲、三阴交等三者组成。

在应用中取为基、近取为主、远取为辅的组方时，不仅用于眼病，也可扩大至其他病症。但须注意以下两点：

一是要有机组合。所谓有机组合，就是根据病因病机及症情严密设计，如女性尿道综合征，为肾与膀胱经气运行失常，气化失司，水道不利，以致水液排泄障碍。故中取足太阳膀胱经之肾俞、次髎、秩边以疏理膀胱经气，近取中极、曲泉以通利水道，远取三阴交以强下焦气化之功。

二是要因病制宜。著者推崇中取为基，但并不主张千篇一律。现代针灸病谱有 500 多种，且每种病又变化多端。必须从临床实际出发，做到因病定方。以腰椎病而言，急性发作期，可以远取手部的腰痛穴或后溪穴，结合近取局部的夹脊穴或背俞穴，配合中取殷门穴、委中穴等；而慢性期则以近取局部的夹脊穴或背俞穴为主，结合中取殷门穴、委中穴，配合远取昆仑穴等穴。

五、治疗上，重视综合方术

所谓综合方术，应当包括二大类，一是指不同的刺灸法的结合，如体针、艾灸、耳针、拔罐等取两种或两种以上的结合。二是指针灸和其他疗法如中西医药物、心理疗法、物理疗法等等中的一种或多种的结合。

其实，早在唐代，孙思邈就提出过针、灸、药三者结合的观点。著者深深体会到，针灸治疗疾病，特别是包括难治性眼病在内的现代难病，由于病情复杂，病邪深痼，病变涉及脏器广泛，依靠单纯的一二种治法，确实难以奏效。然而如何进行有效的综合，则是临床的一个值得探讨的问题。

著者临床探索表明:只有在精确辨证的前提下,将多种临床上证明确有良效的针灸方术,予以有机组合综合应用发挥其各自特色和技巧,才能收到满意效果。首先是取长补短。眼病,特别是难治性眼病的治疗周期较长,一般要求数月以上,对一些遗传性眼病甚至要数年、十数年。为了使患者能坚持,著者多采取延长治疗间隔时间,如一周针 2 次甚或 1 次。为了维持疗效,多配合耳穴贴压或皮内针,以补充针刺效应维持较短的不足。其次,是形成合力。难治性眼病病程长、病变复杂,为提高疗效,多用针药结合,即加用穴位注射。通过目前中西医治疗眼病的效药与体(电)针相结合,可以充分发挥整体调节和针药协同作用。穴位注射,在眼病治疗中的价值还体现在,眶内穴的注射更有助于药液通过部分生物屏障。另外,采用不同脉冲电的波形,也有助于提高疗效,如眼肌麻痹,以透刺法配合疏密波电脉冲刺激,较之单用透刺法或透刺法加连续波为佳。当然,在运用综合方术时要讲究精,能用二法结合解决问题的,就不要用三种,要避免滥用。著者在临床上,虽主张用综合之法,但一般情况下不超过 4 种不同的穴位刺激法。值得一提的是,综合治疗还应当包括同时进行的中西医各种疗法。

须要指出的是,两种或两种方法以上的合用,并不一定是一加一等于二的。即使是看起来似乎是二种有协同作用的方术。针刺镇痛研究发现,针刺镇痛的西药结合运用,并不都是能增加针刺麻醉效果的,有的药物不起协同作用,有部分药物反而起拮抗作用,抵消了针刺的效果。最近还发现,针刺和某些戒毒中药合用于戒毒时也出现拮抗的情况。目前我们还没有完全掌握它的内在规律,在选择综合方法时,应注意这一点。

六、强调早治,贵在坚持

针灸疗法与药物或手术疗法的本质区别在于,针灸治病是通过刺激人体体表经络穴位发挥整体和双向调节作用,来达到治目的。这种调节又具有一定的自限性,它依赖于组织结构的完整性和潜在机能的储备量。鉴于这一特点,著者强调以下三条。

(一) 及早

首先是抓住时机,及早治疗。疾病早期,是指发病之初或病变较轻时,此时机体失衡尚不明显,针灸的调节作用可以得到充分的发挥。记得一例右侧动眼神经麻痹的患者,经某三甲医院住院治疗 18 日,未见好转,经亲戚介绍,即出院来著者处针刺,每周 3 次,1 个月后完全恢复;而另一例同样是原因不明的左侧动眼神经麻痹的女性青年,病程 2 年,经多方治疗无效,在著者处同法治疗半年也无明显效果。所以,及早治疗十分重要。然而由于眼病针灸知识普及不够,我们接触的眼病患者,大都历经西医和中医反复治疗,针灸往往是最后一站,从而错过了针灸治疗的最佳时机。其实,早期治疗,针灸和中西医疗法并不矛盾,相反可以相辅相成,起到协同作用。有 2 例球后视神经炎的少年患者,西医用激素等药物治疗,效果并不显著,后来至著者处结合针灸治疗后,视力迅速恢复至正常。

(二) 长期

长期坚持,著者指的是要打持久战。这对眼病的治疗有重要的意义。在眼病中,除了少数外邪侵袭的外眼病症如急性结膜炎、睑腺炎等,可以在较短的时间治愈外,多数都要求较长时期的治疗。特别是难治性眼病,常需数月甚至数年针灸治疗,著者治疗的遗传性眼病的患者甚至有长达二十多年。这有三个原因,一是,与针灸以调节为主的治疗特点有关,和药物不同,机体自身调节本来就存在一个过程;而这种调节又具有累积效应的特点,它的优势通常要在长期治疗的过程中显现出来。二是,难治性眼病,病因复杂不明,病邪深痼难除,不化时日,如何根除? 三是,治疗群体特殊。选择来针灸科就诊的多是转辗过多种中西医治疗难以奏效者,不仅难治程度较高而且病程长,多错过最佳治疗时机。这也决定了针灸不可能在短期内见效及至获愈。其实中西药物疗法,也同样如此,对相当多的难治性慢性病,通常要求终生用药。

为了能使患者持之以恒,提高治疗效果,一是要树立患者战胜疾病的信心,使之有长期治疗打持久战的心理准备。对每一位就治的患者,著者都会坦诚相告,首先降低其过高的期望值,同时告诉他(或她)针灸可能达到的作用,并且介绍门诊中的同类患者。二是多方面为患者着想,提高长期坚持的依从性。难治性眼病,短期不可能获效,所以在疗程设置上,一般以 3～6 个月为 1 个疗程,疗程结束,让患者再做一次检查。一方面通过治疗前后对照增加患者的治疗信心,另一方面据此调整治疗方案。考虑到长期治疗患者往往因经济、时间、精力等多方面因素而难以坚持,我们在治疗间隔时间上,一般先是每周 2～3 次,随着病情的稳定,逐步改为每周 1 次,甚至半月 1 次。实践证明上法可行。如一例视网膜色素变性 7 岁女童,于 1997 年 3 月开始治疗,双眼视力均为 0.15,并出现夜盲、视野缩窄等症状。坚持针刺至今已经整整 26 年,视力基本恢复正常,无夜盲,视野亦明显改善,并完成大学学习,结婚生子,胜任目前的工作。

(三) 规范

指按治疗规范。包括两个方面,一是上面讲到,针灸调节有一个过程,不能急于求成,浅尝辄止,不要任意改变或中断临床证明有效的治疗方案;二是严格按照制定的方案,根据疗程规定和间隔次数进行有规律的治疗。临床比较常见的一种情况是,患者出于经济或不理解等原因,自动减去一些治疗项目或不按规定时间进行治疗,结果影响了疗效。如一位患视网膜色素变性的青年患者,著者定的治疗方案为每周 2 次,电针结合穴位注射,配合耳穴贴压及皮肤针叩刺等综合治疗。开始半年,疗效明显,他也信心百倍。之后,先是因为创业忙,治疗不规律,或每周 1 次,或半个月 1 次,甚至 1~2 个月 1 次;后来,又自行要求减去各种项目,只剩电针一项;又因创业不顺利,心情变差,视力迅速下降,视野窄缩,夜盲明显,不到 2 年,终至失明。另一种情况则是,不了解针灸治疗的特点和规律,见好就收。著者于 2019 年 11 月治疗过一例动眼神经麻痹的老年妇女患者。经 10 次左右的治疗,病情明显好转:闭合的眼睑可张开 2/3,眼球活动度明显增加。患者是在多方求医无效的情况下找到著者的,所以异常高兴。在患眼刚刚起效的当口,她即参加一个旅行团出国游览。回国后,正好碰到新型冠状病毒肺炎疫情,著者的特需门诊停诊。直至 2020 年 3 月中旬开诊的第一日,她又来找著者,发现病情又退回至原样,后经多次治疗,未见明显效果而停治。

为什么要强调规范治疗? 著者在临床上体会到,针灸起效有两种情况:一种即时效应。不少眼病患者反映,每次针刺后通常有眼睛一亮的感觉。但持续一两个小时,又恢复原样。其他疾病,也有这种情况,特别是一些急性发作或病程短的患者。另一种是累积效应,在治疗过程中,著者还发现,相当多的患者,一开始效果较好,治疗一段时间之后,效果不太明显,继续治疗,效果又逐步显现。这就是累积效应。因此,不按诊疗方案,治疗又时断时续,就会造成即时效应不能延续,累积效应难以产生。因此只有规范治疗,两者才能相得益彰。

七、治神为先,医患相得

《素问·宝命全形论》曰:"凡刺之真,必先治神……经气已至,慎守勿失。"旨在言明治神守气是针灸治病的基本原则。一是在针灸施治前后注重调治患者的精神状态;二是在针灸操作过程中,医者专一其神,意守神气;患者神情安定,意守感传。著者觉得治神与守气是充分调动医者、患者两方面积极性的关键措施,能提高疗效,同时还能有效防止针灸异常现象和意外事故的发生。

(一) 治神

历代中医针灸医家一直把治神作为首位要素。《素问·宝命全形论》曰:"故针有悬布天下者五……一曰治神。"著者认为,现代强调"治神",实际上是提倡医疗要从以病为本转变到以人为本。

治神包括两个方面。

一是正医者之神。即明代医家马莳所说的"神气既肃","专心用针"。要求医者在技艺精湛的前提下,治疗时聚精会神、心无旁骛、一心一意地进行操作。对眼病针灸,更要求如履薄冰。二是调患者之神,这一点也十分重要。

1. 医患相得

实际上就是以人为本。著者深深感到,在提供精湛、优质的技术服务的同时,具有高尚的医学道德十分重要。这就要求医生对患者要有热情,要有同情心和责任心,加强医患沟通,促进相互的了解和信任。应按照医疗告知制度,将患者的病情及诊疗过程,以及诊疗过程中可能出现的意外情况和如何处理意外情况,都应在治疗前实事求是的予以告知,让患者对自己的整个诊疗过程有明确的了解。医生和患者之间的沟通,包括两方面:一是医生要学会认真倾听患者的诉说,这为医生治疗疾病提供了完整的信息。二是通过通俗而又详细的解释,使患者了解自己的疾病,知道自己将要接受的治疗方法,以及在治疗过程中可能出现的疗效情况和如何对待出现的意外情况,与患者建立良好的互信关系。在保证疗效的情况下,尽可能拉开每一次诊疗的间隔时间和精简治疗项目,以降低治疗费用和减少治疗时间。正因为如此,著者的不少患者都能数年甚至 20 多年如一日坚持治疗,成为朋友,不仅相互配合,而且包容谅解。特别是针刺眼部穴,有时因不慎而出现眼部血肿,即所谓的"熊猫眼"时,不等著者解释,其他患者就会马上安慰他,并教他如何应对,很快化解了矛盾。有时候患者的一句话往往胜过医生的解释几十倍。

2. 心理疏导

曾经有一个说法,说有 80% 的癌症患者是吓死的。这说明心理因素对疾病转归的影响之大。在长期的临证过程中,著者深深体会到针灸治疗急难病症结合心理疏导的重要性。特别是致盲性眼病,由于对患者容易造成了较大的心理压力,更要加强患者的心理疏导。对因情绪等因素容易影响病情的患者,也要重视心理减压。记得有一例患开角型青光眼的女性患者,应用针灸治疗后,眼压已恢复正常。那一年,刚好碰上日本阪神大地震,因为 3 日没有得到在大阪留学的女儿的音信,心里一着急,双眼眼压立即成倍升高。后来女儿来电报了平安,她的眼压逐渐回落至临界状态,经著者用针灸治疗配合心理上的开导,最后重新恢复正常。心理疏导,实际上也是治神的一个组成部分。根据著者的体会,在运用心理疏导时要注意两点:一是要自始至终从关心患者的角度出发,要建立在充分信任的基础上。二是要根据不同的患者和病症,采用不同的方法。著者常用的一个办法是推心置腹,尽量用通俗的语言说明病情,告诉患者自我心理调节的必要性和具体做法,特别是请一些在这方面做得有成效的患者现身说法,往往能收到事半功倍的效果。总之,一方面要增强患者的信心。难治性眼病疗程长,见效慢,所以著者采取 3 个月为 1 个疗程,疗程结束,做一次检查,以提高患者继续治疗的信心和决心。另一方面又要降低患者的期望值,特别是一些刚得病的患者,求治心切,期望值很高,应当实事求是的进行告知。

(二) 守气

《针灸大成·卷二》指出:"宁失其时,勿失其气。"说明守气的重要性。所谓"守气","守",即守住、保持的意思;"气",即针刺所得之气,所激发的气。著者的理解,守气应该分广义和狭义两个方面。狭义的"守气",是指医者运用手法以保持针感或灸感,使之不要迅速消失;广义的"守气",则包括医患共同合作,即在医者运用手法的前提下,通过患者积极配合,才能促使得气的状态更佳和维持的时间更长。要守气,尤其是广义的"守气",需具备以下三个条件。

一是要求医生在操作技术上,精益求精,日臻完美,否则守气不易。如眼部穴区解剖结构复杂精细,一些新穴,操作难度较大,技术含金量颇高,要达到气至病所十分不易,而保持得气更为困难。因此要做到取穴正确,进针无痛,得气迅速且能恰到好处,全神贯注,谨慎操作,守气不失,使针感不仅能维持整个留针过程,而且在针后还可维持适当长的时间。当然,手法操作要使得气长时间持续也是较困难的,一般是采取间隔一段时间运针 1 次。著者在临床上还强调采用电针守气,根据患者、病症的不同,调节频率、强度和波形。对不少病症通常能取得比徒手操作更好的效果。另外,留针守气也是一法。头皮针穴,常用此法:先深刺至帽状肌腱下层,待有明显得气感,再留针守气 4～6 个小时。

二是要求患者平心静气,仔细体验,使得气的感觉不仅能加以保持,还可以使针感向病所方向诱导。要达到这一点,既离不开患者的充分理解和信任,也离不开医者的心理暗示。有的医家称此为养气,即有利于保持得气的状态。

三是要求诊室宽敞、环境安静、空气新鲜。否则,也会严重影响守气。

治神和守气分为两个方面,实际上合而为一,密不可分。

第二节　用针之技——针法

"用针之技"的"技",是指针灸操作的技法,一般又称为刺法灸法或刺灸法,主要是指针刺、灸疗及其他各种穴位刺激技术的操作方法,是针灸学的核心内容之一。针灸技法,大致可以分为三个大类,一为针技,一为灸技,一为其他穴位刺激技法。著者在长期眼病针灸临证实践中,对此均有体验和积累,但用得最多、体会最深的则是针技,是本章介绍的重点。

关于针技,目前往往将针和刺的概念混为一谈。依据著者的观点,针技应可分属于三个不同的层次,即针法、刺法和手法。针法是指应用不同的针具所使用的技法,包括金属的和非金属的,刺入肌肤和不进入肌肤的。刺法则主要是指毫针,包括毫针的常规的刺法和特殊刺法。手法则是指毫针针刺过程中的特殊操作技法。

从 2019 年 4 月至 2020 年 1 月,在上海市中医文献馆的组织协调下,南京大经中医药信息技术有限公司与国家中医药管理局全国名老中医药专家传承张仁工作室合作,花了 10 个月的时间,对著者 50 年的针灸临床中的传承探索总结提炼出来的针刺操作技法,特别是眼病针刺操作技术,应用高速摄录机进行现场实拍。其间,历经多次反复。在视频具体制作时,为了让读者能看得清楚明白,易于学习掌握,对某些操作动作较迅速的手法,均采用慢镜头播放。总之,著者的目的有两个,一是通过视频方式真实直观地保存下来;二是应用视频的方式能进行更好的传承和传播。

本节重点介绍针法。

一、针法——各取其长

针法的革新是现代针灸学重要的进展标志之一。著者在临床应用中深深体会到如能充分运用不同针法之长,充分发挥其特点,对提高针灸疗效,扩展治疗范围有着重要的作用。现将著者的一些较独特的应用体会介绍如下。

(一)眼病电针法

1. 眼病电针特点

(1)适应面广 首先是几乎适用于各类眼病的治疗。临床上著者慎用电针的眼病只有高度近视及病理性近视黄斑变性、视网膜脱离及其并发症、黄斑裂孔、严重的增生性糖尿病视网膜病变等少数病症。其次是适应人群广泛,无论男女老少,除了不能配合治疗的患者、妊娠妇女等少数可能因电刺激过强造成意外,一般均可应用。

(2)协同作用 首先能增强和维持针感。在眼病特别是难治性眼病的治疗过程中,著者发现,保持持续的刺激量对疗效有较重要的作用,如新明穴,通常均要求手法持续运针在1分左右,而且在留针过程中,还需间隔运针数次;用头皮针穴治疗也如此,尽管运针的方式有别,但同样要求一定的运针时间。而采用电针,基本上可以代替手法运针,节省了医者的时间、精力和体力。值得一提的是,作为眼病要穴之一的新明1穴,其行气手法,如操作不当(尤其是初学者)往往可以引起颌部胀痛不适、张口困难,且多难以达到气至病所。应用电针,一极连接新明1,一极连接瞳子髎(或丝竹空),调节至双眼睑呈节律抽动,不仅患者感觉舒适,而且同样起到气至病所的作用。

其次,在针刺手法的机械刺激基础上加用电针的低频脉冲电刺激,双重刺激的结合起到了相辅相成的作用,更有助提高针刺的效果。

2. 应用体会

（1）重波型选择　科学的使用不同的波型，可提高治疗效果。著者在眼病治疗中，使用较多的是连续波和疏密波。连续波，也称可调波，分密波和疏波。其中，密波（50～100 Hz）能降低神经的应激功能，具有镇痛、镇静、缓解肌肉和血管的痉挛功效；疏波（2～5 Hz），刺激作用强，能引起肌肉的收缩，能提高肌肉韧带的张力。著者在眼病中，选用频率多介于疏波与密波之间（4～10 Hz）。连续波多用于内眼病，如青光眼、白内障等，特别是眼底病，包括视网膜及视神经病变。因为，连续波作用面较广而力度较前者为相对为弱，相当于补法，适合于病程长、不同病因所致的难治性眼病。针对具体病症须进行疏或密的调节，以适应治疗的要求。如采用新明1和头皮针穴时，著者常用密波，以接续其快速捻转手法的特点。而采用风池、天柱和上天柱，则用疏波，亦为配合其徐入徐出手法特点而设。

疏密波是一种疏波和密波交替的波形，可促进组织代谢、血液循环、改善组织营养、消除炎症水肿等多方面作用。由于该波动作力度较大，可以克服同一波型容易产生适应的缺点，著者多用于外眼病，如近视、弱视、干眼、视疲劳、泪囊炎等，特别是治疗各种眼肌病症，如眼肌痉挛和各种麻痹性斜视等。这些疾病，病位较为浅表，而其中干眼、视疲劳及眼肌痉挛或麻痹者，病程多较短，疏密波波动力度大，对体表刺激作用明显，具有泻的作用，较为适用。特别是动眼神经麻痹和外展神经麻痹患者，往往能获得明显的即时效应。

（2）重连接方式　电针仪每对电极的穴位连接的选择，也较为重要。首先是精，著者一般仅取 2 个主穴（如新明1与瞳子髎）连接电针仪。治疗双眼，用对称的二对；治疗单眼仅用一对。以集中力量，有的放矢。其次，因病有别。一般而言，包括多种眼表、眼肌疾病在内的外眼病，如眼肌麻痹、眼肌痉挛、视疲劳、干眼，以及近视、弱视、共同性斜视等采取邻近穴连接，即眼周穴之间接通电针仪，如瞳子髎穴（或丝竹空穴）和攒竹穴为一对，或阳白穴与攒竹穴位一对，接通电针仪。内眼病包括青光眼、白内障、虹膜睫状体炎，以及黄斑变性、视网膜色素变性、视神经病变等眼底病，多以中近穴连接，即瞳子髎穴（或丝竹空穴、目窗穴）与新明1穴（或翳明穴）。另外，如 Graves 眼病，以上天柱与天柱夹一起为一极，瞳子髎（或丝竹空）为一极；皮质盲，以同侧视区和瞳子髎（或丝竹空）相连等。

（3）重与刺法相结合　在眼病实践中，著者发现低频脉冲电刺激如能与刺法结合,多可提高疗效。其中,以透刺法配合疏密波电脉冲刺激,治疗眼肌病及眼表病做得较多。如眼肌麻痹,以阳白透鱼腰连接阳内透攒竹;眼肌痉挛以鱼尾透鱼腰连接攒竹;干眼,丝竹空连接攒竹透上健明等。以动眼神经麻痹为例,采用阳内和阳白分别向平行透刺至攒竹和鱼腰,接通电针仪,用疏密波,当调至一定强度后,即出现同侧额肌向上收缩,使闭合之眼睑呈节律性的一张一合,不仅患者有明显的舒适感,而且相当一部分患者,在取针后即出现疗效,感觉紧闭之眼睑变得松弛,少数病程短的患者甚至可微微睁眼。

(4)重与手法结合　运用低频电脉冲,可使针刺手法的操作得以延续与加强。如上所述,用新明 1 行气法和头皮穴快捻法后,配以密波;上天柱、天柱及风池导气法后,配以疏波。都具有维持针感的作用。

(5)注意要点　①适宜的刺激强度,不可过强,也不宜太弱,以患者感觉舒适为度。通电时间和留针时间保持一致。一般在 30 min 左右。②注意取效的标志。中近穴连接,要求眼区出现节律跳动;眼肌痉挛和眼肌麻痹,要求额部肌肉出现明显的节律上下抽提动作。③高度近视者、视网膜脱离手术及并发症及眼底出血等患者,一般不用电针,以防因局部刺激过强出现意外。

二、穴位注射法

穴位注射法,具有"送药上门"达到针药结合的作用。对于存在生物屏障的眼睛,通过在眼球旁或眼周某些穴位的药物注射,在一定程度上更能增加药物在眼内的浓度。所以,一直为著者所喜用。

(一)眼病穴位注射经验

1. 取穴有君臣

作为配方的穴位注射,每次一般取 1～2 穴,多则不过 3～4 穴。君穴:眶内穴,用得较多的是球后和承泣(位于病所,且可穿过部分生物屏障);臣穴:太阳(此穴位于颞浅动脉区域,为脉络膜供血的主要来源之一)和翳明;佐使穴:胰俞、脾俞(调脾和胃),肝俞、肾俞(补肝益肾),膈俞(活血化瘀),太冲、行间(疏肝解郁)。

2. 用药分主次

适宜于肌内注射的药物一般都可用于穴位注射。在眼病治疗中,著者使用的药物比较集中,但亦有主次之分。甲钴胺注射液,甲钴胺系内源性的维生素 B_{12},是辅酶 B_{12},由于有辅酶的存在,所以甲钴胺要比普通的 B_{12} 更容易进入到神经内,对于神经具有良好的传递性,并可以促进神经卵磷脂合成和神经髓鞘合成,对多种眼病有效。而复方樟柳碱注射液为我国自主研发的眼科药物,通过长期临床观察,具有恢复眼缺血区血管活性物质的正常水平,缓解血管痉挛,改善微循环,维持脉络膜血管的紧张度和舒缩功能,增加血流量,促进缺血组织迅速恢复功能,对缺血性眼病有较为确切的疗效。两者可相辅相成。所以著者将此二药定为难治性眼病,主要是眼底病的主药。丹参注射液有助于活血化瘀、黄芪注射液益气明目,作为辅药。另外,对于视神经损伤的眼病,著者尚用鼠神经生长因子(商品名:苏肽生〔用于成人〕或恩经复〔用于儿童〕)注射剂。一般说,两种主药,普遍用、长期用,穴位交替使用。两种辅药,视症状和患者的整体情况而用。鼠神经生长因子注射剂,著者多用于外伤所致的视神经挫伤和手术所致的皮质盲等病症,以早期应用为好。

(二) 主要验方

穴位注射的组方,一般为主穴多同,配穴各异。根据多年经验,著者总结了以下处方。

1. 黄斑病变方

(1) 取穴　球后(或承泣)、太阳(或翳明)。

(2) 用药　甲钴胺注射液(0.5 mg/1 ml)、复方樟柳碱注射液(2 ml)。

(3) 操作　球后或承泣穴,选用 1 ml 一次性灭菌注射器;太阳或翳明,选用 2 ml 一次性灭菌注射器。每次一般取眶内穴一穴和周围穴一穴。吸取药液,开始时,甲钴胺注射液多用于眶内穴,复方樟柳碱注射液用于外周穴,待患者适应后,二种药液可互相轮用。球后或承泣穴针法:用较细的针头,迅速破皮,针尖稍往上缓缓直刺,如遇阻力稍退改换方向,刺至出现针感,慢慢输入药液 0.5 ml～1 ml,轻轻出针后立即以消毒干棉球按压针孔 3～5 min。太阳穴针法,取准穴位,避开搏动的血管,针体与皮肤成 45°角快速刺入,缓缓送针至有酸胀感,将药液注入;翳明穴针法:针尖向外眼角方向刺入,余同太阳穴。一般甲钴胺注射液每侧穴 0.5 ml,如单眼患病,可在患侧注入 1 ml;复方樟柳碱注射液一般每侧穴注入 1 ml。每周治疗 2～3 次。

(4) 主治　黄斑病变(老年性黄斑变性、病理性近视性黄斑病变、黄斑前膜、黄斑裂孔等),遗传性眼病(视网膜色素变性,Stargardt病、Leber遗传性视神经病变等)。

2. 青光眼方

(1) 取穴　主穴:球后(或承泣)、太阳(或风池)。

配穴:肝俞、太冲(或行间)

(2) 用药　甲钴胺注射液(0.5 mg/1 ml)、复方樟柳碱注射液(2 ml)(闭角型青光眼及眼压高者慎用)。

(3) 操作　主穴操作方法同上。配穴用于眼压控制不稳定者,用甲钴胺注射液,穴位注射时,针尖向胸椎或踝部成65°角刺入,得气后,每穴注入药液0.5 ml。

(4) 主治　开角型青光眼、正常眼压青光眼、青睫综合征等。

3. 视神经病变方

(1) 取穴　主穴:球后(或承泣)、太阳(或翳明)。

配穴:肝俞、肾俞。

(2) 用药　甲钴胺注射液(0.5 mg/1 ml)、复方樟柳碱注射液(2 ml)、丹参注射液(2 ml)、黄芪注射液(2 ml),鼠神经生长因子注射剂(苏肽生注射剂〔30 µg,成人〕或恩经复注射剂〔18 µg,小儿〕)。

(3) 操作　主穴所用药液及针法同前。丹参和黄芪注射液用于背俞穴,可选用5 ml一次性灭菌注射针具,吸入药液后,针尖与皮肤成65°角,快速刺入,向脊椎方向送针至得气,推入药液,每穴2~2.5 ml。

鼠神经生长因子注射剂主要用于球后和太阳穴注射。先以0.9%生理盐水2 ml将粉剂溶解成药液吸入针管内,按前述此二穴的针法进行穴位注射。该药注射痛明显,且可持续一周左右,须先告知患者,以有思想准备。

一般情况下,选用药液每次不超过3种,其中,眼及周围穴区用1~2种,背俞穴用1种。

(4) 主治　视神经炎、视神经挫伤、视神经萎缩、视神经脊髓炎等。

4. 糖尿病性眼病方

(1) 取穴　主穴:球后(或承泣)、太阳(或翳明)。

配穴:胰俞、脾俞。

(2) 用药　甲钴胺注射液(0.5 mg/1 ml)、复方樟柳碱注射液(2 ml)、丹参注射液(2 ml)、黄芪注射液(2 ml)。

(3) 操作　同3方。

（4）主治　糖尿病性视网膜病变、糖尿病性视神经病变等。

5. 注意事项

① 眶内穴位，应选用 1 ml 一次性无菌注射器。进针时，快速点刺破皮，再针尖略向上缓慢送针，如遇到阻力，稍变换方向再进针，直至有得气感，再缓慢推入药液。缓缓拔针，当针尖一离开表皮，即以消毒干棉球按压 3～5 min。注意动作不可粗暴，要轻巧熟练，否则易引起皮下或结膜下血肿。针刺要达一定深度，注药动作宜慢，否则易发生眼袋外鼓，影响容貌。

② 背俞穴注射时，宜选用较长针头。可在所选腧穴向外旁开 5 分处成 65°角进针，向脊柱方向缓慢送针至有明显得气感，推入药液。注意，不可直刺过深，以免伤及内脏。

③ 太阳穴注射时，应先触摸一下，找到颞浅动脉，进针时注意避开。针尖宜向后上方透刺，得气后缓缓注入。可出现一皮丘，让其自行吸收。

④ 复方樟柳碱注射液，对开角型青光眼发作期眼压过高者和闭角型青光眼患者应当慎用。本药在太阳穴注射后少数患者会出现注射部位局部皮肤麻木或肌肉麻痹的情况，多可在短时间内缓解。本药在球后，特别是在承泣穴注射时，部分患者可出现以下情况：一过性视物模糊、复视或头昏头晕等现象。一般令患者休息 15～30 min 即可缓解。不过，著者亦遇到过长达 1 小时上述症状才消失的。另外，不久前曾有一例眼肌麻痹（脑部肿瘤手术后遗症）患者，在患侧（左侧）球后穴注入 1 ml 后，视力突然丧失。经眼底检查和各项检查，未发现出血等异常。未采取任何措施，约 1 小时后出现光感，3 小时后恢复至原有视力（0.3）。随访，未见异常。其原因待查。

⑤ 鼠神经生长因子，该药一般用于肌内注射，但疼痛感甚强且延续时间可达 5～7 日。著者一般用于球后及太阳穴注射，注射方法和要求同其他药物。患者反映疼痛感较之肌内注射明显减轻，只是在做洗脸等动作触碰到注射部位时感到疼痛，亦可持续数日，故需提前告知患者。由于在眼区和颞浅动脉周围（太阳穴），也较好发挥药物作用。

三、皮肤针法

（一）眼病应用经验

皮肤针用于眼病，经验如下。

一为皮肤针叩刺,疼痛较轻微,颇被患者特别是儿童患者所接受,临床依从性较好;二是,皮肤针在体表叩刺较浅而范围广泛,能灵活掌握刺激量的大小,适应病种广。以外眼病最为常用,效果也较为明显,有的如青少年屈光不正等还可作为单独使用或主要的治疗方法;对其他眼病,特别是眼底病,根据著者多年实践,也有一定的辅助效果。三是,操作简便、安全,通过医生指导后,患者本人或家属可自行操作,不仅能节约医疗成本和时间成本,也有利于长期规律治疗,提高疗效。

眼病治疗,一般选用七星针头叩刺,少数也可用皮肤针头。在刺激上以轻刺激为主,对病程长、病情重的患者可用中等度刺激。

(二) 主要验方

皮肤针的刺激区域包括体穴(经穴、经外穴)和特定的刺激部位。著者常用的组方如下。

1. 眼病方

组成:正光1、正光2、眼部皮区。

针法:正光1、正光2:在赤豆大(小儿)或黄豆大(成年人)的区域内,轻度叩刺50～100下。眼部皮区:轻度刺激,自上至下,额部横行叩刺5～6行。沿眼眶周围呈环状叩打3～4圈以局部潮红或微出血为宜。每日或隔日1次。

主治:以屈光不正的眼病为主,可单独用本方防治。其他多种眼病,可用本方辅助治疗。

2. 调神方

(1) 取穴　百会、印堂、率谷。

(2) 操作　以百会为中心,四周扩至四神聪的整个区域。以七星针头,作螺旋形手法,轻度叩刺。反复3～5遍。印堂,以印堂为中心,用皮肤针头,轻中度垂直叩刺,面积如蚕豆大,反复50～100下,以局部潮红微出血为宜。率谷,自率谷下至角孙,旁至前发际的长方形区域。自左至右自上至下,轻至中度刺激,横叩3～4行,反复5遍。每日或隔日一次。

(3) 主治　本方主要用于各种具有身心性疾病特点的眼病,如青光眼、视疲劳、干眼等。以及因眼病引起情绪障碍,如失眠、忧郁、焦虑等。

3. 活血方

(1) 取穴　百会、太阳、风池。

(2) 操作　百会,同上法。太阳,在以太阳穴为中心,呈扇状向上、向后直径 1.5 寸的区域内,以轻至中度刺激横行叩刺 3~5 遍。风池,以风池穴为中心,直径为 1 寸的区域,以轻中度刺激,反复叩刺 3~5 遍。每日或隔日 1 次。

(3) 主治 多用于青光眼等,也可用于陈旧性中心性视网膜脉络膜病变、年龄相关性黄斑变性、病理性近视黄斑病变、视网膜血管阻塞以及视网膜色素变性等各种具有经脉瘀阻病理变化的眼病。

4. 脑眼方

(1) 取穴 顶枕区。

(2) 操作 在纵径为强间至脑户,横径为双脑空之间的长方形区间,采用网格状叩刺法,轻至中等刺激,反复 3~5 遍。隔日 1 次。网格状叩刺法:在所选区间,先呈直线,自上至下,再自下至上;自左至右,自右至左反复叩刺;再呈对角线,自右上至左下,再自左上至右下反复叩刺,互相交叉,形成网格状,使叩刺面积覆盖整个区域。

(3) 主治 中枢性眼病,如皮质盲、同侧偏盲等;各种遗传性眼病,如视网膜色素变性、Leber 病及 Stargardt 病等;其他眼病:视神经脊髓炎等。

5. 注意事项

① 皮肤针操作有一个熟练的过程。必须掌握几个关键点,一是充分运用腕力,不可用肘部力量叩刺;二是起落针要均匀迅速,点刺而不可拖刺,叩刺范围要控制好,也就是做到稳准快。三是要把握好叩刺的力度,根据不同的病症和治疗的部位,分别给予合适的刺激量。

② 注意消毒。皮肤针刺激面较大,会对皮肤造成不同程度的损伤。所以避免感染十分重要。在针具选择上,最好采用一次性针具;如用非一次性针具时,应当做到每个患者人手一具,不要互相串用,使用前注意严格消毒。叩刺区域,应先行彻底消毒。

③ 对血液病或凝血功能差的患者,不用或慎用本法,尤其是不可重刺激。

四、耳针法

在眼病临床上,耳针法亦为重要辅助针法之一。

(一) 眼病耳针特点

归纳为三条:一是,耳针法几乎适应于各种急慢性眼病。二是,眼病耳针的操作主要用耳穴压丸和耳穴刺血二法;三是,可较长时间在穴区保留,不影响肢体活动,对维持和加强眼病疗效有较好的作用等。

(二) 主要验方

在长期的临床实践,著者总结了二个专用以眼病治疗穴方,录以供读者参考。

1. 贴压方

(1) 取穴　主穴:眼、目1、目2、肝、肾、神门、支点(耳中)。

配穴:青光眼加心、降压沟;皮质盲加对屏尖、脑干。

(2) 操作　选定耳区部位,继用探棒或毫针尾部予以测定敏感点,手法宜轻而均匀。如经常应用敏感点出现泛化现象,则首选与病变最为密切的压痛点。清洁内外耳郭后,继以耳穴贴(内置王不留行籽或磁球)贴压于上述穴区之敏感点。每穴按压1 min左右至局部皮肤发红或有热胀感。并嘱患者同法每日按压3次。每次一侧耳,两侧交替。每周2~3次。一般与毫针治疗同步。

(3) 主治　各种急慢性眼病。

2. 刺血方

(1) 取穴　耳尖。

(2) 操作　以消毒的拇示指折叠耳郭上部,其最尖端为本穴,以聚维酮碘溶液消毒后,取0.30 mm(小儿)~0.40 mm(成人)×13 mm的一次性灭菌毫针,快速刺入3 mm左右,留针30 min。取针时,先用戴着一次性消毒手套的双侧拇、示指在穴周挤压数下,去针后再稍用力挤出血5~10滴,以消毒干棉球拭去血迹,并按压止血。每次取一侧或双侧耳。每周2~3次。

(3) 主治　急性结膜炎,角膜炎急性发作,急性睑腺炎,睑板腺囊肿,以及其他急慢性眼病。

3. 注意事项

① 上述两方,属于辅助方,在眼病针刺治疗中,主要用于维持和加强疗效。

② 耳穴与体穴不同。首先,分布部位不同。2008年"耳穴国家标准"共厘定耳穴93个,均分布在小小的耳廓的内外侧,而362个经穴则分布于全身;其次,体穴为点,耳穴多为区,它要在区中进一步寻找敏感点。因此,耳穴的精确定点难度较大,要求医者不仅要熟悉耳穴所在区域,还要准确找到穴点。

③ 耳穴刺血。著者长期临床发现，先留针再放血，较之不留针刺血效果为佳。刺血量，根据年龄、体质及病情而定。小儿每耳可在 3～5 滴，成人宜 5～10 滴；急性外眼病症，宜多出血，慢性或眼底病可少一些。同时，一定要重视耳穴的消毒，以免引起感染。耳针疗法中最常见的意外事故是，因消毒不严所致的耳郭感染。由于耳郭血液循环差，一旦感染，如处理又不及时，即可波及软骨，严重者会出现耳郭肿胀、软骨坏死而畸变，应引起高度重视。

④ 患者自行按压，可邻近数穴同时按压，以节约时间，提高效率。另外，操作时，应用拇指和示指于耳郭内外侧有节奏的按压，力度均匀，强度适中，不可捻压，以防损伤皮表，引发感染。著者曾有这方面的教训。

五、头皮针法

关于头皮针法的历史和流派，前面已有介绍。著者在多年实践的基础上，通过分析比较，取各家之长，进行综合：在焦氏头皮针基础上，对治疗区域，或引入经穴理论（如标准头皮针），或进行补充和扩展（如林氏头皮针之静区、小脑新区等）；在操作上，或丰富手法（如朱氏头皮针之抽气法和进气法），或增添刺法（如于氏头皮针之丛刺法）等。在眼病治疗中有以下特点。

（一）取穴上重综合

（1）不同类型头皮针穴区组合　常用于眼病的有以下三种组合。

① 视区、枕上正中线和视联络区组合。视区为焦氏头皮针刺激区域，位置在枕部，自旁开前后正中线（眉间和枕外隆凸顶点下缘的头部正中连线）1 cm 的平行线与枕外隆凸水平线的交点开始，向上引 4 cm 直线。枕上正中线，为国际通用标准头皮针治疗线，系强间至脑户的连线。视联络区，为林氏头皮针刺激区域，位于视区二侧，与视区同高，宽约 2 寸的长方形区域。此三个区域合用，著者多用于各种原因所致的中枢性眼病治疗。

② 运动区与运动前区配合。指运动区和运动前区的下 2/5 段，两者合取，适用于眼肌麻痹及重症肌无力（眼型）等患者。

（2）头皮针穴与头穴组合

在头部，除了头皮针特定的刺激区外，还分布有大量经穴和经外穴，这些穴位一般称为头穴。在临证时,著者常将头皮穴与头穴配合应用,多能取得较好的效果。

头皮针穴多以焦氏头皮针穴、林氏头皮针穴及于氏头皮针穴为主。头穴的选择则分为两类,一类是与头皮针穴邻近的有独特治疗作用经穴和经外穴,如百会、四神聪等。另一类是一些特殊组合的穴位,用得最多的是"靳三针"位于头部的组合穴,包括脑三针、智三针、颞三针等。在眼病治疗中,本法多进行组合成方。常用者如下。

① 目窗、情感智力区与枕上正中线组合。其中,目窗为胆经穴,情感智力区为林氏头皮针刺激区,系以前发际后 2.5 寸为后边界,以前发际后 1 寸为前边界,两侧止于运动前区的扇形区域。三者组合,用于治疗开角型青光眼兼焦虑症。

② 视区、百会、颞三针组合。其中百会为督脉穴;颞三针属"靳三针",颞 1 针在耳尖上 2 寸,颞 2 针和颞 3 针分别为颞 1 针向前和向后水平旁开 1 寸。本组合多用于皮质盲。

(二) 综合刺法

在刺法上,也综合了各家刺法之长,包括焦氏的快速捻转刺法,林氏之单针压刺、点刺法和多针接力刺、平行刺、扇状刺、交叉刺法等。另外,于氏之多针丛透刺法也结合应用。在手法上则将朱氏和林氏二家之抽提进插法合而为一,融汇运用。眼病中运用如下。

1. *一般刺法*

(1) 头皮针穴与头穴组合刺法。有以下几个特点。

➤ 一般均采用头皮针常规刺法,即以透刺法为主,以毫针快速刺至帽状肌腱下层,再推进至所需深度。在帽状肌腱下层送针一般无阻力。

➤ 根据不同部位和要求,可综合运用上述的多种头皮针刺法。

➤ 当头皮针穴与头穴发生交叉重合等情况时,一是要精简合并穴区,形成一个整体,如上述情感智力区与目窗(或头临泣)合用时,可出现情感智力区刺入的五针中的第 2,4 二针与目窗(或头临泣)二针发生重叠的情况,著者一般加以合并成五针,而非七针。

(2) 手法行针与电刺激结合:即先以手法补泻,再加用电脉冲刺激。具体如下。

➤ 手法补泻:毫针进至所需的深度(长度)后,即可采用手法。头皮针补泻分为进插法(补)和抽提法(泻)。

进插法:为针体进到帽状肌腱下层,针体平卧,可双手施术:右手拇、示指紧握针柄,左手按压进针点以固定皮肤;亦可单手施术:拇、示指紧握针柄,中指按压进针点固定皮肤。然后,用爆发力向里紧插慢提,即迅速向内用力插入 0.5 寸左右,再慢提至原位,如此反复 5～10 次。

抽提法,同上法持针,采用慢插紧提之法,即缓慢向内插入 0.5～1 寸,又用力提至原位,如此反复 5～10 次。

进插法和抽提法的运用,应视患者体质、症情虚实、轻重而定。

➢ 电脉冲法:一般用于补泻手法之后。再加用脉冲电刺激,即将各针柄接通电针仪,使用正负极,要求左右对应。用连续波,频率掌握在 4～6 Hz。强度以患者可耐受为度。

2. 特殊刺法

本法主要针对不同的眼病。

(1) 快速捻转刺法与压刺法结合:运动区和运动前区配合或感觉区与感觉后区配合时,运动区和感觉区的刺法采用快速捻转刺法,即 0.25 mm×40 mm 毫针将针快速破皮进入帽状肌腱下层并推至所需的深度(长度)。本刺法要求一气呵成,然后进行高频旋转运针。而运动前区和感觉后区采用压刺法,先用特制点穴笔在区域内寻得压痛点,消毒后,以左手食指尖点准进针点,右手拇、食指执(0.25～0.30)mm×13 mm 之毫针,快速用力捻压垂直进针,直抵骨膜。

本法适用于颅脑术后或头眼部外伤所致麻痹性斜视、重症肌无力(眼型)。

(2) 平行刺法与交叉刺法相结合:视区与视联络区配合时,视区用平行刺法,2 枚毫针在双侧等距离平行刺入同样深度和长度。视联络区用交叉刺法,在两侧区域,分别以 2 枚或 2 枚以上毫针交叉状刺入穴区。

本法适用于多种中枢性眼病的治疗。

(三) 主要验方

1. 中枢眼病方

(1) 取穴

主穴:枕上正中线、视区、视联络区。

配穴:小脑蚓区

(2) 操作:一般主穴均取,效不显者加用或改用配穴。选 0.30 mm×(25～40)mm 毫针,枕上正中线和视区,均从帽状肌腱下层透刺,进针长度 1.4 寸;视联络区,交叉透刺每侧以二根针呈十字形交叉透刺。小脑蚓区,从枕骨粗隆突顶点下 1.5 寸处,向上透刺 1.0～1.2

寸,以此为第一针,左右旁开 0.5 cm、1.0 cm、1.5 cm 处分别以同法进针,成人一般进 7 针,小儿酌进 5 针。施快速捻转针法或提插补泻针法后通以电针,留针 30 min 左右。

(3)主治:皮质盲、眼球震颤、共同性斜视及遗传性眼病等。

2. 眼肌方

(1)取穴:运动区下 2/5.运动前区下 2/5。

(2)操作:二穴均取,取健侧穴。运动前区为运动区向前平移 3 cm 处。选 0.30 mm×(40~50)mm 之毫针,在运动区和运动前区的下 2/5 处进针,刺至帽状肌腱下层,分别沿该二分布区域透刺 1.4~1.8 寸施快速捻转针法或提插补泻针法后通以电针,留针 30 min 左右。

(3)主治:麻痹性斜视、眼肌痉挛、重症肌无力(眼型),或其他眼部肌肉功能障碍。

3. 注意事项

(1)在临床实际治疗过程中,头皮针穴方多与体针或其他针法穴方结合,较少单独使用。

(2)著者体会,头皮针操作不熟练,较易引起疼痛,因此,要求进针快,迅速刺入帽状肌腱下层,并送至所需长度。起效的关键是针刺到位和手法运用。

(3)小脑蚓区针刺时,避免向内斜刺而进入枕骨大孔,发生伤及脑组织等意外事故。

第三节　用针之技——刺法

刺法,一般是指毫针的常规刺法和特殊刺法。通过多年来的临床实践,著者在急难病症,特别是现代难病的治疗中,在刺法的运用上积累了一定的经验。

一、毫针透刺法

透刺法是将毫针刺入穴位后,按一定的方向透达另一穴(或几个穴)或另一部位的刺法,是影响针刺效应和提高治疗效果的重要手段。著者在半个世纪的临床实践中,常用透刺法治疗深痼之疾,认为透刺法能增强刺激量,使针感容易扩散、传导,起到分别刺两穴(或数穴)所不能起的作用。在眼病治疗中,著者多用以下透刺法。

(一) 浅透刺法

浅透刺法又称横透针法,是指针尖与皮肤成 10°～20°角,从一个穴位透向另一个或以上穴位,多用于病位表浅或肌肉浅薄部。

1. 平行浅透

指应用 2 枚或 2 枚以上毫针在邻近穴区进行平行对应透刺,可加强邻近经脉的联系,促进经络气血的运行,意在起到一经带多经、一穴带多穴的整合作用。本法多用于眼周穴,如攒竹透上健明或上睛明、阳白透鱼腰等。

操作:取 2 枚 0.25 mm×40 mm 灭菌毫针,分别从攒竹上 0.5 寸处沿皮透向上睛明、阳白透向鱼腰形成平行之势,进针时针体与前额成 10°角缓缓沿皮向下刺至另一穴区。在透刺过程中,医者可以用左手拇、食指略撮捏局部肌肤,以助顺利进针。进针时如出现疼痛或有阻力,可稍退针并略改变方向再进针。平行浅透的成功,不仅要求两针均透刺至目标穴,还需以脉冲电接通两侧针柄,用疏密波,频率为 4 Hz/20 Hz,如患者额肌出现节律向上收缩的现象,即为平行浅透成功,如不出现,则应当再行调整。

本法适用于多种难治性眼肌病症,如动眼神经麻痹、眼型重症肌无力、眼肌痉挛等。

2. 交叉浅透法

指应用 2 枚或 2 枚以上毫针在透刺时进行交叉的刺法,可扩大刺激面,增加作用于病变部位的效应强度和刺激量。分针尖相交法和针柄相交法二类。

操作:针尖相交法。指 2 枚或以上毫针,从不同方向的穴位透刺至同一穴位,使针尖相交。如鱼尾透鱼腰和攒竹透鱼腰,取 0.25 mm×25 mm 毫针 2 枚,分别从鱼尾和攒竹沿皮透向鱼腰,使两针尖在鱼腰处相会。另有瞳子髎与新明 2 分别透太阳等。针柄相交法,指二根或以上毫针从同一穴位向不同方向的穴位透刺,出现针柄相交。

针尖相交法多适用于眶上神经痛、青光眼、眼肌痉挛、上睑下垂、动眼神经麻痹;针柄相交法多适用于干眼、眼肌麻痹等。

3. 多向浅透法

是指刺入一穴后,行不同方向反复透刺的一种针法,是对《黄帝内经》"鸡爪刺"的一种继承和发展。本法多用于面部穴位、背部穴及四肢穴。在治疗眼病时,著者多用于阳白穴和枕部视区等穴区。

操作:取 0.25 mm×25 mm～40 mm 毫针,先从一个穴直刺入并提插或捻转至得气后,退回皮下后朝一个方向的穴位透刺并行针得气,再将针缓慢退回原穴皮下,调整方向朝另一个方向的穴位透刺。在透刺过程中,可如上法连续透刺,也可间断透刺,即先透一穴,至得气留针 5～10 min 后,再透刺另一穴。多向透刺形如鸡爪,通过反复运针使患者产生强烈针感,是一种加强刺激的方法。如阳白穴透刺法,取 0.25 mm×25 mm 毫针,快速破皮,先向下朝鱼腰方向平刺 0.8 寸,再退至阳白穴皮下。复向攒竹方向平刺,再退至进针处皮下;继向丝竹空方向平刺,如此反复透刺 1～2 遍后留针。枕部视区,多取 0.25 mm×40 mm 毫针,自强间穴向脑户和双侧脑空穴,按上法分别透刺,使针刺区域覆盖视区和视联络区。

本法多用于眼肌痉挛或麻痹、皮质盲及其他中枢性眼病等。

(二) 深透刺法

是指从一个穴位针刺达到安全的极限深度并透向另一个穴位或部位,多用于病位较深或肌肉丰厚处的病症。在临证时深透刺法多用于腰臀部、颈项部、四肢及背俞穴。在眼病治疗上,主要用以下二法。

1. 耳周深透

是指在耳周的某些穴进行深透以提高疗效的一种刺法,如完骨透听宫或听会等。在针刺完骨透听会时,尽力使针感进入耳内;而完骨透听宫时,使针感尽量入眼区。

操作:取 0.30 mm×75 mm 毫针,完骨透听会时,针尖与下颌部成 60°角;完骨透听宫成 75°角。从完骨穴进针后,针尖斜向同侧听会或听宫,缓慢透刺 50～65 mm,如进针时出现疼痛或阻力,可退针略调整方向再进针,进针后行小幅度提插捻转至得气。此法操作的关键是透刺至目标穴,并出现相应针感。如透向听会穴针感为麻胀感放射至同侧耳内、头顶或耳后方;如透向听宫穴,胀麻感应当向同侧颞部和眼区。

本法中,向听宫透刺用于治疗巩膜炎和多种眼底病;向听会透刺可用于治疗耳鸣耳聋、乳突炎等多种耳部疾病。

2. 背俞深透

是指背俞穴透刺夹脊穴的一种刺法。在相应的背俞穴进行深透刺,刺激背俞穴能够疏通脏腑经络,促进血液循环,调节神经内分泌功能,从而达到治疗疾病的目的。

操作:患者取俯卧位,以 0.25 mm×50 mm 毫针,在背俞穴外侧约 15 mm 处进针,成 45°~60°角向夹脊穴方向深透约 40 mm,使局部产生强烈针感或向胸腹部放射。针刺时,斜刺角度不可过大,以免刺入胸腔引发气胸。另外,当患者感受到放射性触电感时应立即停止进针并提针少许,注意观察患者反应。此种深刺法,不是所有穴位、所有病症都适用,而应据部位和病症而施。掌握深透法,不仅要有针灸操作功底,还需熟悉解剖位置,以避免意外事故的发生。

本法可用于针刺或穴位注射背俞穴治疗各种眼病。

(三) 体会

1. 据症而用

《灵枢·经脉》指出:"盛则泻之,虚则补之,热则疾之,寒则留之,陷下则灸之,不盛不虚以经取之。"透刺法同样要遵循这些原则,进行辨证施治。根据疾病证候的寒热虚实和病情的轻重缓急,选择透刺的浅深、方向的纵横、针刺手法的强弱,通过针刺手法变通来治疗疾病。

2. 注重操作

透刺法操作时,需根据局部解剖特点及比邻脏器的特点施术,施术时手法要轻柔、灵活。在浅刺时,由于针在浅表处,难以进行手法操作,捻转时容易缠针引起疼痛,切忌强求行针得气,应适可而止。在深透刺时,顺应针体的弹性,缓缓下压,使针刺感应随针体上下趋行,切忌粗暴刺入及大幅度提插捻转。操作中更要熟悉局部解剖,避免意外事故。

3. 一穴多用

临证时,同一穴位采用不同的针刺方向,激发针感,控制针感向病变部位传导,可以用来治疗不同的病症。如完骨穴透刺时,因目标穴不同而治疗病症有眼病和耳病之不同。

4. 针达病所

透刺既要重视气至病所,也应重视针达病所。气至病所的经气具有循经性与双向性,而针达病所的经气具有直达性与扩散性。如耳周穴深透刺治疗耳部疾病时,透刺完骨,通过调整针具的方向、深度、角度,使针感放射至耳周的同时,透刺的针尖也要到达病灶附近,这样有利于调节病变部位功能,激发相关经穴功能。

5. 相辅相成

在应用透刺时,需配合其他方法,做到相辅相成。如治疗眼肌痉挛时,以平行浅透刺为主,要求接电针时额肌有节律向上提为度,这样可扩大针刺感应面,使针感易向病灶部扩散传导,达到治愈疾病的目的。

二、毫针多针刺法

多针刺法即同一穴位或部位,每次用 2 枚或 2 枚以上毫针的刺法,即包括古代的傍针刺法、扬刺法、齐刺法,也包括现代的丛刺法、排刺法及围刺法等。下面是著者常用于眼病的几种方法。

(一)齐刺法

本法源于《内经》,如《灵枢·官针》云:"齐刺者,直入一,旁入二。"即在所选的穴位,先直刺一针,再在两旁各刺一针,此法可加速得气,并能增强局部的刺激。在临床上著者发现,齐刺法确有效果,但不必拘泥于针数和针距。

一般病症中,著者多用于痛点或压痛点较为局限的病症,如急性腰扭伤、梨状肌损伤等。针数可据症而定,可以是三针也可以是二针。在眼病中,著者则多用于麻痹性斜视、眼外肌病变、眼肌痉挛、结膜结石症等。如在上明穴施齐刺法,对动眼神经麻痹有较好疗效。具体刺法为:以 0.25 mm×25 mm 之毫针,先在上明穴刺一针,深约 0.8 寸,再在旁开各 3 分处刺一针,针深 0.5 分左右。曾治 1 例患者,因颅内肿瘤手术引起右眼动眼神经麻痹,经西医治疗半年,未见效果。就诊时,右眼完全闭合,无法睁开,眼球固定难以转动,瞳孔散大。先以透刺之法,治疗月余,未效。改用齐刺法,针刺 1 个疗程(3 个月)后,眼可睁开 2/3,眼球可向内及内上转动,瞳孔明显缩小。

注意,在齐刺时,不宜针之过深,操作亦要规范。另外,对局部发生过骨折等局部损伤而引发组织结构变异者,尽量不用本法,以免发生如前所述的前房积血等意外。

(二)围刺法

围刺法也是多针刺法之一。围刺法,又称围剿刺法、围针法,是一种在病变部位周围进行包围式针刺以达到提高疗效目的的刺法。本法也是古代扬刺法的发展。

围刺法的主要特点有两个,一是多针,每一穴区或部位的针刺数,均超过 4 根,多则数十根,意在增强刺激量;二是围刺,即以病变部位(或穴区)为中心,进行一层或多层包围性针刺。所以,它既和周围仅刺 4 针的扬刺法不同,又和在一个点或面上集中或分散刺的丛刺法也不一样。

早期，围刺法多用于疮疖痈肿及某些局限性皮肤病。近年来，已逐渐扩展至多种病症。

在眼病治疗中，著者用围刺法治疗 Graves 眼病和眼肌麻痹的患者，获得明显的效果。如最近一例老年女性患者，曾于 7 年前因动眼神经麻痹在著者处治愈。2 周前，突然出现双眼不能转动，复视等症状。经用磁共振及 CT 等多项检查，未发现脑及眼内有异常病变，外院诊断为双侧眼肌麻痹。查：双眼瞳孔略大、对称，眼球不能上下左右转动，固定于中间。取 0.25 mm×25 mm 毫针，上以上明穴为中点，下以承泣穴为中点，上下左右各布数针，针深 5～8 分，另配风池、天柱二穴。留针 30 min。首针后，双侧眼球即出现松动，能小幅度向上下及内侧活动。因患者家居江苏昆山，往来不便，嘱其每周治疗 1～2 次。经 10 次治疗获愈。在临床上，著者用此法治疗多例 Graves 眼病所致的突眼及眼外肌病变，多获良效。

三、毫针针向刺法

毫针针向法一般分为两类。一类是在不同的穴位，或因病症虚实，以迎随补泻之法，决定针刺方向；另一类是按病位所在，决定针刺方向，如腕踝针刺法。著者用于眼病治疗的则是另外二类。一为单穴多针向刺法，即同一个穴位，通过采用不同的针刺方向，促进、激发针感的传导，并控制这种针感向疾病方向传导，可以用来治疗不同的病症。二为多穴单针向刺法，即据病症选多穴治疗，各穴针刺时，其针向朝同一病位。具体介绍如下。

（一）单穴多针向刺法

本刺法，著者在眼病治疗中多用于以下穴位。

新明穴：实践中著者发现此穴不仅对各种眼病有显著疗效，而且对面肌痉挛、三叉神经痛亦有满意疗效。治疗的关键在于针刺方向的不同：在治疗眼底病时，其针刺方向为同侧目外眦，使针感向颞侧或眼内传导；治疗面肌痉挛或面神经麻痹时，其针刺方向需朝向鼻尖，进针后，如为面肌痉挛，可通过中等力度的以提插为主捻转为辅的平补平泻之法；对病程长的难治性面肌瘫痪，则宜采用反复小幅度快速地提插捻转补法，均促使针感向面部传导；治疗三叉神经痛时，针尖宜朝向疼痛的神经支，进针后，通过反复大幅度提插之泻法，使针感向病所放散，往往能较好地控制剧痛。

风池穴：如前所述，用治多种眼病。同时，风池穴虽位于项后，但与甲状腺前后相对，是治疗甲状腺病的验穴；它位于颈项，可治疗不同类型的颈椎病；另外，《通玄指要赋》云："头晕目眩，要觅于风池。"所以该穴可治疗眼底病、偏头痛、颈椎病及甲状腺病等多种病症。但不同病症，针向各不相同。如治疗眼底病时其针刺方向为同侧正视的瞳孔，针感放射至头额部或眼部；治疗偏头痛时，针刺方向为朝目外眦，使针感放散至同侧颞部；治疗甲状腺功能亢进时，针刺方向朝下颌部或口鼻部，使酸胀感充满整个颈部；治疗颈椎病时，针刺方向为朝对侧风池，针感放射至颈枕部。

天柱穴：为足太阳膀胱经穴，位于颈后部，横平第 2 颈椎棘突上缘，斜方肌外缘凹陷中。其主治范围较广，据古文献记载，涉及头、目、颈、肩、咽及肢体达 20 多种病症。著者临床中也常用此穴，在针向刺法上，积累了一定经验：针尖朝向眼球正视方向刺入，应用手法，促使向前额或眼区放散，多用于各种眼病和前头痛；针尖垂直刺入，出现向颈肩部扩散的沉胀感，用以治疗颈椎病和颈肩综合征；针尖向咽喉方向刺入，得气后，使针感向颈项部传导，用于甲状腺结节等疾病。

（二）多穴针向刺法

多穴针向刺法，指在不同的穴区进针而针尖指向同一病所或部位的一种刺法。著者常用于眼病、耳病、膝病、心病、腹病等。在眼病治疗中分为以下二法。

眶内针向法：此法临床用得较多，且逐步形成一种固定的组方配穴法，前面提到的组合穴如眼三针、目三针、眶六针、六明穴，其刺法就是 3～6 针均指向眼球，属于局限性的一种多针单向刺法。本法适用视神经炎、视神经萎缩、中心性视网膜脉络膜病变、黄斑病变、弱视及麻痹性斜视等。

全身针向法：一般选择后颈部之天柱(或上天柱)、风池，耳后之新明 1，头部之头临泣、目窗，额部之阳白、攒竹，颊部之四白，眼部之睛明、承泣、球后诸穴，以及下肢的光明、行间。其针刺方向，均朝向眼区或眼内。本法适于治疗等多种急慢性眼病。

在应用多穴针向刺法，有两点值得注意：一是掌握好针刺方向，尽量使不同的穴位针尖朝向同一部位。二是运用下节提到的气至病所手法，尽可能促使得气的感应向病位放散。本法如运用得当，确可提高临床效果。

第四节　用针之法——手法

　　手法,就技巧而言,这里特指针刺手法,它是毫针正常刺法中的一种特殊操作技巧。针刺手法,源于《黄帝内经》《难经》,兴于金元,盛于明代,但有泛滥之势。现代有学者总结针刺手法达百种以上,令人无所适从。所以,早在明代,高武就认为针刺手法是"巧立名色"(《针灸聚英》)。

　　著者从事针灸临床 50 年,认为应该辩证的评价手法。一是手法是众多针刺技术的一种,是提高针刺疗效的途径之一,而不是全部,不宜神化。二是对手法不宜过分搞繁复化,应该提炼简便有效能推广的手法。

　　气至病所,是指激发得气感应,并促使其向病变部位传导的一种特殊现象。早在《黄帝内经》中就提出"气至而有效",表明了气与效的关系。当然,这一条文也可理解为得气的意思。但"气至病所"应该看作是得气进一步向病变处的延伸。"气至病所"一词首见于金元窦汉卿之《针经指南》。历代医家十分重视运用"气至病所"的手法,如明代针灸家杨继洲指出:"有病道远者,必先使其气直到病所。"(《针灸大成·四卷》)在长期的实践中,著者深切地体会到应用气至病所手法,对包括难治性眼病在内的诸多难治病,有着较为重要的临床价值。

　　基于此,著者曾总结了三种气至病所手法:一种是适宜于包括眼病在内的各类病症治疗的一般气至病所手法,该法已在其他的著作多有介绍,本书不再赘述。另外两种分别称为行气法和导气法,主用于眼病治疗,故又称眼病气至病所手法。介绍如下。

一、行气法

　　本法是著者在眼科名医李聘卿主任所创制的用于新明穴治疗眼病的基础上,通过长期临床实践中总结出来的一种捻转结合小提插促进针感的更易于掌握的特殊手法,分为弱行气法和强行气法。

　　1. 弱行气法

　　即以拇指指腹将针柄压在中指上,以中指转动为主作快速捻转结合小幅度提插,此法多用于眼周穴,不易发生皮下出血等。如新明 2 穴、太阳,以 0.25 mm×25 mm 毫针直刺 0.8 寸至得气,做逆时针快速转动,捻转幅度达 180°,捻转频率为 120 次/分,提插幅度约 2~3 mm,使沉、胀针感向太阳或眼内放射。

应用本法时,要掌握以下要点:一是在操作上,要求捻转提插幅度小而频率快,使其针感明显而刺激量较小。二是宜选取易于激发针感的穴位,除眼部穴外,尚有面部穴、耳部穴、四肢内侧的一些穴位,运针时易于出现得气和气至病所。三是取与病灶相近的穴位,以避免达不到气至病所的效果。

另有一种微行气法,适于眶内穴行针,操作和弱行气法一样,但要求用力更轻柔,捻转频率 90 次/min,捻转幅度 60°~120°,提插幅度 0.5 mm 左右。运针时,针体如留针不动,但眼内针感明显。多用于上健明、球后和承泣穴。注意:此法仅适合经验丰富的医者。

2. 强行气法

即以拇指指腹将针柄压在示、中二指指腹上,以拇指做较大幅度的向前(顺时针方向)捻转,捻转幅度为 360°,捻转频率为 80 次/分,提插幅度为 1~2 cm,行针 1 min。本法刺激量较大,多用于耳后穴:新明 1 穴、翳明穴。新明 1 穴位于耳垂后皱褶之中点。令患者正坐,微闭双眼,放松心身,以(0.25~0.30)mm×(40~50)mm 之毫针,左侧穴要求术者以右手进针,右侧穴要求术者以左手进针。针体与皮肤成 45°~60°角,向前上方快速进针,针尖达耳屏间切迹后,将耳垂略向前外方牵引,针体与针身纵轴成 45°向前上方徐徐刺入。当针体达下颌骨髁突浅面,深度在 1~1.5 寸时,耐心寻找满意的针感,针感以热、胀、酸为主;如针感不明显时,可再向前上方刺入 5 分,或改变方向反复探寻。针感可传导至颞部及眼区。手法均采用捻转结合小提插,以拇、食、中三指持针,拇指向前呈等腰三角形旋转式捻转,针转幅度为 2~2.5 转,针提插幅度 1 mm 左右。据著者多年的体会,针感以到达颞侧多见。如一时引不出传导针感,也不必强求。刺激过强,患者通常可出现颊腮部胀痛,重者可影响进食,所以不宜为片面追求气至病所,而行过重过强的刺激。

强行气法,要强调以下几点:一是本法对医者的指力要求较高,须反复苦练,否则难以达到所要求的提插捻转的幅度和频率,也难以坚持所规定的运针时间。二是耳后穴(新明 1 和翳明),用本法后,可能会造成患者局部酸胀明显,影响进食张嘴,应当预先向患者说明,并采取局部按摩和热敷听会和下关穴,可使之减轻。

二、导气法

首见于《灵枢·五乱》："五乱者,刺之有道乎? ……徐入徐出,谓之导气。补泻无形,谓之同精。"但对于怎样做到"徐入徐出"并未具体说明。著者认为,"导",即诱导、引导、催导之意。行针时,应以和缓为贵,慢进慢出,导气复元。虚者导其正气,使之恢复旺盛;实者导其邪气,使之不致深入。针刺达到一定深度,稍加捻转提插,获得针感后,将针尖朝向病所,即"待针沉紧气至,转针头向病所"(《针灸大成》)。再用拇、示指执针行徐入徐出之法,以提插为主,反复施行,动作宜慢,捻转角度小于90°,提插幅度在 5～10 mm,频率 30 次/分,操作要有连续性,行针 1 min 左右,以针感逐渐向病所放射为宜。本法对控制针感传导及促进"气至病所"有较好作用,多用于上天柱、天柱、颈 3.4.5 夹脊穴、风池、行间、光明、太冲等穴。上天柱,采用 0.30 mm×40 mm 之毫针向眼球方向进针,用上述手法使针感向眼区放散;天柱,用同样针具,针尖向瞳孔正中或咽喉部,以导气法使针感向眼区或咽喉部放散;颈 3.4.5 夹脊穴,以双侧 6 枚毫针向咽喉部方向进针,以导气法使针感沿颈项部向咽喉和肩部放散,治疗甲状腺病和颈肩综合征;风池穴采用(0.25～0.30)mm×40 mm 之毫针,针尖向同侧瞳孔方向刺入 30～38 mm,施以徐入徐出的导气手法,诱导针感向前额或眼眶放散。针行间穴时,采用 0.30 mm×40 mm 之毫针先直刺得气后,再提针至皮下向太冲穴透刺,并使用导气之法,使针感上行。

导气法,一般可以在离病灶较远的穴区施行。操作时,既要全神贯注,又要有耐心,多需反复提插才能出现满意针感。如不能达到满意的气至病所的效果,也不必强求。

最后,要强调的是,行气法和导气法的气至病所首先是建立在得气的基础上,因此,先要得气,再用手法。另外,行气法和导气法,可同时操作,或先导气再行气,或先行气再导气,相辅相成,不必截然分开。

治疗篇

　　本篇详述 52 种眼病(2 种为验案)的针灸治疗之法,涉及各种外眼病、青光眼、白内障、玻璃体混浊、视网膜病、视神经病、近视、斜视、弱视和其他眼病等。每一病症(除 2 种验案外)的针灸治疗方法尽可能包含以下三个方面的内容:一是从历代古医籍(包含部分近代)中辑录的用穴和治法。二是从 20 世纪 50 年代初迄今的眼病针灸文献中通过汇聚、筛选和优化的治疗方案。三是系统全面总结了著者 40 多年来从事眼病针灸的治疗经验,包括提供验方、体会和医案。当然,由于古代医家实践和认识的局限,某些病症的治疗存在内容缺乏或有一定重复。同时,现代眼病针灸还处于发展时期,少数病种的治疗方法,还有待于进一步完善和成熟。

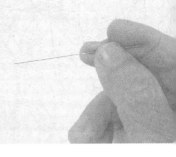

第十章
外 眼 病

第一节 睑 腺 炎

【概述】

睑腺炎，又称麦粒肿，是指睑板腺或睫毛毛囊周围的皮脂腺受葡萄球菌感染所引起的急性化脓性炎症。以局部红肿、疼痛，出现硬结及黄色脓点为特征。分为内睑腺炎和外睑腺炎二种。可单眼或双眼发病。

本病中医称"针眼"，此病名首见于明代王肯堂之《证治准绳·杂病》。又称"偷针""偷针眼"，隋巢元方之《诸病源候论·卷二十八》述之较详"人有眼内眦头忽结成疱，三五日间便生脓汁。世呼为偷针"。又名土疳（《证治准绳》）、土疡（《目经大成》）等。认为多因风热之邪客于胞睑；或因脾胃积热，火热毒邪上攻所致，治以清热解毒、消肿散结。

本病在古代针灸亦为主要治法之一，早见于北宋《太平圣惠方》，在明清的医著中亦多有记载。方法颇多，除针灸外，还十分推崇背部反应点挑刺和太阳穴敷贴等法，为后世留下宝贵的经验。

现代以针灸之法治疗睑腺炎，在20世纪50年代末就有多病例观察之临床资料。自此之后直到20世纪70年代，各地中、西医刊物，陆续报告了应用挑治、艾灸、耳针等治疗本病均有一定效果。自20世纪80年代初至1990年代末属于报道的高峰期，不仅穴位刺激之法不断增加，诸如开展穴位激光照射、腕踝针、穴位贴敷、刺血、灯火灸、耳穴埋针、皮肤针叩刺、挑治等；而且在观察的病例数上也大大超过以往的数十年的总和。进入21世纪之后，有关临床资料有下降趋势，在治疗技术上虽未见有新的发展，但在观察的样本量上较以往更有所扩大，特别是近年来出现了较为严谨的随机对照研究的论文。

大量临床实践证明,针灸(包括各种穴位刺激法)对睑腺炎的疗效是确切的:可促使未成脓者自行消退,已成脓者促进排脓。并发现,病程长短与针灸疗效密切相关,以初期眼睑出现红、肿、热、结、痛时,效果较好,至成脓期效果稍差,以发病七天内,尤其是前四天效果最佳。

【临床表现】

分外睑腺炎和内睑腺炎二类。均具眼睑红、肿、热、痛的急性炎症。少数可伴发热、寒战、头痛等全身中毒症状。

(1) 外睑腺炎:炎症反应集中在睫毛根部附近的睑缘处,起病初期红肿范围弥散,疼痛明显,触诊可有压痛性硬结,同侧耳前淋巴结有肿大及压痛。

(2) 内睑腺炎:因受睑板限制,肿胀范围较局限,同样有疼痛、硬结和压痛等症状。相应睑结膜有局限性充血、水肿。睑腺炎发生2~3天后,病灶中心形成黄白脓点。

【治疗】

(一)古籍记载

1. 取穴

经穴:合谷、攒竹、行间、光明。

经外穴:后睛明(位置不明)、太阳、小骨空。

阿是穴:分二类,一为病灶局部;二为背部所现细红点。

2. 治法

(1) 挑治　用于阿是穴。若为病灶局部,用三棱针待成熟化脓后,翻开眼皮针破挤出脓液即可。若为背部细红色反应点,暴露后,以三棱针尖挑破。

(2) 穴位敷贴　用于太阳穴。生南星,取末三钱,生地黄不拘多少,共研成膏,在两侧太阳穴敷贴。

(3) 针灸　取上述其他穴位。其中小骨空可用无瘢痕直接灸法;余穴用针刺法。

3. 文献辑录

《太平圣惠方·三十二卷》:夫人有眼内眦头,忽结成泡,三五日间,生脓汁,世呼为偷针,可针破捏之。凡针,必翻眼皮里针之。

《医学纲目·卷之十三》:南星,生为末三钱,生地黄不拘多少,共研成膏,贴两边太阳穴。

《针灸易学·眼目门》:偷针,视背上有红点,刺破出血皆治。小骨空、合谷、攒竹、二间、后睛明、行间、光明、太阳。

(二) 现代方法

1. 耳穴刺血

(1) 取穴

分二组。①耳尖；②耳甲艇、耳甲腔。

(2) 操作

主穴可任选一组，亦可两组交替取用。耳尖穴刺法：一般选患侧耳尖穴，严格消毒后，用左手捏起耳尖部皮肤，右手持小号消毒三棱针，针尖向下，快速刺入皮内，沿皮下向下刺约5分深左右，半捻转3次即出针，随之左手拇指沿耳轮向上推，挤出血8~10滴，用消毒干棉球压迫针孔止血。第二组穴，上眼睑患病，取患侧耳甲艇；下眼睑患病，取对侧耳甲艇。若上下同发，以较重者为主，双眼同发病取两侧穴。严格消毒后，用0.40 mm×(13~25)mm之毫针或三棱针，迅速在穴区点刺3~5下，注意不可穿过皮肤，各点出血少许，如不出血，可用手挤出少量。以消毒干棉球压迫针孔。每日1次，一般只需3次。

(3) 疗效评价

疗效评定标准：临床痊愈：针刺放血治疗2日后，眼睑红、肿、热、痛完全消失，其他有关症状消失；显效：针刺放血治疗2日后，眼睑红、肿、热、痛明显减轻，其他有关症状消失；有效：针刺放血治疗2日后，眼睑红、肿、热、痛减轻，其他有关症状减轻；无效：针刺放血治疗2日后，眼睑红、肿、热、痛未见改善，其他有关症状未见减轻，改用他法治疗。

以上法共治疗776例，结果临床痊愈644例，显效58例，有效30例，无效44例，其总有效率为94.3%。

2. 刺血

(1) 取穴

主穴：太阳、内庭、曲池、足中趾尖。

配穴：膏肓。

(2) 操作

每次仅选一主穴，如效不显，改取配穴。太阳穴仅取患侧、双侧患病取两侧。患者仰卧或坐位，常规消毒后，用(0.30~0.40)mm×40 mm之毫针，斜下刺入穴位0.5~1寸左右，得气后行强刺激泻法，捻转数次后出针，用手在穴周挤压出小滴血液2~3滴。内庭，以细三棱针垂直刺入1~2分，挤出血数滴。曲池穴取健侧，取曲肘横手位，消毒后，以小三棱针点刺,深约 2～3 mm,轻压挤出血 2～4 滴。足中趾尖取两侧,以细三棱针点刺,放出血液 3 滴,并用棉线扎紧同侧中指节三圈,松紧以患者能忍受及不影响血液循环为度。膏肓穴双侧均取,以三棱针快速刺入 2～3 分,用手轻挤出数滴血液。出血后均以消毒干棉球按压。隔日 1 次,3 次为一疗程。

(3) 疗效评价

以上法共治疗 390 例,结果有效(症状完全消失)376 例,无效 14 例(均合并化脓性感染,且全身中毒症状明显),总有效率为 96.4%。

3. 穴位激光照射

(1) 取穴

主穴:睛明、承泣。

配穴:阿是穴。

阿是穴位置:病灶局部。

(2) 操作

主穴均取,亦可改配穴。用氦-氖激光治疗仪进行照射。输出功率 2 mW,波长 632.8 nm,与穴位距离为 10 cm,每次每穴照射 5 min。每日 1～2 次。不计疗程,以愈为期。

(3) 疗效评价

共治疗 272 例,总有效率为 97.5%～100%。

4. 挑治

(1) 取穴

肩胛间区。

(2) 操作

先寻找反应点,多分布于肩胛间区。令患者反坐在靠背椅上,暴露背部,仔细寻找,多为隆起如粟粒状之丘疹,或呈卵圆形,散在数个,但不高出皮肤,直径略大。也可为黑褐色斑点、条索状物。如在肩胛区未能寻得,可扩大至背部 1～12 胸椎至腋后范围内寻找。如找不到反应点,则取膏肓穴。亦可用火罐予肩胛区行走罐法,便可找到相应反应点,部分表现为片状瘀斑、瘀点、红疹等。常规消毒后,左手拇、食指捏起皮肤,右手持三棱针,针尖对准反应点,垂直刺入 0.1～0.3 cm,挑破皮肤。要求速刺快退,以出血为度,如血出不畅,可轻轻地按压点刺部位附近肌肤,以排除瘀血 0.2～0.3 ml,随后用消毒干棉球按揉。左眼病刺左背部的反应点,右眼则刺右侧反应点。对复发性患者拔火罐法以助出血,放血量以"血变而止"。每日 1 次,不计疗程。

(3) 疗效评价

共治疗 288 例,基本按上述疗效标准评定:痊愈 277 例,有效 11 例,总有效率为 100%。另治疗儿童复发性睑腺炎 68 例,痊愈 54 例,有效 12 例,无效 2 例,总有效率 97.1%。复发 10 例,复发率为 14.7%。

5. 灯火灸

(1) 取穴

肩胛间区。

(2) 操作

令患者反坐在靠椅上,暴露背部,寻找反应点(寻找方法同上)。待选好部位后,取灯芯草一段,蘸以香油或其他植物油适量,点燃后对准反应点迅速灸灼一下,此时可听到啪的一声,表明施灸成功,此为 1 壮。灸处可有小块灼伤,宜保持清洁。灸处一般 5 日左右结痂脱落,不留斑痕。每次只灸 1 壮。

(3) 疗效评价

共治疗 50 例,临床痊愈 44 例,显效 6 例,总有效率为 100%。

6. 耳穴埋针

(1) 取穴

主穴:眼。

配穴:目 1、目 2、肝、皮质下、神门。

(2) 操作

每次仅取患眼同侧之主穴,如效不显,则可在同侧之配穴进行均匀按压,寻取反应最敏感的一穴埋针。局部严密消毒之后,用尖镊子挟起一次性灭菌之图钉样揿针,刺入耳穴,并用胶布固定,略加按压。嘱患者每日按压 3~5 次,3 日后复查,无效者,重新选穴埋针。

(3) 疗效评价

共治疗 112 例,结果总有效率为 95.7%~96.9%。

7. 火针

(1) 取穴

阿是穴。

阿是穴位置:病灶区。

(2) 操作

令患者正坐,医者左手固定患者之眼睑,右手取小号火针或 4~7 号注射针头,在酒精灯上烧红,对准睑腺炎的粒状体微隆起部的正中,或睑腺炎的脓点正中,直刺 2～3 mm 深,速进速出。一般针后脓血即流出,患者顿感疼痛减轻。然后,轻轻挤压睑腺炎,用干消毒棉球擦去脓血,外敷金霉素眼膏。此法一般不留瘢痕。

（3）疗效评价

共治疗 45 例,临床痊愈率达 100％。

8. 穴位敷贴

（1）取穴

太阳。

（2）操作

敷药制备:天南星、生地各等份,共研细末用蜂蜜或凡士林调成膏状。

将上药适量,敷贴于患侧之太阳穴,上遮塑料薄膜,盖以纱布,用胶布固定,约贴 12 小时后去掉,每日 1 次,不计疗程,以愈为期。

（3）疗效评价

以上法共治疗 40 例,39 例临床痊愈,1 例无效,总有效率为 97.5％。

9. 腕踝针

（1）取穴

上 1、上 2。

（2）操作

二穴均取。常规消毒后,将毫针针尖朝肘部方向与皮肤呈 15 度角刺入皮下,然后沿皮下脂肪层平刺 1.5 寸,要求无酸、胀、麻、重等针感,以医用胶布固定针柄,留针 2～6h,每日 1 次,3 次为一疗程。

（3）疗效评价

共观察 216 例,临床痊愈 104 例,有效 89 例,无效 23 例。总有效率为 89.4％。

10. 体针

（1）取穴

陶道、身柱。

（2）操作

主穴均取。让患者坐于高凳上,端正体位,双肩下垂,屈肘交叉,两手放于两上臂,低头,充分暴露棘突。医者立于其右侧,用一次性医用棉签蘸 0.5% 碘伏常规消毒此穴,然后选用 0.35 mm×75 mm 灭菌毫针,与皮肤成 15°夹角刺入陶道穴,针身上下要垂直,不可偏左或偏右,刺在皮下和棘突之间。操作时,针尖可稍往上移 3～5 分再向下平刺 60～70 mm,使针尖正好通过身柱穴,能更好地发挥疗效,每 10 min 行针一次,用强刺激手法泻之。留针 30 min,每日 1 次,3 次为一疗程。

(3) 疗效评价

以上法共治疗 60 例,结果临床痊愈 55 例,好转 3 例,无效 2 例。总有效率为 96.7%。

11. 刺络拔罐

(1) 取穴

主穴:大椎、肝俞、脾俞。

配穴:阿是穴。

阿是穴位置:病灶部位。

(2) 操作

主穴均取,背俞穴取双侧。如粒肿成脓,加阿是穴。主穴:用无菌三棱针点刺出血再拔火罐,令出血 5～10 mL 为度,留罐 10 min。1 次/日,7 次为 1 个疗程。

阿是穴针法:局部常规消毒,用 25 mm 长之灭菌毫针从肿物基底部两侧分别刺入两针,深至中心,但不穿透对侧皮肤。出针后,用干棉棒从肿物一侧滚动挤压到另一侧,或从中心开始向两侧挤压,另取干棉棒蘸擦去脓血,可酌情反复几次。

(3) 疗效评价

共治疗 35 例,临床痊愈 30 例,好转 5 例,总有效率 100%。

(三) 张仁经验

1. 验方

(1) 取穴

主穴:眼、耳尖(均耳穴)。

配穴:太阳、合谷。

(2) 操作

一般仅取主穴,症情较重者加用配穴。主穴取双侧,以 0.30 mm×13 mm 之毫针,穴区严格消毒后,快速刺入 1～2 分,留针 30 min。出针时,耳尖穴挤出血 5～10 滴。太阳穴,以 0.30 mm×25 mm 之毫针略向斜上方平刺,进针约 0.8 寸左右,得气后用捻转泻法运针

1 min,留针 30 min,取针后,挤压出血 3～5 滴。合谷穴以 0.25 mm×40 mm 毫针,进针 1～1.2 寸,得气后留针 30 min。上法隔日一次,3 次为一疗程。

(3) 体会

针刺对本病有相当好的效果。多在针刺一次后,症状就明显减轻,3 次左右即可获愈。在方法上则以刺血最佳,但要求达到一定的出血量。尤其是耳尖穴,用细毫针刺往往不易出血。建议用略粗的毫针,取针前先行用双手向上挤压耳郭,取针时摇大针孔,取针后立即挤压针孔。眼穴可一侧针刺,一侧贴压磁珠,磁珠可留至下一次针刺时取掉,二侧交替。对已化脓者,嘱患者不要自行挤压患部,让其自行溃破。出现硬结时可用湿热敷,即用毛巾在热水中浸泡后敷患区。也可用抗生素眼膏涂敷。

2. 医案

贾××,男,54 岁。1999 年 7 月 2 日初诊。

主诉:左眼睑肿痛 2 天。

病史:两天来左侧下眼睑红肿疼痛难忍。

检查:左下眼睑肿胀,皮肤发红,下眼睑缘偏外有一小硬块,局部隆起,未化脓。

诊断:外睑腺炎。

治法:取双侧耳尖穴。常规消毒后,以 0.30 mm×13 mm 之毫针刺入 1 分。留针 30 min,取针后,二耳均挤出血 5 滴,擦去,再用消毒干棉球按压针孔。针后即感疼痛明显减轻,局部轻松。

三日来诊,红肿已于次日消退,目前局部已无适感觉,症状消失,一次见效。为防止复发,再以上法治疗 1 次。

【主要参考文献】

[1] 张启智. 刺激泪点治疗麦粒肿 18 例[J]. 哈尔滨中医,1959,(9):26.

[2] 齐慧芳,赵菊芳,王燕,等. 耳尖放血治疗外麦粒肿的随机对照研究[J]. 针刺研究,2013,38(2):1481.

[3] 章远景,邓卫红,张阿娜. 曲池穴点刺放血治疗麦粒肿 160 例[J]. 实用中医药杂志,2000,16(7):31.

[4] 福建省人民医院针灸科. 氦—氖激光照射治疗麦粒肿 232 例[J]. 福建医药杂志,1983,(5):72.

[5] 刘树鸾. 点刺法治疗麦粒肿 220 例[J]. 中国针灸,1986,6(4):30.

［6］高琪如,陈昭午.挑治法治疗麦粒肿 68 例[J].福建中医药,1981,(2):43.

［7］张云飞.灯火灸治疗麦粒肿 50 例[J].陕西中医,1989,10(4):175.

［8］七六二医院理疗科.耳穴埋针治疗麦粒肿 65 例[J].上海针灸杂志,1984,(2):13.

［9］王和生.火针治疗麦粒肿 45 例[J].中西医结合杂志,1987,7(5):301.

［10］汤国瑶.天南星膏外敷太阳穴治疗麦粒肿[J].江西中医药,1985,(1):11.

［11］高强.腕踝针治疗麦粒肿疗效分析[J].上海针灸杂志,2001,20(5):19.

［12］李贽.陶道透身柱治疗睑腺炎 120 例临床观察[J].上海针灸杂志,2006,25(11):18.

［13］韩兵,缪霆.综合放血拔罐疗法治疗麦粒肿 35 例[J].中国疗养医学,2015,24(3):282.

第二节　睑板腺囊肿

【概述】

睑板腺囊肿又称霰粒肿,是睑板腺的特发性慢性非化脓性炎症。系因睑板腺排出管道阻塞和分泌物潴留而形成的睑板腺慢性炎性肉芽肿。在眼睑上可触及坚硬肿块,但无疼痛,表面皮肤隆起。该病进展缓慢,可反复发生。睑板腺囊肿是一种常见眼病,儿童和成年人均可患此病,但以儿童多见。

中医称之为胞生痰核,又名疣病、睥生痰核。病名虽首见于民国时期《眼科易知》一书,但早在明代的《目经大成》中就已对其症情有较为详细的记录。其病因病机,中医认为多因恣食炙煿厚味,脾失健运,痰湿内聚,上阻胞睑脉络,与气血混结而成。多以化痰散结之法进行治疗。

在古代文献中,未查阅到针灸治疗本病的确切记载。

现代针灸治疗本病的报道较早见于 1976 年。从 20 世纪 80 年代开始,临床文献逐步增多,且观察的样本量也不断扩大。在组方上,选穴不多,重用阿是穴;在治法上,包括针刺、放血、穴位敷贴、艾灸、脐针、小针刀及穴位激光照射等法,以放血法用得较多,既可单独使用,也可结合它法或药物。以发病早期治疗为佳。

【临床表现】

病程缓慢,囊肿多发于上睑,也可以上下眼睑或双眼同时发生。无疼痛有时仅有沉重感,可因有肿块压迫引起暂时性散光,或肿块压迫眼球而引起异物感。

在眼睑上可触及单个或多个境界清楚的坚硬圆形肿块,肿块大小不一,位于皮下,不红不痛,表皮隆起,表面光滑,不与皮肤粘连。翻转眼睑,可见在肿块在结膜面,呈局限性暗红色或紫红色充血隆起,边缘清楚,无触痛。

【治疗】

(一) 古籍记载(略)

(二) 现代方法

1. 刺血

(1) 取穴

主穴:①耳尖、中冲;②足中趾尖。

配穴:四缝、太阳、厉兑。

(2) 操作

主穴任选一组,效不显时可加用配穴。医者先挤压穴位,使局部充血,碘伏常规消毒后,用一次性采血针或 0.45 mm×13 mm 之灭菌毫针,以稳准轻快的手法点刺,每穴挤出 3～5 滴血液,再用消毒干棉签紧压止血。隔日治疗 1 次,5～8 次为一疗程。如无好转宜加用或改用它法。

(3) 疗效评价

疗效评定标准:临床痊愈:眼睑硬结完全消失,眼睑活动自如,无疼痛感;有效:眼睑硬结明显缩小,眼睑在活动时,感觉尚有微痛;无效:眼睑硬结无明显变化,症状无改善。

共治疗 147 例,结果临床痊愈 89 例,有效 38 例,无效 20 例。总有效率为 86.4％。

2. 体针

(1) 取穴

主穴:脾俞、胃俞、肺俞。

配穴:耳尖、大椎。

(2) 操作

主穴均取,如效果不满意,加配穴。

患者取俯卧位或骑坐靠背椅上,完全暴露背部,双侧穴位均选。常规消毒之后,先针脾俞穴,行提插捻转泻法 5 min;其余二穴行提插捻转平补平泻法 2 min。留针 10 min 后,再运针 1 次。30 min 后出针,出针时摇大针孔。起针后,若腧穴局部有略高起皮肤、呈紫红色的粟粒样反应点,可刺之出血,血量在 0.2～0.3 ml 之间。配穴耳尖放血:先捏揉耳尖部使其明显充血,耳尖部常规消毒后用三棱针快速刺入 0.2～0.3 cm,针尖不宜触及软骨,出针时摇大针孔,出针后挤出鲜血 7 滴,再用消毒棉球按压针孔。大椎针之得气后,用泻法。隔日 1 次,不计疗程,以愈为期。

（3）疗效评价

共治疗 138 例,其中 133 例,按上述标准:临床痊愈 80 例,有效 39 例,无效 14 例。总有效率 89.5%。随访 1 年,治愈病例中有 2 例复发。

3. 艾灸

（1）取穴

大骨空。

（2）操作

双侧穴位均取。患者取坐位,双手微握拳,虎口向上置于桌上,取优质艾绒,捏成 3 cm 高艾炷,安放于穴区,点燃后以患者自觉皮肤烫为准,随即熄灭。再同法施灸。双手各灸 5 壮。每周 3 次,10 次为 1 个疗程,疗程结束后随访 3 个月。

（3）疗效评价

共治疗 30 例计 36 眼。临床痊愈 22 眼,有效 13 眼,无效 1 眼,总有效率 97.2%。

4. 穴位激光照射

（1）取穴

阿是穴（病灶处）。

（2）操作

采用低功率氦-氖激光治疗仪,波长 632.8 nm,光斑直径<1.5 mm,输出功率 2～4 mW,光纤末端（光针头）治疗用功率 1～2 mW。采取病灶区局部接触性照射,即直接照射囊肿中心一点或任意选照囊肿局部 3 点,光针头直接与病灶表皮接触,每日 1 次,每次照射 10～30 min,10 次为一疗程。

（3）疗效评价

共治疗 31 例,全部治愈。其中,3～5 次者 5 例,治疗 6～10 次者 12 例,11～20 次者 14 例。

5. 穴位敷贴

(1) 取穴

主穴:脾俞、胃俞、三阴交、足三里、神阙。

配穴:外感风邪:肺俞、大椎;肝郁气滞:肝俞、期门;小儿脾肾不足:肾俞、气海。

(2) 操作

敷药制备:药用:制半夏、陈皮、茯苓、甘草、苍术、炒白术、黄芪、生大黄、桔梗、连翘、白僵蚕、薄荷。以上药物等量混合打粉,每包 30 g。使用时调成膏状,搓成药丸固定于胶布上,备用。

主穴为主,据症加用配穴。用量:3～7 岁药量减为每次 10 g,7～14 岁药量为每次 20 g,14 岁以上每次 30 g。确诊当日即进行首次治疗,每次持续敷贴 4 h,1 周 1 次。1 周为 1 个疗程,以 5 个疗程为期。治疗期间嘱患者注意休息,忌辛辣刺激食物。

(3) 疗效评价

共观察 40 例,临床痊愈 21 例,好转 12 例,无效 7 例,有效率为 82.5%。

6. 穴位注射

(1) 取穴

头区、心区(第二掌骨穴)。

头区位置:手握空拳,掌心横纹尽端与第二掌骨侧的交点。

心区位置:亦称肺心区,头区向下(腕部)一指,第二掌骨侧。

(2) 操作

药液:鱼腥草注射液(含量 2 g/2 ml)。

二穴均取,选同侧穴。以注射针头刺至得气后,每穴注入 1 ml 药液。隔日 1 次,双侧交替。4～6 次为一疗程。一般治疗一疗程。

(3) 疗效评价

共治疗 40 例,临床痊愈 36 例,显效 3 例,无效 1 例;有效率为 97.5%。

(三) 张仁经验

1. 验方

(1) 取穴

主穴:耳尖、太阳。

配穴:四缝。

(2) 操作

一般仅取主穴。如病程较长或脾胃虚弱者,加用配穴。轻症取患侧,重者取双侧。碘伏溶液常规消毒后,以一次性灭菌粗毫针[0.35 mm×(13~25)mm]或一次性灭菌采血针,绷紧局部皮肤进行刺血,以稳准轻快的手法点刺。其中,耳尖,先按揉耳郭上部,使之发红,点刺,每穴挤出 8~10 滴血。太阳穴,先取毫针以 45°角向鬓角方向斜刺,进针 8 分左右,略作提插捻转,摇大针孔,取针并每穴挤出 5 滴血。四缝穴,快速轻点破皮,挤出黄白色液体或血液 1 滴。放血后宜用消毒干棉签紧压止血。隔日 1 次,不计疗程,以愈为期。

(3) 体会

刺血疗法具有促使血液循环改善、组织再生和转复、炎症转复的作用。点刺耳尖穴可清热解毒、消坚散结;太阳穴位于目旁,具有泻火散结、明目消肿的作用。取此二穴,属于治标。四缝穴为经外奇穴,点刺四缝穴具有健脾化湿、消肿散结之功效,用之为治本之举。此法简便安全,曾治多例小儿患者,均在数次内获效。值得读者临床进一步验证。此外,患儿家长应及时对患儿进行饮食调理,宜食用新鲜蔬菜瓜果等清淡食物,忌食辛甘厚味。

2. 验案

张某,女,1 岁 2 个月。初诊日期:2015 年 1 月 23 日。

主诉:右侧眼睑内生长肿物 10 多日。

现病史:患儿于 10 多日前,常以手揉右眼,因外观并无异常,患儿并无明显不适感,故未引起家人注意。于 1 月 12 日,发现上眼睑表面皮肤发红且有隆起,去附近社区卫生中心门诊,给予滴眼液。滴药数日未见效,反而日见隆起范围增大,且下眼睑也出现发红隆起。即去本市某三级综合性医院眼科求治。诊断为"睑板腺囊肿",建议手术治疗。家长因患儿过小,畏惧手术,遂至著者处试用针灸治疗。

检查:患儿右侧上下眼睑表皮隆起、发红,各可触及一圆形肿块,大小不一。翻转眼睑分别见一黄豆大(上眼睑结膜面)和绿豆大(下眼睑结膜面)紫红色局部隆起,不与皮肤黏连,边缘清楚,无触痛。脉细,舌淡红苔薄。

诊断:睑板腺囊肿。

治疗:以上方治疗,每周 2 次。2 次后,肿块明显缩小,4 次后,下眼睑肿块消失。3 月 12 日最后一次复诊,上眼睑肿块基本消失。前后共治疗 10 次。

按:著者用上方治疗多例,除1例因不能坚持外,其余均获效,一般需针刺10次左右。由于多为幼儿,不易配合,操作时,一是要求家长协助固定好体位。二是操作时手法须熟练,做到稳准快,一针到位。

【主要参考文献】

[1] 中国人民解放军八九九四六部队卫生所. 耳针治疗霰粒肿、麦粒肿[J]. 新医药学杂志,1976,(12):78.

[2] 袁青晨,刘云霞. 脐针配合艾灸治疗睑板腺囊肿案1例[J]. 中国中医眼科杂志,2018,28(6):368.

[3] 吕锦春. 刺血疗法治疗霰粒肿84例的疗效[J]. 浙江实用医学,1998,3(5):53.

[4] 杨功渠. 点刺双足中趾治疗霰粒肿30例[J]. 中国民间疗法,2001,9(1):23.

[5] 林雪雯. 针刺治疗霰粒肿56例[J]. 浙江中医杂志,2000,35(5):217.

[6] 曹康泽,王波,陈剑姝,等. 艾灸大骨空穴治疗霰粒肿临床观察[J]. 上海针灸杂志,2011,30(6):397.

[7] 邱德明,邱定安. 激光针治疗睑板腺囊肿[J]. 四川中医,1988,(11):46.

[8] 陈卓,周冠英,沈婷,等. 穴位敷贴在睑板腺囊肿非手术治疗中的应用[J]. 浙江中医杂志,2020,55(2):130.

[9] 程文. 第二掌骨外侧穴位注射鱼腥草治疗睑板腺囊肿[J]. 实用医药杂志,2006,23(7):804.

第三节 溢 泪 症

【概述】

溢泪症,又称为溢泪、泪溢,是指泪液分泌正常的情况下,由于泪道结构或功能异常,引起泪液排出障碍而流出眼外的症状。溢泪症是眼科常见病之一,多因泪道相关病变导致。

中医学中,称为迎风流泪、目泪不止及冷泪等。历代医籍中多有记载。如隋代《诸病源候论》提到:"若脏气不足,则不能收制其液,故目自然泪出"。其病机,与肝血不足、脾气亏虚、肝肾双虚有关。治疗上,多采用养肝血、益脾气、补肝肾等法。

古医籍中,针灸治疗本病,首见于《针灸甲乙经》,并在多处条文中提及,其取穴包括睛明、承泣、四白等,一直影响至今。之后,唐代孙思邈之《备急千金要方》载有治泪出的双穴奇穴,而在《千金翼方》中更提到冷泪一症的呼吸补泻操作之法;宋王执中的《针灸资生经》专列"目泪出"一节，集治各类泪出症的单穴及多穴方达 17 首之多；而明代杨继洲之《针灸大成》，则由博返约，将泪出一病症，归纳为三个多穴穴方，分别为：冷泪方、迎风有泪方、目泪出方。

现代针灸治疗首见于 1963 年。之后，从 20 世纪 70 年代至今，一直有临床文献发表。既有单个病例报告，也有一定样本的观察资料。在取穴上，以眶内穴为主，如睛明、承泣，也用四白、风池等；在方法上，以毫针为主，也应用火针、雷火灸、拔罐、耳穴贴压等法，疗效较为确切。

【临床表现】

（1）长期溢泪　眼泪频繁地不自主流出眼外，双眼常泪眼汪汪，无明显诱因时也会不自觉流泪；有诱因存在，如大风、强光或入冬接受寒冷刺激时，括约肌痉挛性收缩，溢泪更加严重。

（2）内眦皮肤湿疹　眼部下睑内眦处因泪水溢出常处于潮湿状态，长期刺激下可引起附近皮肤湿疹，表现为内眦皮肤粗糙肥厚、瘙痒、红肿等。

（3）下睑外翻　患者频频用手或其他物品向下擦拭溢泪，促使下睑外翻。

【治疗】

（一）古代记载

1. 取穴

（1）经穴　睛明、承泣、四白、攒竹、临泣、风池、腕骨、头维、百会、液门、后溪、前谷、肝俞、外关。

（2）经外穴　大骨空、小骨空、中指半指间、泪孔上。

泪孔上位置：泪孔，睛明之别名。指穴在睛明偏上处。

2. 治法

（1）针刺　睛明穴可采用呼吸补泻之法：进针一分半，留三呼，泻五吸。先补后泻，复补之。

（2）艾灸　大骨空、小骨空、睛明、中指半指间。

艾灸，米粒大七壮。

3. 文献辑录

《针灸甲乙经·卷之十二》：目不明，泪出……刺承泣。

《备急千金要方·卷三十》：天牖、心输（俞），主目泣出。

《千金翼方·卷二十七》：……冷泪……，皆针睛明，入一分半，留三呼，泻五吸，冷者，先补后泻，复补之。

《针灸资生经·第六》:液门、前谷、后溪、腕骨、神庭、百会、天柱、风池、天牖主目泪出,多眵䁾。

《针经指南·流注八穴》:外关二穴,主治二十七症……迎风泪出。

《普济方·针灸门》:治泪出目痒,穴侠溪。

治风泪出,头维。

《针灸大成·卷八》:冷泪:睛明、临泣、风池、腕骨。

迎风有泪:头维、睛明、临泣、风池。

目泪出:临泣、百会、液门、后溪、前谷、肝俞。

《针灸大成·卷九》:迎风冷泪:攒竹、大骨空、小骨空……三阴交(治妇人交感症)、泪孔上(米大艾七壮效)、中指半指间(米大艾七壮)。

(二) 现代方法

1. 体针

(1) 取穴

主穴:睛明、迎香。

配穴:攒竹、风池、(头)临泣。

(2) 操作

主穴每次取 2 穴,酌加配穴。常规消毒后,嘱患者取正坐位,睛明用细毫针,嘱患者闭目,医者左手轻推眼球向外侧固定,右手持针,快速刺入皮下,沿目眶鼻骨边缘缓慢进针,直刺 0.5～1 寸,轻捻转或不捻转,不提插,待有酸胀感后出针,出针后按压针孔片刻,以防止皮下出血。迎香穴,快速刺入,进针 5 分左右,轻轻捻转至明显酸胀感,即出针。如效果不显著者,加用配穴:攒竹穴,向目内眦方向斜刺,至有胀重感,可留针;风池穴,向目外眦方向针入,反复提手插捻转,待针感向眼部扩散,留针;头临泣,平刺至得气,留针。配穴留针时间为 1 小时。每周 2～3 次。不计疗程,以愈为期。

(3) 疗效评价

疗效评定标准:临床痊愈:平时或迎风时均无泪出;好转:泪出明显减少,或治愈后又有复发,继续治疗仍有效;无效:泪出无明显改善。

以上法共治疗 282 例,临床痊愈 192 例,好转 60 例,无效 30 例。总有效率达 89.4%。

2. 火针

(1) 取穴

睛明。

（2）操作

双侧穴均取。患者取平卧位，或端坐椅上，头微向后仰。闭目，消毒穴部皮肤。术者左手持一块消毒医用干纱布，右手持 0.25 mm×40 mm 之一次性无菌毫针在酒精灯之火焰烧红或烧温即可，随即用左手之纱布擦拭一下毫针针体，放下纱布并轻推眼球向外侧固定，右手将针缓缓捻刺入睛明穴，进针 10～25 mm 左右，注意不捻转、不提插，以出现酸麻胀为度。留针 15～20 min 出针后用消毒干棉球按压针孔及眼球片刻以防出血。每日或隔日 1 次，5 次为 1 个疗程。停针 2～4 d 后进行第 2 个疗程治疗。一般治疗 1～2 个疗程。

（3）疗效评价

共治疗 52 例，其中 1 例为个案。其他 51 例，共 88 眼，临床痊愈 32 眼，好转 40 眼，无效 14 眼，不明 2 眼。总有效率 81.8%。

3. 针灸

（1）取穴

主穴：①承泣；②眶周、神阙。

配穴：攒竹、睛明、头临泣、风池、上星、曲池、三阴交。

（2）操作

主穴每次仅取一组，可单用一组，亦可二组交替。配穴酌加 2～3 穴。承泣穴双侧均取，令患者平卧，自然闭目，全身放松，75% 酒精常规消毒后，用 0.25 mm×25 mm 之无菌毫针，紧靠眶下缘直刺 0.5～0.7 寸，缓慢进针，不捻转提插，患者有胀麻感即可，如针感不明显者可以留针候气 5 min，待患者有针感后，用艾条进行温灸双侧承泣穴 10 min～20 min 至双眼外皮肤泛红，温灸结束再留针 10 min。眶周、神阙二穴，以雷火灸用各 10 min。配穴，头面穴可参照上述针法，肢体穴用常规针法。每天针灸 1 次，7 次为一疗程。

（3）疗效评价

以上法共治疗 87 例冷泪患者，临床痊愈 40 例，好转 34 例，无效 13 例，总有效率为 85.1%。多数患者治愈时间为 2 个疗程。

4. 针罐

（1）取穴

主穴：睛明、太阳。

配穴：足三里、风池。

（2）操作

一般仅取主穴,效不佳者,加用配穴。主穴取患侧,配穴取双侧。睛明穴经常规消毒后,选 0.25 mm×25 mm 之毫针,嘱患者闭目,左手将眼球推向外侧固定,针沿眼眶边缘缓缓刺入 0.5 寸,不宜做大幅度提插、捻转,留针 20 min 起针后,按压针孔片刻,以防出血;太阳穴经常规消毒后,选用 0.30 mm×25 mm 之毫针,直刺 1 寸,捻转得气后留针 30 min。起针后即在太阳穴区拔罐,用小型抽气罐吸拔,留罐 20 min 起罐后,即在拔罐部位贴关节止痛膏。风池穴,针刺时尖朝风府穴方向平刺,得气后用泻法,足三里,常规针刺,得气后用补法。每日治疗 1 次,5 日为 1 个疗程。

（3）疗效评价

共治疗 77 例,141 眼。结果,临床痊愈 122 眼,好转 13 眼,无效 6 眼,总有效率 95.7%。

（三）张仁经验

1. 验方

（1）取穴

主穴:上睛明、下睛明。

配穴:四白、攒竹。

（2）操作

主穴每次均取,配穴每次 1 穴,二穴轮用。以 0.25 mm×25 mm 之灭菌毫针。主穴,直刺进针,针深 4～5 分,刺之以患者有酸胀感为度,不作捻转提插,留针。四白穴,针尖略向上,成 85°角刺入,进针 8 分左右,以提插加小捻转手法,至明显得气后留针。攒竹穴,以 15°角向下平刺,进针 5～8 分,施以小幅度提插,至有酸胀感,留针。留针时间 30 min。每周 2～3 次,7～10 次为一疗程。

（3）体会

本方是在参阅有关临床文献和针灸实践中总结出来的。本病治疗一般多推崇用睛明穴,但该穴为易于发生眼部血肿等意外事故。而上睛明、下睛明这两个新穴,著者发现,不仅发生概率较低,而且即使出血,其量亦小。更重要的是,此二穴位于上、下泪小管,能直接起到调节泪液的作用。四白,为胃经穴,是古人治疗流泪的要穴之一;攒竹,与上、下睛明位于同一膀胱经经线上,具有协助该二穴,达到收摄止泪之效。

在操作上,注意动作以轻柔为主,特别是上、下睛明穴,达到酸胀感即可,不宜乱捣乱插,以避免造成出血或组织损伤等意外。根据多年经验,本病多在一疗程内,即可获效。但止泪后,建议再巩固一段时间,以防复发。

2. 医案

姜某某,男,74 岁。2021 年 12 月 22 日初诊。

主诉:右眼不自主流泪 20 余年。

现病史:患者自幼患有沙眼,经治疗后痊愈。20 多年前,无明显原因出现右眼不自主流泪,冬季更甚。每遇风吹和强光刺激后流泪加剧。曾经数家医院检查,泪道无器质性病变,多次泪道冲洗,均显示泪道通畅,诊断为溢泪症。泪液炎性指标(+)。曾经本市三甲专科医院专家门诊治疗效果不显。患者已失去信心。每日须备一包纸巾,用以擦拭泪液,并滴眼药水(药物不详)。此次,系因难治性面瘫,到著者处求治,经二月余针刺,基本恢复。而又发现著者以眼病针灸见长,故请求为其试治本病。

检查:两目不红不肿,内眦有泪水充盈,时或流下,指压泪囊区无分泌物流出,双眼结膜轻度充血。舌淡胖有齿痕、苔白微腻,脉缓。

诊断:溢泪症。

治疗:以上方针刺,仅针右侧。每周治疗 2 次。首次治疗后,患者自觉泪液明显减少,已不滴眼药水。治疗 3 次后,平时已基本不流泪,遇风或强光时,尚有泪出。5 次后,已不用纸巾。改为每周 1 次,又针 3 次后停针。随访至今,未见复发。

按:本例患者,原以右侧难治性面瘫求治。当时检查,发现右眼有明显的泪流不止的症状,因患者亦未告知,误以为是面瘫眼睑闭合不全所致,后经二月余治疗,面瘫基本恢复,但流泪症状依旧。追问病史,始了解已有病程 20 多年。即改用本验方,并获良效,患者深为针灸之神奇作用所折服。

【主要参考文献】

[1] 赵旭昇.火针刺睛明穴治疗迎风冷泪症[J].江苏中医,1963,(7):16.

[2] 谭景阳,张玉书,李桂云,等.针刺睛明迎香穴治疗溢泪症 200 例[J].中国农村医学,1981,(5):16.

[3] 臧晓军.火针治疗冷泪症一例[J].中国疗养医学,2014,23(11):1049.

［4］孙蓉新.针灸承泣穴治疗溢泪 30 例［J］.陕西中医,2006,27(3):348.

［5］李恒.针刺联合雷火灸治疗老年功能性泪溢临床疗效分析［J］.世界最新医学信息文摘,2018,18(10):130.

［6］李燕.针刺配合拔罐治疗迎风流泪 50 例疗效观察［J］.医学信息(中旬刊),2010,(8):31.

第四节　慢性泪囊炎

【概述】

泪囊炎,和溢泪症同属于泪液排出系统的疾病。其中,以慢性泪囊炎较为常见。主要是由于鼻泪管下端堵塞,泪囊内有分泌物残留所致,常见的致病菌有肺炎球菌、链球菌和葡萄球菌等,以女性多见。

中医称本病为漏睛,又称目脓漏、漏睛脓出外障、窍漏等。漏睛病名首见于《太平圣惠方》。而目脓漏,则载于隋《诸病源候论》,认为系"风热客于睑眦之间,热搏于血液,令眦内积聚,津液乘之不下,故成脓汁不尽"所致。目前,将其病机归纳为心有伏火,脾蕴湿热,上攻目窍,腐熟成脓。

针灸治疗本病,早见于《备急千金要方》。与治疗冷泪不同,书中提出多穴穴方,表明对本病的治疗较之一般的泪出难度为高。之后,在《针灸资生经》中也记载了肝俞、龈交、睛明等穴治疗"目泪眵汁、内眦赤痒痛"等类似本病症状的记载,但多为对前人的传承。在明清的医籍中,未见更多新的发展。从总体说,古代对本病的经验尚不多。

现代针灸治疗本病,较早见于 20 世纪 80 年代。近 30 年来,有关临床资料不多。从已发表的文献看,一是应用的针灸技术不多,针刺为主,也有穴位激光照射治疗的报道。二是样本量不够大,观察也欠深入。总之,其临床经验有待进一步丰富完善。

【临床表现】

溢泪为主要症状,鼻侧球结膜充血。下睑潮湿,内眦皮肤潮红或糜烂,甚至出现慢性湿疹。

指压泪囊部或冲洗泪道时,有黏液或黏脓性分泌物自泪小点流出,无冲洗液流入鼻腔或咽部。分泌物大量积聚时,能使泪囊扩张,局部隆起。

【治疗】

(一) 古籍记载

1. 取穴

睛明、龈交、承泣、风池、巨髎、瞳子髎、上星、肝俞。

2. 治法

针刺。

3. 文献辑录

《备急千金要方·卷三十》：精明(睛明)、龈交、承泣、风池、巨髎、瞳子髎、上星、肝俞。主目泪出，多眵䁾，内眦赤痛痒……

《针灸资生经·第六》：龈交治目泪眵汁。

《普济方·针灸门》：治目泪眵䁾，肝俞。

(二) 现代方法

1. 体针

(1) 取穴

主穴：睛明、风池、太阳、阳白、太冲、合谷。

配穴：风热型(泪囊区肿核隆起，色红肿痛而坚)：肝俞、少泽；毒盛型(泪囊区硬结剧痛拒按，继而郁溃成脓)：肝热穴；脓溃型(泪囊呈暗紫，胀痛，按之脓出则舒，但脓窍久不收口)：足三里、太溪。

肝热穴位置：第五胸椎棘突下旁开各5分。

(2) 操作

主穴针法：均选0.25 mm×25～40 mm之灭菌毫针，针刺前，穴位局部作常规消毒。针刺睛明穴时，嘱患者闭眼，押手轻轻固定眼球并向外侧推压，刺手于眼眶及眼球间，避开血管，缓慢直刺0.5寸，得气后留针，不做提插捻转。风池穴针尖对准对侧眼球刺入，深度不超过1.2寸，用小幅度提插手法2 min，使针感向上传导。余穴常规针法：用双手进针法快速刺入，针刺得气后，行平补平泻手法，每隔15 min行针1次，留针30 min。配穴，肝俞，用泻法；以三棱针点刺少泽刺血，使出血数滴；肝热穴，亦以三棱针点刺，并加罐，拔出瘀血1～2 ml。足三里、太溪用补法。每日1次，10次为一疗程，休息3日，视病情需要再继续下一疗程。

(3) 疗效评价

疗效评定标准：临床痊愈：泪囊部肿痛消失，脓液分泌停止，视力恢复正常，3月后随访未复发；好转：肿痛减轻，脓液分泌明显减少，视力较前改善；无效：针刺1个疗程后症状体征未减轻。

共观察 15 例,其中 4 例为个案,另 12 例,经 3 个疗程治疗后,临床痊愈 8 例,好转 4 例,有效率 100%。

2. 穴位激光照射

(1) 取穴

睛明、四白、承泣、球后。

(2) 操作

上穴均取。采用 795 - B 型双管氦-氖激光治疗仪,波长 632.8 nm,输出功率 10 mW,光斑直径 1.5 mm,照射距离 10～15 cm,照射时间 5 min。每日治疗 1 次,10 次为一疗程。

(3) 疗效评价

共治疗慢性泪囊炎患者 45 例,显效 30 例,有效 10 例,无效 5 例,总有效率为 88.9%。

(三) 张仁经验

1. 验方

(1) 取穴

主穴:上健明、健明、风池、合谷。

配穴:太阳、耳尖。

(2) 操作

主穴均取,上健明、健明取患侧,以 0.25 mm×25 mm 之毫针缓缓直刺至 0.8 寸,以有明显的酸胀感为度。风池、合谷取双侧,取 0.30 mm×40 mm 之毫针,风池穴向同侧目外眦方向进针 1.2 寸左右,用导气法使针感向前额放散,用泻法;合谷,常规针法,得气后,用泻法。太阳、耳尖均取双侧,分别选 0.35 mm×25 mm 和 0.45 mm×13 mm 规格之毫针。太阳穴斜刺针入 0.8 寸左右,耳尖针入约 0.3 寸。留针 30 min。取针后,上健明和健明用消毒干棉花球按压 3～5 min;太阳穴,出针时摇大针孔,挤血 5～8 滴,或用小型抽吸罐吸拔 8～10 min。耳尖穴,出针后,即挤出血液 5～8 滴。

留针时间均 30 min,隔日 1 次,不计疗程,以愈为期。

(3) 体会

本方主要用于慢性泪囊炎的轻症患者或急性发作之早期,相当于中医分型之风热型。取经外穴上健明和健明,意在直刺病灶局部,疏解蕴结之邪毒;风池、合谷,取之清散头目之风热;太阳、耳尖,用以加强泻热祛毒之功。操作上,采用针刺与刺血相结合,重用泻法。著者用本法治疗过数例,多于5次内控制。对于已炎症明显或化脓患者建议积极配合药物治疗。

2. 医案

陈某某,女,63岁。初诊日期:2019年11月18日。

主诉:双眼流泪,内眼角痒痛、眼眵多2年,加重半月。

现病史:二年前,无明显诱因,出现无故流泪,早上醒来目内眦眼眵多,呈黄白色。自购消炎眼药水滴眼,未见效果。后因出现目痛、结膜潮红,且瘙痒难耐。曾多次去不同医院就治,早期曾被诊断为结膜炎、溢泪症。后经某三甲专科医院确诊为双泪囊堵塞,慢性泪囊炎。经泪道冲洗和中西药物治疗,有所好转,但反复发作。一周前,因与子女生气,症状复发,除了上述症状,尚出现畏光不欲睁眼等。经人介绍,来著者处诊治。

检查:面色㿠白无华,双眼结膜潮红,充满泪液。目内眦略隆起但无明显肿胀,按压内眼角,有少量黏液及黄白色分泌物流出。舌淡、苔薄白、脉细缓。

诊断:慢性泪囊炎。

治疗:以上方治疗。首次针刺之后,患者顿感双眼舒适异常,且视物较前清晰。要求其隔日1次,一周3次。症状日渐改善。治疗一月后,诸症消失,唯过强光线刺激时,仍有少量泪出。为预防复发,嘱其每周治疗2次,进行巩固。又连续针刺二月,改为每周1次,治疗1月后停诊。随访至今,未再复发。

按:本例为症状较轻的非化脓性的慢性泪囊炎患者。虽病程较长,但针灸疗效仍佳。本病易于复发,所以即使症状完全消失,还要求其再治疗一段时间,以预防反复。

【主要参考文献】

［1］魏凤英.针刺治疗泪囊炎12例［J］.中国针灸,1998,18(12):761.

［2］王富龙,王富天,王中华,等.氦氖激光穴位照射治疗急慢性泪囊炎70例［J］. 针灸学报,1989,(6):34.

第五节 急性结膜炎

【概述】

急性结膜炎系细菌或病毒所致的急性结膜炎症,为常见的外眼病。针灸治疗多用于急性细菌性结膜炎(又称急性卡他性结膜炎)和以肠道病毒为主引起的流行性出血性结膜炎。临床上均具有眼球结膜及穹窿部结膜明显充血,眼有灼热感及轻度异物感,分泌物大量产生,及畏光、流泪等症状。

在中医学中急性细菌性结膜炎称之为风热赤眼,又称暴风客热;流行性出血性结膜炎称之为天行赤眼,见于《银海精微》。均指本病具有来势急骤,且以红肿热痛为主要特征。前者系感风热之邪,上犯白睛;后者为疫疠之气,上攻于目等所致。均采用疏风清热解毒之法。

针灸治疗首见于《内经》。如《灵枢·热病》篇云:"目中赤痛,从内眦始,取之阴跷"。之后在历代的医著多有记载,有学者统计了从先秦至民国的 50 余部中医针灸典籍中,有关针灸治疗的条文,达 188 条之多。是古代眼科治疗中,针灸应用最多的一种病症。

用针灸治疗急性结膜炎的现代最早报道,见于 1958 年。自 20 世纪 50 年代末至 20 世纪 70 年代,已有不少单位发表了关于针灸治疗本病的临床文章。但从总体看,方法不多,样本亦较小。20 世纪 80 年代后期至今的 30 多年,不仅所用的刺激方法有针刺、穴位注射、耳针、指针、拔罐及穴位激光照射等;而且进行针灸预防本病的大量实践。其中,耳穴刺血的资料较为丰富,无论是治还是预防,效果均称满意。本病应当作为优势病种。

【临床表现】

急性细菌性结膜炎:发病急、双眼同时或先后发病,多与红眼患者有过接触。二眼痒涩、异物感或灼热感,一般不影响视力。眼睑微红肿,典型的结膜充血,伴较多黏性或脓性分泌。大量分泌物产生,晨起粘住睫毛,封闭睑裂,不易睁开。

流行性出血性结膜炎:除具有上述症状外,尚有眼睑肿胀及眼睑结膜充血明显,结膜下广泛点状或片状出血,伴有耳前淋巴结肿大等。

【治疗】

(一)古籍记载

1. 取穴

经穴:合谷、攒竹、睛明、丝竹空、瞳子髎、足三里、风池、肝俞、四白、光明、行间、百会、头临泣、上星、目窗、外关。

经外穴:太阳、内迎香、耳轮、当容、大骨空、小骨空。

2. 治法

刺血:多选太阳、内迎香、睛明、攒竹、丝竹空等。内迎香,以草茎快速弹刺；其余穴位可用三棱针或粗毫针点刺出血。其中太阳穴，可用帛一条，紧缠其项，或以手紧扭其项，使紫脉即现，再在其上点刺出血。

针刺：每次3～5穴，目周穴及眶区穴浅刺，睛明浅刺一分半，攒竹一分三分，余穴可按常规针刺。针刺得气后，均用泻法。

艾灸：多取耳轮、当容、大小骨空、肝俞。用直接灸法，1～7壮。

穴位敷贴：敷药制备：①神仙太乙膏：由玄参、白芷、当归、赤芍药、肉桂、大黄、生地黄等制成膏状，临用时捏作小饼；②南星、赤小豆，为末，临用时以生姜汁调和成小饼；③桑叶、大黄、荆芥穗、朴硝，为末。临用时用蜜调，作成小饼；④摩风散：以白姜汁，临用时调成。操作：上方任选其一。1、2、3方用于敷贴太阳穴；4方用于敷贴脚掌心之涌泉穴。

3. 文献选辑

《灵枢经·热病》：目中赤痛，从内眦始，取之阴跷。

《针灸甲乙经·卷十二》：目眿眿，赤痛，天柱主之。

《太平圣惠方·卷九十九》："前关……在目后半寸是穴，亦名太阳之穴，理风，赤眼头痛。"

《医心方·卷五》：治目卒赤痛方……当灸耳轮上。

《铜人腧穴针灸图经·卷五》：液门………目赤涩。

《针灸神书·卷三》：(足)临泣……赤目牙疼膝胫痛。

《千金宝要·卷一》：小儿赤热肿目，川大黄、白矾、朴硝，等分为末，冷水调作掩子，贴目上。

《儒门事亲·卷四》：两目暴赤，发痛不止……以草茎鼻中出血最妙。

《世医得效方·卷十七》：赤眼，挑耳后红筋，针攒竹穴即安。

《针灸大全·卷四》：外关……目暴赤肿及疼痛：攒竹二穴、合谷三穴、迎香二穴。

《奇效良方·卷五十四》：神仙太乙膏（由玄参、白芷、当归、赤芍药、肉桂、大黄、生地黄等制成）……一切风赤眼，用膏捏作小饼，贴太阳穴。

《针灸聚英·卷一上》：四白……目窗……目赤痛。

《古今医统大全·卷六十一》：(摩风散)专治赤目肿痛，白姜为水，调贴脚掌心。……敷眼方，治赤肿闭含，净土末。烂石膏，为细末，入蜜和，新汲水调如膏，敷眼四周及太阳。……敷火眼、痛眼、风热眼，南星、赤小豆，以生姜自然汁调，贴太阳穴即止。又方，桑叶、大黄、荆芥穗、朴硝，为末蜜调，贴太阳穴。

《串雅全书·外编》：小儿赤眼：黄连为末，水调敷脚心。

(二) 现代方法

1. 刺血

(1) 取穴

主穴：①耳尖、耳背静脉、压痛点、眼(耳穴)；②太阳、攒竹、睛明。

配穴：发热加大椎，疼痛剧烈加尺泽穴，经久不愈加外丘(或阳交)。

压痛点位置：以毫针柄或火柴棒，在患者双耳垂上均匀按压，寻得相互对称压痛明显之点。此点与周围皮肤略异，肤色稍深且呈粟粒大小之结节；如测不出，可以眼穴代替。

(2) 操作

主穴可单取一组，亦可二组结合应用，每次各选 1~2 穴。疗效不明显时再加用配穴 1~2 个。耳穴，每次取一侧，二侧交替。耳尖反复揉捏至充血，将耳前折，以三棱针挑破，或在耳背隆起最明显之血管、耳垂压痛点刺血，并用拇食指挤压，一般出血 4~5 滴，重者 7~10 滴。体穴，取双侧，太阳、攒竹点刺并挤出绿豆大血珠。睛明浅刺约 4~5 分，不作提插捻转，留针 15 min。每日 1~2 次，穴位轮用。不计疗程，以愈为期。

(3) 疗效评价

疗效评定标准：临床痊愈：临床症状与体征完全消失，恢复正常工作；有效：大部分症状及体征消失，不影响工作。无效：症状及体征无改善。

共治疗 1 255 例，其有效率在 97.8%~100%，多在 5~7 日内见效。

2. 穴位激光照射

(1) 取穴

目 1、目 2、眼(均耳穴)。

(2) 操作

主穴均用。以氦-氖激光器照射，功率 7 mW，波长 632.8 nm，以光导纤维直接照射穴位，光斑直径 3 mm。每穴照射 5 min，每天 1 次，7 天为一疗程。

(3) 疗效评价

共治疗 283 例，临床痊愈 135 例，显效 95 例，有效 52 例，总有效率 100%。

3. 体针

(1) 取穴

主穴：睛明、太阳、风池、合谷。

配穴:四白、攒竹、瞳子髎、丝竹空。

（2）操作

以主穴为主,效果不显著者加用或改取配穴。以直径 0.25～0.30 mm 之毫针,太阳直刺 1.5～2 寸深,风池穴向同侧眼球方向直刺,轻微提插捻转,使针感向前放射至眼部,合谷穴针尖向上轻刺,促使针感向上传导。睛明穴用(0.22～0.25)mm×50 mm 之毫针,深刺至 1.5～2 寸,送针宜轻宜慢,不提插捻转,以眼球感酸胀为度,令患者闭目静坐。余穴宜轻刺慢刺。留针 15～20 min。自太阳穴出针后挤去血几滴。每日 1 次,不计疗程。

（3）疗效评价

共治疗 607 例,其有效率在 99%～100%之间。

4. 刺络拔罐

（1）取穴

主穴:大椎、太阳。

配穴:少泽、少商、少冲(上为体穴);耳尖、肾上腺、眼(上为耳穴)。

（2）操作

主穴每次取一穴,二穴交替,太阳取患侧。配穴每次取 2～3 穴,交替取用。令患者正坐,先取配穴刺络,对准穴区,用三棱针点刺,挤压出血数滴,然后以消毒棉球压迫穴位止血。接着,取主穴刺络拔罐。大椎穴,嘱其头略前倾,暴露穴区,取三棱针迅速刺入穴区,可呈皮肤针样点刺即在大椎穴点刺一针,然后在大椎上、下、左、右 5 分处,各点刺一针,深约 0.5～0.8 cm,即去针,略作挤压,使之血出,用贴棉法或真空拔罐器吸拔,留罐 15～20 min。每次出血量,成人以不超过 10～20 ml 左右。太阳穴,常规消毒后,右手持一次性无菌采血针快速点刺 4～5 次,选用合适抽吸罐吸拔于太阳穴,留罐 3～5 min,停止出血后取下火罐,再次清洁消毒局部。每日一次,不计疗程。亦可配合滴抗生素眼药水或醋酸可的松眼药水。

（3）疗效评价

以上法共治疗 1573 例,结果临床痊愈 1525 例,有效 35 例,无效 13 例,总有效率为 99.2%。

5. 穴位注射

（1）取穴

眼(耳穴)、太阳。

(2) 操作

药液:维生素 B_{12}(0.1 mg/ml)。上穴任取 1 穴,双侧均取。太阳穴注入药液每次每侧 0.5 ml,眼穴 0.2 ml～0.3 ml。每日 1 次,3 天为一疗程。可配合 0.25%氯霉素眼药水点眼,每天 4～6 次。

(3) 疗效评价

共治疗 352 例(其中单用太阳穴注射 206 例,单用耳穴 146 例),结果临床痊愈 150 例,显效 101 例,有效 80 例,无效 21 例,总有效率为 94.0%。其中以耳穴注射疗效为优。

6. 刺血(之二)

(1) 取穴

中冲、印堂。

(2) 操作

单侧患病取一侧穴,双侧患病取二侧。每次取 1 穴。医者以左手拇、食指挟紧中指,待其充血后,用三棱针点刺,稍加挤压,出血数滴。每日 1 次,3 日为一疗程。

(3) 疗效评价

共治疗 408 例,3 日内愈显率为 90.0%～98.5%。

7. 体针

(1) 取穴

主穴:合谷、太阳、睛明(或上睛明)。

配穴:太冲。

(2) 操作

主穴为主,配穴酌加。嘱患者取仰卧位,主穴每次取 2～3 穴,单眼患者取同侧穴,双眼患者取双侧。睛明穴用(0.22～0.25)mm×13 mm之毫针,余穴用 0.30 mm×(25～40)mm 之毫针,睛明穴或上睛明穴,进针 3 分,轻轻捻转提插,以患者眼内发胀、流泪为度,留针。余穴,进针得气后,均施以较大幅度的提插加捻转的泻法,留针 20～30 min。出针时,太阳穴挤出血,每日 1 次,直至痊愈。

(3) 疗效评价

共治疗 140 眼:临床痊愈 133 眼,有效 7 眼,总有效率 100%。

8. 耳压加刺血

(1) 取穴

分二组。①眼、神门、耳尖、肝、脾、肺、皮质下、脑点、交感(均耳穴);

②中冲、少泽、少商。

（2）操作

二组均取，每次均取一侧穴，二侧交替。第一组用压丸法：用 75％酒精清洁一侧耳郭，取上述穴位施行耳穴贴压王不留行籽，嘱患者自行按压，每日 3～5 次。第二组用刺血法：术者由指根向指端捏捋患者手指数次，常规消毒后，用采血针点刺上述穴位，轻挤指腹，直至出血颜色变浅或变为正常血色，用干棉球擦净。上法均为隔日 1 次。一般治疗 3～5 日，以愈为期。

（3）疗效评价

共治疗 45 例，临床痊愈 43 例，有效 2 例，总有效率 100％。

（三）张仁经验

1. 验方

（1）取穴

主穴：上健明、太阳。

配穴：风池、耳尖（耳穴）。

（2）操作

急性细菌性结膜炎仅取主穴，症情重者或为流行性出血结膜炎加用配穴。上健明穴用 0.25 mm×40 mm 之毫针，快速破皮，缓缓进针至有明显得气感（眼球感觉酸胀），留针。太阳穴用 0.30 mm×25 mm 之毫针，直刺进针 0.8 寸，至得气后（酸胀感觉向四周扩散），用紧插慢提之泻法，反复操作 30 秒左右，留针。风池穴，以 0.25 mm×50 mm 之毫针，针尖向同侧目外眦方向刺入，进针约 1.5 寸左右，小幅度探寻至局部得气后，反复用慢提慢插之导气手法，促使针感向前额部或眼区放散，留针。上述三穴均取双侧留针 20 min 左右。太阳穴，出针后，挤出血 3～5 滴。耳尖穴，于上穴取针后，以细三棱针或刺血针，点刺出血 5～10 滴，每次取一侧穴，左右交替轮用。上法每周 3 次，不计疗程，以愈为度。

（3）体会

针灸治疗本病效果显著。记得 20 世纪 70 年代，著者在新疆生产建设兵团 133 团医院工作时，某一连队暴发流行性出血性结膜炎，就应用上法迅速控制了病情。本法治疗的关键有两个，一是要求得气后手法的应用，其中，风池穴是一个易发生事故的穴位，针刺前应当熟悉局部解剖，在运用手法时要特别注意，不可乱刺乱捣，须轻提慢插反复施行，才能引发气至病所的针感。如难以引出，则不可强求。太阳穴手法也不可粗暴,易引起颞部胀痛、牙关不适等后遗针感。二是掌握出血量,可根据症情轻重及病情缓解程度来定多少。

2. 医案

(1) 急性细菌结膜炎

李××,男,28岁,农工。1976年5月28日初诊。

主诉:双眼红肿、疼痛、流泪、畏光5天。

病史:该患者于5天前,二眼先后出现发红,继而肿痛,流泪,怕光,有异物感。经连队医务室卫生员诊断为急性结膜炎,用消炎眼药水点眼,至今未见明显效果,今日到我科就诊。

检查:双眼结膜鲜红色充血且以穹窿部明显、水肿,有黏液性分泌物。舌红、苔薄黄、脉弦滑。

诊断:急性细菌结膜炎(暴发火眼)。

治疗:即取上健明、太阳、耳尖穴,按上法操作。隔日复诊时,红肿已明显消退,异物感消失,流泪及畏光症状变明显好转。继用上法治疗二次,症状体征均消失,获得痊愈。

按:此为著者在新疆工作时所记录的一例急性发作的病例。在治疗时,著者印象特别深刻的是在太阳和耳尖放血后,患者的眼部不适及畏光等症状即刻减轻的现象,而且与出血量的多少有一定关系。当然,宜适当掌握。

(2) 慢性结膜炎

焦×,女,39岁,公司职员。初诊日期:2014年7月4日。

主诉:双眼发红及不适感反复发作2个多月,加重3日。

现病史:患者2个月来一直出现双眼发红、发痒、泪液多、目眵多、眼易疲劳等症状,这些症状时轻时重,经医院诊断为结膜炎。曾多次在多家医院就诊,用左氧氟沙星、玻璃酸钠滴眼液等药物疗效不明显,遂来著者处就诊。

检查:双结膜潮红,有少量分泌物,角膜明,前房清,晶体明。视力:右0.8,左0.5。脉细,舌淡红苔薄白。

诊断:慢性结膜炎。

治疗:用上方后,患者述当日治疗结束后,连续睡了2日好觉。针刺4次后,双眼眼红症状基本消失,其余不适症状明显减轻,药物停用。巩固疗效数次,痊愈。

按:本例是慢性结膜患者。一般而言,上方用于急性患者,重在放血;用于慢性者则重在得气和留针等手法。宜应用时分别对待。另外,慢性患者,易于复发,一是在症状控制后,尚需巩固治疗一个阶段。二是嘱咐患者注意平时调摄。

【主要参考文献】
[1] 沈尧尚.针刺治疗急性结膜炎[J].浙江中医杂志,1958,(5):32.
[2] 邓世发.耳部压痛点点刺放血为主防治暴发火眼疗效观察[J].中国针灸,1985,5(5):9.
[3] 程璐.针灸治疗急性结膜炎随机对照试验的系统评价[D].北京:北京中医药大学,2018.
[4] 黄金秋.穴位放血治愈流行性出血性结膜炎 500 例[J].中国针灸,1989,9(4):27.
[5] 白峻峰,吴得福.三棱针放血治疗急性传染性结膜炎 120 例观察[J].中国针灸,1997,17(3):169.
[7] 虞效兴,谭芝.氦氖激光照射耳穴治疗急性传染性结膜炎 283 例[J].中国针灸,1985,5(2):28.
[8] 傅积忠.针刺治疗急性结膜炎 300 例[J].中国针灸,1991,11(4):11.
[9] 毛宽荣,曹安堂.刺血拔罐法治疗流行性急性结膜炎 1 025 例[J].陕西中医,1989,10(10):468.
[10] 刘炳权.穴位注射治疗流行性急性结膜炎 352 例[J].中国针灸,1992,12(3):32.
[11] 李继平.针罐结合治疗红眼病 524 例[J].上海针灸杂志,1990,9(1):27.
[12] 周鑫,吕芳芳,刘云霄,等.耳穴压豆结合放血疗法治疗急性结膜炎 45 例[J].世界医学最新文摘,2019,19(16):222.

第六节　结膜结石

【概述】

结膜结石,又称眼睑结石,是沉积于结膜上皮凹陷和深部陷窝内的细胞变性产物,由脱落的上皮细胞和变性的白细胞凝固而成,极少有钙质沉着。因此,并非真正的结石。多见于中、老年人长期患慢性结膜炎或沙眼者。有学者通过 1 412 例眼科门诊和体检的患者进行调研,发现患眼睑结石 104 例,患病率为 7.37%。通过分析显示,年龄>45 岁、野外工作、个人用眼卫生习惯差、长期佩戴隐形眼镜、合并慢性结膜炎等,是中、青年眼睑结石发生的危险因素。值得一提的是,近年来,随着隐形眼镜的日益普及,由于镜片和角膜接触紧密,刺激上下眼睑的分泌物增加,也成为本病的发病的一个主要原因。结膜结石的临床特点为睑结膜内可见黄白色、境界清楚、硬性小颗粒状物质。当其突出于结膜面时会有异物感,甚至可能引起角膜擦伤时,须在表面麻醉下用尖刀或注射针头剔出。但多数患者在取出结石后,还可能继续长出新的结石,往往需要经常治疗以防磨伤角膜。

中医学中本病称睑内结石,又称粟子疾,见于《龙树菩萨眼论》(已佚)。又名目中结骨(《目科捷径》)、胞生风粒(《眼科开光易简秘本》)。为风邪客于脾经,壅于胞睑,郁久化热,津液受灼,瘀阻睑里所致。

在我国古医籍中,涉及本病症的针灸治疗记载鲜见,约成书于隋唐间的《龙树菩萨眼论》有关于用针拨刺血之法治疗粟子疾的载述。

针灸治疗结膜结石,现代亦未查见有关报道。但著者在长期针灸临床中,曾遇到多例结膜结石患者,均为用包括手术剔除、滴眼药水等多种方法治疗而反复发作,症状日趋严重。用针刺治疗不仅可明显消除症状且可控制病情复发。故特立一节进行介绍。

【临床表现】

1. 症状

初起位置较深,一般无自觉症状,当结石突出于结膜面时患眼有异物感。如果引起角膜擦伤,可出现流泪、疼痛等。

2. 体征

多出现在上睑,睑结膜上有境界清楚的质硬的黄白色小点状突起,状如碎米,有的散在呈点状,也可密集成群。

【治疗】

(一) 古代记载

1. 取穴

阿是穴(病灶区)。

2. 治法

以针挑去结石,刺血。

3. 文献辑录

《龙树菩萨眼论》:若眼忽单泪出者、涩痛者,亦如眯著者,名粟子疾,后上睑生白子如粟粒,极硬,沙刺子然也。可翻眼皮,起针拨去粟子、恶血,服冷药即差。

（二）现代方法（略）

（三）张仁经验

1. 验方

（1）取穴

主穴：上明、承泣、攒竹、瞳子髎，耳尖（耳穴）。

配穴：风池、上天柱。

（2）操作

主穴均取，配穴每次取一穴，二穴轮用。上明、承泣用排刺法。根据结石多发部位而定，如以上眼睑为主，则上明用排刺法，承泣用常规针法；以下眼睑为主，则反之。据著者经验，以上眼睑多见。具体刺法为：取 0.25 mm × （13～25）mm 之毫针，先针上明或承泣一针，浅刺入 0.3～0.5 寸，再以此针为中心，用同法在二旁沿眶缘间隔距离相等处各刺入二针，即在从目外眦至目内眦之间的上或下眶缘，平均刺入五根针。注意刺入不可过深，轻度得气即可，以防出血。攒竹向上健明透刺，瞳子髎向下斜刺，通以电针，用疏密波，强度以患者可耐受为度。配穴每次取一穴，二穴轮用，用徐入徐出导气针法，使针感向眼区放散。均留针 30 min。取针后，双侧耳尖，用细三棱针刺血，各挤出 5～10 滴。每周 2～3 次。

（3）体会

本方为著者近年所应用。根据已有实践，虽还不能彻底根除本病症，但能明显缓解症状，促进"结石"的消解和抑制其产生。用排刺法，是在临床中依据患者感受总结出来的，往往取针后患者即觉双眼轻松异常，但应注意，排刺时因眼区用针较多，以浅刺为主，点到为止，不可强求得气，手法要求熟练，取针后多加按压，以防出血。用攒竹、瞳子髎，并施以疏密波脉冲电刺激，能促进眼睑肌肉运动，有利祛痰化瘀；耳尖放血，更可活血消炎，其放血量据症状轻重而定，症情重者可多放些；取风池、上天柱，则意在促使眼区益气活血。

曾以本方治疗 5 例，都获不同程度的效果。

2. 医案

刘×，女，36 岁。2009 年 12 月 10 日初诊。

主诉：两眼内异物感 2 年，加重 1 月。

现病史：患者佩戴隐形眼镜十几年，长期使用电脑，有慢性结膜炎史。近 2 年来反复出现两眼干涩、胀痛，眼内有异物感，甚或结膜充血，而影响视力。2008 年年初曾前往眼科就诊,经查确诊为"结膜结石",即予手术剔除。但不久症状重现,眼科检查又长出了新的结石,再次手术剔除。并摘去隐形眼镜,几个月后新结石继续出现,且更密集,如此反复不愈,患者痛苦不堪,到处求医未果。经介绍慕名前来求治。

检查:睑结膜表面有成群较密集的、境界清楚的黄白色点状物,主要集中于上眼睑。舌质红苔薄,脉弦细。

诊断:结膜结石。

治疗:用上方治疗,上明穴用排刺法,承泣浅刺一针。因患者有颈型颈椎病,故风池、上天柱均取,加大椎穴,风池、上天柱针法同验方,大椎穴以 0.30 mm×50 mm 之毫针斜向下刺入 1.5～1.8 寸,用反复提插加捻转手法,使针感沿脊椎向下放散后留针。注意,此穴是易发生意外之穴,要求熟悉解剖,不可乱捣乱刺。留针 30 min。大椎针后加拔罐 10 min。双侧耳尖穴,每次放血 10 滴左右。针后,即感双眼舒适很多。因患者工作较忙,每周治疗 2 次。一月后,自觉平时症状已不明显,惟用电脑过多时,有轻度不适。查双眼睑,仅有零星"结石"。之后,改为每周 1 次。未再加重。

按:本例患者发病与长期佩戴隐形眼镜有关,加之又是银行职员,用电脑较多。在治疗时,嘱其不再使用隐形眼镜,且适当控制使用电脑时间。由于其能配合治疗又能长期坚持,所以获得较好的疗效。另外,此患者,患有颈型颈椎病。著者常用风池、天柱、大椎等穴治疗,此例患者,仅加大椎一穴即获效。

【主要参考文献】

[1] 袁吉珍,蔡海利,颜永江. 中、青年眼睑结石形成影响因素分析江苏医药[J]. 2020,46(1):59.

第七节　翼状胬肉

【概述】

翼状胬肉,因形状如昆虫翅膀而得名。为球结膜纤维血管组织变性增殖,呈三角形向角膜中心缓慢侵入的一种病症,属于结膜的非癌性病变,以鼻侧多发。可导致散光、干眼、视力下降及眼球活动障碍等。随着生活水平的提高,翼状胬肉引起的美容问题也逐渐受到重视。翼状胬肉的患病率与地理位置相关,我国翼状胬肉的总体患病率大约为 9.84%。具体病因不明,可能与紫外线照射、烟尘等有一定关系。目前,以手术治疗为主,但术后复发率高仍是一个尚未解决的问题。

中医学中,本病被称作胬肉攀睛。本病名首见于《银海精微》。又称胬肉侵睛外障、蚂蟥积证、目中胬肉、老肉板睛等。认为多与心肺二经风热壅盛,或心火上炎或脾胃湿热蕴积,上蒸于目等有关。主张用割治和内服药物之法治疗。

我国古代应用针灸治疗本病,较早见于明代,在明清的多部针灸著作如《针方六集》《循经考穴编》以及《针灸内编》中均有载述。以针刺为主,也强调刺血。

近现代用针灸治疗本病最早报道于 1923 年。之后,从 1950 年代至今的半个多世纪中,一直有这方面的临床文献见之于刊物。在方法上,仍以针刺和放血为主,亦有采用耳穴贴压及穴位注射等法。

【临床表现】

1. 症状

多数双眼发病,以鼻侧多见。一般无明显自觉症状,或仅有异物感,当病变接近角膜瞳孔区时,因引起角膜散光或直接遮挡瞳孔区而引起视力下降。当胬肉较大时,可妨碍眼球运动。

2. 体征

初期时角膜缘发生灰色混浊,球结膜充血、肥厚,以后发展为三角形的血管性组织。它可分为头、颈、体三部分,尖端为头部,角膜缘处为颈部,球结膜部为体部。分为进展期和静止期两型:进展期翼状胬肉,呈头部隆起,其前端有浸润,有时见色素性铁线,体部充血、肥厚,向角膜内逐渐生长;静止期翼状胬肉头部平坦、体部菲薄,静止不发展。

【治疗】

(一) 古籍记载

1. 取穴

攒竹、睛明、瞳子髎、阳白、光明、肝俞。

2. 治法

针刺:取睛明、瞳子髎、阳白、光明、肝俞等穴,毫针刺,用泻法。

刺血:取攒竹,用三棱针弹刺出血。

3. 文献辑录

《针灸大全·卷四》:攒竹二穴、丝竹空穴、二间二穴、小骨空(在手小指二节尖上)。目风肿痛,胬肉攀睛。

《医学纲目·卷十三》:胬肉攀睛:睛明、风池、太阳(出血)、期门。

《针灸大成·卷九》:胬肉侵睛:风池、睛明、合谷、太阳。……复针后穴:风池、期门、行间、太阳。

《针方六集·纷署集》:阳白……目内红肿,胬肉热泪,湿烂冷泪。光明……胬肉扳睛,红肿。

《循经考穴编·手少阴》:攒竹……(目)红肿,热泪常流,努肉攀睛,宜弹出血。

《针灸内篇·足少阳胆经络》:瞳子髎:治赤痛,胬肉。

(二)现代方法

1. 体针

(1)取穴

主穴:内睛明、风池。

配穴:心肺风热加曲池、尺泽、合谷、劳宫;肝经积热加太冲、行间;脾胃积热加头维、上巨虚、内庭;肾经虚火加照海、太溪、三阴交或命门、腰阳关、至阴、关元。

(2)操作

取患眼内睛明,双侧风池。内睛明一穴进针时,嘱患者睁开眼睛,对准胬肉体部,快速而稳稳进针,进针后缓缓提插捻转,得气后留针20 min。风池穴进针时,针尖对准对侧眼球,强刺激,使针感循经直达眼部。配穴每次取 2～3 个,采用一般手法,平补平泻,得气后均留针20 min。留针期间,每 10 min 行针 1 次。配穴据症而加,常规针法。每日针 1 次,10 次为 1 疗程。疗程间隔 5～6 日。

(3)疗效评价

疗效评定标准:临床痊愈:胬肉基本消失,全身伴随症状亦随之消失;有效:胬肉较治疗前变薄,变淡,全身伴随症状明显减轻;无效:胬肉形状无变化。

共治疗 160 例,临床痊愈 42 例,有效 91 例,无效 27 例,总有效率为 83.1%。

2. 体针加刺血

(1)取穴

主穴:睛明、合谷、申脉、跗阳、照海、交信、至阴。

配穴:光明、太阳、少泽、至阴、攒竹、关冲、厉兑、耳尖、眼(耳穴)。

（2）操作

主穴为针刺穴位，每次选 2～6 穴，常规消毒后针刺，睛明穴垂直刺入 0.8～1 cm，不捻转不提插，静以候气，余穴行捻转泻法，行针得气后以催气沿经脉上行至内眦方向，均留针 30 min。配穴为刺络放血穴位，每次选 3～4 穴，局部皮肤消毒后，用小号三棱针或短采血针点刺放血，依症每穴放血 3～10 滴，至阴穴针后放血。间日 1 次，10 次一疗程，疗程间隔休息 3～5 日，一般须 3 个疗程。

（3）疗效评价

共治疗 161 例，临床痊愈 134 例，有效 22 例，无效 5 例，总有效率 96.7%。

3. 综合法

（1）取穴

合谷、睛明、少泽、至阴。

（2）操作

取双侧合谷穴，进行性翼状胬肉用泻法，静止性翼状肉用补法。睛明穴用 0.25 mm×25 mm 之灭菌毫针进针刺至得气后退至皮下，针尖向鼻梁骨处行雀啄捣刺数次。少泽（双）、至阴（双）穴点刺放血，每穴 1～3 滴。对进行性胬肉可配合剥离术，用 1% 丁卡因 1～2 滴，滴入患眼内，6～10 min 后再滴 1～2 滴，过 5 min 用消毒的三棱针或注射针头剥离胬肉的头部，创面不可过大（可分次剥离）。注意让眼休息，用泼尼松眼药水或抗菌素眼药水交替点眼，每日 2～3 次，一般 5～7 日行剥离术一次。

针刺与放血治疗隔日 1 次，10 次为 1 疗程，治疗两个疗程无效者，可改其他方法治疗。

（3）疗效评价

共治疗进展期翼状胬肉 87 例计 153 眼，临床痊愈 90 眼，有效 35 眼，无效 28 眼，有效率 81.7%；静止期翼状胬肉 50 例 90 眼，临床痊愈 78 眼，有效 5 眼，无效 7 眼，有效率 92.2%。

4. 耳穴压豆法

（1）取穴

主穴：眼、内分泌、交感、神门。

配穴：心、肺。

（2）操作

本法主要用于配合翼状胬肉手术后治疗。每次取一侧，穴均取。用

75％乙醇棉球清洁耳郭待干。将耳穴贴对准相应的穴位贴压。以示指和拇指指腹相对按压至发红发热。并嘱患者每日依法按压 4～6 次。2～3 日换贴一次,二耳交替。

(3) 疗效评价

翼状胬肉切除后患眼可出现疼痛和异物感并伴心情烦躁、情绪紧张等表现。30 例术后患者经采用耳穴压豆联合心理护理等措施,均有效地缓解了上述术后症状。

(三) 张仁经验

1. 验方

(1) 取穴

主穴:阿是穴、睛明、攒竹。

配穴:三间。

阿是穴位置:翼状胬肉之尖端部即头部。

(2) 治法

选患侧,上穴均取。先用 0.30 mm×13 mm 之毫针,在阿是穴浅刺并挑起尖端部作轻度剥离,出血少许;继对睛明穴点刺出血,均不留针。接着以 0.25 mm×25 mm 之毫针略斜向下刺入攒竹穴,得气后用小幅度提插泻法,运针 0.5 min;三间以 0.25 mm×40 mm 之毫针,得气后用较大幅度提插泻法,运针 0.5 min。上述二穴均留针 30 min。每周 2 次,不计疗程。

(3) 体会

本方系著者早年所总结,经多年临床观察,对控制翼状胬肉的进展确有较好的效果。主穴睛明与阿是穴分别位于胬肉尾、头两端,刺血以泻火祛风;攒竹加强泄热明目之功。配穴三间,为手阳明之输穴,手阳明亦通于目,有助于清化瘀热。本方多用于进展性翼状胬肉的治疗。

2. 医案

王××,女,48 岁。2009 年 5 月 28 日初诊。

主诉:左眼发红、有异物感且视物模糊多日。

病史:患者于几年前,发现左眼角有一点赘生物,曾去当地医院检查,诊断为翼状胬肉,未予治疗。因不痛不痒,不影响美观,患者亦不在意。2008 年 10 月起,眼睛一到下午就容易发红,曾自购消炎眼药水滴眼,有所好转。近日来,因工作劳累、使用电脑较多,自觉异物感觉加重、视力有所下降。不久前,突然从镜中发现,左眼赘生物十分明显,其尖头部已延伸至瞳孔附近。即去某眼科医院就诊,用氧氟沙星眼药水治疗后,左眼虽已不那么容易发红,但胬肉仍在缓慢生长,视力明显模糊。因惧怕手术。故来著者要求针灸治疗。

检查:左眼睑裂部球结膜呈三角形肥厚隆起,充血明显,攀入黑睛且部分已遮盖瞳孔。舌尖红,苔薄白,脉略数。

诊断:翼状胬肉(胬肉攀睛)。

治疗:用上方主穴治疗。隔二日复诊时,胬肉体部充血已消退,症状亦减轻。仍用上法,并加刺三间穴。治疗5次后,胬肉呈萎缩之势,不适症状完全消除。

按:本例患者发病时间不长,但病症进展较快。适合本方治疗,故效果明显。遗憾的是,患者因工作较忙,仅治5次,未能继续观察,且因失访,更无法了解远期疗效。

【主要参考文献】

[1] 冯布棠.针刺胬肉侵睛之症[J].山西医学杂志,1923,(12):18.

[2] 秦荣华.针刺治疗翼状胬肉86例[J].山西中医,2004,20(6):33.

[3] 王泽娥.针刺法治疗翼状胬肉72例[J].中国医药论坛,2006,4(4):20.

[4] 王永灿,王素珍,姜素芝.针刺放血配合剥离治疗翼状胬肉137例[J].上海针灸杂志,1988,7(2):11.

[5] 梁惠玉,刘娅娅,刘振新.耳穴压豆联合心理护理在翼状胬肉切除术后镇痛中的应用[J].齐鲁护理杂志,2012,18(2):28.

第八节　电光性眼炎

【概述】

电光性眼炎,又称雪盲。系因电焊、高原、雪地及水面反光等,造成紫外线过度照射,因蛋白质发生凝固变性,使角膜上皮坏死、脱落等,属于辐射性眼损伤中的紫外线损伤,是一种常见的眼部急诊。

本病在中医学中,称电光伤目或雪光盲眼,首见于北魏高僧宋云所撰之《云记》一书,"雪有白光,照耀人眼,令人茫然无见。"唐代《外台秘要》也将"雪山巨睛视日"列为致盲原因之一。

在古医籍中虽未查到有关针灸治疗本病的确切记载,但有关眼部以疼痛红肿及视物不明等症状为主者,则有不少针灸条文,其中取穴和治法可以作为借鉴。

现代针灸治疗电光性眼炎,首见于 1958 年,且为多病例资料。从 20 世纪 60 年代至 20 世纪 80 年代末。在针刺为主的基础上,指压揿针法、刺血及其他一些穴位刺激法,不断被用于本病的治疗。还发现,2 种或以上穴位刺激法结合使用,如耳针再配合体针,可进一步提高疗效。由于本病属热、属实,所以多主张泻法为主。从 20 世纪 90 年代中期开始至今,由于我国对眼病防护工作加强和认识的提高,随着发病率的下降,有关针灸治疗本病的文章也呈现下降的趋势。从本节收集的近千例患者统计,有效率在 95% 左右,且多在 2 天内获效。

【临床表现】

1. 症状

一般于照射后 3～12 h 发病。早期为异物感,眼胀及灼热感,视力模糊。进而出现患眼剧烈刺痛、畏光、流泪及眼睑痉挛,同时伴有颜面部灼热和疼痛。

2. 体征

眼睑皮肤潮红,结膜混合充血和水肿,角膜混浊,角膜上皮点状或片状剥脱,荧光素染色呈点状着色。

【治疗】

(一) 古籍记载(略)

(二) 现代方法

1. 体针

(1) 取穴

主穴:风池、合谷、睛明。

配穴:攒竹、阳白、四白、太阳。

(2) 操作

以主穴为主,效不佳时取配穴。每次取 2～3 穴。均用直径 0.25 mm 之灭菌毫针,风池针尖略斜向下,朝鼻尖方向斜刺,合谷垂直深刺,得气后,都施以捻转提插强刺激,泻法;睛明,紧靠眶缘直刺 0.5～1 寸,作轻微捻转提插,以得气为度。余穴均用泻法。留针 15～20 min。可作间断刺激。太阳也可以用三棱针点刺出血。每日 1 次。不计疗程,以愈为期。

(3) 疗效评价

疗效评定标准如下。临床痊愈:经 3 日治疗,患者眼红肿、疼痛、异物感、流泪等症状完全消失;显效:经 3 日治疗,患者上述诸症明显减轻,但未完全痊愈;无效:经 3 日治疗,诸症无改善。

共治疗 881 例,总有效率在 88.1%～98.2%之间。

2. 皮内针

(1) 取穴

攒竹、合谷。

(2) 操作

严格消毒穴区。选揿针式皮内针四枚,以消毒镊子夹住针圈,分别揿入 2 主穴(双侧),每穴一枚。可先稍捻转一下再揿入。外以小方块胶布固定。然后每穴揿压 1 min,攒竹穴可以双手拇指或单手食、中指指腹按压。合谷穴以双手拇指指腹同时按压。留针数小时至 1 日,待症状明显减轻或消失时取出。

(3) 疗效评价

共治疗 100 例,临床痊愈 94 例,最短 2 小时,最长 38 小时获愈。

3. 刺血

(1) 取穴

主穴:太阳、攒竹、商阳。

配穴:内迎香、鱼腰、四白、瞳子髎。

(2) 操作

取患侧之主穴 2 穴,效不佳时加配穴。先针太阳穴,以 0.30 mm×25 mm 之灭菌毫针直刺 5～7 分,用捻转泻法,使针感传至眼部之后,稍作停留,即出针,摇大针孔,并挤压出血少许。亦可以皮肤针叩刺至星状血滴为度,再以真空火罐吸拔放血约 1～2 ml。攒竹穴,取同一型号之毫针,针尖向下以 45°角刺入 2～3 分,用捻转结合小提插之法,使针感向目内眦扩散,稍作留针,即摇大针孔出针。挤出血液少许。余穴,均采用消毒之小号三棱针轻轻点刺,各放血挤出 3～5 滴。每日 1～2 次,一般治疗 3 日。

可配合以新鲜乳汁加炉甘石粉、冰片粉少许,搅匀点眼,每日数次,点眼后闭眼休息 10～30 min。

(3) 疗效评价

共治疗 162 例中,临床痊愈 158 例,有效 4 例,总有效率为 100%。大部分患者经 1 次治疗即告临床痊愈。

4. 穴位注射

(1) 取穴

瞳子髎。

（2）操作

药液：2%普鲁卡因注射液，症情重者加微量肾上腺素。

双侧穴位均取，常规消毒，取 1 ml 注射器，吸入药液，以 4 号注射针头，直刺瞳子髎穴，得气后回抽无血，每穴注入药液 0.5 ml（注意：在注射前应先作过敏试验）。每日 1 次。3 次为一疗程。

（3）疗效评价

共治疗 133 例，除 1 例有效，均获临床痊愈。

（三）张仁经验

1. 验方

（1）取穴

主穴：攒竹、睛明、太阳。

配穴：翳明、合谷。

（2）操作

主穴为主，酌加配穴。每次据症情选 2～4 穴，穴位可轮换应用。睛明以 0.25 mm×40 mm 毫针，直刺 1.0～1.2 寸，以眼球有明显酸胀感和泪出为宜；余穴用 0.30 mm×（25～40）mm 之灭菌毫针，攒竹穴宜透刺至上睛明穴，行捻转泻法；太阳向率谷方向斜刺进针，用捻转加小幅度提插之泻法；翳明穴向同侧瞳孔方向斜刺进针 1.2 寸左右，反复施行提插泻法，使针感往眼区放射；合谷针刺时针尖朝向肩部，得气后用泻法。均留针 30 min。太阳穴取针后，挤出血 4～5 滴。每日 1 次。不计疗程，以愈为期。

（3）体会

电光性眼炎，著者早年在基层医院工作时遇到较多，近年已罕见。一般而言，首次取穴不必多，但务求针感明显，手法可重一些。睛明穴是一易发生皮下血肿的穴位，如无一定把握，可先不取；攒竹穴宜沿皮透向上睛明，角度不可太大，以免因针体过粗刺入上睛明穴内而发生血肿；翳明穴不易引出向眼区放散的针感，要反复操作才可能出现，如不出现亦不必强求。太阳穴在去针时，可先退至皮下复直刺进针 0.5 寸并提插数下，出针后立即挤出血数滴。另外，可嘱患者于针后，以消毒鲜牛奶滴数滴于患眼，加强疗效。

2. 医案

赵××，男，34 岁，1989 年 10 月 12 日初诊。

主诉:两目干痛 14 h。

病史:患者在下午电焊时,不慎被电光照射,引起两目干痛,流泪,不能入睡。

检查:两眼球结膜充血,流泪,视物模糊,羞明。

诊断:电光性眼炎。

取穴:睛明、合谷。

治疗:取双侧睛明穴,直刺 1 寸,施以捻转泻法,使眼内有酸胀感并有泪流出,再直刺双侧合谷穴 1.5 寸,使针感往肘部放射,施以捻转泻法,留针 30 min,每 5 min 行针 1 次,当晚睡眠即可。

次日疼痛已止,但两眼仍干涩羞明,又如前法行针 1 次,遂愈。

按:本例为急性患者,因治疗及时,仅用 2 穴即获效。值得一提的是,本患者以干痛为主,所以强调睛明穴在针刺时以感酸胀流泪为佳,而合谷穴最好能导出气至针感。

【主要参考文献】

[1] 李枫.针灸治疗电光性眼炎 39 例报告[J].中级医刊,1958,(5):27.

[2] 范新孚,邹菊生.针刺治疗电光性眼炎 210 例[C].北京:全国针灸针麻学术讨论会论文摘要(一),1979:76.

[3] 王容兰,朱家龙,汤佩青.针刺疗法治疗电光性眼炎的疗效[M].中华眼科杂志,1960,(2):103.

[4] 孙凤山,李树楠.针灸治疗电光性眼炎 76 例[J].中级医刊,1959,(3):149.

[5] 戚淦.揿针、指压治疗电光性眼炎 100 例初步报告[J].江苏中医,1960,9:29.

[6] 王远华.放血配合乳汁点眼治疗电光性眼炎[J].天津中医药,2004,21(4):310.

[7] 尚军,孟苏华.三棱针放血治疗电光性眼炎 60 例[J].中国针灸,2006,26(增刊):71.

[8] 段怀珍.普鲁卡因封闭治疗电光性眼炎 13 例观察[J].青海医学杂志,2009,39(11):33.

第九节　角　膜　病

【概述】

角膜病是目前主要致盲眼病之一。包括角膜炎症、角膜变性及角膜营养不良等。多因某种原因感染性致病因子由外侵入角膜上皮细胞层而发生的炎症。由于角膜具有透明性、透光度、屈光性及神经感觉等功能,加之角膜因无血管分布抵抗力较低的生理特点,因此角膜病不仅对视力造成的损害严重;而且一旦病变,具有变化快、病程长的特点,并可累及周围组织而发生并发症。

中医学中,将角膜归为黑睛,黑睛疾病主要表现为抱轮红赤、黑睛翳障。抱轮红赤,以黑睛周围发红,颜色紫暗,其血络位于深层,呈放射状为特征;黑睛翳障,较常见的据不同症候而分别被命名为"聚星障"、"凝脂翳"(均首见于《证治准绳》),"混睛障"(《审视遥函》)、"湿翳"(《一草亭目科全书》)等。多因外感风热、肝经伏热、邪毒冰伏或虚火上炎,犯于目窍,致黑睛翳陷。强调祛邪退翳,防止传变,促进早愈。

在古医籍中,针灸治疗本病。早见于《针灸甲乙经》。唐代敦煌医书《新集备急灸经》记载更详。之后,从宋至有清一代多有关于针灸治疗眼赤翳障的载述。方法上以针刺为主,也用刺血之法。其中,明代的《古今医统大全》,提到本病与"阳明热郁"有关,主张用灸法治疗,这种以热引热之法,值得进一步探讨。

现代针灸治疗本病,最早报道见于1959年。1960年代有用穴位注射及挑治之法治疗角膜溃疡的临床资料。20世纪70年代,还有采用结膜下埋线之法治疗角膜斑痕的大样本的观察文章。1980年代至今的40多年,有关文章日益增多。从治疗范围看,涉及多种角膜病,包括单纯疱疹病毒性角膜炎、细菌性角膜炎、角膜溃疡等。方法上有针刺、电针、艾灸、穴位注射、穴位挑治、穴位激光照射等,都取得不同程度的效果,但一般均须配合中西药物治疗。

当然,本病是眼科难治病症之一,针灸治疗还有待更多的临床积累和更深入的科学研究。

【临床表现】

1. 症状

一般为单眼发病。患眼可出现眼红、疼痛、异物感、畏光、流泪、眼睑痉挛,及对视力有不同程度影响等。严重时,球结膜及眼睑可出现肿胀。

2. 体征

球结膜充血,可有睫状充血和虹膜充血。前者系角巩膜缘(黑眼球旁边)的充血,较深,呈毛刷状,短而直,压之不退,颜色偏暗。后者表现为虹膜变色和瞳孔缩小、虹膜纹理不清。显微镜裂隙灯检查可发现不同形态的角膜浸润或角膜溃疡。荧光染色可呈现不同的形态的改变。

角膜炎还可引起房水闪辉、房水浑浊、前房积脓、瞳孔缩小及虹膜后黏连等。

【治疗】

(一) 古籍记载

1. 取穴

经穴：睛明、瞳子髎、攒竹、丝竹空、巨髎、阳白、风池、上星、百会、太渊、侠溪、太阳、阳溪、合谷、天府。

经外穴：太阳、阴会(耳尖)、鱼尾、内迎香。

2. 治法：

针刺：多取睛明、瞳子髎、攒竹、丝竹空、巨髎、阳白、风池、上星、百会、太渊、侠溪、合谷、阳溪、天府。针刺，据症情而用补泻之法。

刺血：一为散刺：上星至百会，以鍉针刺四五十刺，攒竹、丝竹空、鱼尾一十刺；二为点刺：内迎香，以草茎弹之，出血三处。

艾灸：阴会，灸一七壮；合谷穴，直接灸法，壮数据症情而定；手中指本节头节间尖上三壮，炷如麦，左灸右，右灸左。

3. 文献辑录

《针灸甲乙经·卷之十二》：目中白翳，目痛泣出，甚者如脱，前谷主之。

《新集备急灸经》：患眼赤，兼疮翳生，并□□，两耳尖上，名阴会穴，灸一七壮，便永不发。

《针灸资生经·第六》：张文仲疗风眼，卒生翳膜，两目痛不可忍，灸手中指本节头节间尖上三壮，炷如麦，左灸右，右灸左。

《儒门事亲·卷一》：余尝病目赤，或肿，或翳，作止无时……羞明隐涩，肿痛不已，忽眼科姜仲安云，宜上星至百会，速以鍉针刺四五十刺，攒竹穴、丝竹穴上，兼眉际一十刺，反鼻两孔内，以草茎弹之，出血三处，出血如泉，约二升许，来日愈大半，三日平复如故。

《神应经·耳目部》：目赤肤翳：太渊、侠溪、攒竹、风池。

《古今医统大全·卷六十一》：合谷……治阳明热郁，翳障赤肿，大抵目疾多灸此穴，永不再发也。

《东医宝鉴·外形篇一》：目赤肿翳，羞明隐涩，取上星、百会、攒竹、丝竹空、睛明、瞳子髎、太阳、合谷。

《针灸内篇·足少阳胆经络》：阳白……治瞳翳膜疼痛，眈眈，昏夜无见。

(二) 现代方法

1. 体针

(1) 取穴

主穴:睛明、攒竹、承泣、丝竹空、四白、风池、太阳。

配穴:百会、曲池、合谷、光明、三阴交、足三里、太冲。

(2) 操作

每次选主穴 3~4 个,配穴酌加 2~3 个。双眼患病取双侧穴位,单眼患病取患侧。患者取坐位,选用 0.25 mm×(25~50)mm 的灭菌毫针。睛明穴:左手轻推眼球向外侧固定,右手持毫针缓慢进针,紧靠眼眶边缘直刺 0.5 寸,稍加捻转,手法宜轻,以患者眼部出现酸胀欲流泪为佳;若遇阻力或出现痛感时不宜再深入。攒竹、丝竹空、四白、太阳:分别将毫针向下朝睛明方向斜刺 0.5 寸;百会:将毫针向上斜刺 0.5 寸;风池:将毫针向内上方鼻尖方向斜刺进针 1 寸。曲池、光明、三阴交、足三里:分别将毫针直刺 1.5 寸;合谷和太冲直刺 1 寸。针刺得气后,留针30~60 min。留针期间,可行手法以加强针感。每日或隔日治疗 1 次,10 次为 1 疗程。疗程间可停针 3 日。

针刺治疗过程中,可配合服用下列中药方:柴胡 10 g,黄芩 10 g,栀子 10 g,龙胆草 6 g,赤芍 10 g,荆芥 10 g,防风 10 g,青葙子 15 g,决明子 15 g,木贼草 10 g,刺蒺藜 15 g,蒲公英 20 g。上药加水 300 ml,浸泡 15 min,煎煮至 150 ml,将药液倒出;再加水 200 ml,煎煮至 150 ml,将药液倒出;再将 2 次倒出的药液混合,分 2 次服,服药间隔时间 10h。

(3) 疗效评价

疗效评定标准如下。显效:角膜上皮修复,角膜透明,荧光素染色(±),或视力提高 4 排以上;有效:角膜上皮部分修复,荧光素染色(+),视力提高 2 排以上;无效:角膜病变无明显改善,甚或加重,视力下降。

共治疗 169 例。其中疱疹病毒性角膜炎患者 94 例,总有效率为88.3%~89.5%。另外 37 例为角膜溃疡患者,均获痊愈。另有 38 例为各类角膜炎,发现针灸对镇痛解痉作用最佳,而对睫状充血和角膜浸润效果略差。

2. 穴位注射

(1) 取穴

主穴:①太阳、曲池、攒竹、风池;②病损位于角膜中央及偏于颞侧者取球后,偏于角膜鼻下方者取承泣,偏于角膜上方者取上明。

配穴:①大椎、大杼、心俞、养老;②身柱、肺俞、肝俞、足光明。

(2) 操作

药液:①注射用清开灵(冻干)400 mg 加生理盐水 4 ml;②阿昔洛韦注射液、鱼腥草注射液、丹参注射液,按 2∶1∶1 比例,0.5～0.6 ml 穴位注射;③1%普鲁卡因注射液 6 ml,维生素 B_1 注射液 100 mg/2 ml;④炎琥宁注射液 80 mg/5 ml。

以主穴为主,每次任选一组穴位。效果不明显时改配穴。所用药液,均须临用时配制或混合。第一组主穴,用第一组药物时,每日选两穴位药物注射,交替使用,每次每穴药物注射剂量 1ml(如用炎琥宁注射液为 0.5 ml),得气后回抽无血,注入药液。第二组穴,两穴交替注射或主穴注射两次,配穴注射一次。方法:用 2 ml 针管,取 5～5.5 号针头,吸入混合液。球后穴注射时眼球向鼻上方注视,承泣穴注射时向上方偏视,上明穴注射时向下方偏视,常规消毒后垂直刺入皮下,有针感后,每穴注入 0.5～0.6 ml,至患者有针感后注入。配穴:每次选一组,注射普鲁卡因与维生素 B_1 注射液的混合药液,每穴 2 ml。注射前普鲁卡因宜作皮试。7 d～10 d 为 1 疗程,休息 3 d 再行下 1 疗程。共治疗 3～4 疗程。

(3) 疗效评价

治疗病毒性角膜炎患者 298 例,共 408 眼。结果临床痊愈 168 眼,显效 65 眼,有效 148 眼,无效 27 眼,总有效率为 93.4%。

3. 刺血

(1) 取穴

主穴:耳尖。

配穴:太阳。

(2) 操作

患者仰卧位,双侧均取。以主穴为主,效不显时加配穴。常规消毒后用无菌三棱针点刺,其深度约 0.2 cm,出针后用拇指与食指轻轻挤压穴位周围,每次放血 7～8 滴,病情较重者放血 10 滴,然后在针眼处涂碘酒避免感染,无须包扎。每日或隔日放血治疗一次,5 次为一疗程。

配合下列疗法:取利巴韦林 0.5 ml 结膜下注射,每日 1 次或一滴灵(干扰素)滴眼液,每日 4～6 次滴眼。

(3) 疗效评价

共治疗 54 例角膜炎患者,临床痊愈 52 例,好转 2 例。总有效率为 100%。

4. 艾灸

(1) 取穴

阳溪穴。

(2) 操作

直径约 1.5 cm 大小的生姜 1 块或大蒜 1 瓣,切片约 0.5 cm 厚,刺孔数个,置于穴区,将艾绒搓成三角形,如黄豆大小,置于姜片或蒜片上,以火燃点。左眼病灸右侧,右眼病灸左侧,双眼病灸双侧。待艾炷快烧尽或皮肤觉灼痛时,即将艾炷去掉,再换一炷。每次灸 5～7 炷,以施灸处皮肤潮红,按之灼热为度,每日 1～2 次,不计疗程。

(3) 疗效评价

用本法治疗 14 例(包括个案 1 例),全部治愈。

5. 耳穴贴压

(1) 取穴

主穴:眼、目 1、目 2、肝、胆、肾。

(2) 操作

上穴均取,每次取一侧穴,先用 75％酒精清洁待干。将黄荆子粘在 0.7 cm×0.7 cm 之医用胶布上,压贴于所选穴位上,每日自行按压 3～4 次,每次每穴按压 20 次,3 日换贴 1 次,双耳交替使用,5 次为 1 疗程。

可配服中药:龙胆草、栀子、黄芩、柴胡、当归、车前子各 10 g,生地黄 15 g、甘草 5 g、菊花 15 g、蒲公英 30 g、谷精草 15 g、赤芍 10 g、牡丹皮 10 g。用法:每日 1 剂,水煎,早晚分服。

(3) 疗效评价

共治疗角膜溃疡患者 25 例。结果:临床痊愈 22 例,显效 3 例,总有效率 100％。

6. 挑治疗法

(1) 取穴

主穴:眼睑针挑点

配穴:背部针挑点

眼睑针挑点位置:① 上睑点:上睑 1,位于上眼睑中部,正对瞳孔,距眼睑缘 0.5 cm;上睑 2,距上睑 1 内侧约 1 cm;上睑 3,距上睑 1 外侧 1 cm;上睑 4,在上睑 1 和上睑 2 的上方,适与上睑 1 和上睑 2 成三角形;上睑 5,在上睑 1 和上睑 3 的上方,亦成三角形。

② 下睑点：下睑 1～5 均位于下眼睑上，与上睑 1～5 相对。

背部针挑点位置：第七颈椎至第五胸椎旁开约两横指，每侧六点，共十二点。

（2）操作

以主穴为主，酌加配穴。眼睑部每次选择一点，交替用。一般以上睑点为主，下睑点较少应用。背部每次可挑 1～2 点。采取交替轮流取点的方式。可交叉取点，即左眼取右侧点，右眼取左侧点。患者采用仰卧式挑眼睑点，以俯伏位挑背部点。取上睑点时先请患者闭眼，在所选穴区用 75% 酒精严格消毒，局麻。术者宜将左手食指压在眼皮上轻轻向上撑，以利于在取点时避开毛细血管，减少出血的机会。持针时针体和皮肤平行，针尖触及皮肤时，术者用左手食指头轻轻地把皮肤压向针尖，使针尖快速顺利地刺入穴区。针穿过皮肤后，把针尖稍微提高一些，慢慢向左右摇摆 50～60 次，注意用力要均匀，挑出皮下纤维。当挑出之纤维摇摆至一定长度时，将针体旋转几下，使纤维缠绕在针体上，并用手术剪剪断，直挑至穴区局部无纤维为止。用消毒敷料或创可贴覆盖创口。每日或隔日 1 次，一般不计疗程。

（3）疗效评价

共治疗各类角膜炎 109 例，均获效。

7. 火针

（1）取穴

阿是穴。

阿是穴位置：病灶区。

（2）操作

取患侧阿是穴。先滴表面麻醉药物 2 次，用白内障手术时所用球锥形烧灼器或大头针作为火针针具在酒精灯上加热，然后直接烧灼病灶。烧灼力度要轻而有控制，以火针（烧灼器）头端轻触隆起病灶，一层一层进行，尽量不起焦痂，中病即止，涂眼膏包扎 1 日。每 2～3 日治疗 1 次，一般烧灼 1～3 次。

配合内服中药：分炎症期与修复期辨治。炎症期用银花复明汤：银花、公英、桑皮、花粉、黄芩、黄连、胆草、生地、知母、大黄、元明粉、木通、蔓荆子、枳壳、甘草。或龙胆泻肝汤加减。修复期用养阴清热汤：生地、花粉、知母、芦根、银花、石膏、黄芩、荆芥、防风、枳壳、胆草、甘草。加减。患眼常规滴消炎眼药水，必要时滴阿托品眼药水。

（3）疗效评价

共治疗 40 例真菌性角膜炎,均获痊愈。

（三）张仁经验

1. 验方

（1）取穴

主穴:①上健明、攒竹、翳明(或新明 1)、球后(或承泣);②太阳、耳尖。

配穴:肝、肾、眼、目 1、目 2、耳中(均为耳穴)。

（2）操作

先取主穴第一组穴针刺,以 0.25 mm×40 mm 之灭菌毫针,翳明穴针至酸胀感往颞侧放散,上健明直刺至 1.2 寸,以眼球有酸胀感为度。攒竹由上往下平刺,至眼区有胀感。翳明(或新明 1)和攒竹分别接通电针,连续波,强度以患者可耐受为宜。留针 30 min。取针后,第二组中任选一穴,用粗针点刺,放血 5 滴。对治疗间隔长者加用配穴,以磁珠贴压。嘱其每日自行按压 3 次,每次每穴 1 min。急性期每周 3 次,病情稳定后每周 2 次。一个月为一疗程。

（3）体会

著者试治本病已有 10 余年,但所积累病例不多。上述处方尚有待进一步完善。其中主穴第一组实为著者用于难治性眼病的一个基础方,第二组则主要用于清热解毒。耳穴是从维持针刺效果考虑。从已有临床看,确有一定效果。

在操作上,也同样主张综合多种方法。对于由于角膜营养不良所致的角膜病,著者还应用穴位注射某些相应的药物,也取得较好的效果(下面医案中将提到)。另外放血疗法的运用也十分重要,要求用粗针头浅刺,多挤出黑血。记得临床上曾见 1 例脑部神经手术损伤的患者,眼睑长期闭合不全,角膜大块溃疡,著者除上述二穴还加用耳穴中的眼穴以细三棱针放多滴血,每每在挤出黑色的血滴后,患者当即感觉患眼舒适许多。

2. 医案

（1）角结膜炎

堵×,女,27 岁,2007 年 12 月 15 日初诊。

主诉:二眼红痛不适 2 年,加重并伴视力下降 2 个月。

现病史:患者自去年年初起,由于戴隐形眼镜时间过长等原因,出现时有眼红痒痛不适,局部经滴眼液治疗,不日就能缓解。但今年以来发作渐渐频繁,每 2～3 个月发病一次,疗程延长而且难愈。二个月前左眼又觉发痒,时有干涩、异物感,右眼随之亦作,渐渐变甚,自行林可霉素眼药水滴眼后无效,反而加重,出现疼痛,呈针刺样,兼见羞明、流泪、眼红、视物模糊,经眼科医生检查确诊为"结膜炎合并角膜炎"。虽然经过抗生素眼药水、眼膏的治疗,但是两眼依然红而隐痛不适,视力下降未复。无奈求助于针灸治疗。

检查:睑结膜轻度充血、球结膜轻度睫状充血,角膜见点状浸润影。左眼戴镜视力 0.3(原 0.9),右眼戴镜视力 0.8(原 1.0),眼底无异常。

治疗:按上方取,由于患者求治心切,隔日 1 次,仅取主穴。操作手法同前。耳尖、太阳,取双侧,交替以粗毫针用刺血法。患者经首次治疗后,双眼红痛不适等症状即现明显好转。经每周三次一个疗程(10 次)的治疗,视物也变清晰。左眼戴镜视力至 0.7,右眼戴镜视力 1.0,但左眼外上部分睑结膜仍微红。再一疗程(每周 2 次)巩固治疗,双眼视力完全恢复,睑结膜充血消失。考虑患者反复发病,故继续每周 1 次针治,又治 4 次。临床痊愈,随访 1 年,未见复发。

(2) 角膜溃疡

蔡××,男,31 岁,建筑设计师。2008 年 2 月 5 日初诊。

主诉:双眼视物糊、异物感 11 年,加重 1 年余。

现病史:患者母亲及舅父有遗传性角膜溃疡史。患者于 1997 年打羽毛球时,不慎碰伤右眼,即出现红肿不适,眼不能睁开,经某三级医院诊断为外伤性角膜炎,用西药治疗后好转,但始终不能痊愈。工作稍一劳累或用眼一多即可发作,逐渐延及左眼。2005 年,经某三甲专科医院确诊为:双角膜变性,右角膜溃疡。近一年来,症状日益加重,双眼难以睁开,畏光流泪,视物不清,尤以右眼为甚。已经九月余不能工作,病休在家。医院建议在适当时机作角膜移植。此次由其父母亲陪同慕名前来著者处就诊。

检查:双眼角膜欠透明,右眼角膜近瞳孔处有一如米粒大不规则呈地图状瘢痕,为白色上皮堆积物。脉舌无明显异常。

治疗:按上述验方,主方分为二组。①新明 1、上健明、攒竹、瞳子髎;②太阳、球后。配穴同上。因为患者家住远郊,只能每周来治疗一次,故每次主配穴均取。先取第一组穴针刺,操作同上。留针 30 min。取针后,太阳与球后,每次取一穴,二穴轮换,分别以丹参注射液或维生

素 B_{12} 注射液(0.5毫克/1毫升)行穴位注射,每侧太阳穴注入1ml丹参注射液,每侧球后穴注入维生素 B_{12} 注射液0.5 ml。再取一侧耳穴,行耳穴贴(磁珠)贴压,二侧交替。要求自行每日按压3次,每次每穴按压1 min。首次针后,患者自觉双眼轻松异常。可以睁眼视物。经5次针刺后,症状基本消失,只是右眼的白色堆积物尚存,但已能上班工作。至4月14日,患者突感右眼的遮蔽物消失,一下视物清亮。4月15日复诊时,右眼角膜上的白色上皮堆积物已全部消失,惟其基底部角膜略较毛糙。嘱其继续每周针刺1次,以巩固和促进疗效。

按:上述二个医案,均病程较长,一为2年,一已达11年之久,且均为西医所束手。特别是后者,为著者首次治疗的遗传性角膜溃疡患者。在选穴组方时,首先采用著者治疗难治性眼病的基本处方(即第一组穴),行针刺治疗。因为考虑到增加眼区的营养和加强活血去瘀的作用,所以选维生素 B_{12} 和丹参注射液行穴位注射(每二组穴)。因患者家在远郊要求一周治疗一次,为了维持疗效,故采用耳穴贴压法。竟然取得意想不到的效果。可供读者进一步临床验证。

著者得到的启示是:其一,针灸治疗的潜力很大,要不断在临床上探索。如后一患者,西医认为右眼角膜近瞳孔处有一如米粒大不规则呈地图状瘢痕的白色上皮堆积物不可能消退。已决定采用角膜移植。结果自行脱落,连患者自己也意想不到。二是,要因症而异,上面二个医案,虽都属于角膜病症,但其病因、病理、症状还是有一定区别,所以在运用验方时,不能一成不变,在基本方的基础上,无论取穴操作都要有所变化。这是针灸治疗的关键之一。

【主要参考文献】

[1] 焦国瑞.针灸临床经验辑要[M].北京:人民卫生出版社.1981.298.

[2] 卢和杠,苗秀琴.针刺四白睛明穴治疗角膜溃疡[J].中西医结合眼科杂志,1994,(4):244.

[3] 宋艳敏,李宏伟,吕沛霖,等.清开灵穴位注射治疗慢性病毒性角膜炎82例[J].陕西中医,2009,30(8):1052.

[4] 宋艳敏,惠春艳.炎琥宁穴位注射为主治疗慢性病毒性角膜炎124眼[J].陕西中医,2013,34(10):1364.

[5] 刘艳荣,项广珍,马荣,等。干扰素配合穴位点刺放血治疗流行性角结膜炎临床观察[J].承德医学院学报,2001,18(4):302.

[6] 何敬敏.艾灸阳溪穴治疗角膜溃疡13例[J].中医杂志,2000,41(11):697.

［7］谭启文.隔蒜灸法治疗角膜溃疡［J］.上海中医药杂志,1965,(2):40.

［8］任红梅.耳穴贴压结合中药内服治疗单疱病毒性角膜炎25例［J］.中医外治杂志,2007,16(2):42.

［9］济宁市工人医院新医疗法门诊.挑治疗法配合新针疗法治疗角膜溃疡77例临床观察［J］.山东医药杂志,1973,(3):32.

［10］李玉冰,狄淑焕,李政,等.火针疗法加中药内服治疗浅层真菌性角膜炎［J］.中国民间疗法,2000,8(5):18.

第十节　眼肌痉挛

【概述】

眼肌痉挛,又称睑痉挛。是一种局限性肌张力障碍疾病,其特征为过度的不自主眼轮匝肌收缩所致闭眼。系眼科常见病之一。以50～70岁年龄多发,女性更为多见,男女比例为1∶(2～3)。近些年来,随着生活节奏加快,社会压力增加,发病率逐年上升,且年轻患者逐渐增多。目前西医多采用肉毒杆菌毒素A小剂量注射治疗,虽有效果,但有一定副作用,且易于复发,一般只能维持有2～4个月。手术治疗风险大,后遗症多。

中医学中,本病称胞睑振跳(《眼科菁华录》)。又名目睛瞤动、脾轮振跳(《证治准绳》)。认为多因血虚气滞,胞睑筋脉失养;或血虚生风,上犯胞轮;或肝阴不足,风火内生等,均可导致筋惕肉瞤,发为本病。

针灸治疗本病,首见于《针灸甲乙经》,之后,从唐宋一直至明清的一些中医及针灸典籍中均有记载。取穴上多沿用《针灸甲乙经》所提出的承泣,宋代增加攒竹,明清还扩大至头维及阿是穴(病变区)。方法上,早期倡用刺法,宋之后更增加刺血之法。

现代针灸治疗本病,较早的文献见于20世纪80年代初,有个案报道,也有多病例的观察,多采用体针。1990年之后,特别是进入21世纪以来,本病已日益引起针灸界的重视。在取穴上,以眼区穴结合远道穴多见,也有仅用远道穴如照海、申脉或独取中渚一穴以及灵龟八法取穴等法。经统计以攒竹、合谷、四白、风池和胃经穴使用频率最高。在治法上,强调针刺为主结合其他针法,如结合耳针及刺络拔罐等。穴位注射、电针用得也较多。刺法则有排刺和二龙戏珠刺法等的应用。

从已有的临床资料分析及结合著者的经验,针灸对本病的近期及远期效果较为肯定。但对病程长、症情重者,针灸的效果还不够明显,有待进一步实践。

【临床表现】

可单眼起病,但多累及双眼。以频繁而不自主瞬目、双眉紧皱、眉下垂、上睑下垂、眼睑皮肤松弛、睑裂横径缩小及双侧眼睑阵挛性或强直性的不随意紧闭为其主要表现。在精神紧张、情绪不佳时眼睑痉挛加重。

极少数病例可自行恢复,但大多数终生存在,患者的症状可不断加重,痉挛时间逐渐延长,间歇时间逐渐缩短。严重的持续性的眼睑痉挛患者可因功能性盲而影响生活的自理能力。

【治疗】

(一) 古籍记载

1. 取穴

经穴:承泣、攒竹、头维。

阿是穴(眼睑区)。

2. 治法

针刺:用于一般眼睑痉挛,取承泣、攒竹等穴。

刺血:兼有目赤痛者,以细三棱针在阿是穴点刺出血。

3. 文献辑录

《针灸甲乙经·卷十二》:远视䀮䀮,昏夜无见,目瞤动…刺承泣。

《备急千金要方·卷三十》:承泣主目瞤动,与项口相引。

《铜人腧穴针灸图经·卷三》:攒竹……眼中赤痛及睑瞤动……以细三棱针刺之,宣泄热气,三度刺,目大明。

《针灸聚英·四卷》:眼睑瞤动治头维,再兼一穴攒竹医。

《针灸易学·卷上》:目瞤赤烂:三棱针刺目瞤外出血。

(二) 现代方法

1. 体针(之一)

(1) 取穴

主穴:睛明、攒竹、阳白、鱼腰、四白、太阳、丝竹空、瞳子髎、头维、百会、风池、合谷。

配穴:①印堂、上星、神庭、四神聪、人中、承泣、翳风、安眠、内关、太冲、足三里、三阴交、复溜、阳陵泉;②根据灵龟八法,按时选取"八脉交会穴"八个穴位之一,如公孙对内关、外关对足临泣、列缺对照海、后溪对申脉。

（2）操作

主穴每次取 4～8 穴,配穴酌加 2～4 穴,均可轮用。眼区穴宜用 0.25 mm×40 mm 之毫针,针刺时不宜大幅度捻转、提插,出针后应压迫局部 1～2 min,以防出血。余穴依症施补法、泻法或平补平泻法。针刺得气后留针 20～40 min。每日 1 次,10 次为 1 疗程,疗程间隔 3 日。一般要求 3 个疗程以上。

可配合服用四物五子汤加减。

（3）疗效评价

疗效评定标准:临床痊愈:眼睑痉挛消失,随访半年未复发;有效:眼睑不自主痉挛程度减轻,痉挛间隔时间延长;无效:治疗前后症状无明显改善。

共治疗 280 例患者,按上述疗效标准评价,临床痊愈 170 例,有效 94 例,无效 16 例,总有效率为 94.3%。

2. 体针(之二)

（1）取穴

主穴:照海、申脉。

配穴:后溪、绝骨、风池、合谷、太冲。

（2）操作

主穴必取,配穴酌加。主穴针法:以补阴跷泻阳跷手法,双侧穴位同时捻转、运针 1 min,诱导针感向头面部传导。配穴酌加,得气后均施以平补平泻手法。其中双侧风池穴直刺 1～1.5 寸,用慢提慢插结合捻转手法,使针感往双眼传导。留针 30 min,每 10 min 运针 1 次。每日或隔日 1 次,连续 10 次为 1 疗程,疗程间隔 2～3 日。须治疗 3 个疗程以上。

（3）疗效评价

共治疗 83 例,临床痊愈 51 例,好转 26 例,无效 6 例,总有效率为 92.8%。

3. 体针(之三)

（1）取穴

主穴:①天应穴;②攒竹、鱼腰、丝竹空、承泣。

配穴:合谷、风池、百会、太阳。

天应穴位置:痉挛眼之眼轮匝肌。

（2）操作

主穴每次取一组,二组可单独应用,也可交替应用。配穴酌加。天应穴,采用排刺法,即取 0.25 mm×25 mm 之毫针数根,在穴区呈水平方向针刺,针与针的间距约 0.3 cm,并视轮匝肌痉挛范围不同可以针刺 2~3 排,每排 5 针,因眼睑血管丰富,施针时应手法轻快,尽量避开上下眼睑血管弓,以免引起皮下血肿。浅刺至有轻微得气感即可,行平补平泻。亦可采用"吊针法",即在同一穴位上,三根毫针并在一起同时刺入穴位,针刺 1 分深,因其刺入皮肤内甚浅,针常呈下垂状,且随身动而摇动,故名"吊针"。上法均留针 30 min。

第二组主穴,采用"双龙戏珠"针法,即以两根针方向相对应,分别沿上、下眼眶平刺,形成两根针上下"包围"眼球的状态。具体针法为,取 0.25 mm×40 mm 之毫针,快速平刺进针,上方自攒竹刺入,透鱼腰至丝竹空;下方自瞳子髎下方沿眶下缘刺入,透承泣,至眶内下缘交界或至鼻骨。针体到位后两手分持两针柄,同时捻转,产生强烈酸胀针感。施针时间约 5 min。留针 30 min。

亦可单取承泣一穴,常规消毒后,持 0.35 mm×25 mm 之灭菌毫针沿眶下缘直刺 0.3~0.7 寸,得气后行捻转泻法(捻转幅度不宜太大),留针 30 min,每隔 5 min 运针 1 次。

配穴,合谷、风池行泻法,余穴行平补平泻,留针 30 min。

上述针法,每日或隔日治疗 1 次,10 日为 1 疗程,须治疗 3 个疗程以上。

(3)疗效评价

以上法共治疗 150 例。临床痊愈 82 例,明显缓解 27 例,部分缓解 30 例,无效 11 例。总有效率 92.7%。

4.穴位注射

(1)取穴

主穴:太阳。

配穴:上睑振跳加攒竹穴、鱼腰,下睑振跳加承泣、四白,全胞睑振跳加瞳子髎、攒竹、承泣,涉及面部加取颧髎穴。

(2)操作

药液:复方胞磷胆碱混合液(含胞磷胆碱注射液 250 mg、利多卡因注射液 20 mg、地塞米松注射液 5 mg、维生素 B_{12} 注射液 250 μg);复方利多卡因混合液(含 2% 利多卡因注射液 5 ml、曲克芦丁注射液 100 mg、维生素 B_1 注射液 100 mg、维生素 B_{12} 注射液 500 μg);地普混合液(地塞米松注射液 5 mg,2% 普鲁卡因注射液 2 ml);东莨菪碱注射液(0.3 mg/

1 ml)。

可单独选用主穴太阳穴,效果不佳时可根据病变部位选择配穴 2～3 穴。上述药液均于临用时混合。太阳穴注射法:①复方胞磷胆碱混合液 1 支 4.5 ml。用 5 ml 注射器吸入并装 5 号皮试针头,垂直刺入穴内约 8～10 mm,至有酸、麻、胀感及回抽无血时将药液缓慢注入,每侧穴各注射药液 1/2 支,拔针后用消毒干棉球按压太阳穴 3～5 min。每日或隔日注射 1 次,3～5 次为 1 个疗程,最多治疗 15 次。②复方利多卡因混合液,在太阳穴注射时,自外眦角外眶缘进针,至贴近骨膜,将针头分别自上下眼轮匝肌注射,边进针边注射药液约 4 ml,干棉球压迫 3 min,注射后观察 30 min,无反应后离院。每 3 日注射 1 次,5 次为 1 疗程。未治愈者可重复注射治疗,6 个疗程无效者停止用药。

配穴用地普混合液或东莨菪碱注射液。其中地普混合液每穴注入 0.5 ml,东莨菪碱注射液每穴注射 0.1 mg,每日总量 0.3 mg。用常规的穴位注射法,注药后棉签轻压片刻。每日 1 次,3 日后隔日 1 次,5～7 次为 1 个疗程。

可配服以下中药:艾叶 10 g,红参 10 g,白术 10 g,炙甘草 10 g,黄芪 15 g,当归 15 g,白芍 10 g,生地 15 g,秦皮 10 g,阿胶 10 g(烊化),黄松节 10 g。

(3) 疗效评价

共治疗 131 例患者,临床痊愈 104 例,有效 23 例,无效 4 例,总有效率在 93.8%～100% 之间。

5. 电针

(1) 取穴

主穴:太阳、风池。

配穴:睛明、攒竹、鱼腰、百会、翳风、合谷。

(2) 操作

主穴均取,配穴酌加。根据病变累及部位采用双侧或单侧选穴。常规针刺至得气后留针,并采用电针治疗。用 6805 型电针仪,电极连接为同侧风池、太阳;治疗参数:疏密波,频率 2/15 Hz,强度以针柄轻微颤动,患者能够耐受为度,留针 20 min。10 次为 1 个疗程,一般须 3 个疗程。

(3) 疗效评价

共治疗 17 例。临床痊愈 7 例,明显缓解 8 例,部分缓解 1 例,无效 1

例,总有效率94.1%。1年期随访时,1例复发。

6. 针罐

(1) 取穴

中渚、太阳。

(2) 操作

二穴均仅取患侧。中渚穴针刺,针刺得气后行捻转泻法,强刺激,留针40 min,每隔10 min行针1次。太阳穴,用三棱针点刺或皮肤针叩刺,以真空罐吸拔,出血量约1~2 ml。针刺可每日1次,10次为1疗程,拔罐每隔两日1次。

(3) 疗效评价

共治疗32例,临床痊愈11例,好转19例,无效2例,总有效率93.8%。

7. 耳穴贴压

(1) 取穴

主穴:眼、目1、目2、脾、神门。

配穴:肝、肾、心、交感、枕。

(2) 操作

主穴均取,配穴轮用,每次选6~8穴。每次取一侧耳。用75%酒精清洁耳郭待干后,在耳部探查各穴敏感点,将耳穴贴(王不留行籽)贴于所选耳穴上。嘱患者每日按压耳穴3~5次,每次5 min为宜,按压时要稍用力,以使耳郭发红、发热、有跳动感为度。每周治疗2次,左右耳交替施治。5次1疗程。一般需治3个疗程以上。

(3) 疗效评价

共治疗233例患者,临床痊愈193例,有效27例,无效13例,总有效率为94.4%。

8. 体针加耳压

(1) 取穴

主穴:阳白、攒竹、太阳、丝竹空、承泣、四白、阿是穴、风池、下关、行间、曲池、内关、合谷、阳陵泉、三阴交、太冲、太溪。

配穴:眼、目1、目2、肝、肾、神门、交感、脑点、脾、胆、肝阳(均为耳穴)。

阿是穴位置:以指压迫可缓解痉挛处。

(2) 操作

主穴用针刺法:每次选头面穴 3~4 个,四肢穴 2~3 个,穴位交替轮用。眼周围穴位用轻刺激,风池及远道穴位用强刺激,得气并行手法后,留针 30 min,每隔 10 min 行针 1 次。或眼周穴连接 G6805 型电针仪,疏密波(以密波为主),电流强度以患者能耐受为宜,脉冲电刺激亦为 30 min。配穴,用贴压法。眼、目 1、目 2 三穴每次均取,余穴取 2~3 个。在取针后,将预先备好的带有王不留行籽的胶布贴敷于所选耳穴上,嘱患者每日自行按压 3~5 次,每次每穴 1 min。每次一侧耳,左右二耳轮替换贴。

针刺每日或隔日 1 次,10 次为 1 疗程,间隔 3 日。耳穴每周换贴 2 次,不计疗程。

(3) 疗效评价

共治疗 124 例,临床痊愈 50 例,好转 65 例,无效 9 例,总有效率 92.7%。

9. 体针加耳针

(1) 取穴

主穴:①太冲、合谷、申脉、肝俞、脾俞、膈俞;②耳穴:脾、肝、眼、心、神门。

配穴:上睑跳加丝竹空、阳白、鱼腰、攒竹;下睑跳加承泣、四白、下关。

(2) 操作

主穴二组均取,配穴据症而加。体穴取 0.25 mm×40 mm 之灭菌毫针,针刺得气后用徐疾补泻法行针。其中,太冲、合谷、申脉用泻法,即疾进徐退:快速进针至应刺深度,候得气后缓慢出针。膈俞、肝俞、脾俞用补法,即徐进疾退:先在浅部候气,得气后将针缓慢向内推进到一定深度,退针时快速提至皮下。反复运针数次后留针。配穴用常规针法。耳穴用 0.35 mm×13 mm 之毫针,耳郭严格消毒后,取一侧耳穴,探得敏感点后,刺至有胀痛感,施以小幅度捻转为主的手法,留针。两耳交替轮用。体耳针均留针 30 min,隔 10 min 行针 1 次。每日或隔日 1 次,10 次为 1 疗程,疗程间隔 2 日。

(3) 疗效评价

共治疗 65 例患者,临床痊愈 52 例,好转 10 例,无效 3 例,总有效率为 95.4%。

10. 体针加穴注

(1) 取穴

主穴:丝竹空、攒竹、太阳、四白、地仓、翳风。

配穴:百会、足三里、合谷、太冲。

(2) 操作

药液:维生素注射液 B_1 100 mg(100 mg/2 ml)、维生素 B_{12} 0.5 mg (0.5 mg/1 ml)、当归注射液 2 ml。

先行针刺:主穴为主,每次取 3 个,配穴取 2 个。主穴针刺得气后,刺激宜轻,配穴,针刺得气后,刺激可强一些。留针 40~60 min,留针期间行针 3~4 次。再行穴注:于取针后,选主穴 2 穴,或加配穴 1 穴。选择上述药物之一种,用 5 ml 注射器吸取药液,刺至得气,回抽无血,每穴注射 0.5 ml~1 ml。针刺和穴位注射均隔日 1 次,10 次 1 疗程。

(3) 疗效评价

共治疗 30 例,临床痊愈 20 例,好转 4 例,无效 6 例,总有效率 80.0%。

11. 雷火灸

(1) 取穴

主穴:①睛明、攒竹、鱼腰、太阳、瞳子髎、承泣、四白;②上焦区、肝区、肾区、心区、脾区(眼针穴区)。

配穴:血虚生风:血海、合谷、三间;心脾二虚:关元、心俞、脾俞;肝风内动:风池、内关、行间。

(2) 操作

一般用主穴第一组和配穴,配穴据证而取,用雷火灸法。效不佳时,加用或改用主穴第二组。第二组用眼针法。在配备有良好排烟设备的诊室中,患者取坐位或仰卧位。用雷火灸药条(如无,可以普通艾条代替),先灸主穴,先在患者额头进行回旋灸,艾条距前额 2~3 cm,左右往复 2~3 min,直至患者额头的皮肤微红为度;患者闭目,分别对双眼进行顺时针方向回旋灸,艾条距穴位 1~2 cm,每眼 2~3 min;然后艾条由远及近,分别对双眼的眼周诸穴(睛明、攒竹、鱼腰等)进行雀啄灸,艾条近至患者感觉微烫时稍微停留 1~2 s 后再移向下一个穴位。先灸近穴,再到全身的远穴,如此循环反复进行。每次 30 min。操作时需要注意,熏灸至患者眼周皮肤微红即止,切忌时间过长,否则易引起眼部干涩。

第二组主穴:采用眶外横刺法:选用(0.25~0.30)mm×13 mm 灭菌毫针。病人取仰卧位,选好穴区后,常规消毒,嘱患者自然闭目,在距眼眶内缘 2 mm 的眼眶上,用右手大拇指和食指持针柔和有力、快速准确地将针从穴区的一侧刺入,斜向另一侧,刺破真皮到达皮下,保持针体在穴区内,注意眼针不行任何手法。每次留针 30 min。

用上法每日或隔日 1 次,不计疗程。

(3) 疗效评价

共治疗 75 例,其中 55 例仅用雷火灸,20 例为雷火针结合眼针。结果临床痊愈 34 例,好转 27 例,无效 14 例,总有效率为 81.3%,以雷火针结合眼针效果更佳。

(三) 张仁经验

1. 验方

(1) 组成

主穴:阳白、上攒竹、鱼尾。

配穴:风池,干眼加水沟。

上攒竹位置:攒竹上 1 寸。

(2) 操作

早期治疗,主穴加配穴风池,待症情有好转后,仅取主穴;干眼加水沟。取 0.25 mm×(25~40)mm 之灭菌毫针。阳白穴,针尖向鱼腰穴方向透刺;上攒竹同法平透向上健明;鱼尾平透向鱼腰;均行捻转手法,使局部产生热胀风池穴向目外眦进针,用徐入徐出之导气法,促使针感向额部或眼区放射,然后留针。水沟穴,针尖向上,快刺进针约 0.5 寸,用捣针术至双眼有湿润感后留针。阳白与上攒竹为一对,接通电针仪,疏密波,强度以眼肌明显收缩且患者可耐受为度。留针 30~40 min。每周 2 次。

(3) 体会

眼睑痉挛症,在取穴时,一是着重局部取穴,近取攒竹、鱼尾,益气补血,以促进睑胞滋养。二是中取阳白、风池,均为胆经穴,肝胆互为表里,以抑制内动之肝风。

操作上,则以透刺与电针同用。透穴刺法,著者运用三透法,即阳白透鱼腰、上攒竹透上健明,意在"接气通经",起到一经带多经、一穴带多穴的整合作用,达到增强针感,提高其治疗作用;还能够加强表里经及邻近经脉的沟通,协调阴阳、疏通经络,使经气流通、上下相接,促进经络气血的运行。本病多兼干眼,取水沟,受醒脑子开窍法启发,可促泪液分泌。电针疏密波可提拉收缩局部眼肌,有助于提高本病症的疗效。不少患者反映,经透穴配合电针之后眼睑自觉舒适异常。对一些病程长者,也可结合皮肤针叩刺。方法是:沿眉毛下方,轻度手法往复叩刺 20～30遍,以局部潮红为度。

值得一提的是,眼肌痉挛的治疗也有个体差异。著者于 2016 年秋曾碰到一例朱姓患者,双侧眼肌痉挛两年余,曾在上海市多家三级医院治疗,注射肉毒杆菌 4 次。来求诊时,几乎整日无法睁眼,需戴一种网上购买的塑制镜架强行将双眼皮撑开才能活动。著者用上方治疗 3 个月,竟毫无效果。就在患者打算停治之时,著者发现针刺口禾髎透颧髎后,双眼即可部分睁开,于是便增加该组透穴,并采取阳白与口禾髎接通电针仪,疏密波,竟取得意外的效果,经过 3 个月治疗,获得痊愈。患者不仅去掉镜架,而且在 2017 年春节亲自驾车 1000 多千米与妻子前往贵阳过年。至今效果稳定。

多年来的经验表明,本病症,尤其是病程长者,均需患者长期坚持,一般要求坚持治疗半年以上。远期疗效亦稳定。

2. 医案

(1) 眼肌痉挛

刘××,女,48 岁,银行职员。2003 年 8 月 14 日初诊。

主诉:双侧上眼睑抽动一年余。

现病史:一年多前无明显诱因出现双侧上眼睑不自主抽动,以左侧明显。开始症状不重,不以为意。之后,逐步加重,发作频繁,休息时略有减轻,遇劳则甚,开始时,尚可使用电脑,之后不仅无法观看电视或电脑,甚至阅读书报时也难以睁眼。早起尚可,午后或疲劳后加重。外院诊断:眼肌痉挛。对症治疗效不显。最近,双侧上眼睑抽动日益加重,难以睁眼视物,已无法工作和严重影响日常生活。兼见头晕头痛。纳可便调,夜寐尚可。慕名来著者处求治。

检查:形体中等偏瘦。微睁双眼,双上胞睑不时牵拽跳动,不能随意控制,胞睑皮肤正常,眼外观端好。左右裸眼视力 1.0、0.8,双侧瞳孔等大等圆,对光反射存在,眼底正常。舌质红苔薄白,脉细略弦。

诊断:眼睑痉挛。

治疗:患者采用上方治疗,首次针刺去针后眼睑抽动,暂时消失,但不久又复发,而发作频次则稍有减少。继续依上法治疗,一疗程后,日久缠身的眼睑跳动,基本得以控制,抽搐逐渐变疏,不再畏光,可以较长时间应用电脑。遂因工作过忙而停治。一月后,复诊,自诉因一次加班工作时间过长,加之久视电脑后,症状复发如旧,因无法接触电脑乃至纸质文件,已病休在家。继用上法,因患者每次发作时双侧颞部胀痛,增取双太阳穴,以 0.25 mm×25 mm 毫针直刺,并嘱其坚持规律治疗。针后,即感症状又复减轻。一疗程后,眼睑抽动基本控制,可以上班,但仍不敢多使用电脑。二疗程后,症状完全消失。已可正常工作。改为每周 1 次以巩固疗效。随访至今再未复发。

按:病程短、症情较者轻,针刺效果较为显著。但要求坚持治疗。本例患者,因中断治疗而造成复发,在著者所治疗的病例并不少见。另外,据包括本例在内的患者反映,针后,症状虽可立即消失,但只能维持 1～2 天,又复加重。所以开始治疗时,著者要求患者能隔日一次,以维持针效。待稳定后,改为每周 2 次,至症状完全消失后还应每周或半月针刺一次,以防止复发。本例患者,在痊愈之后,曾坚持每周 1 次,达半年之久。

(2) 眼睑痉挛

吴××,男,61 岁,退休职工。初诊日期:2010 年 4 月 19 日。

主诉:双眼难睁二年半。

现病史:患者于 2007 年 10 月初,出现左眼自发性跳动,未加重视,半月后,未见好转,且转为双眼间歇性抽动。即去某地段医院就诊,医生开了一些眼药水(药名不详),滴后无效。一月后,症状加重,时而因抽搐加重不能睁眼。至本市某三级专科医院诊治,诊断为睑痉挛症,先行药物治疗无效,后予肉毒杆菌注射。注射后,症情好转。但三个月后复发,症状更为加重。患者曾用多种中西方法和药物治疗,均未见效。近几月,改用针灸治疗亦无明显效果。目前已无法单独出门,连吃饭时,须一手拨开眼睑,一手方能夹到菜。日前来本门诊中医科就诊时,因突然发作下台阶时摔了一跤,经护士介绍,来著者处治疗。

检查:体形瘦高,双目紧闭,眼睑抽动不止。上下眼睑须用手指用力掰开方可睁眼。双眼结膜及角膜均无异常,双侧视力分别为 1.5 和1.2。眼底正常。舌质淡尖红,苔白略腻,脉略数弦。

诊断:眼睑痉挛。

治疗:用上述验方治疗,首次治疗后,自觉睁眼时间有所延长,患者信心大增。但又以同法治疗 6 次,症情未见进一步改善。患者想打退堂鼓。著者鼓励其再坚持治疗一段时间,根据其思虑过重,改风池穴为安眠穴(穴在风池与翳风穴之中点),针法同风池,加百会。从第 8 次起,症情明显好转,针至 12 次时,可不用其夫人陪同,单独来门诊就治。至第

15 次,眼睑痉挛基本消失,偶有发作,时间亦短。之后,嘱每周治疗 1~2 次,又巩固 8 次。前后共治疗三个月。二年痼疾,即告痊愈。至今未见复发。

按:本例患者是著者所治 20 余例眼睑痉挛患者症状最重,获效最为显著的一例。其中一条重要的经验是,一要求患者能坚持治疗,不能浅尝辄止,从前后实践均表明,本病治疗一般须三个月左右,患者应有一定思想准备。二是在取效不明显时,要针对患者情况,适时调整穴位。本患者因长期患病且治之无效,家庭经济情况又较差,压力较重,而本病作为一种功能性疾病,与精神因素相关性亦大,所以著者加百会、改风池为相邻之安眠,加强镇静之效。结果收到意想不到的疗效。

【主要参考文献】

［1］赵广铃.针治眼睑跳动症[J].浙江中医杂志,1983,18(3):118.

［2］张锡芳,欧阳应颐,尹勇,等.针刺治疗瞬目性眼睑痉挛 118 例[J].中国中医眼科杂志,1997,(2):111.

［3］周伟光.灵龟八法开穴针刺治疗眼睑痉挛的疗效观察[J].广西中医药,2009,32(6):38.

［4］万迎晖.远端取穴治疗眼肌痉挛 32 例疗效观察[J].上海中医药杂志,2011,45(2):57.

［5］杜海英,俞兴源.眼轮匝肌排针刺法治疗特发性眼睑痉挛疗效观察[J].上海针灸杂志,2010,29(9):584.

［6］彭崇信."双龙戏珠"针法治疗胞轮振跳疗效观察[J].广西中医学院学报,2009,12(4):12.

［7］胡怀珍,李国强,袁冉冉,等.吊针配合耳针治疗眼肌痉挛临床疗效观察[J].四川中医,2017,35(2):194.

［8］黄洪强.复方胞磷胆碱太阳穴注射治疗眼睑痉挛 50 例疗效观察[J].中国全科医学,2004,7(21):1610.

［9］白鹏,王军,赵吉平,等.电针治疗特发性眼睑痉挛的临床研究[J].中国中医眼科杂志,2010,2(5):272.

［10］史玲.独穴加刺络拔罐治疗眼肌痉挛 32 例[J].针灸临床杂志,2003,19(2):46.

［11］武保发,王启,张亚伟,等.耳穴贴压法治疗胞轮振跳症 148 例临床分析[J].河南职工医学院学报,2004,16(1):73.

［12］王花蕾.针刺结合耳压治疗特发性眼睑痉挛 40 例疗效观察[J].云南中医中药杂志,2011,32(12):55.

［14］王野,白一辰.雷火灸结合眼针治疗眼肌痉挛的临床观察[J].中华中医药学

第十一节　Meige 综合征

【概述】

Meige 综合征,又称眼睑痉挛-口下颌部肌张力障碍综合征、梅杰氏综合征等。最早由法国神经病学家 Henry Meige 于 1910 年首先报道。本病起病缓慢,多双侧发病,部分也会先由单眼起病,逐渐蔓延至另一侧,出现肌张力障碍、双眼睑痉挛及不自主张口、伸舌扭舌等。通常在40~70 岁时发病,多见于女性。Meige 综合征的病程具有个体差异性,大多数患者常在半年至 2 年内停止发展,但有的发病后数周就可达最严重程度,也有的呈缓慢发展。目前,西医对本病尚无根治之法,主有采用服药和注射 A 型肉毒素,缓解症状。其发病机制尚不清楚。

中医学中将此疾病归属于"痉病"范畴,又被称为"筋惕肉瞤",因眼部症状明显,而称"胞轮振跳"。病机在于肝脾气血亏虚,血虚生风,上犯清空,扰乱头面经脉,气血流行失常,从而导致胞睑、眉部、面颊、口角皆抽动不休。故治疗以祛风止痉为主,健脾益气为辅。

在古代文献中,在《备急千金要方》所载的针灸治疗"目瞤动与项口相引"之症,颇类本病。这方面的记载,在后世的中医针灸专著中,多有发挥。其所积累经验,可供本病参考。

现代针灸治疗本病,较早见于 1996 年。而主要的文章则出现于2010 年之后。经著者检索共有 20 余篇。由于本病发病率低,难治程度较高,故多为个案,但也有多至 40 例样本的观察。在取穴上,多为以眼部穴为主的头面部穴。但也用远道穴,如四关穴;在方法上,体针为主,也有用头皮针、电针、穴位注射、针刀等法,主张针刺结合拔罐、刮痧、耳针、中药等综合疗法。表明本病的治疗已引起针灸界的重视。今后的工作应当是进一步扩大样本数量,肯定疗效,规范方案。

著者接触本病至今 10 年余,也积累了一些经验。

【临床表现】

发病早期常感单眼或双眼不舒服或伴有畏光及眨眼频度增加、眼干,之后逐渐发展成眼睑痉挛,并向下面部发展,出现口下颌肌肉对称性不规则多动收缩。

强光下、紧张时或用眼疲劳时常常症状加重,而在进食、咳嗽、张口活动时、精神放松时缓解,当患者处于睡眠状态时症状消失。严重者下颌肌紧张可影响吞咽、咀嚼和说话,喉肌和呼吸肌痉挛可引起发音障碍和呼吸困难,眼睑痉挛严重者甚至引起失明。

【治疗】

(一)古籍记载

1. 取穴

承泣、颧髎、承浆、地仓、大迎、合谷、瞳子髎。

2. 操作

针刺。

艾灸:地仓、承浆用无瘢痕着肤灸。艾炷如黄豆大,灸 7 壮,病左灸右,病右灸左。

3. 文献辑录

《备急千金要方·卷三十》:承泣主目瞤动与项口相引。

《针灸资生经·第六》:颧髎治口喎眼瞤动。

《普济方·卷四百十九》:治偏风口喎…眼瞤动不止,病右治左,左治右。穴地仓、承浆(艾如粗钗脚大。若口转喎,灸七壮愈)。

《针灸大全·卷四》:中风口眼喎斜,牵连不已:颊车二穴、合谷二穴、人中一穴、太渊二穴、十宣十穴、童(瞳)子髎二穴。

(二)现代方法

1. 体针

(1)取穴

主穴:攒竹、阳白、瞳子髎、新明 1、四白、颊车、地仓、完骨、风池、百会、四神聪。

配穴:太冲、合谷、三阴交、足三里、印堂。

(2)操作

嘱患者正坐位或仰卧位。采用(0.25~0.30)mm×(25~40)mm之灭菌毫针。主穴每次选 5~6 穴;配穴 2~3 穴。所选穴位常规消毒。主穴操作:针身与皮肤呈 30°角由攒竹刺向上睛明,进针 0.5~0.8 寸;阳白穴,针尖向下透刺至鱼腰;新明 1,针体与皮肤呈 60°角向前上方 45°角进针,快速破皮后,缓慢向下关穴方向针刺,透至下关穴肌肉深层,进针 0.8~1.2 寸,施提插捻转手法,使针感向眼区放散。余穴用常规针刺或浅刺法(进针 0.3 寸)。疗效不显著者,可加用印堂穴刺络拔罐。配穴操作:太冲向涌泉方向斜刺(与皮肤呈 45 角)进针 0.5~0.8 寸,合谷直刺进针 1.2 寸,提插结合捻转泻法,中等强度刺激。余穴行平补平泻法。针刺得气后留针 30 min。每日或隔日 1 次,10 次为一疗程。一般需 3 个疗程以上。

（3）疗效评价

疗效评定标准如下。临床痊愈:眼睑痉挛消失,半年内无复发;显效:眼睑痉挛基本消失,有诱因时眼睑仍有轻微痉挛,但其程度减轻,时间、次数均明显减少;好转:眼睑痉挛减轻,有诱因时虽有发作,但程度减轻,时间缩短;无效:眼睑痉挛无明显改善,短期缓解后复发如前。

共治疗 27 例,其中 10 例为个案。17 例按上述标准评定:临床痊愈 3 例,显效 5 例,有效 7 例,无效 2 例。总有效率达 88.2%。

2. 穴位注射

（1）取穴

主穴:①头维、球后、四白、下关、牵正、地仓、承浆、廉泉;②阿是穴。

配穴:阳白、攒竹、鱼腰、丝竹空、承泣、瞳子髎、风池、百会、四神聪、太阳、合谷、内关、足三里、三阴交、太冲。

阿是穴位置:颞部,颞浅动脉部皮下。

（2）操作

药液:①山莨菪碱注射液 1 ml(10 mg/ml)、甲钴胺注射液 1 ml(0.5 mg/ml);②复方樟柳碱注射液 2 ml。

第一组主穴用第一组药液。每次取用 3~4 个穴位,穴位交替轮用。每次用一种药液,二药交替应用,行穴位注射,注射时,由深部逐渐至浅部缓缓推入药物。第二组穴用第二组药液,在阿是穴行皮下穴位注射,注意不宜进针过深,以局部出现皮丘为宜。

配穴:采用针刺法,每次酌取头面及四肢穴 5~6 穴,交替轮用。针至得气后用平补平泻手法。留针 30 min。

均隔日治疗 1 次,2~3 周为一疗程,连续 3 个疗程。

（3）疗效评价

以上法治疗 3 例,均为个案,获临床痊愈。

3. 体针加走罐

（1）取穴

体针方:主穴:丝竹空、攒竹、承泣、太阳。

配穴:太冲、照海、申脉、百会、翳风、风池、血海、合谷、三阴交。

拔罐方:额部:攒竹→阳白→丝竹空→太阳;颧部:迎香→颧髎→上关→听宫;颊部及下颌部:承浆→地仓→颊车→下关;颈部:风池→肩井,风府→大椎。

（2）操作

体针方:主穴均取,配穴酌加。采用 0.25 mm×(25～40)mm 的毫针。太冲、照海、申脉、血海、合谷、太阳等穴,直刺 0.5 寸;百会穴向上与头皮成 15°角平刺 1 寸;风池,针尖微下,向鼻尖方向斜刺入 0.8～1.2寸;翳风,直刺 0.8 寸,行平补平泻法;攒竹、丝竹空穴,向眼眶方向与皮肤成 30°角斜刺 1 寸;承泣,以左手拇指向上轻推眼球,紧靠眶缘缓慢直刺 0.5 寸,不宜提插,以防刺破血管引起血肿,采用平补平泻法。留针40 min。

走罐方:以面部和颈部为主,面部选取小号抽气罐,用精油涂于患者面部,先将小罐吸附于面部皮肤,沿面神经各分支走行方向(额部:攒竹→阳白→丝竹空→太阳;颧部:迎香→颧髎→上关→听宫;颊部及下颌部:承浆→地仓→颊车→下关),行 5～10 次走罐治疗,走罐时注意观察患者反应,力度以患者可耐受为度,待走罐处皮肤微微发红发热即可停止拔罐。颈部则选取中号抽气罐,将精油涂于患者的颈部,然后将罐吸附于颈部,沿风池→肩井,风府→大椎行 5～10 次走罐治疗。

上述三法,均每周 5 次,2 周为 1 个疗程,连续 1～4 个疗程。

（3）疗效评价

共治疗 40 例 80 眼。显效 16 眼,有效 58 眼,无效 6 眼,总有效率为 92.5%。

4. 体针加中药

（1）取穴

主穴:百会、阳白、攒竹、丝竹空、下关、四白、颧髎、水沟、廉泉、地仓、太阳。

配穴:合谷、太冲。

（2）操作

主穴每次据痉挛部位,酌取 5～6 个,配穴均取。取 0.30 mm×25 mm～50 mm 之灭菌毫针。百会沿头皮平刺 0.3 寸;阳白、攒竹均针尖朝下平刺 0.2～0.3 寸;丝竹空沿皮平刺 0.3～0.5 寸;下关闭口取穴,针入 0.3 寸;风池针尖方向朝对侧鼻尖,针刺深度 0.5～0.8 寸;四白、颧髎,向下与皮肤成 30°角斜刺 1 寸;水沟穴向鼻中隔的方向斜刺 0.5～

1寸,采用提插泻法,以流泪或眼湿润为度;廉泉直刺1.5~1.8寸,快速向舌根方向刺入,针尖抵达舌根(针感为痛胀感);地仓针尖斜向颊车穴,进针0.3~0.7寸;合谷、太冲,直刺0.3~0.7寸。均行提插捻转之平补平泻法。留针30 min,留针期间,行针1~2次。每日针刺1次,7日为一疗程。

方剂:柴胡15 g、生龙骨15 g、生牡蛎15 g、天麻10 g、白芍15 g、炙甘草10 g、僵蚕10 g、地龙10 g、桃仁10 g、红花10 g、防风15 g、全蝎10 g、茯苓15 g、夜交藤10 g、白附子3 g。按中医辨证适当加减。水煎每天1剂,每次150 mL,早晚分服。7日为一疗程。

(3)疗效评价

以上法治疗44例,1例为个案,另43例,显效32例,有效10例,无效1例,总有效率为97.7%。

(三)张仁经验

1. 验方

(1)组方

主穴:阳白、四白、丝竹空(或瞳子髎)、地仓、口禾髎、夹承浆、风池。

配穴:情志不畅加印堂、百会;眼涩眼干加水沟。

(2)操作

主穴均取,据症加配穴。取0.25 mm×(25~40)mm之毫针。采用透刺法:阳白平刺向鱼腰透刺、四白向承泣斜刺、丝竹空向鱼腰方向透刺、瞳子髎向颧髎透刺、地仓向对侧透刺、口禾髎向四白透刺、夹承浆向对侧透刺。风池针向鼻尖,进针约1.4寸,得气后,用导气法,使针感向前额部放散。印堂向鼻尖方向,百会向后均平刺,以有胀重为宜。水沟向鼻中隔方向针0.5寸,反复提插捻转1 min,至眼球有明显湿润感。阳白与四白、丝竹空(或瞳子髎)与口禾髎分成两组,接通电针仪,疏密波,强度以患者可忍受为度。留针45 min。取针后在四白穴和瞳子髎穴,注入复方樟柳碱注射液,每侧穴1 ml,四穴点共4 ml。每周治疗3次。

(3)体会

本方是著者在治疗本病的过程中摸索总结出来的。均取头面颈穴位,开始时用穴较多,由于广络原野,效果并不明显。因为疗程长,患者易产生畏针心理。总的原则还是中取加近取,循经与局部相结合。操作上,以面部穴透刺结合颈部穴导气相结合。面部穴透刺,意在促使病灶处止搐停痉。风池穴为胆经穴,取之在于平上扰之肝风,达到息风定痉的目的。因本病发作与患者心理状态密切相关,故加用百会、印堂以宁心安神。值得一提的是,风池穴如能达到气至病所,往往会出现即时效应。不少本病患者,因眼肌痉挛,多有眼干眼涩之症,成为主诉症状之一,用水沟穴,多能缓解。但本穴,针感较强,且要求针刺时能出现双眼有湿润感,才能起效,但需患者能配合。

Meige 综合征,较之一般的眼肌痉挛难治程度为高。多年来的经验表明,本病须患者长期坚持,一般要求半年以上。著者曾治 10 例,结果 2 例显效,5 例有效,3 例无效。尚无痊愈病例。说明本方还不够成熟,有待进一步探索和完善。

2. 医案

潘某,女,58 岁,退休职工。初诊日期:2012 年 12 月 27 日。

主诉:眼睑抽动难睁伴口唇抽搐近 10 个月。

现病史:2012 年 2 月出现右眼不适,有异物感,去某区中心医院眼科诊疗。当时诊断为:右结膜炎。用妥布霉素、利巴韦林、维生素 B_1 等药物治疗,症状未见缓解。后又去多家医院眼科就诊,发现泪液分泌试验二眼分别为 BUT 右 4 mm,左 6 mm,诊断为干眼、结膜炎。用多种滴眼液治疗无效。后逐渐发展为双眼睁开困难,右眼为甚。同时出现嘴唇抽搐,且于用力睁眼时为甚。经某三级专科医院诊断为:双眼 Meige 综合征,建议:①双眼轮匝肌次全切除;②术后需肉毒杆菌素注射。患者惧怕手术,即予以黛力新、甲钴胺、维生素 B_1、卡马西平等药物保守治疗,无效。曾在某中医医院针灸科治疗 1 个月,未见好转,且日趋加重,外出均需人陪同,严重影响生活质量。经人介绍,来著者处就诊。

检查:双眼紧闭、眼睑痉挛性抽动不止,并伴有口角牵缩、张口噘嘴等动作,以努力睁眼时更明显。角膜明,瞳孔(一);双视疲劳试验(一),双眼球各项运动佳,无复视,无眼震,双眼轮匝肌肌力佳,双眼视力佳。NCT:右 10 mmHg,左 9.8 mmHg。

诊断:Meige 综合征。

治疗:以上方治疗半个月后,自觉症状减轻,每日睁眼时间延长。特别是于周日外出杭州旅游,竟有 2 日无异于常人。但第 3 日,因劳累后,症情又复发如初。继用上法治疗,疗效不显,加水沟及上天柱穴,水沟穴针尖向上,略作提插,至二眼出现湿润感;上天柱,用徐入徐出反复提插的导气手法,按上法施治后,当即感双患眼一下放松,可睁开,并能维持较长时间。针至近 2 个月后,已不需人陪同,可单独来我处门诊治疗。

经 3 个月诊疗,口眼抽搐症状虽未除,但明显减轻,以左侧更为明显,已不影响日常生活。

按:本例属症情较重的 Meige 综合征患者。通过 3 个月的治疗,症状明显改善,归属显效。著者体会,此类患者,在治疗过程中,一是要求避免劳累,二是要放松心态,三是要能坚持。

所治疗的 3 例无效病例,多为情绪急躁、急于求成,而平时工作家庭负担较重者。如一例女性白领,起病时症状较轻,经治疗后获效明显。因在外企工作,难以坚持继续治疗。后又加重,尽管辞职后再次就治,终因与丈夫、婆婆矛盾重重,心情极度压抑,最后未能见效。

在本病症的治疗过程中,反复发作是常见的,一开始即应向患者说清楚这一点,以鼓励其树立信心,长期坚持。

【主要参考文献】

［1］王玄东,苏惠琳.针灸治疗 Meige 综合征 4 例[J].中国中医眼科杂志,1996,6(3):158.

［2］姜颖,王长海.针刺治疗眼睑痉挛型 Meige 综合征 17 例[J].中国针灸,2016,36(6):564.

［3］张宏坤,黄秀君.针刺配合刺络拔罐法治疗 Meige 综合征验案[J].吉林中医药,2006,26(9):66.

［4］董京京,张莉.针刺联合复方樟柳碱注射液治疗 Meige 综合征 2 例[J].中国中医眼科杂志,2014,24(1):62.

［5］曹丛红,姚靖.针刺联合刮痧配合走罐治疗 Meige 综合征 40 例[J].中国中医眼科杂志,2017,27(6):367.

［6］陈旻,何伟力,张航曼.针刺结合中药治疗梅杰综合征 11 例[J].江西中医药,2013,44(1):52.

第十二节　视　疲　劳

【概述】

视疲劳,又称视觉疲劳。被认为是一种以视觉不适为基础,眼或全身器质性因素与精神(心理)因素相互交织的综合征,并非独立的眼病。属于心身医学范畴。近年来随着信息获取的需求和流动增大增快、阅读界面和视觉环境的改变(视频等终端使用率的不断提高)、工作节奏加快和对学识要求提高等形成的精神压力及社会老龄化的相应健康问题等使得本病症的发生率大量增加。其中,视屏显示终端性视疲劳(VDT 视疲劳)的问题更为突出,而且呈低龄化趋势,据统计,我国大学生视疲劳患病率 53%～65%。视疲劳的防治,已经引起国内外医学界的广泛关注。

中医学中,称为"目倦",又名"肝劳"。目倦一名,见于现代我国国家标准《中医临床诊疗术语》;肝劳病名则早见于唐代。本病多因劳瞻竭视,故《医学入门》谓:"读书针刺过度而(目)痛者,名曰肝劳。"因久视伤血、劳心伤神,耗损气血津液,目络失养;或因肝肾精血亏损,目窍失充,不耐劳瞻;亦可由于肝气郁滞,目中气机失调,目络不畅。

古代医籍中,针灸治疗本病首见于唐代的二部《千金方》。宋代《针灸资生经》中就载有保养之法:"读书博弈等过度患目者,名肝劳。若欲治之,非三年闭目不视,不可得瘥。徒自泻肝,及作诸治,终是无效。则是目者,不可使之劳也。"后世如《普济方》等也有记载,且强调用经外穴治疗。

现代针灸治疗本病的临床资料首见于 1978 年。本病真正引起针灸界重视,则是在进入 21 世纪以后,从 2000～2007 年,就著者所及具有一定样本文章,仅其中 10 篇报道中病例即达 649 例之多。取穴多主张局部取穴与远道取穴相结合;在方法上,以针刺法多见,也有用耳穴贴压、指针等较简便之法,还有用电子针灸感应器等一些新的治疗仪进行观察,都有一定效果。近年来,报道有增多趋势,穴位刺激方法更趋多样,且在临床观察和疗效评价上日益严谨。但针灸治疗本病总体上还处于探索阶段。

【临床表现】

局部症状:近距离用眼或视物稍久时视力模糊,复视,字行重叠,文字跳跃走动,看近后再看远处或看远后再看近需片刻才能逐渐看清。眼易困倦,甚者睑沉重难以睁开,对光敏感,眼球或(和)眼眶周围酸胀感或疼痛、异物感、眼干涩发痒、睑痉挛、流泪或泪液减少等。

全身症状:头痛或偏头痛,眩晕,记忆力减退,颈肩酸痛,嗜睡,乏力,注意力难以集中,心烦不安,失眠,食欲缺乏等。

【治疗】

(一)古籍记载

1. 取穴

经穴:大敦。

经外穴：当容、当阳。

2. 治法

均用灸法，其中当容和当阳穴可灸 100～200 壮。

3. 文献辑录

《备急千金要方·卷三十》：大敦主目不欲视，太息。

《千金翼方·卷二十七》：肝劳，邪气眼赤，灸当容一百壮，两边各尔。在眼后耳前三阴三阳之会处，以手按之有上下横脉，是与耳门相对也。

《普济方·针灸》：治干劳邪气眼赤。灸当阳二穴百壮。

(二) 现代方法

1. 体针

（1）取穴

主穴：睛明、承泣、太溪、攒竹、鱼腰、太阳、丝竹空、合谷。

配穴：光明、太冲、健明、球后、风池、风府、百会、内关、合谷、阿是穴。

阿是穴位置：眶上切迹直上 1 寸处。

（2）操作

主穴取 3～4 个，酌加配穴。取(0.25～0.30)mm×(25～50)mm 之灭菌毫针。睛明沿眶缘、承泣紧靠眼眶下缘，直刺 0.8～1 寸，不宜行大幅度捻转、提插；太溪，直刺 0.9 寸，至得气；太阳直刺或斜刺 0.5～0.8 寸；合谷直刺 0.8～1 寸，小幅度捻转；攒竹穴平刺 1 寸；丝竹空平刺 1.8 寸透鱼腰穴；阿是穴向下平刺，直至眶上切迹处。其余穴位，用常规针法。各穴均用中等刺激平补平泻手法。留针 30 min，中间行针 1 次。每日治疗 1 次。10 次为一疗程，疗程间隔 3 日。

（3）疗效评价

疗效评定标准如下。临床痊愈：症状（眼部、全身）、体征（球结膜充血、角膜荧光染色等）全部消失；显效：症状、体征基本消失，用眼后仍有干涩、酸困等症状，休息后能缓解，不影响工作、学习和生活；有效：症状、体征明显改善，但用眼不能持久，休息后缓解不明显；无效：眼部症状、体征无改善。

共治疗 412 例视疲劳患者，结果临床痊愈 362 例，显效 33 例，有效 14 例，无效 3 例，总有效率为 99.3%。另治疗 91 例集合功能不足性视疲劳，结果临床痊愈 31 例，显效及有效 52 例，无改善 8 例，总有效率 91.2%，但有一定复发率。

2. 耳压综合法

(1) 取穴

主穴:眼、目1、目2、心、肝、脾、肾、神门、内分泌(均耳穴)。

配穴:睛明、攒竹、承泣、阳白、鱼腰、丝竹空、太阳、风池、翳明。

(2) 操作

主穴均选,耳郭常规消毒,选准耳穴探得敏感点,每穴用耳穴贴(王不留行籽)粘贴穴区,轻轻按压,以使耳穴有热、胀、痛感。嘱患者于每日5时、22时左右同法按压1次,或每日按揉3～5次,每穴按压1min左右。双耳均贴。贴3日间隔1日,不计疗程。

在耳穴贴压的同时,配合以下方法之一:

① 穴位按摩:患者先取仰卧位,用一指禅推法从睛明到攒竹,再沿眼眶作环行治疗,每次约3min,再按揉睛明、承泣、鱼腰、丝竹空、太阳穴各0.5min,然后再分抹前额,重点在眼眶四周约2min。继取坐位,先点按两侧风池、翳明各0.5min,以酸胀得气为度,再从风池开始,沿颈椎两侧用拿法,自上而下,往复8遍,用一指禅发沿颈项两侧反复操作3min,推桥弓1min,最后用扫弹法在头部两侧治疗约1min。每周2次。

② 内服中药:视物疲劳、头晕目眩、神疲乏力者为气虚血弱,口服人参归脾丸;若兼有头昏失眠、两目干涩、腰酸耳鸣,或见眼前黑影晃动则为肝肾不足,口服杞菊地黄丸。均为每日2次,每次1丸。

(3) 疗效评价

共治疗351例,临床痊愈141例,显效134例,有效60例,无效16例,总有效率为95.4%。

3. 针药

(1) 取穴

主穴:①印堂、太阳、合谷、足三里;②攒竹、丝竹空、鱼腰、四白、风池。

配穴:血海、三阴交、太溪、光明、太冲。

(2) 操作

选用主穴4～6个,配穴依症2～5个。局部皮肤常规消毒,除印堂穴采用沿皮刺外,余穴均常规针刺,行小幅度捻转、提插,留针30min,留针期间行针3～4次。每日1次,治疗6日后停针1日,连续治疗4周为一疗程。

针刺同时用七叶洋地黄双苷滴眼液滴入眼结膜囊外眼角,每次1～

2 滴,每日 3 次,连续用 4 周。再口服杞菊地黄丸(浓缩丸),每次 8 丸,每日 3 次,亦连续服用 4 周为一疗程。

(3) 疗效评价

共治疗 93 例,临床痊愈及显效 73 例,有效 16 例,无效 4 例,总有效率 95.7%。

4. 体针加耳压

(1) 取穴

主穴:承泣、四白、阳白、风池、足三里、三阴交、光明、太冲、合谷。

配穴:眼、目 1、目 2、脾、胃、皮质下、神门、交感(均耳穴)。

(2) 操作

每次取主穴 4～5 个,组方时应头面穴与远道穴相配。配穴可均取。主穴针刺:患者取仰卧位,穴位局部常规消毒,先针刺风池使针感达到眼部;承泣紧靠眼眶下缘直刺 0.3～0.5 寸,不提插;阳白透鱼腰;余穴常规针刺,留针 30 min。耳穴贴压:常规消毒耳郭皮肤后,将耳穴贴(王不留行籽)贴压在所选穴上,按压至有明显热、胀、痛感。并嘱患者每日按压 3～5 次,每次共 5 min 左右。针刺每日 1 次;耳压每次取一侧耳穴,5 日换贴 1 次,两耳交替。均以 10 日为 1 疗程,连续治疗 2 个疗程。

(3) 疗效评价

共治疗 40 例患者,临床痊愈 25 例,显效 9 例,有效 5 例,无效 1 例,总有效率 97.5%。

5. 耳针

(1) 取穴

主穴:眼、目 1、目 2。

配穴:神门、肝。

(2) 操作

主穴取 2 穴,配穴取 1 穴,穴位轮用,双侧均取,耳郭严格消毒。以 0.30 mm×13 mm 之毫针,在探得穴区敏感点后刺入,以有明显胀痛感觉为度。留针 30 min,留针期间可间歇运针。隔日 1 次。14 日为 1 个疗程。一般应治疗 2 个疗程或以上。

可同时配合内服中药:柴胡 6 g、葛根 9 g、黄芩 6 g、芍药 6 g、甘草 3 g、羌活 3 g、白芷 3 g、桔梗 3 g、生姜 3 片、大枣 2 枚、石膏 12 g。水煎温服,每日 1 剂,早晚分服。与耳针治疗同时进行。

(3) 疗效评价

共治疗 34 例,临床痊愈 15 例,有效 17 例,无效 2 例,总有效率 94.1%。

6. 刺血

(1) 取穴

攒竹、耳尖。

(2) 操作

均取双侧,穴区严格消毒。先用拇、食指撮捏攒竹穴,以细三棱针点刺放血,一处可点刺 5～7 下;再捏合上耳郭,暴露耳尖,用细三棱针点刺 2～3 下,均应反复挤压,以求出血量大,放至出血色变化、量少自止为度。血止后,用消毒干棉球按压穴区片刻。上法 5 日 1 次,5 次为 1 疗程。

(3) 疗效评价

共治疗 14 例重症视疲劳患者,结果临床痊愈 11 例,有效 3 例,总有效率为 100%。

7. 雷火灸

(1) 取穴

主穴:阿是穴。

配穴:印堂、鱼腰、瞳子髎、四白、睛明、耳门、翳风、合谷、足三里。

阿是穴位置:眼眶四周区域。

(2) 操作

主配穴均用。用雷火灸药条(如无亦可用市售药艾条代替)。先用回旋灸法,温灸双侧额部,再灸双眼眶周围,以局部潮红和患者感温和舒适为度。继而以雀啄法点灸配穴;先头面穴,按排列顺序施灸,最后点灸四肢即双侧合谷、足三里。以局部有明显温热感觉为度。整个施灸过程约 30 min。治疗后 2 小时内不宜洗脸。每日灸疗 1 次,10 日为 1 疗程,须 2 个疗程或以上。

(3) 疗效评价

共治疗 68 例患者,并随访 3 月至 1 年。结果临床痊愈 49 例,有效 16 例,无效 3 例,总有效率为 95.6%。

8. 眼针

(1) 取穴

主穴:肝区、心区、肾区(眼针穴)。

配穴:承泣、风池、百会。

（2）操作

主穴均取,依症酌加配穴。主穴用眼针法:选定穴区,一手持针,另一手按住眼睑,宜把眼睑紧压在手指下,右手拇指持针迅速正确地刺入穴内。送针时找准穴区界限,用毫针在眶外沿皮刺入,可达到皮下组织层,但不宜再深入,针刺不可超过该区范围。至患者会有酸、麻、胀、重,或温热感、凉爽感直达病所。如未得气,可以把针提出 1/3,改换一个方向后再行刺入;或用手指刮搔针柄,促使之得气。配穴酌加,常规针法在针刺得气后。均留针 15 min。每天 1 次,14 天为 1 个疗程。

（3）疗效评价

共治疗 60 例患者,临床痊愈 31 例,显效 18 例,有效 7 例,无效 4 例,总有效率 93.3%。

9. 皮内针

（1）取穴

主穴:①太阳、攒竹、阳白;②鱼腰、丝竹空、四白。

配穴:合谷、光明、足三里、三阴交。

（2）操作

主穴每次取一组,二组交替选用;配穴每次酌选 2 穴。均取双侧。对所选穴区严格消毒后,以一次性灭菌揿针贴压穴区,以贴面平整,患者活动无不适感为宜。嘱患者自行每日按压揿针 3 次,每穴按压 10 下。穴区宜保持清洁,3 日更换一次。一月为一疗程。可配合使用施图伦滴眼液治疗,1 滴/次,2 次/d,共用 10 天。

（3）疗效评价

共治疗 60 例,其中 30 例,临床痊愈 6 例,显效 15 例,有效 7 例,无效 2 例,总有效率为 93.3%。另 30 例,通过治疗前后对照,症状改善明显。

10. 点按加艾灸

（1）取穴

主穴:睛明、上星、攒竹、太阳。

配穴:曲池、太冲、养老。

（2）操作

主穴均取,配穴取 1～2 穴。先点按穴位:患者保持仰卧位,充分暴露其腧穴,点按睛明穴之前嘱患者闭目,每穴位点按 5 min 左右,轻刺激为主。点按时双手不离皮肤,顺时针点按。对太阳穴采取垂直轻柔方式,进行捻转后,以得气为度,尽可能确保感觉向患者眼区逐渐传导;养老穴,首先将掌心置于患者胸口处,并沿着尺骨茎突桡侧骨缝进行。点按采取顺时针捻转法,以得气为度。点按完之后取艾条放置在亮眼灸架内对眼部实施艾灸治疗,时间 20 min,以患者能够自觉温热为宜。每日治疗 1 次,10 次为一疗程。

(3) 疗效评价

共治疗 48 例,临床痊愈 23 例,显效 19 例,有效 4 例,无效 2 例,总有效率95.8%。

11. 热敏灸

(1) 取穴

关元。

(2) 操作

患者选择舒适的卧位,在腹部关元穴处寻找热敏点,将 10 cm 长度的艾条点燃后置于敏感区内,施灸 30 min,达到局部微热远部热、表面微热深部热、非热觉等热敏灸感为宜,予个体化饱和热敏剂量,隔天一次。治疗中,保证治疗室的室温适宜,合理通风,随时与患者进行沟通,询问患者的感觉,避免烫伤。

(3) 疗效评价

共治疗 35 例,结果临床痊愈 25 例,有效 9 例,无效 1 例,总有效率94.3%。

(三) 张仁经验

1. 验方

(1) 取穴

主穴:印堂、百会、攒竹、下睛明、承泣、翳明、丝竹空。

配穴:肝俞、肾俞。

(2) 操作

一般仅取主穴,对病程长者可加用配穴。令患者正坐位,均用 0.25 mm×(25~40)mm 毫针。印堂穴针尖向下,平刺 1.0 寸;百会穴针尖向后,进入帽状肌腱下层,平刺 1.2 寸,以局部有明显胀感为度。再取毫针以针身与皮肤呈 30°角由攒竹穴斜刺向上睛明,进针约 0.8~1.2 寸。承泣,针尖略向上直刺 1.3 寸,至眼球有明显酸胀感。翳明穴,针尖朝向同侧瞳孔进针 1.2 寸,以提插加小幅度捻转手法促使针感向前额区放散。针丝竹空穴时,以水平横透法透至鱼腰穴。二组透穴针尖均朝向眼周,在进针过程中应用轻巧的手法反复仔细探寻,以求得针感向眼眶内或眼角放射,以眼眶及眼球内产生强烈的酸困重胀感或流泪为准。针后均以快速小幅度捻转略加提插手法,每穴行针约 1 min。针后选择同侧两组透穴为一对,接通 G6805 电针仪,用疏密波通电 30 min,眼睑上有跳动,强度以患者可耐受为宜。开始时,患者可能不太习惯,但不久就可适应。

配穴用穴位注射法,每次取一穴,二穴交替,以一次性灭菌注射器抽取黄芪注射液 2 ml,刺至得气后注入药液,每穴 1 ml。黄芪注射液穴位注射,酸胀明显,应预先向患者说明。开始时,每周治疗 3 次。待症状改善后,改为每周 2 次。

(3) 体会

视疲劳症,多因劳瞻竭视,初则损及眼区经络,致气血运行不畅;久则伤及肝肾,导致精气不能上荣于目。本方中早期以局部取穴为主,其中攒竹、承泣、丝竹空二穴,意在疏通局部经气,且用透穴之法,加强通达之力。本病患者多伴有精神心理障碍,故加印堂、百会以定志明目;翳明穴为治眼病重要经外穴,著者发现本穴还有一定镇静作用,取之可宁心而加强眼部经气之疏通。对本病又病久者,则加用肝俞、肾俞,取肝开窍于目,肾之精气涵养于目,肝肾同源之意,用药物黄芪,加重益气之功。

本方为著者所制定,曾治多例严重的视疲劳患者均获临床痊愈。本病虽为功能性病变,但难以在短时间内获愈,要求患者长期坚持。有的要求一年以上。另外,本病症尚与患者心理因素有关,不少患者,多因此病而致情绪低落,失去信心。因此,及时与患者沟通也十分重要。曾治一大学生,初治效果显著,后因阅读过度而又复发,再度针灸,疗效不显,颇感沮丧,无法继续学业,休学二个学期,经反复开导,终获痊愈,至今未发。

2. 医案

赵×,男,30 岁,公司职员,2005 年 10 月 10 日初诊。

主诉:双眼酸胀,近距离视物不能持久达 18 个月。

现病史:一年半前,因整天长时间使用电脑,持续近距离注视视频,而致眼过劳出现两眼干涩作胀、酸楚疼痛、溢泪、畏光、眼睑沉重而怕睁眼、视物模糊,每天接触视频不到 1 小时,因症状加重而难以继续工作。兼见头晕头痛、泛泛欲恶、颈肩酸痛,痛苦不堪。因此只得辞去原来担任的财务总监,在近 1 年多的时间里到处求医,服用多种中西药物及理疗推拿等,均未见明显效果。

检查:神清体健,语言流利,双侧瞳孔等大等圆,对光反射存在。右裸眼视力 0.3,左裸眼视力 0.5,矫正视力均为 1.2,眼底正常。舌质淡红,苔薄白,脉弦紧。

诊断:视疲劳。

治疗:先取上方主穴治疗。第一次治疗结束起针后,自觉原有的视疲劳症状当即消失,但此景保持时间不长,次日接触电脑 2 个多小时后,症状重现。经间日 1 次,2 个疗程的针灸治疗,病情逐渐好转,并得到控制,注视视频、操作电脑的时间能持续 3 个小时以上。为了巩固疗效,又增加配穴作穴位注射。患者仍坚持每周至少 1 次治疗,经近一年治疗,电脑使用已可持续 5 个小时以上。之后,他又发现视频注视时间过久,出现眼眶上部有二处常感不适,于是又加针正光 1、正光 2 穴下方以 30 号 1 寸针,沿眶壁直刺 0.8 寸左右,并接通电针,用疏密波,频率为 2/10 HZ,强度以患者感舒适为度。每周 1～2 次,经 2 个多月治疗,诸症消失,每天已可使用电脑 7～8 小时。因看电脑过长,眼部偶有酸胀时,休息后就能恢复,不影响正常的工作学习。随访至今,未见复发。

按:本例为较典型的视疲劳患者。用上方治疗后,疗效明显。由于患者的工作无法离开电脑,对疗效的保持不无影响,所以针灸治疗断断续续近二年。特别是,针至后期出现上眼眶有 2 个胀痛点,恰好位于正光 1 和正光 2 穴之下,该二穴主要用于皮肤针叩,未见针刺治疗之报道,当时著者灵机一动,即在此二穴下方针刺并加用电针,果然患者顿觉胀痛消失。但本法仅用于本例,尚未得到更多验证,供读者参考。

【主要参考文献】

［1］冯月兰,董竟,唐静晓,等. 视疲劳患者 3 502 例的病因分析[J]. 国际眼科杂志,2016,16(2):375.

［2］才让当周. 针刺治疗视疲劳 346 例[J]. 中国针灸,2004,24(8):583.

［3］庞雅菊,宋坤英,陈志生,等. 针刺对集合功能不足性视疲劳的疗效观察[J]. 中国中医眼科杂志,2000,10(1):12.

［4］薛芹. 耳穴贴压加推拿治疗视疲劳综合征 70 例[J]. 中华实用中西医杂志,2004,4(17):2695.

［5］汤昌华. 针刺结合七叶洋地黄双苷滴眼液与杞菊地黄丸内服治疗视频显示终端视疲劳 46 例[J]. 现代中西医结合杂志,2011,20(27):3408.

［6］关玲,赵佐良. 刺血疗法治疗重症视疲劳 14 例[J]. 中国民间疗法,2001,9

(12):24.

[7] 孙林萍.雷火灸为主治疗视疲劳综合征68例疗效观察[J].新中医,2007,39(8):59.

[8] 左韬,张祝祥,关洪全,等.眼针治疗视疲劳60例[J].实用中医内科杂志,2012,26(1):97.

[9] 王存安,房毅.针刺太溪穴为主治疗视疲劳综合征[J].河南中医,2001,21(5):54.

[10] 杨凯莉,李玉,刘玲.揿针治疗视疲劳的疗效观察[J].世界最新医学信息文摘,2017,17(26):174.

[11] 李佩芬,汤桃妹.热敏灸治疗干眼性视疲劳的效果与护理[J].当代临床医刊,2021,34(1):90.

第十三节　干　　眼

【概述】

干眼,目前影响视觉与生活质量最常见眼表疾病。既往曾有"办公室综合征""角结膜干燥症""干眼症"等不同名称。2007年国际上正式命名为干眼,并定义为一种疾病。是泪液的质、量及动力学异常导致的泪膜不稳定或眼表微环境失衡,可伴有眼表炎性反应、组织损伤及神经异常,造成眼部多种不适症状和(或)视功能障碍。随着电脑和手机的普及和生活方式、习惯的变化,使得干眼发病率逐年升高,而且呈现低龄化发展趋势。近年报道我国干眼病人数已近4亿。目前,干眼的治疗主要是用人工泪液局部湿润眼球及口服促进泪液分泌药物。重症患者可考虑封闭泪小点或手术治疗等。但这些方法均不能改善患者自身泪液的质和量,因而难以从根本上治疗本病。据统计,目前全国眼科门诊干眼患病率为67.9%,如何有效治疗干眼已成为医学研究的热点。

干眼归属中医"白涩症"的范畴。病名首见于《审视瑶函》,描述"不肿不赤,爽快不得,沙涩昏朦,名曰白涩"。又名"干涩昏花"(《证治准绳》),以及"神水将枯"等。干眼的发病,多因劳瞻竭视,阴精耗伤;或情志不舒,郁结化火,灼伤津液,致不能濡润目窍所致。

针灸治疗本病,早在《灵枢·口问》就有记载。但在之后的古医籍中,未能查见针灸治疗干眼的有关文献。

现代针灸治疗干眼,较早的临床报道见于20世纪90年代的中期。从21世纪初开始,随着发病率的增加,越来越引起我国针灸工作者的注意,有关文献量逐年上升,临床观察的质量也不断提高。在取穴上,用穴规律研究发现,应用频次前 10 位的穴位分别为:睛明、攒竹、太阳、三阴交、合谷、风池、丝竹空、四白、太冲、太溪。在方法上,有体针、电针、皮内针、鬃针、穴位注射、核桃壳灸及雷火灸等法。另外,通过针刺蝶腭神经节治疗干眼的方法,也引起针灸界的注意。在疗效上,通过对照研究及系统评价证实,针灸在泪液分泌量、泪膜破裂时间、症状评分、视功能评分等方面均优于药物治疗;在机理研究上,发现针刺眼周围的穴位能改善新兰兔 60％眼分泌试验的值,增加泪腺组织的泪液合成和分泌功能。

总之,干眼将成为一个有潜力的新的针灸优势病谱。

【临床表现】

1. 症状

眼睛干涩、灼烧、痛痒、畏光、眼易疲劳、异物感、眼红、视力波动或视力模糊,甚至于溢泪等,情况严重可使视力严重下降。

2. 体征

球结膜血管扩张、球结膜增厚、皱褶而失去光泽,泪河变窄或中断,睑裂区角膜上皮不同程度点状脱落,角膜上皮缺损区荧光素着染。泪液分泌量低下、泪膜破裂时间缩短等。轻度的干眼不影响或轻度影响视力,晚期可出现角膜缘上皮细胞功能障碍,角膜变薄、溃疡甚至穿孔,也可形成角膜瘢痕而严重影响视力。

【治疗】

（一）古籍记载

1. 取穴

天柱。

2. 治法

针刺,用补法。

3. 文献辑录

《灵枢·口问》:"泣不止则液竭,液竭则津不灌,津不灌则目无所见矣,……补天柱经侠颈"。

（二）现代方法

1. 电针

（1）取穴

主穴:上睛明、下睛明、瞳子髎、攒竹、风池、合谷。

配穴:三阴交、太溪、太冲。

（2）操作

主穴均取,配穴酌加。风池穴用 0.25 mm×40 mm 毫针,针尖向同侧目内眦方向进针,经反复提插捻转至有针感向前额或眼区放射。余穴均用 0.25 mm×25 mm 毫针,上睛明、下睛明穴垂直缓慢进针至眼球出现明显酸胀感为度,不捻转,握住针柄守气 1 min。瞳子髎穴先直刺 0.8寸,略作捻转提插,至有明显酸胀感后,运针 0.5 min,再向耳尖方向平刺入 7～8 分,找到针感后留针。攒竹穴向上睛明穴透刺,针深 8 分寸。其他穴位针刺得气即可。针刺得气后,分别将两侧瞳子髎、攒竹为一对,接通 G6805 电针仪,用连续波,频率 15 Hz,强度以患者可耐受为度,留针20 min。每周 3 次,治疗 1 个月,总共 12 次为一疗程。

（3）疗效评价

疗效评定标准:疗效指数＝[（治疗前症状积分－治疗后症状积分）÷疗前症状积分]×10。

显效:治疗后临床症状明显改善,症状疗效指数＞70％,泪膜破裂时间、泪液分泌量试验正常,角膜荧光素染色 0 分;有效:治疗后临床症状改善,症状疗效指数在 30％～70％之间,上述指标较治疗前有所改善;无效:症状疗效指数＜30％,各项干眼检查指标无明显变化。

共治疗 48 眼,按上述标准评定,显效 8 例,有效 30 例,无效 10 例,总有效率为 79.2％。

2. 体针（之一）

（1）取穴

主穴:睛明（或内睛明）、攒竹、阳白、丝竹空、瞳子髎。

配穴:热炽阴伤型:曲池、合谷、三阴交、太溪、迎香、四白;痰瘀互结型:血海、阴陵泉、足三里、丰隆、三阴交、四白。

（2）操作

主穴均取,配穴据症而加。睛明、阳白采用直刺法,攒竹、丝竹空、瞳子髎,用平刺法,得气后,睛明不施手法,余施捻转平补平泻法,行平补平泻法。内睛明穴法:令患者向外上方转动眼球,使目内眦肉丘（泪阜）暴露,一手固定患者头部或眼睑,一手持 0.30 mm×25 mm 一次性针灸,快速稳准刺入肉丘,针尖朝向鼻侧内下方,缓慢进针 10～15 mm,不行提插捻转等针刺手法,有胀感后出针。配穴进针后,采用捻转和提插补泻手法,随证补泻,以调至针下松紧适宜为度。均留针 20～25 min。隔日 1次,每周 3 次。一般须 4 周以上。

（3）疗效评价

共治疗 119 例,总有效率在 76.7%～81.0%。

3. 体针加头皮针

（1）取穴

主穴:风池,枕上旁线、枕上正中线(头皮针穴)。

配穴:攒竹下、内关、光明、太冲、复溜、三阴交。

攒竹下位置:攒竹下 3 分。

（2）操作

主穴为主,酌情加配穴。首先嘱患者取正坐位,选用 0.32 mm× 25 mm 灭菌毫针,在风池穴左手拇指或食指切按穴位,右手将针刺入穴内,进针 0.5～8 分,得气后,行温通针法:左手加重压力,右手拇指用力向前捻转 9 次,使针下沉紧,针尖牵拉有感应的部位连续小幅度重插轻提 9 次;拇指再向前连续捻转 9 次,针尖顶着有感应的部位推弩守气,使针下继续沉紧,同时押手施以关闭法,押手拇指向同侧眼部推弩,以促使针感传至病所,产生热感,并使热感传至眼睑及眼眶,守气 1 min 后缓慢出针,立即用消毒干棉球按压针孔片刻,以防出血。

然后针枕上正中线、双侧枕上旁线,再针攒竹下、内关、光明,最后针复溜、三阴交、太冲。采用 0.32 mm×40 mm 灭菌毫针刺入 0.5～1 寸,施捻转平补平泻手法:均匀捻转 1 min,捻转的角度在 180°～360°之间,频率为 60～80 次/min。头穴及配穴均留针 30 min。隔日 1 次,15 次为一疗程。

（3）疗效评价

共治疗 15 例,结果显效 10 例,有效 3 例,无效 2 例,总有效率为 80.0%。

4. 针灸

（1）取穴

主穴:睛明、攒竹、太阳、四白、百会、神庭、风池。

配穴:曲池、外关、合谷、中脘、天枢、气海、足三里、三阴交、太溪、太冲。

（2）操作

主穴为主,酌加配穴。患者取仰卧位,局部皮肤常规消毒后,睛明采用 0.20 mm×25 mm 无菌毫针浅刺,以患者眼部有酸胀感为度,不行任何手法。其余穴位,选用 0.25 mm×(25～40)mm 之无菌毫针,采用指

切进针法,快速进针,行平补平泻法,针刺上述穴位,留针 20 min。针刺
治疗后采用无烟雷火灸,患者取坐姿,头直立。双眼闭目灸:平行移动
灸条,灸左右眼部约 2 min,以皮肤发热微红为度。轮换灸左右眼:眼
张开,灸条围绕眼睛慢慢旋转灸各 1 min,眼球随灸条转动。轮换灸双
耳部:对准耳郭旋转灸各 1～3 min,再对准耳中心雀啄灸各 1 min。灸
双侧合谷穴各 1 min。总时间约 10 min。施灸过程中,始终以皮肤温煦
为度。

上述针灸之法,隔日 1 次,10 次为 1 个疗程,疗程间隔 5 日。一般
须治疗 2 个疗程或以上。

对更年期干眼患者,可配合口服杞菊地黄汤加味:枸杞子 15 g、白菊花
15 g、熟地黄 15 g、山药 10 g、山茱萸 10 g、茯苓 8 g、泽泻 8 g、牡丹皮 8 g、当归
10 g、柴胡 10 g、女贞子 8 g,每日 1 剂,日服 2 次,连续服用 30 天。

(3) 疗效评价

共治疗 118 例,总有效率为 74.4％～73.1％。

5. 穴位注射

(1) 取穴

主穴:①上健明;②攒竹、丝竹空、太阳、四白、合谷、风池。

配穴:三阴交、太冲、足三里。

(2) 操作

药液:①甲钴胺注射液 1 ml(0.5 mg/1 ml);②当归注射液 2 ml。

主穴为主,配穴酌加。每次取一组主穴,二组可单独用,也可交替应
用。均对应不同药液。第一组主穴,取双侧穴,用 1 ml 一次性注射器,
吸取 1 ml 药液。快速破皮,缓慢进针至得气后,每穴注入药液 0.5 ml。
第二组主穴,每次取四对穴位,交替选用。取 5 ml 注射器用 4 号半针头
抽取当归注射液 2 支计 4 ml 药液,对所选穴区局部常规消毒,用无痛快
速进针法,将针刺入皮下组织,然后缓慢推入或行上下提插,探得酸胀等
得气感后回抽无血,即可将药物缓慢推入。注意:眼周穴位注射时,宜提
捏起穴位周围皮肤,然后沿一定角度缓慢推注药物,出针后立即用棉球
压紧以防出血。每穴注射 0.5 ml 药液。配穴针刺,用常规针法。上法,
每日或隔日 1 次,反应强烈者亦可每周 2 次,10 次为 1 疗程。疗程间停
治 5 天。一般须 2 个疗程以上。

(3) 疗效评价

共治疗 78 例,其中 45 例,显效 24 例,有效 17 例,无效 4 例,总有效

率为90.1％。另33例,针刺治疗后,各项症状均有较明显改善。

6. 雷火灸

(1) 取穴

主穴:攒竹、鱼腰、瞳子髎、太阳、四白、睛明。

配穴:耳门、翳风、合谷。

(2) 操作

雷火灸条主要药物成分:艾叶、桂枝、降香、白芷、丹参、青葙子、菊花、决明子等明目养血中药。

重点薰灸主穴。先嘱患者取坐位,头直立。先回旋灸额头,艾条燃端距前额2～3 cm,左右往复2～3 min,直至额头皮肤微红为度;患者闭目,分别对双目进行顺时针方向旋转灸,艾条距穴位1～2 cm,每眼灸2～3 min;然后艾条由远及近,分别对双眼的眼周诸穴进行雀啄灸,艾条近至患者感觉微烫时停留1～2秒后再移开,医者同时按摩穴位,每眼灸4～5 min;患者再睁开眼,艾条围绕双眼做回旋灸,眼球随艾条转动,顺时针及逆时针方向各5～8次,共灸1～2 min;最后回旋灸配穴,即双耳耳郭,并对耳门、翳风、耳垂及双手合谷穴进行雀啄灸。艾条近至患者感觉微烫时停留1～2秒后再移开。同时医者按摩穴位,每穴反复此动作3～4次,以皮肤发热微红为度,共灸1～3 min。整个灸疗过程约20 min。每日1次,10次为一疗程。疗程间停治3日,一般需2个疗程以上。

(3) 疗效评价

以上法治疗36例,计72眼,显效29眼,有效24眼,无效19眼,总有效率为73.6％。

7. 体针(之二)

(1) 取穴

主穴:蝶腭神经节。

配穴:睛明(或上睛明)、攒竹、丝竹空、四白、承泣、风池、合谷、太冲、太溪、肾俞、肝俞。

蝶腭神经节位置:在颧弓的下缘,即为颞骨颧突和颧骨颞突的合缝线隆起部的稍后位置,下关穴前方约1.5 cm处。

(2) 操作

主穴必取,配穴每次取4～5个,可交替轮用。主穴用0.25 mm×60 mm之灭菌毫针,配穴用0.25×25 mm之灭菌毫针。主穴针法:常规严格消毒后,选准进针部位,在下颌骨的冠突和颧骨颞突所形成的切迹处,可触及一弓形凹陷,将针尖先刺进皮肤,再调整针身,针尖微微倾斜向前上方缓慢向后内上刺入,针尖朝向对侧颧骨区域。进针约 50～55 mm 时,患者面部有发麻或者强烈窜电感、喷水等感觉,即后退10 mm,留针。或反复适度刺激 3～5 次后出针,出针后用消毒干棉球按压针刺部位 2 min。配穴常规针法。隔日治疗 1 次,每周治疗 3 次,3 周为一疗程。

(3)疗效评价

共治疗 64 例,显效 15 例,有效 4 例,无效 1 例,总有效率 95.0%。另 44 例,治疗前后比较,各项症状及指标明显改善。

8. 眼针加体针

(1)取穴

主穴:①上焦、肝、肾、脾(眼针穴区);②睛明、攒竹、承泣、瞳子髎、丝竹空、太阳。

配穴:风池、合谷、曲池、三阴交、足三里、光明。

(2)操作

二组主穴均用,酌加配穴。对所选穴区局部皮肤常规消毒。眼针针法:采用 0.30 mm×25 mm 的灭菌毫针,在距离眼眶内缘 2 mm 的眼眶处,从一侧刺入,向另外的一侧斜刺 10～20 mm,不施任何手法。体针针法:采用 0.30 mm×25 mm 灭菌毫针,直刺睛明、承泣 0.3～0.7 寸,以患者眼部有酸胀感为度,不行任何手法;其余穴位采用 0.30 mm×40～60 mm 的灭菌毫针常规针刺,平补平泻。均留针 30 min。每日 1 次,10 次为一疗程,一般治疗 3 个疗程。

(3)疗效评价

共治疗 30 例,显效 15 例,有效 13 例,无效 2 例,总有效率为 93.3%。

9. 鬃针

(1)取穴

主穴:阿是穴。

阿是穴位置:上、下泪点。

(2)操作

采用特制之鬃针针具:针具采用一次性灭菌毫针,规格:0.20 mm×40 mm,将针尖用细砂轮磨平,使其光滑、钝圆,裂隙灯显微镜下头端平滑,塑封灭菌备用。患者取仰卧位,术者一手暴露上、下泪点,并固定眼睑;另一手之拇指、示指、中指持针柄,使钝圆、光滑的针头软端垂直进入泪小点约 1 mm,再使针顺应泪小管内壁方向向鼻侧轻轻推进,避免蛮力伤及泪道黏膜,进针约 10 mm,针头触及泪囊鼻侧壁止,上下泪点分别进针,患者闭目留针 20 min。隔日 1 次,20 天为 1 个疗程。

(3) 疗效评价

共治疗 40 例,结果显效 29 例,有效 10 例,无效 1 例,总有效率 97.5%。

10. 核桃壳灸

(1) 取穴

主穴:阿是穴。

配穴:①肝、胆、肾、上焦(眼针穴);②太阳、风池、合谷、太冲。

阿是穴:眼区。

(2) 操作

先针刺配穴,再艾灸主穴。配穴针刺时,患者取仰卧位,眼针采 0.18 mm×7 mm 的灭菌毫针,沿眶内缘直刺约 5 mm,体针采用 0.25 mm×25 mm 的灭菌毫针常规针刺,得气后行提插捻转平补平泻手法,留针 20 min,期间体针行针 1 次。主穴艾灸,患者取坐位,采用眼镜灸架。镜架框内各置一经药液(菊花、麦冬、枸杞子各等份)浸泡(至少浸泡 6h)的半个核桃壳。将 3 年制艾条截成 3 cm 长,安放在灸架的前端钩形铁丝上,点燃内侧端,让其自然燃烧。每次灸 2 壮。上法均每日 1 次,10 次为一疗程,一般须连续治疗 2 个疗程或以上。

(3) 疗效评价

共治疗 30 例,显效 26 例,有效 4 例,总有效率 100%。

11. 体针加中药

(1) 取穴

主穴:睛明、攒竹、太阳、四白。

配穴:合谷、太冲、肾俞、脾俞、肝俞、太冲、太溪。

(2) 操作

主穴均取,酌加配穴。针至得气后,用平补平泻手法。每日 1 次,5 日为 1 个疗程,1 个疗程结束后停针 2 日,继续下一个疗程,一般须治疗 8 个疗程。

配合中药:自拟养阴益气润燥汤:麦冬 12 g,天冬 12 g,熟地黄 15 g,

玄参 12 g,黄芪 15 g,党参 15 g,太子参 12 g,当归 12 g,枸杞 9 g,五味子 9 g,决明子 9 g,桑叶 10 g,菊花 5 g。水煎服,每日 1 剂,分 2 次煎服,5 日为 1 个疗程,停用 2 日,继续下一个疗程,一般治疗 8 个疗程。

（3）疗效评价

本方主要用于白内障手术术后干眼。这是因术中操作时对泪膜、角膜的损伤,导致泪膜功能不稳定而诱发。

共治疗 46 例,结果临床痊愈 16 例,显效 24 例,无效 6 例。总有效率 87.0%。患者眼部干涩、烧灼感、视疲劳、眼痒等症状都有明显改善。

（三）张仁经验

1. 验方

（1）取穴

主穴:攒竹、上睛明、下睛明、瞳子髎。

配穴:风池、迎香。

（2）操作

每次主穴均取。症情重或疗效不显著者加用配穴。选用 0.25 mm×(25~40)mm 的针具。攒竹穴以 15°角向上健明穴透刺,深 0.8 寸左右。上睛明和下睛明均浅刺 0.3~0.5 寸,快速破皮后,垂直缓慢进针至局部得气为度,如不得气,可略作小幅度提插探寻,但不强求。一般不捻转,握住针柄守气 1 min。瞳子髎穴,先直刺 0.8 寸,略做捻转提插,至有明显酸胀感后,运针 0.5 min,再提至皮下向耳尖方向平刺入 1.4 寸左右,以提插之法找到针感后留针。风池穴,针尖向同侧目内眦方向进针,经反复提插捻转至有针感向前额或眼区放射。迎香穴向印堂方向斜刺,进针 0.8 寸,反复提插至双眼湿润或流泪。

本法要求针感明显,刺激宜中等度,力求达到气至病所。两侧瞳子髎、攒竹,分别接通 G6805 电针治疗仪,用疏密波,频率 2/10 Hz,强度以患者可耐受为度,所有穴位留针 30 min,去针前再行针 1 次。上法每周 2~3 次。3 个月为 1 个疗程。

（3）体会

本组方是著者长期摸索所总结。通过筛选,发现四个主穴针后均可促进泪液分泌。操作上,得气是关键,较难掌握的是上、下睛明的针法,如掌握不好,易引发皮下血肿。因此要求浅刺且手法轻巧到位。对症情较重或用主穴疗效不明显者,迎香穴通常能产生较好的效果,该穴需斜向上深刺,常当即有泪液分泌。由于该穴针感胀痛强烈,针刺前应当向患者说明。

值得一提的是,本方取穴有其现代解剖学基础:眼泪来自泪腺,泪腺位于眼眶外上方泪腺窝里,瞳子髎这个穴位就紧贴着泪腺。眼泪产生后,通过泪道排泄。泪道由泪小点、泪小管、泪囊和鼻泪管组成。泪小点在上、下眼睑缘内侧各有一个,眼泪由泪小点进入泪小管,然后进入泪囊,储存备用。而上、下睛明正好在泪小管和泪囊的附近,攒竹穴靠近泪囊。在这些穴位上行手法可以促进泪液的产生和分泌。瞳子髎和攒竹针刺再加用疏密波电脉冲,在给患者一个舒适感觉的同时,持续不断进行穴位刺激。

本治疗方案于 2010 年曾获得上海市卫生局中医药科研基金资助,进行近百例对照研究。结果提示:本方案有较好的临床疗效,能改善患者的临床症状,增加泪液分泌量,延长泪膜破裂时间,增加泪河的高度,改善角膜病变程度和眼部的耐受性,并对眼睛无不良反应,是一种依从性较好的治疗方案。另临床观察还发现该治疗方案对于溢泪也有一定的疗效,这从某种角度上体现了针灸的双向调节作用。

著者尚有以下体会:一是,干眼病因复杂,对因性激素降低或自身免疫性疾病所致者也有一定效果。二是,要求坚持治疗,一般须三个月左右。在治疗期间要求患者少用电脑手机等。即使临床获愈后,也要注意用眼卫生。三是,上述为基本方,在临床上宜根据症情进行加减。如更年期干眼患者,就配合调经的穴位;伴情绪忧郁者,可加印堂、百会。总体来说,针灸对本病有较好的远期效果,如果复发再治仍可取效。

2. 医案

(1) 干眼

徐××,女,28 岁,留学生。2012 年 4 月 20 日。

主诉:双眼干涩已半年余,出现烧灼感近一月。

现病史:患者左眼有弱视史(视力 0.5)。半年来,因写作硕士论文,用电脑时间较长,自觉双眼干涩不适。点眼药水后,可缓解。三月前,经导师介绍,在一知名财务公司实习。因须同时观看三台电脑,双眼干涩症状加重,且有烧灼感,症状日渐加重。去学校医院诊治,未见效果。因难以继续学习和工作,经父母同意回国求治,来著者处针灸治疗。

检查:双眼球结膜潮红。经泪液分泌试验:左眼 2 mm/5 min,右眼 3 mm/5 min,泪膜破裂时间各为 4 s。

诊断:干眼。

治疗：用上述验方之主方治疗，因考虑左眼有弱视史，加用承泣穴，深刺 1.2 寸，使眼球有明显酸胀感觉。首次针入后，患者即感双眼有泪液分泌，舒适异常。每周 3 次。治疗 6 次后，泪液分泌试验：左眼为 5 mm/5 min、右眼 6 mm/5 min。通过二个月治疗后，症状完全消失，经检测泪液分泌试验及泪膜破裂时间均告正常。患者害怕复发，又坚持巩固一月。2013 年 10 月，患者回沪探亲，告知，一年多来该病再未复发。

按：本患者是一名较典型的干眼患者。仅用主穴就获得了较满意的效果。但值得一提的是，该患者，有弱视史，左眼矫正视力为 0.5，因此，作为主视力的右眼容易疲劳。其返回留学的学校完成论文修改时，因用眼过多，又感不适，著者当时即通过微信告诉她一定要注意用眼的时间和环境，预防复发。她听从劝告，在毕业后也改行从事用眼较少的工作，所以一直未见复发。

（2）更年期干眼

于某，女，51 岁，公司白领。初诊日期：2019 年 9 月 12 日。

主诉：双眼干涩伴疲劳感 3 年，加重半年。

现病史：2016 年患者因从事会计工作，长期使用电脑出现双眼干涩，时有酸胀感，起初未予以重视。2017 年 3 月份开始，患者月经开始紊乱，又因家庭琐事情绪不畅，双眼干涩加重，伴疲劳感、酸胀感，双眼皮沉重感，甚则不能睁眼，就诊于复旦大学附属某三甲专科医院，经多项检查，诊断为"更年期干眼"。经用人工泪液滴眼及内服药物（药物名不详），症状时轻时重，也曾寻求针灸治疗，但因工作繁忙，治疗时断时续，疗效亦不明显。2019 年 4 月因工作与家庭诸多不顺，心情不舒，或常生闷气，或急躁易怒。月经量少，前后不定期。睡眠不佳导致症状加重，不仅严重影响日常生活，而且无法坚持工作，频繁调休。经同事介绍，前来著者处求治。刻下：双眼干涩，刺痛、视物模糊，异物感明显，疲劳感，双眼睑异常沉重，经常不能睁眼，甚至只用一眼视物，两眼轮流休息，偶有畏光。

检查：身材较胖，面色黧黑，表情冷漠，双眼微闭，不想睁开。泪液分泌试验，左右眼分别为 0 mm/5 min 和 1 mm/5 min，泪膜破裂时间双眼分别为 5 s（左眼）和 8 s（右眼）。舌淡尖红，苔薄白中有裂纹，脉细涩。

诊断：更年期干眼。

治疗：在以上验方的基础上，加百会、印堂、地机、三阴交。首次针刺后，患者觉得眼部和全身症状大有好转，信心大增。但因工作较忙，不能按要求进行每周2～3次的规律治疗,时断时续,疗效不明显。患者转为情绪低落,失去信心。著者给予心理疏导,希望其配合坚持规律治疗,每周不可少于2次。之后,经1个月的治疗后,眼部自觉症状明显改善,平时干涩刺痛及异物感基本消失,用眼时间较长时,尚感不适;畏光减轻。全身情况亦向好,尤以睡眠为佳,情绪较前稳定,唯经量仍少,可能与进入围绝经期有关。继续治疗3个月后,眼部症状消失,全身症状明显减轻。经某三甲专科医院复查,各项指标基本正常。嘱其每周1次,继续巩固。

按:本例患者属性激素降低所致的干眼,又称更年期干眼。临床上也较多见。较之以症状为主的单纯性干眼,本病症情复杂,治疗难度增加。在治疗上,除针对眼部症状以外,尚需配合全身调治。根据更年期患者,精神症状明显,故加百会、印堂以安神定志;性激素分泌降低,加脾经郄穴地机及肝脾肾三经之交会三阴交穴,以调经通经。同时,与单纯性干眼相比,其起效慢而疗程长,因此需获得患者的信任与配合,坚持较长时间的规律治疗。

(3) 干燥综合征干眼

吴某,女,59岁,退休工人。初诊日期:2015年7月14日。

主诉:眼干伴口干5年余,加重近1年。

现病史:患者于5年前,自觉唾液有黏稠感,喝水后可减轻,不以为意。之后,发现唾液逐渐减少,特别是讲话之后更为明显,需频频饮水。特别是吃一些较干的食物时,必须同时喝水才能吞咽。继而出现双眼干涩、痒痛、异物感及灼热感,并不断加重。另有皮肤干燥及咽部干燥等症。经本市某三甲医院风湿科确诊为干燥综合征。在儿子陪同下曾去多家医院诊治,未见明显效果。近1年来,眼部症状加重,出现眼红、畏光、视物模糊等症状。经市某眼科医院诊断为干燥性角结膜炎,采用人工泪液点眼、戴含水眼罩等法,效果也不满意。因其老姑母在著者处治疗眼病,介绍她前来求治。

检查:身材瘦高,精神尚好,声音洪亮但略带嘶哑。双眼充血,角膜略显混浊,目内眦轻度溃疡。口角干燥皲裂、上下嘴唇干裂。全身皮肤干燥无华。舌质红苔厚干腻,脉细略数。

治疗:上方去迎香,加水沟、上廉泉、肺俞、太溪。操作按上述效方外,水沟以0.30 mm×25 mm之毫针向上刺至鼻中隔,反复提插至眼部有湿润感;廉泉以0.25 mm×40 mm毫针3枚,以齐刺法针之,即先针穴区,斜向咽喉部进针 1.2 寸,再在左右旁开 5 分处各以同法入 1 针,得气后留针。肺俞、太溪常规针法。均留针 30 min。每周 2 次。经 12 次治疗后,自觉眼部及口干症状有一定改善,以针灸后第 1、2 日最为明显。嘱其坚持长期治疗。1 年后,口、眼及皮肤干燥的症状明显好转。改为每周 1 次,一直治疗至今,症情稳定。

按:本例属于难治程度高的干燥综合征。考虑到患者除了眼部症状外,还有口干、皮肤干燥等全身症状,故在效方治基础上增用配穴。因临床发现水沟穴可促使泪液分泌优于迎香,而患者又愿意承受其较强的刺激针感,所以改用水沟。同时须兼顾口咽和皮肤的症候,取任脉穴廉泉,用以生津利咽;肺主皮毛,取肺俞用以润肤。更加肾之原穴太溪,益阴增液,为治本之举。值得一提的是,本病患者能长期坚持,至今已近 6 年,这也是能取效的重要因素。曾以同法治疗另一例中年女性患者,因工作忙,每周仅周末治疗 1 次,至今坚持 3 年,也有良好效果。著者对本病观察的病例还不多,经验有待进一步完善。

(4) 白内障术后干眼

陆某某,女,63 岁。初诊日期:2021 年 8 月 20 日。

主诉:左眼异物感及伴烧灼感一年半余,右眼干痛一年余。

现病史:有病理性高度近视史。2019 年 12 月 4 日,因左眼白内障,于上海市某三甲医院在球后神经阻滞麻醉下行左眼白内障超声乳化吸除＋人工晶体植入术,术后左眼裸眼视力 0.01,结膜反复出血,左眼有异物感,如有小沙子存在,以及刀割感、烧灼感,每日晨起分泌物较多,呈黏糊状。经在该院多位专家就诊后,诊断为:睑板腺堵塞、结膜松弛症、干眼。先后滴用更昔洛韦滴眼液等 10 余种眼药水。症状略微好转,但改善不明显。随后逐渐出现右眼干涩、疼痛。2020 年 7 月起患者于该院眼科门诊进行干眼熏蒸和睑板腺按摩共 20 余次,每次做完自觉眼睛舒缓,但疗效不持久。经介绍就诊于著者特需门诊。刻下:左眼如有小砂粒存在之异物感,并伴刀割感、干燥感、烧灼感,每日晨起分泌物较多,呈黏糊状。右眼时有干涩疼痛。双眼视物易疲劳,时有睡眠不佳,自觉心热,偶有口干。

检查:左眼裸眼视力 0.01,结膜无明显充血,角膜明,前房清,深浅适中,瞳孔圆,虹膜纹理清,左眼人工晶体在位,玻璃体腔内少量点状浑浊,视网膜平。右眼结膜轻度充血。Schirmer I 试验 OS＜5 mm,OD＜5 mm;泪膜破裂时间左眼 5.93 s,右眼 4.21 s。舌质红,少苔,脉弦略数。

诊断:干眼、睑板腺功能障碍、结膜松弛症。

治疗:按上方取穴针刺。考虑到患者情绪烦躁,加百会、印堂。干眼症状较重,丝竹空采用双针透刺法:一针透向太阳穴,一针透向鱼腰。双侧攒竹与丝竹空双针各为一对,接通电针仪,疏密波,留针 30 min。取针后,双侧耳尖放血,每次 10 滴左右。穴位注射:双球后穴,用甲钴胺注射液(0.5 mg/1 ml),每侧注入 0.5 ml。每周治疗 3 次。8 月 27 日复诊,针刺 3 次后患者诉刀割感、异物感减轻,分泌物减少,继续原法治疗。9 月 15 日复诊,针刺 9 次后,患者自觉症状明显好转,除偶有轻微眼睛干涩,其余症状几乎消失。为巩固疗效,患者改为每周 2 次,继续治疗。10 月 12 日复诊,患者因情绪不佳,症状有反复,又出现左眼异物感、刀割感,晨起亦见分泌物,右眼干涩疼痛,但症状均较前轻。嘱其注意调摄情绪,少看手机、电视。经半年多治疗,症状基本消失,仅在用眼过多或劳累后稍感不适。

按:干眼是白内障手术常见的并发症之一。本例患者症状较重,且影响情绪和生活。其外因为手术致泪道受损,泪液分泌不足;内因郁火上炎,灼伤津液,致神水枯竭,诸症丛生。在取穴上,增加百会、印堂以疏调其焦虑情绪;针法上,加耳尖放血以泄热降火,丝竹空双重透刺,加重活血通络之功,与原方促泪液分泌、泪道通畅,相辅相成。在治疗过程中,还须和患者经常作心理沟通,并嘱其注意用眼卫生。

【主要参考文献】

[1] 石常宏.中国眼科门诊干眼的流行病学调查及干眼诊断问卷临床使用价值分析[D].上海:复旦大学,2014.

[2] 郭梦虎,崔恩曹,李馨源,等.电针治疗干眼症临床疗效观察[J].上海针灸杂志,2012,31(4):245.

[3] 王中林,何慧琴,黄东,等.辨证针刺为主对干眼症患者泪膜稳定性的影响[J].中国针灸,2005,25(7):460-463.

[4] 朱文增,朱莉莉,倪金霞,等.针刺内睛明穴为主治疗干眼 27 例[J].中国针灸,2017,37(1):107.

[5] 郑兴华,方晓丽.温通针法治疗干眼症疗效观察[J].中国针灸,2012,32(3):233.

[6] 秦智勇,温勇.杞菊地黄汤加味配合针刺治疗围绝经期干眼症的临床观察[J].中国中医药科技,2010,17(3):245.

[7] 贾燕飞,马增斌,罗凯新,等.上健明穴位注射甲钴胺治疗干眼症的效果[J].中国临床保健杂志,2021,24(4):569.

［8］陈陆泉.雷火灸治疗泪液缺乏性干眼症疗效观察［J］.中国针灸,2008,28
(8):585.

［9］陈婷婷.针刺蝶腭神经节治疗肝肾阴虚型干眼症临床观察［J］.世界最新医学
信息文摘,2019,19(92):191.

［10］程娟,李琦,任丽红,等.眼针联合常规针刺治疗肝肾阴虚型干眼临床观察［J］.
中国针灸,2019,39(9):945.

［11］张德玉,赫群,缪晚虹,等.鬃针与针刺治疗干眼的疗效比较［J］.中国中医眼科
杂志,2020,30(5):341.

［12］秦小永,侯全云,曹亚永,等.隔核桃壳灸配合针刺治疗干眼症30例［J］.中国
针灸,2016,36(10):1088.

［13］王震宇,陈林勇.自拟养阴益气润燥汤联合针刺治疗白内障术后干眼症的临床
观察［J］.中国中医药科技,2021,28(2):262.

第十四节　巩　膜　炎

【概述】

巩膜炎,分二大类。一类为巩膜外层炎,是巩膜表层组织的非特异性炎症,以眼红、局限性结节样隆起或伴有疼痛为特征。成年女性多见,男女比约为1:2。本病常单眼发病,部分患者也可双眼同时或先后发病。另一类,称巩膜炎,也叫深层巩膜炎。是巩膜基质层的炎症,其病情和预后远比巩膜外层炎严重,会对眼的结构和功能造成一定程度破坏。根据解剖位置,巩膜炎又可分为前巩膜炎、后巩膜炎和全巩膜炎。而前巩膜炎,又分为弥漫性巩膜炎、结节性巩膜炎和较严重的坏死性巩膜炎。本病常导致眼部严重疼痛和眼球结构的破坏,而出现视功能的损伤。多发生于中青年,常见于女性,且大多为双眼发病。

目前,针灸主要用于表层性巩膜炎和前巩膜炎中较多见的弥漫性前巩膜炎和结节性前巩膜炎的治疗。

中医称本病为火疳,又名火疡。首见于《证治准绳·杂病》。火疳相当于西医的巩膜外层炎及前巩膜炎。本病多因肺热亢盛或风湿内蕴化热,气机滞塞,致目络壅阻,久而成瘀,混结白睛深层而成紫红结节。

在针灸古籍中,虽未查到有关火疳病名的载述,但有治疗类似症状如"目赤暴痛""目赤肿痛""风痒赤痛"的记载。从晋代《针灸甲乙经》直至明清都有记载,有一定参考价值。

现代,针灸治疗巩膜炎的文献,最早出现于1959年,介绍以皮肤针

叩刺获效的病例。至 20 世纪 70 年代中期,更出现了以皮肤针治疗本病的多病例报道。80 年代有人用针刺治疗巩膜炎继发青光眼的个案报道,90 年代有学者根据中医五轮学说,采用皮肤针叩刺治疗本病,经多病例观察,发现对表层巩炎效果确切,对深层巩膜炎也有一定改善作用。但自此之后,直至进入 21 世纪 20 年代,有关针灸治疗本病的报道较为鲜见,且多为个案。最近,有取足阳明经穴为主配合中西药物成功治愈一例重症巩膜炎。

针灸治疗本病,在针法上,多主张皮肤针治疗。毫针治疗,推崇过郑魁山的过眼热法。另外,取眼周穴用三棱针刺血以泻邪热通经络,也有较好的效果。总体上说,针灸对本病的治疗积累的经验还不多,较大样本的资料较少,特别是对深层巩膜炎的疗效观察尚在个案水平;治疗的方法也较单一,有待进一步完善提高。

【临床表现】

主要介绍适用于针灸治疗的巩膜外层炎以及前巩膜炎中的弥漫性和结节性前巩膜炎。

(一) 巩膜外层炎

1. 症状

常为急性发病,患眼红痛、羞明、流泪,视力一般无下降。三分之一患者为双眼同时或先后发病。其中,单纯性巩膜外层炎,呈周期性发作,每次持续 1 至数天,间隔 1～3 个月;结节性巩膜外层炎较单纯性巩膜外层炎发病更隐袭,炎症较重,持续时间亦长。

2. 体征

单纯性巩膜外层炎表现为巩膜表层与球结膜弥漫性充血、水肿,呈紫红色,多局限于某一象限,周期性反复发作。结节性巩膜外层炎,表现为角膜缘外表层巩膜水肿、浸润,形成 2～3 mm 大小的局限性结节隆起,大者可至 6 mm,呈紫红色,可单发或多发,有压痛,结节上球结膜可以推动。2～3 日内逐渐增大,持续存在平均 4～5 周,多至 2 月左右。

(二) 前巩膜炎

1. 症状

一般发病缓慢,多数患者,出现明显的眼部不适或疼痛、压痛,常在夜间疼痛加重而无法入眠。有时眼球运动可使疼痛加剧。眼痛常引发同侧头部或面部疼痛。视力可轻度下降,眼压可有增高。充血的巩膜血管走行紊乱,不可推动。多双眼先后发病。本病发作可持续数周,反复发作,病程迁延可达数月或数年。其中以弥漫性前巩膜炎多见,症状较轻,预后较好。

2. 体征

前巩膜炎病变在赤道部前。由于深部巩膜血管网扩张,病变部位可呈紫色外观,裂隙灯下可见巩膜表层和巩膜本身均有水肿。其中,弥漫性前巩膜炎,表现为巩膜呈紫色、蓝色或橙红色弥漫性充血,球结膜水肿,炎症可累及一个象限或整个前部巩膜,重者则出现球结膜严重水肿。

结节性前巩膜炎,局部巩膜呈紫红色充血,炎症浸润与肿胀,形成单个或多个暗红色或紫红结节样隆起,结节质硬、压痛、不能推动。节结常位于眼睑中部区域,近睑缘区。病变部位的巩膜可变透明,但不会穿孔。

【治疗】

(一) 古籍记载

1. 取穴

经穴:天柱、攒竹、睛明、丝竹空、上星、水沟、合谷、足临泣。

经外穴:太阳、大骨空、小骨空。

2. 治法

针刺:取天柱、睛明、丝竹空、足临泣、合谷,用针刺法。

艾灸:人中,灸二壮,仰卧灸之。大、小骨空。

刺血:太阳、攒竹、上星,以细三棱针或镵针放出毒血。

3. 文献辑录

《针灸甲乙经·卷十二》:目䀮䀮,赤痛天柱主之。

《琼瑶神书·卷二》:忽然眼痛血灌睛,提刮加弹真亦难,搓得太阳出毒血,不取气上即自安。

《扁鹊神应针灸玉龙经·磐石金直刺秘传》:眼目暴赤肿痛,眼窠红:太阳(出血),大小骨空(灸)。

《针灸捷径·卷之下》:暴赤眼红肿痛:攒竹(宜细三棱针出血)、睛明、(足)临泣、丝竹空、合谷、至阴。

(二) 现代方法

1. 皮肤针

(1) 取穴

主穴:肺俞穴至膈俞穴之间皮区、翳明。

配穴:3～4 腰椎以上的脊柱两侧皮区,1～4 颈椎之间脊柱两侧皮区。

(2) 操作

巩膜外层炎和症状较轻的弥漫性前巩膜炎可只取主穴,双侧均用。症状较重的弥漫性前巩膜炎和结节性前巩膜炎,加用配穴。先用碘酒常规消毒穴区皮肤,再用酒精脱碘。用拇指、食指平握皮肤针柄后端,用手腕力由轻到重叩打,要求弹稳、弹准至皮肤潮红且有间断针尖状微出血为止。停刺后,用消毒干棉球拭去皮肤表面的血迹,覆无菌纱布。每日或隔日 1 次,7～10 次为一疗程。

(3) 疗效评价

疗效评定标准:临床痊愈:畏光、流泪、眼痛消失,局部充血消退,巩膜无结节、无隆起、无压痛、瞳孔无变化、眼压无变化,视力恢复至正常;有效:自觉症状消失,局部充血消退,但视力仍有不同程度损害,巩膜仍呈紫蓝色,虹膜后有粘连,角膜呈局限性混浊。或在治愈后复发;无效:症状改善不明显。

以上法共治疗 89 例,计 102 眼。用本法治疗后,临床痊愈 92 眼,有效或复发 9 眼,无效 1 眼,总有效率为 99.0%。其中,巩膜外层炎可单用本法,且疗效较好;前巩膜炎者一般要求合并使用中西药物和封闭治疗。

2. 体针

(1) 取穴

主穴:风池。

配穴:承泣、丝竹空、睛明、太冲。

(2) 操作

据症情轻重,主穴必取,双侧均选;配穴酌加。选用 0.30 mm～0.25 mm×(25～40) mm 之毫针。主穴用过眼热针法:嘱患者取正坐位,常规消毒后,医者左手拇指紧按穴位,右手持 0.30 mm×25 mm 毫针进针,待气至,左手重按,右手拇指向前捻转 9 次,要求针感柔和(医者针下沉紧且患者无明显胀痛感)。将针尖固定在得气层内,针尖略向上重插轻提 9 次,再以拇指向前捻针 9 次,针尖顶着产生感觉的部位守气,同时左手拇指向上推压,若无热胀感,重复上述操作,待患者描述有热胀感自风池穴沿后头部上行至眼部,眼内有温热感。留针 40 min,在 20 min 时,以泻法行针 1 次,以加强针感。出针时紧按针孔。配穴采用常规针法。每周治疗 2 次,10 次为一疗程。

（3）疗效评价

以"过眼热"针法成功治疗一例用常规针法疗效不佳的巩膜炎。

3. 刺血

（1）取穴

主穴：攒竹、鱼腰、丝竹空、四白、大椎、大敦。

配穴：上星、头维、太阳、外关、三阴交、太冲。

（2）操作

上穴均取。主穴用刺血法，以三棱针快速点刺放血，每穴挤出 5～8 滴血液。配穴用毫针刺法。取用 0.35 mm×40 m 毫针，除太冲用泻法外，余穴均用平补平泻手法。留针 30 min，每 10 min 行针 1 次，隔日治疗 1 次。10 次为一疗程，疗程间隔 7 日。

（3）疗效评价

以本法曾治一例深层巩膜炎患者。经 3 个疗程获愈，随访 3 个月，疗效巩固。

（三）张仁经验

1. 验方

（1）取穴

主穴：完骨、承泣、上健明、太阳。

配穴：天柱、攒竹、太冲，正光 1、正光 2（皮肤针穴），耳尖（耳穴）。

（2）操作

巩膜外层炎和症状较轻的前巩膜炎一般仅取主穴，或加用正光 1、正光 2。症状较重或病程较长的弥漫性巩膜炎和结节性巩膜炎，宜加用配穴。不论单眼或二眼发病，双侧穴位均取。

完骨穴，用 0.30 mm×40 mm 之毫针，快速破皮后向目外眦方向缓缓进针约 1.2 寸左右，然后反复提插探寻，至针感向眼眶区或目内放散，用捻转加小幅度提插之法持续 1 min 左右，加强得气感。承泣、上健明，取 0.30 mm×40 mm 之毫针，直刺（承泣针尖略向上）至有明显得气感；太阳穴用 0.35 mm×25 mm 之毫针，先直刺 5 分，至有明显酸胀感再斜向鬓角刺入 8～9 分。天柱穴用 0.30 mm×40 mm 之毫针，向同侧眼球方向刺入 1.3 寸左右，用徐入徐出之导气法，使针感向前额或眼部放散；攒竹和太冲穴，常规针法。留针半小时，取针时，太阳穴可摇大针孔，挤出血数滴。

正光 1 和正光 2，于体针前或针后，用皮肤针叩刺，每穴据症轻重叩击50～100下,以局部潮红或有轻微出血为度;耳尖穴于针后用消毒三棱针,点刺出血5～10滴。上法每周2～3次,10次为一疗程。

(3)体会

门诊所遇巩膜炎病例虽较少,但本方为著者多年所积累,用之常可出现即时效果,特别是表层性巩膜炎患者。完骨一穴针法,为20世纪80年代中,辽宁针灸名家王乐善先生来上海市中医文献馆短暂停留时所传授,经我们反复验证,本穴不仅对巩膜炎有效,而且对突发性耳聋、中毒性耳聋及耳鸣也有明显效果。本病,中医根据五轮学说强调从肺论治,著者经验,按经络辨证,着眼于胆与膀胱二经,以热、瘀为主要病机。完骨穴属足少阳与足太阳之交会穴,二经均入目,故可清热化瘀,通络明目,操作关键,要求做到气至病所。承泣、上健明均为眼病常用之眶内穴,重在调气机;太阳,用泻法并刺之出血,重在消瘀滞。天柱、攒竹、太冲三穴分别位于膀胱经与肝经,意在加重二经清热降火之效;正光二穴,局部叩刺,耳尖放血,均有消炎明目作用。

2. 医案

患者,女,30岁,2014年6月2日初诊。

主诉:右眼红痛反复发作2年余,加重2周。

现病史:患者2012年4月中旬,因右眼发红疼痛,伴有同侧头痛。在上海市某三甲专科医院就诊,诊断为"右眼结节性前巩膜炎"。予妥布霉素地塞米松滴眼液点眼治疗,病情好转。其后反复发作10余次,结节分别位于颞上方、上方及鼻上方,曾予1‰醋酸泼尼松龙滴眼液及中药治疗效果不佳。二周前,因工作紧张用眼较多,导致复发。右眼红,略痛并伴口干口苦,胁痛,易急躁,眠差。建议激素加量,并予免疫抑制剂,患者有顾虑。予普拉洛芬、醋酸泼尼松龙滴眼液、妥布霉素地塞米松滴眼液等局部点眼治疗,症状未见缓解。后从网上查阅,特前来著者处试用针灸治疗。患者有类风湿关节炎病史。

检查:右眼球结膜颞侧深层充血,可见颞上方、上方巩膜薄变呈现灰蓝色,鼻上方可见局限性暗红色结节隆起,质硬,不易推动。视力右0.6,左1.2,眼压右17mmHg,左16mmHg。舌质红苔白薄微腻,脉细。

诊断:右眼结节性前巩膜炎。

治疗:用上述验方。其主方均取右侧,配方仅取正光1、正光2、耳尖,双侧同用。操作法同验方。每周治疗3次。3次治疗后,症状明显减轻,眼红明显减轻,眼及头部疼痛基本消失,偶有隐痛。10次后,眼部结节逐步消退。但口干口苦,胁痛,易急躁,眠差等症未见明显好转,加百会、印堂、支沟、神门,针刺施以平补平泻,留针时间同主方。5 次后,全部症状消失。因患者病程较长,且有反复发作史,建议每周针刺 1 次(去配穴),以巩固效果,预防复发。继治 5 次,停针。随访至今已 7 年余,偶有发作,但自行点眼药水即可控制。

　　按:本例患者虽反复发作,迁延不愈,但症状尚不属严重,未影响眼压及视力,故未加用配穴之经穴,亦获较好的效果。本例伴有多种情志症状,在治疗时也不可忽视,所以据症加用 4 穴。值得一提的是,眼病者多有情志障碍,因此著者在治疗眼病时,多配以百会、印堂进行调神,往往在改善患者各种精神障碍的同时更有促进眼病恢复的作用。另外,对于一些易于反复发作的慢性眼病,建议在临床痊愈后,再巩固一个阶段。为了提高患者的依从性,可每周甚至二周针灸一次。从著者经验看,是可行的。

【主要参考文献】

[1] 肖爱成,冀平.梅花针治疗 3 例上巩膜炎报告[J].中华眼科杂志,1959,9(2):92.

[2] 李阳,孙河,胡烁琪,等.基于太阳经联合针刺足阳明经穴治疗重症巩膜炎 1 例[J].中国中医眼科杂志,2021,31(4):286.

[3] 鞍山市第一人民医院眼科.梅花针治疗巩膜炎 61 例疗效观察[J].辽宁医学杂志,1976,8:36.

[4] 徐菲鹏,陈泽林.过眼热手法针刺为主治疗巩膜炎验案 1 则[J].湖南中医杂志,2014,30(10):9.

[5] 尚军.深层巩膜炎案[J].中国针灸,2005,25(8):541.

第十一章
青光眼、虹膜睫状体炎与白内障

第一节　原发性开角型青光眼

【概述】

原发性开角型青光眼，又称慢性开角型青光眼、慢性单纯性青光眼，包括正常眼压性青光眼和高眼压性青光眼两类。青光眼是一组威胁和损害视神经及其视觉通路，最终导致视觉功能不可逆损害，主要与病理性眼压升高有关的眼科疾病。以20～60岁之间常见，且具有家族倾向。青光眼是全球第二大致盲眼病，2020年青光眼患者数达到7600万。因此，青光眼已经成为严重危害人们身心健康的主要眼病之一。确切发病原因尚未阐明。现代西医学多采取药物、激光或手术等手段控制眼压，尽管一些患者眼压虽已得到合理控制，但视神经损害仍继续进展，导致视功能难以恢复。因此，有效降低这些患者的致盲率，提高其视力、扩大视野，成为当今广大眼科工作者共同面临的难题。

本病相当于中医学的青风内障，首见于《太平圣惠方》："青风内障，瞳人(仁)虽在，昏暗渐不见物，状若青盲。"又名青风、青风障症等。其病因病机，或因先天禀赋不足，不能温运脾阳，生湿生痰，痰湿阻滞玄府，神水运行不畅，滞留于目，或为七情郁结，风、火、痰等邪导致气血失和、气机阻滞，目中玄府闭塞神水滞积而致。治疗上以疏肝解郁、健脾化痰、清肝泻火、滋养肝肾等法为主。

针灸治疗青风内障，在《普济方》《秘传眼科龙木论》《针灸大成》中有明确载述。在我国早期的医学文献中，如《针灸甲乙经》《备急千金要方》等都有关于目痛不能视的针灸取穴记载，亦包含本病。我国古医籍中还强调针药合施，如唐代《外台秘要·卷二十一》即载有"如瞳子翳绿色者，汤丸散煎针灸，禁慎以驱疾势"，《秘传眼科龙木论》中也提到"宜服羚羊角饮子、还睛丸,兼针诸穴眉骨血脉"等。

现代用针灸治疗青光眼的报道,始见于 1956 年,已观察到针刺可不同程度降低眼压。在 20 世纪 60 年代,有人对远道穴如行间穴对原发性青光眼患者眼压的影响作了较为细致的研究。特别是从 90 年代中期至今,文献量有明显增加的趋势,这可能与我国代谢疾病及近视眼发病增加导致本病发病率上升有关。在具体选穴上,数据挖掘证明使用频次最高的是睛明、风池、太阳、球后和承泣 5 穴,并具有以局部及邻近选穴为主和多选用经外奇穴和足三阳经腧穴的特点。就穴位刺激法而言,仍以针刺为主,或配合耳针,或加服中药。另外较常用的有电针、穴位注射、皮肤针等,用冷冻针灸也有一定效果。国外学者也发现,一些药物降眼压效果不显的患者,经针灸后眼压正常,且有一定穴位特异性。最近,通过对针灸治疗青光眼的随机对照试验进行系统评价,表明针灸确能提高青光眼治疗的有效率和减小视野缺损。

针刺治疗本病的机理的研究,一直受到重视。有人根据针刺前后患者眼血流图的变化,证实针刺对睫状血管有较大调节作用,可能使视盘缺血等微循环障碍得以解除,恢复视功能损害。针刺可以增加房水排出,进而产生降眼压的效应。针刺还可提高线粒体 SDH 酶和 ATP 酶的活性,从而促进青光眼患者视网膜组织结构的修复。最近,有学者采用多焦图形视网膜电图观察到针刺睛明、合谷等穴位后可促使慢性青光眼患者视网膜神经节细胞对光刺激的传导加快、兴奋性增强,提示对青光眼继发视神经萎缩患者的视网膜神经节细胞可能有保护作用。

总之,临床实践和实验研究表明,对原发性开角型青光眼,针灸不仅有一定降低眼压作用,更具有预防、保护视功能损伤的作用。这也正是针灸的重要价值所在。

【临床表现】

1. 症状

早期几乎无症状,当病变至一定程度时可有视力模糊、头痛、眼胀等症,至晚期因视野缩小而出现行动不便和夜盲等。

2. 体征

眼压早期可表现为不稳定性,眼压波动幅度较大,可有昼夜波动和季节波动,随病程发展,眼压可逐渐提高,但多在中等水平。正常眼压性青光眼,眼压一般在正常范围内。前房角多为宽角,少数为窄角,眼压升高时,房角开放。视野在早期表现为生理盲点扩大,进而发展为旁中心及弓形暗点,同时鼻侧视野缩小,随病情进展向心性收窄而成管状视野。眼底:视盘凹陷进行性扩大和加深;视盘上下方局限性盘沿变窄,垂直径C/D值增大,或形成切迹;双眼凹陷不对称,C/D差值>0.2;视盘上或盘周浅表线状出血。

【治疗】

(一) 古代记载(青风内障)

1. 取穴

上星、龈交、风池、风府、天牖、脑户、玉枕、譩譆、络却。

2. 治法

(1) 针刺

先取上星、龈交、风府、脑户、玉枕、譩譆。继取风池、天牖。

(2) 艾灸

络却穴,直接灸三壮。

3. 文献辑录

《针灸甲乙经·卷之十二》:目痛不明,龈交主之。

《针灸资生经·第六》:风池、脑户、玉枕、风府、上星,主目痛不能视。先取譩譆,后取天牖、风池。

《秘传眼科龙木论·卷之八》:络却……治青风内障,目无所见,可灸三壮。

(二) 现代方法

1. 体针加耳压

(1) 取穴

主穴:睛明、行间、还睛。

配穴:分2组。①颊车、下关,头痛加头维或太阳,眠差加神门或内关,眼压过高加阳白或水泉;②眼、目1、目2、肾、肝、内分泌、皮质下、交感(耳穴)。

(2) 操作

一般仅取主穴,如效不显,加针刺配穴第1组。无明显自觉症状,配颊车、下关,症状显著时加他穴,每次加1穴。睛明穴,用0.25 mm×25 mm之毫针,进针0.5～1寸深,得气即可,刺激宜轻;行间用0.30 mm×40 mm之毫针,进针后,针芒略斜向踝部,以提插加小捻转之法,使针感明显,刺激宜重,运针0.5 min;还睛穴以0.30 mm×75 mm之长毫针,直刺,体质强者用一进三退之透天凉手法,年老体弱者用平补平泻手法。

余穴均采用平补平泻手法。行间不留针，其他穴位留针 30 min。取针后，在第 2 组配穴中选 3～5 穴，用王不留行籽或磁珠贴敷，每次 1 侧耳，左右交替。嘱患者每日自行按压 3 次，每次按压 5 min。针刺每日 1 次，12 次为一疗程。耳穴贴敷为 3 日 1 次，4 次为一疗程，疗程间隔 5 日。

（3）疗效评价

疗效评定标准：显效：眼压控制在 21 mmHg 以下，视野无变化，昼夜眼压曲线或激发试验阴性；有效：眼压基本控制，有时波动于 22～24 mmHg 之间，昼夜眼压曲线或激发试验为可疑病理范围内；无效：眼压有时≥25 mmHg，余同治疗前。

共以上法治疗 431 例，其有效率在 54.6%～95.4% 之间。

2. 体针

（1）取穴

主穴：分 2 组。①目窗、承泣、上明、人迎、百会；②曲池、四白、攒竹、睛明、球后。

配穴：风池、太阳、合谷、肝俞、肾俞、太冲。

（2）操作

主穴每次取一组，二组轮用或仅用一组，配穴酌加。目窗穴，用 0.30 mm×25 mm 之毫针，向眼部方向沿皮刺入 0.5 寸，使针感向眼区放射。人迎穴垂直进针，深 3～5 分，平补平泻，中等强度手法，曲池穴亦垂直进针，深 1～1.5 寸，行强刺激手法，百会穴平刺进针，深 2～3 分，亦用强刺激手法。四白直刺，攒竹透向睛明穴，二穴施平补平泻手法，睛明、球后直刺至得气后，不用手法。配穴常规刺法。均留针 20～40 min。每日 1 次，10 次为一疗程。

（3）疗效评价

本法主要用于降低眼压。以上法共治疗 128 例，结果总有效率为 84.8%。另 64 例针刺前后在视力、眼压、视野及诱发电位等指标都有明显改善（均 P<0.05）。

3. 体针加中药

（1）取穴

主穴：窍明、承泣、太阳、睛明。

配穴：足三里、列缺、阳白、百会、三阴交、光明。

（2）操作

主穴均取，配穴酌加。患者取坐位。选 0.25 mm×(25～40)mm 灭菌毫针,穴位常规消毒后行针,平补平泻手法,每日针刺1次,每次留针30 min,每治疗6日后休息1日,持续治疗30日为1个疗程。

中药:丹栀逍遥散:柴胡20 g,白芍20 g,当归15 g,牡丹皮15 g,栀子10 g,茯苓20 g,白术15 g,女贞子15 g,甘草10 g。每日1剂,水煎早晚饭后温服,30日为1个疗程。

(3) 疗效评价

共治疗126例,总有效率87.8%~92.1%。

4. 穴位注射

(1) 取穴

主穴:太阳、阿是穴。

配穴:①合谷、行间、内关;②承泣、攒竹、阳白、风池。

阿是穴位置:外眦角和眉梢两条延长线相交处,须能触及颞浅动脉,皮下注射。

(2) 操作

药液:复方樟柳碱注射液2 ml、10%川芎注射液2 ml。

主穴,任选一穴,用于青光眼视神经萎缩。眼压高者加用配穴。主穴用复方樟柳碱注射液,以一次性注射器吸入药液2 ml,在患侧穴区近颞浅动脉旁缓慢注入,如一侧眼发病注患侧,如两眼同时发病注双侧。配穴,二组交替。第一组,穴位注射,每次取一侧穴,二侧交替。每穴注入10%川芎注射液2 ml。第二组针刺:穴区消毒后,取毫针呈15°角,平刺进针0.5寸,拇食指将针柄轻轻捻转,至患者出现酸、麻、胀等针感为宜,留针30 min。上法均每日1次,10~14次为1个疗程,停治7日后进行下1个疗程。

(3) 疗效评价

共治疗95例,总有效率75.0%~89.6%,并观察到,多数患者注射45 min后眼压开始下降,最多可下降2.7 kPa。

5. 耳针

(1) 取穴

主穴:耳尖。

配穴:肝、肾、神门、下脚端、屏间、眼、目1、目2。

(2) 操作

仅取主穴,效不显时,加用或改用配穴。均取一侧,二侧交替。用75%酒精棉球严格消毒穴区。主穴刺血,用小号灭菌三棱针点刺耳尖穴,轻度挤压出血 3~5 滴,以消毒干棉球压迫局部止血。配穴针刺,以 0.25 mm×13 mm 之毫针刺入,以有明显胀、痛等得气感后留针 30 min。隔日 1 次,10 次为一疗程,疗程间隔 5 日。

（3）疗效评价

本法主要用于降眼压。共治 189 例,其中 166 例仅点刺耳尖穴放血,总有效率为 88.6%~95.8%。另 23 例 32 眼,仅用配穴,治疗前患者平均眼压 4.47 kPa,治疗后 15 min 平均眼压 3.80 kPa(P<0.05)。

6. 耳穴贴压

（1）取穴

① 眼、目 1、肾、内分泌、肝;②目 2、皮质下、交感、肝阳、神门。

（2）操作

每次二组主穴均选,分别在二侧耳取穴。采用耳穴探测仪,以轻、慢、均匀的手法找出上述敏感点,清洁耳穴后,以耳穴贴(磁珠),分别贴压于穴区,然后以单手拇指间歇性按压磁珠,手法由轻到重,保持钝性刺激,使患者耳穴处产生酸胀、灼热感。嘱咐患者依法自行左右耳交替按压,每日不少于 3~5 次。每次每穴约按压 1 min。隔日左右耳穴交替换贴 1 次,5 次为 1 个疗程,连续治疗 3 个疗程为一阶段。

（3）疗效评价

共治疗 19 例,结果显效 8 例,有效 10 例,无效 1 例,总有效率为 94.7%。

7. 电针

（1）取穴

主穴:睛明。

配穴:行间、三阴交。

（2）操作

主配穴均取,睛明取患侧,余取双侧。先针刺得气后,再通以低频电脉冲刺激,连续波,频率 120 次/min,电针强度:眼区穴轻刺激,配穴以可耐受为度。留针 15 min。隔日一次,15 次为一疗程。

（3）疗效评价

共观察 15 例计 27 眼。经治疗后,症状有效率为 95.6%,眼压平均下降幅度达 36%。

8. 头皮针

（1）取穴

枕上线、额中线、额旁一线、顶颞前斜线下 2/5。

（2）操作

上穴每次取 2～3 个,交替应用。直刺至帽状肌腱下快速进针,用捻转手法运针,频率为 180 次/min 或接通电针仪,频率为 240 次/min。留针 30 min,如为手法运针,其间可行针 3～4 次,每次持续 1 min;如为电针仪刺激,用连续波,强度以患者可耐受为度。每日或隔日 1 次,7 次为一疗程,疗程间隔 3～5 日。

（3）疗效评价

共治 50 例,计 65 眼,结果显效 46 眼,有效 15 眼,无效 4 眼,总有效率 93.8%。

9. 穴位冷冻针灸

（1）取穴

主穴:太阳、风池、印堂、鱼腰。

配穴:光明、太冲、内关、肾俞。

（2）操作

每次以主穴为主,酌加配穴 1～2 个。采用半导体冷冻针灸治疗仪治疗。第一疗程,灸柄温度为 −15℃～−20℃,每次治疗 20 min;第二、三疗程,灸柄温度为 −5℃～−10℃,每次 30 min。每疗程 10 次,每日 1 次,共治三个疗程。

（3）疗效评价

共治疗 41 例。治前眼压增高者 35 例共 53 眼,治后达正常值者 47 眼,无效 6 只,有效率为 88.7%;治前视力下降 39 例,治后显效 14 例,有效 7 例,无效 18 例,有效率为 53.8%。

10. 皮肤针

（1）取穴

阿是穴,位置:系颈后部膨隆处,在颈后部双侧的风池穴附近,其膨隆程度取决于眼病的轻重。

（2）操作

将阿是穴充分消毒,用一次性皮肤针轻度叩刺,并轻轻挤压,至有少许黄水样体液渗出,用消毒纱布擦干。反复数次,至黄水样体液不再渗出为止。严重者可每日 2 次,轻者每日 1 次。注意防止感染。

（3）疗效评价

多数患者经上述治疗后,膨隆处明显缩小,变软。同时,可使眼胀、眼痛症状减轻,虹视现象消失,眼睛感觉舒适,睡眠情况改善。

（三）张仁经验

1. 验方

（1）取穴

主穴:新明1(或翳明)、新明2(或太阳)、上明、目窗(或头临泣)、球后(或承泣)、上健明、天柱、风池。

配穴:百会、印堂。

（2）操作

主穴每次均取,情绪不稳、焦虑者加用配穴。取（0.25～0.30)mm×(25～50)mm灭菌毫针。新明1、新明2以快速捻转结合提插的强行气手法,使针感进入颞部或眼区。上健明、上明、球后(或承泣)快速破皮后,直刺进针0.8～1.0寸,至得气,用轻微的提插捻转的弱行气法加强针感;太阳穴直刺进针0.5～0.8寸,用提插加小捻转手法,局部有明显胀感;目窗、头临泣,沿皮向后平刺至帽状腱膜中,以触及骨膜感觉酸痛为佳;风池和天柱朝正视瞳孔方向刺入,用徐入徐出的导气手法,使针感向前额或眼区放散。针后双侧新明1、目窗(或临泣)穴各为一对,分别连接电针仪,连续波,频率为4Hz,强度以患者可耐受为宜,通电30min。每周2次。

（3）体会

本方适用于原发性开角型青光眼,对正常眼压青光眼,效果更较明显。组方中,除选用治疗眼疾的效穴新明1、新明2外,风池、目窗,为足少阳胆经之穴及经外穴太阳,具有清火明目功效;天柱,属足太阳经,足太阳之脉"入项连目系",疏通眼部经气;眶内穴上健明、球后、承泣、上明清利目窍,重在明目。由于青光眼眼压的变化,与情绪密切相关,加百会、印堂以安神定志。

另外,针刺过程中心理疏导必不可少。记得20世纪90年代曾治疗过一名患者,经针刺后,眼压已回复至正常,恰好日本发生阪神大地震,其留学的女儿3日无音信,她一急,眼压立即增至30mmHg以上,后来得知女儿安然无恙,经针刺后,眼压又恢复至正常。所以,对于一些新来的患者,著者总会用形象的方式向他们解释病情和治疗,并介绍新患者和老患者相互交流,患者很快会从无助、低落的情绪中解脱出来,积极接受治疗。

为了证实针灸治疗的确切疗效,著者曾指导研究生,采用自身前后对照的方法对本方进行了回顾性研究。共收集 2005~2016 年间由著者治疗的原发性开角型青光眼病例 28 例(共 53 眼)。观察记录治疗 3 个月前后患者眼压、视野平均缺损、视野平均光敏感度、视力、视功能损害眼病患者生存质量量表评分的情况。结果提示:本治疗方案可以有效降低原发性开角型青光眼患者眼压,控制视野平均缺损(MD)和视野平均光敏感度(MS)的恶化程度,控制视力下降,总有效率为 86.9%。疗效同年龄、病程、针刺时间均没有相关性,但同治疗时间/病程的比值有着正相关,相同的病程长短,接受治疗时间越长,疗效越好。从患者对治疗前后生存质量表的评分中可以看出,治疗后患者对生活的满意度明显提升,无论是在自觉症状和生活影响方面,还是在精神状态方面,都有着非常明显的改善。

2. 医案

(1) 慢性开角型青光眼之一

朱××,女,24 岁,于 2010 年 5 月 19 日初诊。

主诉:目胀、视物模糊 2 月余。

现病史:有近视史。2 个月来无明显诱因反复出现眼压增高,被某三级专科医院诊断为慢性开角型青光眼。常使用甘露醇静脉点注及贝他根和尼莫克司,眼压控制不佳,右眼眼压一般在 23.5~26.5 mmHg 之间,左眼眼压在 38.5~40 mmHg 之间。经介绍来著者处就诊。

检查:双角膜透明,前房(一),角膜后沉着物(KP)(一)。眼底视盘近视改变,杯/盘比(C/D)=0.5;视力右眼 0.3,左眼 0.5;神经纤维分析示:双眼上、下方视网膜神经纤维层(RNFL)变薄。视野检查示:左眼视野受损明显,右眼视野有损害。

诊断:慢性开角型青光眼。

治疗:予以上方治疗 2 次后,于 2010 年 5 月 22 日用非接触式眼压计(NCT)复查眼压,结果见右眼压为 14 mmHg,左眼压为 13 mmHg。患者信心大增,坚持治疗,每周 3~4 次,左右眼眼压均维持在 13~14 mmHg 左右,未出现过明显波动,视野复查亦出现明显改善。

按:本例为早期发病的病例,治疗效果显著。著者认为:争取本病的早期针灸治疗十分重要,往往能取得事半功倍的效果。一般来说,病程越短,疗效越好。早期针灸干预,再加上患者的积极配合,多可在较短时间内控制眼压,眼部症状也会明显改善。

(2) 慢性开角型青光眼之二

陈××,女,50岁,工人,1999年5月10日初诊。

主诉:视物模糊1年。

现病史:患者一年前,每当瞻视过久,或劳神过度,情绪变动时,出现目胀不适,头晕作胀,视物昏花,休息后症状消失,自以为视疲劳。不久症状加重,视物异样,而往某院眼科诊治,经查诊断为慢性单纯性青光眼(开角型)。局部滴0.5%噻吗心胺眼药水,但眼压仍在24～28 mmHg之间,故要求针灸治疗。

检查:矫正视力:右眼1.2,左眼1.0。双眼外观(一)。眼底:双眼视盘色泽变淡,血管向鼻侧移位,C/D=0.5～0.6。眼压:右眼27 mmHg,左眼28 mmHg。双眼中心视野有缺损。舌苔薄黄,脉弦。

诊断:慢性开角型青光眼。

治疗:以验方中的主方治疗。前二周,每周3次,之后改为每周2次。经10次针刺治疗,双眼压降到20 mmHg,视力视野无明显变化。局部改为滴0.25%噻吗心胺眼药水,每日1次。但在以后针治期间,因家事不顺,发现眼压不稳定,时为20 mmHg以下,时而高达24 mmHg,为巩固疗效,加用配穴,并嘱患者,保持精神愉快,继续坚持每周2次的针灸治疗。又经4个疗程(每疗程10次)的针刺治疗,眼压稳定,双眼压基本保持在16～20 mmHg,视野亦有一定程度改善,停用药物。予1年、2年的远期随访观察,疗效稳定。

按:本例表明,在治疗过程中,一是降眼压药物宜逐步减量,等病情完全控制后,才可停用。二是,心理因素对本病有一定影响导致症情反复,宜及时调整用穴,并作心理疏导。三是要树立信心,坚持治疗,如本例患者治疗近半年。四是眼压改善的同时,视力和视野也会有一定程度好转。

(3) 慢性开角型青光眼之三

沙某,男,62岁,退休职工。初诊日期:2007年3月31日。

主诉:双眼视物模糊,视野缩窄伴头部胀痛已多年。

现病史:6年前经某专科医院确诊为慢性开角型青光眼。用美开朗等多种药物治疗,每日需滴3种眼药水,仍难以控制症状。眼压始终保持在23～28 mmHg,视野进行性损害明显。因其夫人在著者处治疗,经介绍前来试治。

检查:双眼眼压分别为25 mmHg(左)和27 mmHg(右)。视野:双鼻侧视野明显缩小,且向心性缩窄。C/D为0.8。

诊断:慢性开角型青光眼。

治疗:用上方主穴,两组交替轮用。每周2次针灸治疗,根据著者要求除了经常测眼压外,每3个月做视野检查1次。1年后,眼压一直维持在16~19 mmHg,视野不断改善。所用药物由2种逐步减为1种,并从治疗两年半后完全停用。针刺治疗从第3年起已改为每周治疗1次,为了维持疗效,加用耳穴:眼、目1、目2、肝、肾、神门、支点,以王不留行籽贴压,每次取一侧耳,两侧交替。嘱其自行按压,每日3次,每次每穴按压1 min。至今已坚持10余年。眼压始终稳定于正常水平,视野明显扩大,C/D由原0.8缩至0.5。

按:上例为著者开角型青光眼患者中,坚持治疗时间最长的一例,长达十余年。至少表明以下几点:一是针灸不仅对眼压的改善有效,而且对其他相关指标的改善也有效。二是在各种症状体征改善之后,停用药物而单以针灸治疗也是有可能的,当然必须慎重,宜不断检测各项指标,而且仅适用于长期坚持的患者。三是对本病患者,针灸要求能长期坚持治疗,为了使之能坚持下去,延长针刺的间隔时间,并采用耳穴贴压等法来维持疗效应该是一种行之有效的方法。

(4) 正常眼压青光眼

许某,女,40岁,财务。初诊日期:2012年12月13日。

主诉:双眼视物模糊伴周边事物看不清一年余。

现病史:双眼行放射状角膜切开术(近视手术-RK术)史17年。2010年11月8日,体检时发现双眼眼压在正常范围(波动于17~18 mmHg),但双侧视野均有不同程度缺损,建议进一步检查排除青光眼。患者因感到视力尚好,未加重视。之后,时有眼部鼻侧胀痛,视物有时模糊,患者于2011年8月,经某三甲医院进一步检查,根据双眼视野缺损,视敏度下降,经24小时眼压变化观察,确诊为正常眼压青光眼。经采用派立明、卢美根、毛果芸香碱滴眼液等药物及360°小梁切开术(左眼)手术治疗。眼压虽控制在15~16 mmHg(最高曾达27 mmHg)之间,但对视神经保护的疗效不明显,视野损害一直处于进展之中。严重影响患者情绪。经介绍来著者门诊治疗。

检查:双眼结膜微充血,角膜明,见放射状瘢痕,色素性KP(一),前房深,TYN征(一),瞳孔(一),虹膜纹理清,对光反应(十)。眼底:视盘界清,C/D为0.8,色淡,网膜平,左眼黄斑中心凹反光弥散。眼压左眼为15.9 mmHg,右眼为14.6 mmHg。视力左眼为0.2,右眼为0.7。视野检查:右眼鼻上方视野缺损,视敏度下降;左眼上下方鼻侧视野缺损(见插页图11.1)。

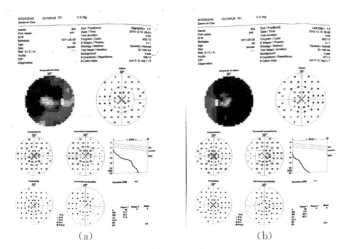

图 11.1　许某 2010 年双眼视野

诊断：正常眼压青光眼。

治疗：仅取主穴。在双侧球后穴和太阳穴行穴位注射，剂量：每穴分别为复方樟柳碱注射液 1 ml 和甲钴胺注射液 0.5 ml(0.5 mg/1 ml)。每周 3 次，三个月治疗后，视力保持稳定，视野略有好转。因患者工作较忙，改为一周 2 次。不计疗程。之后，每半年检查视力和视野一次，视力始终稳定，而视野不断有所好转。经一年治疗后，改为每 1～2 周治疗 1 次，一直至今已 11 年半。目前，视力左眼 0.4，右眼 0.8，双眼眼压保持在 15 mmHg 之下，视野和眼底情况始终处于稳定状态(见插页图 11.2、图 11.3)。2021 年的 24 小时眼压检测也较 2010 年明显改善(图 11.4)。

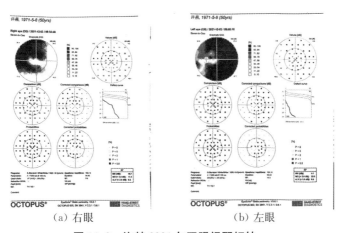

(a) 右眼　　　　　　　　　　(b) 左眼

图 11.2　许某 2021 年双眼视野好转

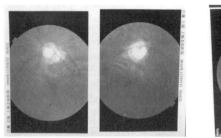
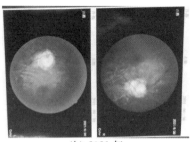

(a) 2010 年　　　　　　(b) 2021 年

图 11.3　许某双眼眼底维持稳定

(a) 2010 年　　　　　　(b) 2021 年

图 11.4　许某双眼 24 小时眼压明显好转

按：正常眼压青光眼，又称低压性青光眼。由于早期往往无症状和中心视力尚好，而眼压多显示在统计学正常值范围内，常常被延误。著者在临床上所见，多已经进入疾病的中晚期，视神经损伤严重，视野缺损明显，甚至是管状视野。给针灸治疗带来困难。著者治疗本病，强调以保护视神经为首务，重用承泣、上明、上健明配合，"靳三针"称眼三针，主用于治疗视神经萎缩；加穴位注射二种药物，前者有增强眼区微循环，促进供血；后者有营养神经作用，二者相辅相成，加之针药结合，而达增效明目之功。加之患者能坚持长期规律治疗，所以获效较明显。

【主要参考文献】

［1］盛灿若.针刺治疗青光眼的初步观察[J].上海中医药杂志,1956,(6):361.

［2］黄叔仁.针刺行间对原发性青光眼、眼压影响的研究[J].中医杂志,1963,(8):19.

［3］林霄,王锐,周娥,等.基于数据挖掘探讨针刺治疗青光眼选穴规律[J].中国中医眼科杂志,2022,32(3):207.

［4］何美芹,李志勇,梁凤鸣,等.针刺治疗青光眼的研究进展[J].中国中医眼科杂

志,2022,2(1):66.

[5] 郭素云.还睛穴治疗眼疾 520 例临床观察[J].陕西中医,1988,9(5):215.

[6] 刘文,杨光,赵小静,等.针刺对青光眼 24 小时眼压的影响[J].中国针灸,2011,31(6):518.

[7] 郝美玲,路明,杨柳.针刺治疗青光眼性视神经病变的临床疗效分析[J].中国中医眼科杂志,2014,24(5):322.

[8] 贾天琦,赵晓龙,郭雨佳.窍明、承泣、太阳、睛明四穴针刺联合丹栀逍遥散辨证治疗青光眼视神经萎缩的疗效分析[J].中医药信息,2022,39(4):26.

[9] 邱远东,李丹.复方樟柳碱注射液治疗青光眼性视神经萎缩[J].中国临床康复,2004,8(23):4853.

[10] 庄小平,兰桂英,郭珠娥,等.耳针治疗青光眼的降压作用研究[J].眼科研究,1992,10(3):193.

[11] 王民集,吕海江,田开宇,等.耳尖穴点刺放血对青光眼房水流畅系数的影响[J].中国针灸,2003,23(2):107.

[12] 王仰文,赵淑珍.头针治疗慢性青光眼 50 例[J].陕西中医,1991,12(4):177.

[13] 侯升魁,娄军,文彦,等.冷灸治疗青光眼的疗效观察[J].辽宁中医杂志,1984,8(10):30.

[14] 张世红.梅花针治疗青光眼[J].上海针灸杂志,1995,14(4):160.

第二节　原发性闭角型青光眼

【概述】

原发性闭角型青光眼,是由于原先存在的虹膜构型而发生的周边虹膜堵塞前房角,房水外流受阻,引起眼压升高的一类青光眼。包括急性闭角型青光眼和慢性闭角型青光眼二类。原发性闭角型青光眼,多表现为慢性,仅有 30%的患者表现为急性发展过程。急性型的病情发展较快,症状明显;慢性型的症状往往不明显,或仅有短暂的虹视及视物模糊。由于不能及时发现,不及时治疗的患者可能会造成严重的视力障碍或造成失明。本病以黄种人多见,常见于女性和 40 岁以上人群,是我国最主要的青光眼类型。

中医学中,绿风内障,相当于急性闭角型青光眼的急性发作期,本病名首见于《太平圣惠方》。唐代的《外台秘要》所称"绿翳内障"。其病因病机,或因肝胆火盛,热极生风,风火攻目;或脾湿生痰,痰火郁结,上攻目窍等,致玄府阻塞,神水难以排出,而为此病。慢性闭角型青光眼,亦归于青风内障。

针灸治疗绿风内障,在古代医学文献中,见于"目急痛""目痛如脱""目如拔"以及"暴盲"等条文中。《针灸资生经》中专列"目痛"一节,汇聚了宋及以前的多个穴方可供参考。

现代针灸治疗急性闭角型青光眼有关文献鲜见。这是鉴于闭角型青光眼急性发作期,症情急重。一般主张手术治疗,针灸很难介入之故。但最近也开始有人观察在应用西药降压的前提下,应用针灸治疗急性闭角型青光眼,并取得较好的效果。关于慢性闭角型青光眼的治疗,从21世纪来开始受到针灸界的重视,特别是侧重对本病所致的视神经萎缩的疗效进行较为深入的观察。另外,著者曾检索到题为"耳郭痛点与慢性闭角型青光眼的关系"一文,作者应用大头针作为检测工具,按耳区针刺点顺序进行测定。结果发现耳郭皮质下区和心区痛点强弱与患者眼压高低有密切关系,认为可作为慢性闭角型青光眼早期诊断、判断病情、评价疗效、观察预后的重要指征。

从著者已积累的经验表明:对于慢性闭角型青光眼,针灸有一定控制病情,改善视神经损伤的作用;对于急性闭角型青光眼,在急性发作期,可以协助降压,特别是改善头痛、眼痛及其他一些症状,为进一步手术提供条件;在手术之后的恢复期,则有助于提高视力和并发症的改善。

【临床表现】

(一) 急性闭角型青光眼

1. 症状

为双侧眼病,患者感觉剧烈的同侧头痛、眼痛、虹视、雾视、畏光、流泪,视力严重减退,常降到指数或手动,甚至只留光感。可伴有恶心、呕吐等全身症状。

2. 体征

眼压升高:系突然发生,急性大发作期,一般在 50 mmHg 以上,重者可超过 80 mmHg。对这类病例,如不及时治疗,往往于 24~48 h 内即可造成失明。眼球表层充血:开始为轻度睫状充血,继而全部结膜及巩膜充血。轻度结膜水肿,甚至眼睑水肿。可出现房水闪辉,角膜水肿、混浊,瞳孔散大等。

(二) 慢性闭角型青光眼

1. 症状

发作时常有情绪紊乱、过劳,长时间阅读等诱因,有虹视及雾视、眼胀,睡眠或充分休息可自行缓解。多数在傍晚或午后出现症状,过后,眼压可恢复正常,症状消失。少数人无任何症状。

2.体征

眼前部有轻度或中度睫状充血,有时无充血;眼压呈周期性突然升高,单用缩瞳剂不能使眼压下降,开始发作的间隔时间较长,逐渐由于房角粘连而加重,呈经常性持续性高眼压;眼底在早期无改变,晚期则出现视神经乳头萎缩为主的青光眼杯;视野损伤和单纯性青光眼表现相似,视力渐减退,以至完全丧失。

【治疗】

(一)古籍记载

1.取穴

经穴:上星、攒竹、阳白、天柱、百会、风池、譩譆、天牖、期门、合谷、昆仑。

经外穴:当阳。

阿是穴。

阿是穴位置:头部患侧,足太阳所过第二行,与上星对平,按之甚痛处。

2.操作

针刺。

艾灸:当阳穴可用随年壮(即依据患者年龄计算应灸壮数)。

刺血:攒竹、阿是穴,百会。

3.文献辑录

《针灸甲乙经·卷之十二》:目中痛,不能视,上星主之。先取譩譆,后取天牖、风池。

《备急千金要方·卷三十》:天柱、陶道、昆仑,……目不明,目如脱。期门治目青而呕。

《针灸资生经·第六》:眼急痛不可远视,灸当阳,随年灸。

《普济方·针灸门》:治眼痛不可忍,刺足少阳经风池二穴,手阳明合谷二穴,立愈。

《续名医类案·卷十七》:余亦曾治一士人,患头风连左目壅痛。从戴人法,于百会、上星出血皆不效。遂在头偏左之足太阳所过第二行,与上星对平,按之甚痛处,出血立愈。

(二) 现代方法

1. 体针(之一)

(1) 取穴

主穴:睛明、丝竹空、攒竹、承泣、球后、风池。

配穴:光明、三阴交、行间、窍明、百会。

(2) 操作

主配穴均取。患者选择舒适卧位或坐位,采用 0.25 mm×25 mm~50 mm 之无菌毫针。穴区常规消毒后,左手向外推眼球,右手将针尖沿着眼眶内壁缓慢刺入睛明穴 0.5 寸,再捻转针灸,致使眼部发胀流泪;沿眼眶下壁直刺球后穴和承泣,进针 1 寸,攒竹向下斜刺 0.5 寸;风池向内上方鼻尖针刺 1.5 寸;光明、三阴交直刺 1.5 寸;行间直刺 0.5 寸,百会斜刺 0.5 寸,窍明穴直刺 0.5 寸。全程手法平补平泻,15 min 行针 1 次,每次留针 30 min。每日 1 次,每周 5 次,连续治疗 3 个月。

药物:硝酸毛果芸香碱滴眼液(25 mg/5 ml),1 次 1 滴,每 10 min 滴 1 次,3 次后,每 3h 滴 1 次。治疗 1 周后,联合布林佐胺滴眼液(派立明)(50 mg/5 ml)治疗,每日 2 次,每次 2 滴。连续治疗 3 个月。

(3) 疗效评价

本法主要用于急性闭角型青光眼治疗。

疗效评定标准:临床痊愈:视野恢复正常,眼压<21 mmHg,眼部症状完全消失;显效:视野明显改善,眼压下降 8 mmHg 以上或眼压<25 mmHg,眼部症状明显改善,视力提升 2 行以上;有效:视野改善,眼压下降 3~7 mmHg 以上或眼压<25 mmHg,眼部症状改善,视力提升 1~2 行;无效:视野缩小或无改善,眼压>25 mmHg,眼部症状加重或改善,视力下降。

共治 55 例,结果临床痊愈 4 例,显效 27 例,有效 22 例,无效 2 例,总有效率为 96.4%。

2. 体针(之二)

(1) 取穴

主穴:①百会、睛明、球后(或承泣)、攒竹;②窍明穴。

配穴:丝竹空、合谷、肝俞、太冲、丘墟、蠡沟。

(2) 操作

主穴取一组。二组主穴可单独选用,亦可交替取用,配穴酌加。选用 0.25 mm×40 mm 之针灸。第一组主穴及配穴,嘱患者取仰卧位或正坐位,依次针刺穴位,得气后,留针 30 min。第二组主穴窍明,患者取坐位,背部靠在诊疗垫上,后脑部充分暴露。针刺时,从右侧枕骨粗隆上0.5 cm 处向左侧枕骨粗隆上方排针,采取直刺、深刺 6～10 针;根据病情,在距离前排针向上一横食指处再平行直刺、深刺等距离排针 6～10针,留针至晚上睡前。每日治疗 1 次,连续治疗 4 周为一疗程。

配合服用:尼莫地平片,每次 30 mg,每日 3 次;或益精杞菊地黄颗粒(枸杞子、菊花、当归、熟地黄、山萸肉、淫羊藿各 20 g,泽泻、茯苓、葛根、黄芪、牡丹皮、川芎、丹参各 15 g,甘草 10 g)。每日 1 剂,早晚 2 次温服。

（3）疗效评价

本法主要治疗慢性闭角型青光眼。

疗效评价标准:显效:视力提高 2 行以上(含 2 行,视力低于 0.1 者,每增加 0.01 计为 1 行);或证候积分减少 70％以上,PSV(眼动脉收缩期血流速峰值)、EDV(眼动脉舒张末期血流速度)提高 20％以上。有效:视力提高 1 行以上。或证候积分减少 40％以上,PSV、EDV 提高 10％以上。无效:视力无上升或下降。或证候积分减少 40％以下,PSV、EDV 提高 10％以下。

共观察 125 例和 28 眼。结果,总有效率 82.1％～92.5％。而增加从环境、生活及心理上精细化护理有助于提高疗效。

（三）张仁经验

1. 验方

（1）取穴

① 急性发作期:主穴:新明 1、新明 2(或太阳)、上健明(或上明)、承泣(或球后)、临泣、风池、行间、耳尖。

配穴:印堂、百会、安眠、率谷。

② 术后恢复期:主穴:新明 1、新明 2、上健明、上明、承泣(或球后)。

配穴:印堂、百会、足三里、三阴交、光明。

③ 慢性闭角型青光眼:参考开角型青光眼穴方。

（2）操作

主穴均取。配穴:急性发作期:情绪焦躁、失眠,加印堂、百会、安眠;头痛,加百会、率谷。术后恢复:情绪不稳,加印堂、百会;视力差,加足三里、三阴交、光明。

眶内穴,用 25 mm×25 mm 之毫针,进针 0.8～0.9 寸,用弱行气法,使眼眶出现明显酸胀感。余穴均用 0.30 mm×40 mm 之毫针,新明 1 用强行气法,使针感向眼区或颞侧放散;新明 2,先直刺进针 0.5 寸,行强行气法 1 min,略退针至皮下再向太阳穴透刺 1.2 寸;太阳穴同法向率谷穴方向透刺 1.4 寸;临泣,以 15°角透刺至目窗,进针 1.4 寸;风池,用导气法,使针感向前额或眼眶放散;行间,针芒向踝部成 85°角进针 1.2～1.4 寸,提插加小幅度捻转法,尽量促使针感上传,但不强求,运针 1 min。耳尖穴,以 0.40 mm×13 mm 之毫针,刺入 0.1～0.2 寸,取针后每穴挤出血 8～10 滴。印堂从穴上 5 分处向下贴骨透刺,百会向后平透,率谷透向角孙穴,进针 1.2～1.4 寸。余穴常规针法。发作期,可以临泣与新明 1 为一对,连接电针仪,连续波,强度以患者可耐受为度。留针时间 30 min～1 h,以症状减轻为度。术后恢复期,留针 30 min。留针期间,每隔 10 min 运针 1 次。急性发作期,每日 1～2 次,直至症状明显改善,符合手术指征;术后恢复期,每周 2～3 次,3 个月为一疗程。

(3) 体会

本方适用于急性闭角型青光眼急性发作期和术后稳定期。慢性闭角型青光眼,可参考原发性开角型青光眼的穴方。

由于急性闭角型青光眼主要为眼压急剧升高和剧烈的眼痛、头痛、烦躁、失眠等伴发症状,本方即针对此而选穴组成,新明 2、太阳、风池、临泣和行间,均为降眼压之要穴,特别是行间穴,20 世纪 60 年代有学者已发现该穴有明显降低原发性青光眼眼压的作用。上健明(或上明)、承泣(或球后)均为眶内穴,用以疏通目窍堵塞、畅通神水、消疼止痛及明目;而印堂、百会、安眠,则能宁心安眠;率谷透刺,与百会、临泣合而更能加强清除头目之痛的功效。

术后恢复期,主穴由新明二穴和眼三针组成,重在通络明目;足三里、三阴交,补脾胃,以濡润目窍;取足光明,疏肝胆之气,以上调神水。

除精择穴位外,本方更注重操作,急性发作期,刺法上多用透刺之法,以加强疏通经脉之功能;手法上重视行气之法,以降火散结,通玄府之壅堵,促神水之循环。术后恢复期,针法缓和,手法以补为主。

2. 医案

金××,男,64 岁。初诊日期:2013 年 6 月 14 日。

主诉:右眼剧烈胀痛视物模糊伴不能成眠一周。

现病史:数日前因生气后,出现右眼胀痛不适。曾用热敷及点消炎眼药水无效。眼痛逐渐加重,并涉及右半侧头痛,情绪烦躁不安,夜不成寐。后经上海市某三级专科医院检查。诊断为:急性闭角型青光眼(右)。

因眼压过高,建议先行降压治疗再行手术。但经滴降压眼药水和输液等治疗 5 天,眼压仍居高不下,头颞部胀痛及失眠等症状未减。因其亲戚信服针灸而与著者熟识,特介绍前来,要求用针刺降眼压和缓解症状。

检查:患者痛苦病容,沉郁不言。右眼角膜稍混,前房浅,瞳孔中等大,光反应消失,晶体轻度混浊,眼底正常。测眼压右侧为 54 mmHg,左眼 18 mmHg。脉紧略数,舌质红,苔薄腻微黄。

诊断:急性闭角型青光眼(急性发作期)。

治疗:用上方之急性发作方为主(未用行间穴)治疗。考虑到患者头痛剧烈,加取患侧后太阳穴(丝竹空穴平移与鬓发际相交处)以 0.30 mm×50 mm 之毫针沿皮透向率谷,进针 1.8 寸。第二天复诊,头部胀痛显减,已可安睡 6 小时,但查右眼眼压减之不明显,为 50 mmHg,左眼 16 mmHg。于是,加针双侧行间穴。第三日复诊,右眼眼压降至 24 mmHg,诸症进一步减轻。继加行间穴。第四日复诊,双眼眼压均降至 14 mmHg。即被收院行手术治疗。

术后恢复良好,惟右眼视力仅为 50 cm/指数,来著者处要求继续针刺。改用术后恢复方。第一疗程(3 个月),视力恢复至 0.12。后经二个疗程治疗,视力上升至 0.5,停治。至今未见复发。

按:本例是闭角型青光眼急性发作患者中唯一一位在急性发作期和术后恢复期均在著者处治疗的患者。通过针灸治疗,二类症状都获得改善。一般而言,针刺降眼压,对急性期高眼压者,即时效应较为明显,所以可作为术前降眼压和改善伴发症状的方法之一;而术后恢复,特别是视力的术后恢复,有一个缓慢的过程,要求患者及早就医,长期坚持。

【主要参考文献】

[1] 程美美,李慧燕,古凤琴.中医刺法治疗急性闭角型青光眼的效果[J].河南医学研究,2021,30(27):5129.

[2] 石集贤,谢天华.耳郭痛点与慢性闭角型青光眼的关系[J].中国针灸,2000,20(2):99.

[3] 黄叔仁.针刺行间对原发性青光眼眼压影响的研究[J].中医杂志,1963,(8):19.

[4] 王研,陈春艳,孙河,等.针刺窍明穴治疗闭角型青光眼视神经萎缩疗效观察[J].上海针灸杂志,2016,35(5):558.

[5] 廖晶晶.针刺联合精细化干预治疗闭角型青光眼继发视神经萎缩临床观察[J].光明中医,2021,36(22):3854.

第三节 高眼压症

【概述】

高眼压症为一类症候群,经反复多次测量眼压均超过正常范围值(21 mmHg),但其视神经并不出现萎缩,视野未见改变。高眼压症,作为一个特定的概念,1962 年首先由 Drans 提出。它和伴有视野改变、视神经萎缩等的青光眼不同,但又和青光眼相关。临床常见早期高眼压症患者随病程发展逐渐诊断为青光眼。高眼压症在人群中的患病率较高,40 岁以上人群可达到 3%~10%。若不进行干预,将有 10% 以上的高眼压症者在 5~10 年内发展为青光眼。所以,高眼压是青光眼的主要危险因素之一。然而对所有高眼压症者进行干预治疗既不符合卫生经济学要求,长期用药也可使生活质量下降以及受到药物副作用影响等。因此高眼压症是否需要治疗、如何治疗、治疗随访的原则是什么等,均是眼科工作者面临的重要临床问题。这也为针灸的参与提供了机遇。

由于高眼压症缺乏明显的临床证候,所以在古代医籍中,未能查见中医针灸对其的有关描述及诊疗经验的记载。而值得注意的是,本症的治疗已引起了我国现代针灸工作者的关注。近年来,通过耳穴压丸和针刺等法,做了有意义的临床研究,如通过较大样本的对照研究发现应用耳穴压丸法有明显降低高眼压患者 24 小时眼压波动的作用,同时指出由于高眼压症的治疗涉及长达终身的治疗过程,因此患者对治疗计划的依从性是高眼压症长期稳定、不再发展为开角型青光眼的关键。耳穴压丸方法简便安全价廉效显,使患者能够建立良好的依从性而能坚持长期有效治疗。

实验研究也证实,通过穴位注射川芎嗪对实验性高眼压兔眼具有降低眼压、提高视网膜组织 SDO 活性和 MDA 的水平,具有保护视网膜组织的作用。

著者在临床实践中,长期跟踪观察多例高眼压症患者,证实只要能坚持针刺治疗,在不用任何降眼压的药物的情况下,不仅能保持正常眼压,且视神经未出现任何损伤症状。

【临床表现】

1. 症状

一般无明显症状。

2. 体征

压平式眼压计测量一眼或双眼，眼压至少有 2 次高于 21 mmHg。视野检查无青光眼性视野缺损，视盘及视网膜神经纤维层正常。房角为开角，且无房角关闭史。

无青光眼家族史。且排除可引起眼压升高的其他眼病。

【治疗】

(一) 古籍记载(略)

(二) 现代方法

1. 耳穴压丸

(1) 取穴

主穴：眼、目 1、目 2、肝、肾、内分泌、颈椎、神门、交感。

配穴：皮质下、肾上腺、丘脑、脾、胃。

(2) 操作

每次主穴均选，酌加配穴 2～3 个。令患者取坐位，先将患者耳郭以 75% 的酒精清洁待干，将耳穴贴(王不留行籽)贴压在选定的耳穴上，用拇指、食指轻轻对压所贴耳穴，手法由轻缓到重，使之产生酸、胀、痛的感觉，每次按压 1～2 min。并嘱患者每日如法按压 3～5 次。隔 2～3 日换贴一次。每次取一侧，双耳交替。10 次为 1 个疗程。

(3) 疗效评价

疗效评定标准：显效：治疗后眼压控制在 21 mmHg 以下，或眼压下降＞10 mmHg。有效：治疗后眼压仍高于 21 mmHg，比治疗前下降＜10 mmHg。无效：治疗后眼压未降或反而升高。

共以耳穴压丸法治疗 214 例高眼压症患者，基本按上述标准评定，结果：显效 88 例，有效 106 例，无效 20 例，总有效率为 90.7%。其中 174 例观察发现耳穴压丸，可明显降低 24 小时昼夜眼压的波动。

2. 体针

(1) 取穴

主穴：①颈夹脊穴；②太溪、太冲

配穴：太阳、承泣、攒竹。

颈夹脊穴位置：起点位于枕外隆突直下，后正中线旁开 0.5 寸；止点位于第 7 颈椎棘突下旁开 0.5 寸处。每侧 8 穴,双侧取穴,共 16 穴。

(2) 操作

主穴仅取一组。第 2 组主穴可酌加配穴。选 0.30 mm×(25～40)mm 无菌毫针。颈夹脊穴直刺,根据患者胖瘦等情况针刺 0.5～1寸,其余穴位按常规针法。得气后施平补平泻手法。留针 30 min,每日 1 次,每周 5 次。10～15 日为 1 个疗程,疗程间隔 4 日。一般为 3 个疗程。

(3) 疗效评价

共治疗 100 例,结果临床痊愈 37 例,显效 11 例,有效 29 例;无效 23例。总有效率为 77.0%。其中 40 例和耳穴压丸法进行对照观察,发现二者在疗效相似上,因此认为,方法更为简便的耳穴贴压法,更值得临床推广使用。

(三) 张仁经验

1. 验方

(1) 取穴

主穴:风池、球后、太阳、印堂、百会。

配穴:眼、神门、肝、肾、降压沟(均耳穴)。

(2) 操作

主配穴均取。主穴取双侧,用针刺法。球后,选 0.25 mm×25 mm之毫针,进针 0.8 寸,用弱行气法,至明显得气。余穴用 0.30 mm×40 mm 之毫针。太阳穴,针尖向耳尖方向,平刺进针约 1.2 寸,得气后用平补平泻法;风池穴,针尖向目外眦,刺入 1.4 寸用导气法,使针感向前额部放散。留针 30 min。取针后,继用配穴。每次取一侧耳穴,双侧交替。用耳穴贴(王不留行籽或磁珠)贴压,其中,降压沟穴沿沟排贴 2～3 粒。贴后,进行按压,每一穴区约 1 min。并嘱患者每日照法按压 3 次。

首月每周 2 次,随着眼压平稳,改为每周治疗 1 次。不计疗程。

(3) 体会

高眼压症,重在控制眼压,防止向青光眼发展,所以偏重用风池、太阳二穴降控眼压,球后,通络明目。临床发现,该类患者,一旦被诊断为本病,多和青光眼患者一样,心理负担重重。所以,加用百会、印堂以调节情绪。实践表明,如能加上心理疏导,可获事半功倍之效。配穴组方思路同主穴,更增加调节肝肾功能,强调治本。总之整个穴方,类似青光眼组方但更简要。而且为了增强患者的依从性,随着症情的控制,不仅能延长治疗时间间隔,而且可单纯采用耳穴贴压治疗。

2. 医案

蔡××,男,39 岁。初诊日期:2015 年 11 月 20 日。

主诉:眼压偏高,视物疲劳加重 10 余天。

现病史:患者因工作紧张,引起双眼胀重不适、视物模糊,于 2015 年 2 月 11 日,去某医院眼科诊治。经测眼压为左 27 mmHg,右眼 26 mmHg。视力(裸眼)左 0.4,右 0.6。当时诊断为开角型青光眼。予以滴降眼压的眼药水治疗(药名不详)。治疗后,眼压有所下降,但视物模糊及双眼易疲劳未见好转,且二眼结膜发红不适。于是,又至本市三甲专科医院专家门诊诊治,经多项检查,除眼压略高于正常水平,视野、眼底均未见异常。24 小时眼压检测其波动亦未超出正常范围。诊断为高眼压症。不建议长期用药物降眼压。因患者有近视史,建议其更换眼镜及平时改善用眼环境,注意用眼卫生。半月前,因更换工作,患者自觉视疲劳加重,眼干涩酸重,看手机或电脑时间一长,症状更重。且出于对高眼压的恐惧。从网上获知,前来著者特需门诊部就治。

检查:患者神情沉郁,双眼外观正常,双结膜略充血,眼底检查无异常。眼压左 25 mmHg,右 24 mmHg;视力(矫正):左 0.8,右 1.0。舌质略暗,苔薄白,脉平。

诊断:高眼压症,视疲劳。

治疗:考虑到患者兼有视疲劳,主穴加攒竹透刺上健明。首次针后,患者即有眼目清亮之感。一周后,测眼压分别为左眼 18 mmHg,右眼 20 mmHg。嘱其经常测量眼压,每 3 个月查 1 次眼底和视野。至今已 7 年多,他坚持每 1～2 周针刺 1 次。眼压一直保持在正常范围,眼底有关的各项检查未见异常。

按:本例患者早期被诊断为开角型青光眼,情绪紧张,眼压处于波动之中。后经著者建议,再次请专科医院的专家诊治,结果确诊为高眼压症。停用降眼压药物,改以针刺治疗,症情稳定,至今未发展为青光眼。与此同时,著者较长时期另外观察二例青年患者,一为在校大学生,高中毕业时体检发现眼压异常,经本市某三甲专科医院诊断为高眼压症。但因已作好赴美留学准备,故未作任何治疗进美国一所大学学习。学习三月余,因学业紧张用眼多,眼部不适加重,无法坚持,只得辍学。回国后,经查,眼压增高。波动于 23～28 mmHg 之间,左眼出现鼻侧视野轻度受损,右眼生理盲点扩大。考虑为开角型青光眼早期,建议可滴降眼压药物控制。其母害怕药物副作用,经介绍来著者处针刺治疗。目前已有五年多,尽管大学功课压力较大,但双眼眼压一直控制在正常范围,而且视野及其他眼部体征均未出现明显异常。另一例为银行工作人员,有高度近视史。入职体检发现眼压增高(23~25 mmHg),专科医院进一步检查,示眼底变化不明显,24 小时眼压波动处于正常水平。建议不用药,三个月复查一次。在著者门诊用上方治疗,每周 1 次,至今已近三年。多次复查,表明眼压基本正常,眼底无异常。以上表明,针刺不仅对高眼压症疗效确切,而且更能预防向青光眼转化。

【主要参考文献】

[1] 王哲,王艳,常美芝,等.耳穴压豆对高眼压症昼夜眼压波动的影响研究[J].中国针灸,2015,35(6):590.

[2] 张成涛,邓少颜,张俊峰.耳穴贴压治疗高眼压症 40 例[J].中国中医药现代远程教育,2013,11(9):49.

[3] 刘洋.针刺颈夹脊穴治疗高眼压症 60 例河南中医[J].2014,34(4):752.

第四节　青光眼睫状体炎综合征

【概述】

青光眼睫状体炎综合征,简称青-睫综合征,亦称青光眼睫状体炎危象,是前部葡萄膜炎伴青光眼的一种特殊形式。属于继发性青光眼之一,1948 年定为独立疾病。本征以非肉芽肿性葡萄膜炎伴明显眼压升高为特征,每次发作时呈轻度睫状体炎。起病急骤,单眼居多,且是同一眼反复发作,偶有双眼受累。可反复发作,与劳累有关,尤其与脑力疲劳和精神紧张有关。

青光眼睫状体炎综合征在中医学中属于"青风内障"和"瞳神紧小"。认为多由于肝胆二经功能失调,兼有风热潜伏,致使疏泄失职,气机阻滞,风火上攻,神水瘀滞,肝阳上亢所致。

在古代针灸病谱中,未查阅到类似的记载。

现代针灸治疗本征的文献不多。著者仅查阅到发表于 20 世纪 80 年代的临床报道。著者自 1990 年来,曾治疗多例本征患者,发现针刺对本病确有一定疗效,并积累了一定经验。热望与针灸界同仁进一步完善。

【临床表现】

1. 症状

单眼发病且是同一眼反复发作,偶有双眼受累。发作时一般无自觉症状,可有眼部轻度不适,视力一般正常,如角膜水肿则视物模糊,呈雾状。

2. 体征

发作性眼压升高且反复性发作,间隔时间可数月至1~2年。眼压可高达40~60 mmHg,每次发作高眼压持续时间一般1~14天,可自行恢复,少数延续一个月,罕有延续两个月者。

发作期间瞳孔略大。轻度睫状充血,角膜上皮水肿。角膜后壁灰白色沉着物(KP)常在发作后3日内出现,大小不等,大者呈羊脂状KP,一般不超过25个,多位于角膜下方。眼压恢复正常后数天或数周消失。眼压波动时可重新出现或不出现KP。一般眼底正常,若与原发性开角青光眼并存时可出现青光眼性视神经及视野的损害。

【治疗】

(一) 古代记载(略)

(二) 现代方法

体针。

(1) 取穴

膈俞、肝俞、脾俞、风池、天柱、行间、三阴交。

(2) 操作

上穴均取,针刺得气后留针20 min,隔日1次,不计疗程,以愈为期。

(3) 疗效评价

以本方治疗3例,均获效。发现对改善眼胀、虹视等症状,降低眼压,减轻炎症及角膜后壁沉着物(KP)都有一定作用。

(三) 张仁经验

1. 验方

(1) 取穴

主穴:①新明1、目窗、球后、新明2;②翳明、太阳、承泣、临泣。

配穴:耳尖、光明。

(2) 操作

主穴每次取一组,二组交替,均取患侧。配穴每次均取,取双侧。球后、承泣,用 0.25 mm×25 mm 之毫针;耳尖用 0.40 mm×13 mm 之毫针,余穴均用 0.30 mm×(25～40)mm 之毫针。新明 1 和翳明,用强行气法,要求针感向太阳或眼区放散;目窗、临泣,向后成 15°角平刺 0.8寸;球后、承泣用弱行气法,使眶内有酸胀感。耳尖,针入 0.1～0.2 分,不可刺到耳软骨;光明,针尖向上,针入 1.2～1.4 寸,用行气法促使针感向上传导。留针 30 min。取针时,耳尖穴每穴挤出黑血 5～8 滴。症状较重者,以甲钴胺注射液 1 ml(0.5 mg/1 ml),注入患眼球后或承泣。注意:针刺球后(或承泣)时,则穴位注射承泣(或球后)。针刺与穴注不宜同取一穴位,须轮替使用。每周 3 次,不计疗程,以愈为期。

(3) 体会

本征因为皆有高眼压与睫状体炎症,故取目窗、临泣、光明,泻肝胆之火,以降过高之眼压;取新明 2、太阳、耳尖活血化瘀,以消除炎症;承泣、球后,疏通眼络,以祛瘀明目。

从已有病例看,本方对缩短病程,预防复发确有一定作用。

2. 医案

王××,男,45 岁,大学教师。于 2010 年 3 月 11 日初诊。

主诉:左眼胀痛不适伴视物模糊反复发作 12 年,加重 3 天。

现病史:患左眼虹睫炎病史 12 年,反复出现左眼胀痛不适,左眼眼压在 25～34 mmHg 之间,被某专科医院诊断为左眼青-睫综合征。一直用美开朗等药物控制眼压。2010 年 3 月初,出现左眼不适症状加重,左眼羊脂状 KP(+),丁达尔征(Tyn)(+),药物治疗病情控制不佳。寻至著者处求治。

检查:左眼结膜充血,左眼角膜羊脂状 KP 多枚。眼压:右眼 20 mmHg,左眼 31 mmHg,前房(-),视力右眼 1.0,左眼 0.8(均矫正)。

诊断:青-睫综合征(左眼)。

治疗:用上方二组交替治疗,嘱其每周治疗 3 次。经 3 次治疗后,左眼结膜充血减轻,左眼眼压降至 14 mmHg,右眼 18 mmHg,左眼角膜仍可见羊脂状 KP1 枚,前房(-),Tyn(-)。3 月 25 日复查时见左眼结膜充血明显减轻,左眼角膜 KP(-),前房(-),Tyn(-),一直维持治疗至 8 月,眼压正常,角膜透明。后去德国讲学,停止针灸治疗,仅用药物治疗,导致旧疾复发。2010 年 12 月 14 日回国后复诊,眼压:右眼 19 mmHg,左眼 35 mmHg,左眼角膜可见羊脂状 KP6 枚,Tyn(-),用美开朗、碘必殊不能控制。12 月 17 日前来针灸治疗,经 2 次治疗后,12

月 28 日查眼压：右眼 19 mmHg，左眼 16 mmHg，左眼角膜 KP(－)。后一直维持治疗半年，病情控制理想，至今未复发。

按：著者前后共治疗本病症 5 例，疗效亦颇为显著，且起效较为迅速。但本征易于复发，一般须坚持治疗 3～6 个月。

【主要参考文献】

［1］吴泽森，徐懋纪，钱晴兰.针刺治疗青-睫综合征［J］.上海针灸杂志，1987，(8)：37.

第五节　虹膜睫状体炎

【概述】

虹膜睫状体炎，又称前葡萄膜炎，是指虹膜的炎症连累相邻的睫状体，为虹膜炎和睫状体炎的总称，是葡萄膜炎中最常见的一种类型。该病的发生可能与感染、自身免疫因素、全身炎症性疾病有关。常为急性发作，也可有慢性表现者。急性者若治不及时，可导致继发性青光眼、并发性白内障、眼球萎缩而终至失明。虹膜睫状体炎，患者单眼或双眼均可发病，多为单眼发病。本病慢性炎症者症状可不明显但复发率较高。

本病相类于中医学中的瞳仁紧缩症，首见于《证治准绳》。又名瞳神焦小、瞳神紧小、瞳神干缺等。其病因，或为风热之邪或肝胆实火，上犯于目，熏蒸黄仁；或脾胃湿热，上熏于目；或肝肾阴亏，虚火上炎，煎灼黄仁等。

在古医籍中，虽无针灸治疗瞳仁紧缩症的记载，但有治疗类似本病的一些主要症状的条文，如早在《备急千金要方》提到的"眼赤痛，目䀮䀮，冷热泪，目睑赤，皆针承泣。"就包括目红、眼痛、泪出、视力模糊等本病症常见的症状。在后世的其他著作中也有类似载述。可供借鉴。

现代针灸治疗本病的最早报道，见于 1974 年。采用新明穴治疗，发现对急性患者有散瞳消炎作用，且对陈旧性患者也能提高视力。之后，有关临床资料不多。从 21 世纪开始，本病症的治疗开始逐步引起针灸界的重视。以急性虹膜睫状体炎为主，在方法上，则以针刺疗法为主，主张针药结合。也有以针灸结合穴位注射或结合扩瞳治疗的临床报道。用蜂针治疗，也有一定效果。选穴上多以局部(眼区或眼周穴)为主配合远道穴。证实针灸进行早期干预对提高效果有一定的意义。著者多年实践则表明,本病的复发率高,坚持长期规律的针灸,对预防本病的复发有重要作用。

【临床表现】

1. 症状

慢性炎症者症状不明显。急性发作,可有视力减退或明显下降。眼眶胀痛并以夜间为剧、眼睑痉挛、畏光、流泪等。

2. 体征

有明显的睫状充血,严重病例还可形成混合性充血和结膜水肿。出现房水混浊、房水闪辉、虹膜纹理不清、玻璃体混浊、瞳孔缩小等。有时炎症细胞或色素沉积于角膜后表面(KP)。严重者有视网膜水肿或视盘水肿。

【治疗】

(一) 古籍记载

1. 取穴

承泣、睛明、丝竹空、瞳子髎、风池、合谷、肝俞。

2. 治法

(1) 针刺

丝竹空穴采用沿皮向前一寸五分,透瞳子髎穴。取针时宜弹针出血。余穴用常规针法。

(2) 艾灸

肝俞穴,用直接灸法。适用于肝经上壅,熏灼黄仁者,达到以热清热的目的。

3. 文献辑录

《千金翼方·卷二十七》:眼赤痛,目眦眦,冷热泪,目睑赤,皆针承泣。

《类经图翼·卷八》:风池……眼眩赤痛泪出。

《针方六集·纷署集》:丝竹空……眼疼目赤肿,沿皮向前一寸五分,透瞳子髎穴,宜弹针出血。

《针灸则·眼目》:肝经上壅,目赤涩痛,针:合谷、睛明;灸:肝俞。

(二) 现代方法

1. 综合法

(1) 取穴

主穴:①攒竹、瞳子髎、太阳、鱼尾;②睛明、承泣、肝俞、肾俞。

配穴：足三里、大椎。

（2）操作

药液：胸腺肽药液（胸腺肽 8 mg，灭菌注射用水 6 ml）。

主配穴均取。主穴第一组，用刺血法：常规消毒后，用灭菌三棱针点刺出血，出血量可据症情轻重而定，一般在 5～10 滴。继针第二组：以 0.25 mm×40 mm 之毫针，针睛明、承泣穴，直刺 1～1.4 寸，进针宜轻宜慢，以免伤及血管；取 0.30 mm×50 mm 之毫针，针肝俞、肾俞，斜向脊柱进针，得气后，用平补平泻手法。留针 5～10 min。

配穴用穴位注射法，取一侧穴，二侧穴交替取用。穴区常规消毒，用 5 号针头注射器抽取临用时配制的胸腺肽药液，垂直刺入穴位后，行提插手法，得气后回抽无血，即可注入药液，每次每穴 2 ml。上述诸法均每日 1 次，10 次为 1 个疗程。

（3）疗效评价

疗效评定标准：临床痊愈：眼部症状消退，无睫状充血，无房水炎症细胞，角膜后 KP（－），视力提高至 5.0 以上，随访 1 年内未复发；有效：睫状充血消失，无房水炎症细胞，角膜后 KP（＋），炎症消退，视力提高至 4.5 以上，随访 1 年内未复发；无效：诸症无明显改善，且反复发作。

用以上法治疗 35 例，结果临床痊愈 16 例，有效 15 例，无效 4 例，总有效率为 88.5%。

2. 体针

（1）取穴

主穴：①睛明、球后、瞳子髎；②新明 1、新明 2。

配穴：肝经风热取太阳、大椎、风池、合谷、行间穴；肝胆湿热取风池、曲池、合谷、光明、三阴交、太冲穴；风热夹湿取太阳、风门、曲池、合谷、足三里穴；阴虚火旺取肝俞、肾俞、太冲、复溜穴；脾肾阴虚取大椎、肾俞、关元穴。

（2）操作

主穴每次取一组，可单用一组穴，也可交替应用。第一组穴仅取患侧。用 0.25 mm×25 mm 之毫针，直刺 0.2～0.5 寸，得气为度，中强度刺激，实证施以捻转泻法，虚证用平补平泻法，不用提插手法。留针。第二组穴用 0.30 mm×40 mm 之毫针，可双侧同取。采用提插加小捻转手法，针感宜强，促使气至病所。运针 1 min 后去针。

配穴均取双侧，以 0.30 mm×40 mm 之毫针直刺 0.8～1.0 寸，得气为度,施以提插捻转复合补泻手法。肝经风热型、肝胆湿热型、风热夹湿型中的病情急重者在太阳、大椎、曲池三穴中选一穴,用"透天凉"手法施术 1～3 次;脾肾阴虚型均施予补法;肾俞、关元针后施隔姜灸 5～7 次,艾炷大小以腹内暖热为度。

主穴一组和配穴均留针 30 min,每隔 10 min 行针 1 次,每日 1 次,10 次为 1 个疗程。

可配合使用扩瞳药滴眼,结膜下注射散瞳合剂(1%阿托品、0.2%利多卡因、0.1%肾上腺素等量混合,共 0.1～0.2 ml),每天 1 次。

(3) 疗效评价

共治疗 43 眼,临床痊愈 19 例,显效 9 例,有效 14 例,无效 1 例,总有效率 97.7%。

3. 针药

(1) 取穴

主穴:睛明、承泣、丝竹空、攒竹、太阳、翳明、风池。

配穴:大椎、合谷、肝俞、太冲、三阴交。

(2) 操作

每次取主穴 4～5 个,配穴 2～3 个。穴位可轮流取用。患者取端坐位或仰卧位,闭眼,常规消毒,躯体及四肢穴以强刺激泻法为主,或通以电针,强度以患者能耐受为准;眼周各穴使用平补平泻法,进针要快,不捻转提插,以得气即可,用弱刺激。留针 20～30 min。眼区穴出针后按压 3 min 以防止出血。2 周为 1 个疗程。每日 1 次,10 次为 1 个疗程,疗程间歇 3～5 日。

药物治疗:外治,散瞳,用 1%阿托品溶液滴眼(或 1%阿托品眼用凝胶涂患眼),2 次/d;典必殊眼药滴眼,4 次/d。湿热敷,生地黄、地榆、红花等各等分,水煎,去渣,作湿热敷,每天 3 次,每次 20 min。

(3) 疗效评价

共治疗 117 例,总有效率为 93.2%～96.6%。

(三) 张仁经验

1. 验方

(1) 取穴

主穴:头临泣、承泣、丝竹空、太阳、耳尖(耳穴)。

配穴:新明 1、风池。

(2) 操作

主穴,开始治疗时均取,随着症状的好转,每次取 3～4 穴,配穴,每次取 1 穴,二穴交替。头临泣,以直径 0.30 mm 之毫针,针尖向前额方向斜刺进针 0.8～1 寸,施以泻法,以局部明显胀重为度;承泣,以 0.25 mm×40 mm 之毫针,略斜向上刺入 1～1.2 寸,至眼球有酸胀感;太阳、丝竹空针刺时,宜采用强刺激泻法,一般垂直进针 0.8～1.0 寸,反复提插捻转直至局部出现明显酸胀感,留针,太阳穴去针时可挤压出血。耳尖宜选用刺血疗法,即常规消毒后,手指反复揉捏耳尖至充血,将耳前折,以三棱针或粗针对准穴位,迅速刺入 1～2 mm 深,不留针,出针后用手指挤压,出血数滴。新明 1、风池穴的操作手法如前所述。除耳尖穴外,均留针 20～30 min。开始时每周治疗 3～4 次,之后,随症状好转可改为每周 2 次。

(3) 体会

上方用于虹膜睫状体炎的急性发作期。本病为热毒伤阴,在取穴上,取胆经之临泣、风池,重在祛肝胆之风火邪毒;取丝竹空,则在清三焦之热毒;承泣则用以解阳明之毒邪。耳尖、太阳均为经外穴,是历代用于活血解毒的要穴,取其并出血,意在去血分之热毒。新明为治多种眼病的验穴。

操作上以针刺泻法与刺血相结合。著者经验,尤其是耳穴,早期可双耳均取,每耳可挤血 10 余滴,往往有较为明显增加的止痛消炎的作用。

本病以早期针灸治疗为佳,且应针药结合,与其他中西医方法结合运用。临床痊愈后,宜用针灸巩固治疗一个时期。

2. 医案

(1) 虹膜睫状体炎之一

金××,男,35 岁,公司管理人员,2003 年 5 月 19 日初诊。

主诉:左眼红痛、视物糊 3 个月。

现病史:因工作劳累,近来时觉头痛眼胀,眩晕不适。不久晨起发现左眼充血,眼痛较剧,并伴有畏光流泪,视物模糊,视力下降。前往眼科就诊检查,确诊为:左眼虹膜睫状体炎。但经激素等抗炎对症治疗,效果不显,至今左眼仍有充血、隐痛,视力未复。前来著者处求效于针灸法。

检查:健康状况良好,疲倦貌,左眼球结膜、睫状微充血,瞳孔明显较右侧缩小,对光反应略迟钝,左眼载镜视力为 0.2(原为 0.8),右眼载镜视力 1.0(无改变)。舌红苔微黄,脉弦数。

诊断:左眼虹膜睫状体炎。

治疗:采用上方治疗,每周 2 次。首次治疗后,自觉隐痛明显减轻。7 次后,左眼充血、隐痛消失,视力渐见恢复。停用耳尖穴。治疗二个月后左眼戴镜视力达 0.5。左眼红痛未作,左侧瞳孔也逐渐恢复至正常。后因工作繁忙,每周只能坚持一次针治,接受针治三个月后左眼视力完全恢复。鉴于虹膜睫状体炎的易复发性,患者平时双眼易觉疲劳,每于劳累后,左眼时有隐隐作胀疼痛,故坚持每 1～2 周一次的不间断治疗,至今无眼红眼痛,视力保持在 0.8。

按:本例来诊时,已过急性发作期,用针灸治疗效果仍较显著。本病易于复发,虽主要症状已消失,但患者在劳累后左眼易于疲劳及胀痛感。故须要求继续坚持巩固,一般在半年以上,治疗间隔时间可延长。另外,著者曾治疗一例急性期患者,在用药治疗的基础上,用上方治 10 次,结果痊愈,一直未能发作。表明争取治疗时机十分重要。

(2) 虹膜睫状体炎之二

殷××,女,63 岁。初诊日期:2009 年 7 月 29 日。

主诉:两眼红痛畏光流泪反复发作 4 年。

现病史:患者 2005 年 5 月底,因左眼充血、疼痛、畏光、流泪,视物不清,前往上海交通大学医学院附属瑞金医院眼科就诊,经查确诊为虹膜睫状体炎,予药物治疗后症缓。一个月后右眼亦发生类似症状,拟虹膜睫状体炎予相应治疗。虽经积极治疗症状暂时缓解,但此后双眼反复出现红痛畏光流泪,视力逐渐下降,从原来的 1.5 降到了 0.7～0.8,一直维持西医药物治疗。2008 年 10 月底眼科复查炎症缓解,但因仍有眼痛、视物模糊,还须每天扩瞳 1 次,并以迪菲滴眼 1 次/d。2009 年 6 月日左眼出现一个较大的飞蚊及反复闪光。到处求医未果。慕名前来著者处求治。

检查:身体健康,神清语明,双眼外观无异常,左右裸视力均为 0.6。双眼轻度睫状充血。舌红苔薄脉弦。

诊断:虹膜睫状体炎。

治疗:以上方治疗。首次针后即诉眼前一亮,视物变清晰。后每周坚持针灸治疗 2 次。自接受针灸治疗后,未再出现眼红畏光流泪症状及闪光感,眼痛渐见减轻,视力较前提高。10 月 27 日市眼病防治中心再次复查,双眼已无炎症,建议停用散瞳等任何药物。因担心复发,患者仍然坚持接受针灸治疗,后病情稳定,眼痛消失,双眼裸视力恢复到 0.8。

2011 年 10 月起,改为每周一次治疗,至今虹膜睫状体炎未再复发,视力保持,飞蚊症还存在,但未加重。

　　按:本例患者,自首次针灸至今已经四年余。仍坚持每周一次治疗。四年来,每半年去原治疗医院复查一次,均未见复发,且视力保持良好。表明,针灸治疗也存在一种维持量,即对某些难治病,在恢复至一定程度之后,可以采用延长针刺间隔时间的方法,既能保持疗效,又使患者可以接受长期治疗。此法著者在临床上屡试不爽,值得进一步研究。

【主要参考文献】

[1] 焦国瑞.针灸临床经验辑要[M].北京:人民卫生出版社.1981.299.

[2] 杨文山.蜂针治疗虹膜睫状体炎 108 例[J].养蜂科技,1995,(1):30.

[3] 张蕙.针刺加穴位注射治疗虹膜睫状体炎 35 例[J].山东中医杂志,2000,19
　　　(12):739.

[4] 王海燕.中西药结合针刺治疗急性虹膜睫状体炎临床效果观察[J].中外医药,
　　　2013,28(10):140.

[5] 王永德.中药针灸联合西药治疗急性虹膜睫状体炎 88 例[J].陕西中医,2011,
　　　32(2):177.

第六节　老年性白内障

【概述】

　　白内障是以晶状体混浊、视力缓慢减退渐至失明的一种慢性眼病,也是世界上多数国家致盲的主要原因。其中老年性白内障约占所有白内障患者的 50% 以上。老年性白内障又称年龄相关性白内障,晶状体老化后的退行性病变,随着人类平均年龄的增长,老年性白内障的发病率有逐渐增长之势。80 岁以上,患病率几可达到 100%。本病分皮质性、核性及后囊下性三类。皮质性多见,据临床发展过程分为初发期、膨胀期、成熟期和过熟期 4 期。现代西医学在早期虽可用药物治疗,但疗效未肯定,仍以手术为主。而相当部分患者,特别是某些眼底病,手术后的视觉效果不甚理想。手术本身也带来一些并发症。

　　老年性白内障,中医学称圆翳内障(《秘传眼科龙木论》)。历代眼科文献尚有浮翳、沉翳、枣花翳、黄心白翳、如银内障等病名。其名虽异,实则均为晶珠混浊,只是病变之阶段、程度、部位、颜色有所差别而已。本病多因年老体衰,肝肾亏虚,精血不足;或脾胃虚衰,气血虚弱,不能上荣于目等所致。治疗上以补养肝肾,健脾益气为主。

针灸治疗本病,在我国古医籍中,早见于《针灸甲乙经》。《备急千金要方》和《千金翼方》,亦有载述。之后的《秘传眼科龙木论》,则介绍了多个治疗本病之效穴。特别是明代的《针灸大成》,在提出穴方之时,也比较客观指出"亦难治疗"。

现代针灸治疗白内障,早期的报道在1959年。20世纪60年代,尚有试用耳针的。从1980年起,特别是21世纪来出现逐步上升的趋势。总结出包括体针、耳针、挑治、灸法、穴位注射等多种穴位刺激方法。海外,主要是日本,从20世纪60年代末起也开始探索针灸治白内障之法,应用灸角孙穴、头针视区结合体针等法,还发现了一些新穴,如眼窝内穴,拇食指指缝中等。大量实践表明,针灸之法,主要适用于老年性白内障的初发期。有助于视力一定程度的恢复,防止晶状体进一步混浊,但对已经混浊的部分则不易改善。另外,近年来针灸还开始参与白内障手术并发症的治疗,如老年性白内障手术的常见术中并发症虹膜松弛综合征和干眼等。

在机理的研究上,已观察到针刺可以调整眼内房水物理和生物化学环境,阻抑各种自由基对晶体的损伤,从而预防和延缓老年性白内障的形成。

【临床表现】

1. 症状

常见于50岁以上老年人。视力渐进性下降,起病缓慢,病程长,可数月至数年不等,自觉眼前有固定不动的黑点,有时有单眼复视或多视,屈光改变及色觉改变,视野缺损。随着年龄的增长,病情的发展,视力可由模糊逐渐减退至失明。

2. 体征

本病以皮质型白内障最为常见,亦为针灸治疗的主要对象。晶体混浊是主要体征,皮质性白内障根据其发展阶段临床上分四期:

① 初发期:散瞳裂隙灯检查:晶体皮质中可见到空泡和水隙形成,水隙从周边向中央扩大,形成轮辐状混浊;②膨胀期(未成熟期):晶体皮质混浊加重,皮质吸水膨胀,晶体体积常变大,前房变浅,视力明显下降;③成熟期:晶体完全混浊,呈乳白色,肿胀消退,前房深度恢复正常,视力可降至手动或光感;④过熟期:晶状体体积缩小,囊膜皱缩,前房加深,晶

体混浊皮质发生钙化或液化,棕黄色硬核下沉。可发生晶体溶解性青光眼和晶体过敏性眼内炎。

【治疗】

(一)古籍记载

1. 取穴

睛明、目窗、攒竹、瞳子髎、临泣、光明、风池、天府、少泽、巨髎、合谷、前谷、解溪。

2. 治法

针刺:针晴明,入一分半,留三呼,泻五吸。冷者,先补后泻,复补之。目窗,宜先泻后补。

针灸:巨髎、瞳子髎、少泽,可先针入1~3分,再灸1~7壮。

3. 文献辑录

《针灸甲乙经·卷之十二》:白膜覆珠,瞳子无所见,解溪主之。

《千金翼方·卷二十七》:肤翳白膜覆瞳人,……针晴明,入一分半,留三呼,泻五吸。冷者,先补后泻,复补之。

《秘传眼科龙木论·卷之八》:巨髎,白翳……覆瞳子面,针入三分,得气而泻。灸亦良,可灸七壮。瞳子髎:……目中肤翳白膜……可灸三壮,针入三分。少泽:……治目生肤翳覆瞳子,可灸一壮,针入一分。

《针灸大成·卷九》:目生内障:瞳子髎、合谷、临泣、睛明。……复针后穴:光明、天府、风池。

《针灸内篇·足太阳膀胱络》:攒竹……治目眃内障,赤肿痛,眼眶疼。

《循经考穴编·足少阳》:目窗……青盲内障,宜先泻后补。

(二)现代方法

1. 体针加耳压

(1)取穴

主穴:睛明、球后、健明、承泣。

配穴:分2组。①翳明、合谷、足三里、肝俞、肾俞、脾俞、光明;②心、肝、肾、皮质下、眼、目1、目2(均耳穴)。

(2)操作

主穴每次取2~3穴,配穴第1组为针刺,取2~3穴;第2组耳穴贴压,取4~5穴。操作如下:眼区穴,针刺时嘱患者闭目,以左手拇指固定眼球,针缓缓刺入0.5~1.0寸,得气(针感扩散至眼球)为度,不作提插捻转。配穴,得气后用补法。留针 20～30 min。取针后,在耳穴上以耳穴贴(王不留行籽)予以贴压。并让患者每日指压 2～3 次,每次 10 min。体针,每日或隔日 1 次,双侧均针,15 次为一疗程;耳穴贴压,3 日 1 换,5 次为一疗程,每次贴一侧耳,双侧交换。疗程间隔 5～7 日。

(3)疗效评价

疗效评定标准:显效:在原视力基础上提高 2 行以上;有效:在原视力基础上提高 1～2 行;无效:视力提高不足 1 行,无改变或减退。

共治疗 270 眼,总有效率在 73.3%～98.2%之间。

2. 体针(之一)

(1)取穴

主穴:太冲透涌泉、睛明、臂臑、风池、合谷。

配穴:肝肾亏虚取肾俞、太溪、三阴交;脾虚气弱取脾俞、足三里、阳白;肝热上扰取曲池、阳陵泉;阴虚挟湿热取阴陵泉、血海、外劳宫。

外劳宫位置:手背中央,第三掌骨背侧,腕背横纹至掌骨小头连线中点。

(2)操作

主穴均取,配穴据症而加。采用(0.22～0.25)mm×40 mm 之灭菌毫针。所选穴区常规消毒。太冲穴,向后下方的涌泉透刺 0.8～1 寸,行捻转提插法先泻后补 2 min,动作宜轻柔、和缓;睛明穴,针时嘱患者轻轻闭目,左手将眼球推向外侧固定,针沿内眼眶边缘缓缓刺入 0.3～1 寸,行刮补法 0.5 min;臂臑,针尖直刺或略斜向上方刺入 0.5～1.5 寸,行捻转泻法 1 min;风池,向对侧眼内眦方向斜刺 0.5～1 寸,捻转先泻后补 1 min;合谷,直刺或略斜向上进针 0.5～0.8 寸,行捻转轻泻缓补 1 min。留针 20 min,睛明起针后用干棉球按压 2 min,防止出血。每日 1 次,20 日为一疗程,疗程间隔 2 日。每 3 疗程间可停针 4 日。

(3)疗效评价

以上法共治疗 110 例,计 208 眼,显效 31 眼,有效 115 眼,无效 62 眼,总有效率为 70.2%。

3. 耳针

(1)取穴

主穴:眼、肝、肾、目 1、目 2。

配穴:内分泌、交感、神门。

(2)操作

主穴均取,配穴酌加1～2穴。可采用以下二法:①埋针法。对耳郭常规消毒后,用镊子夹住经严格灭菌之图钉形揿针,选准穴位刺入,约1 mm深。用胶布固定,并予按压3～5 min,使患者感胀痛及耳郭发热潮红。②贴压法:清洁耳部皮肤后,以耳穴贴(王不留行籽)贴压耳穴,并按压至局部发红发热微痛。嘱患者每日自行按压3～5次。上述二法,任选一种。每次均贴1侧耳,3～5日换贴1次,10次为一疗程。疗程间隔1周。

(3)疗效评价

共治疗295例,结果:显效149例,有效109例,无效37例。总有效为87.5%。

4. 穴位注射

(1)取穴

主穴:①光明、三阴交、足三里;②球后。

配穴:肾俞、肝俞、血海、养老、曲池、合谷。

(2)操作

药液:当归注射液、维生素C注射液、维生素B_1注射液、维生素B_{12}注射液、眼宁注射液。

第一组主穴,每次取1～2穴(双侧),酌加配穴1穴(双侧),主配穴均可轮用。第一疗程,用当归注射液2 ml,加维生素C注射液500 mg混合;第二、三疗程取维生素B_1注射液50 mg、维生素B_{12}注射液0.1 mg、当归注射液1 ml,三者混合。用5 ml注射器吸入药液,在针管中临时混匀。刺入选定穴位,获得针感后,快速推入药液,每穴注入1.5 ml。第二组主穴,用眼宁注射液2 ml(2 mg),以2 ml注射器吸入药液,用5号皮试针头从球后穴进针,刺入约0.6～0.7寸,得气后,每穴注入药液1 ml。每日或隔日注射一次。10次为一疗程,疗程间隔5～7天。

(3)疗效评价

共治疗244例,有效率在85.7%～92.5%。

5. 挑治

(1)取穴

主穴:颈椎6、颈椎7、胸椎1。

配穴:挑治点。

挑治点位置:上述3椎,以每椎棘突为1挑治点,其周围0.5 cm处取6个挑治点。此7点(即棘突1点和周围6点)成梅花形分布。3椎共

21点。

（2）操作

器械：特制不锈钢针1根（长5cm，直径1mm）、手术刀1把、小火罐1个。

患者正坐，头向前倾，充分暴露穴位。开始3次，仅分别挑治主穴3个挑治点；第4~12次，用配穴，即分别在棘突周围左右上下相对称两点挑治。方法：选定挑治点，常规消毒，局麻后，挑破皮肤，挑出白色纤维物数十根，直至白色纤维挑净为止。挑治后有少量出血，擦干并拔火罐，吸出少量血液，即起罐，再将血擦干，盖以消毒敷料。第1~4日，每日挑治1次，第5次起，每周挑1次，12次为一疗程。疗程间隔1周。

（3）疗效评价

共治40例74只患眼，显效16眼，有效34眼，无效24眼，总有效率为67.6％。

6. 核桃壳灸

（1）取穴

主穴：阿是穴。

配穴：①肝、肾、皮质下、眼（均耳穴）；②睛明、承泣、丝竹空、合谷、阳陵泉、光明、太冲。

阿是穴位置：患眼。

（2）操作

药液配制：方一、党参12克、川芎10克、黄芪10克、夜明砂10克、石斛10克、升麻6克、谷精草10克、枸杞12克、山萸肉10克、石菖蒲10克、白菊花10克、密蒙花10克，用纱布包在一起，放入药锅内，倒1000ml温开水浸泡1小时；方二、柴胡12克，石斛、白菊花、蝉蜕、密蒙花、薄荷、谷精草、青葙子各10克，用细纱布包裹，放人药锅里，加冷水600ml，浸泡60min，然后用火煎至水沸后5min。均过滤去渣。二方中任选一方。将核桃从中缝切成两半，去仁，留完整的1/2大的核桃壳（壳须是完整的两半，有裂痕者不用），放在药液中浸泡30min取出。

主穴用灸法：用细铁丝制成一付眼镜形架子，镜框外方分别用铁丝弯一直角形的钩，高和底长均约2cm，其上插一25mm长之清艾炷或药艾炷，点燃。在镜框上套上浸泡过之核桃壳，戴在患眼前，患者取端坐位，每次灸30min，灸时以眼前有温热感为宜。每次灸毕嘱患者自行按摩睛明、攒竹、太阳、四白等穴10min。并眼球向上、向内、向外旋转

16 次。

配穴二组,每组酌取 3～4 穴,灸后进行。第一组用针刺法,只取一侧,先针患侧,用平补平泻法,留针 20 min。中间行针 1 次,两侧交替使用。第二组以耳穴贴(王不留行籽)贴压,每日自行按压 3～4 次,每次每穴按压 2～3 min。每次仅取一侧耳,左右交替。隔核桃壳灸及针刺每日 1 次,耳穴贴压每周换贴 2 次。灸治 15 次为一疗程,疗程间停治 5 日,一般须治 3 个疗程。

(3) 疗效评价

共治疗 102 例计 196 眼,结果显效 76 例,有效 13 例,无效 13 例。总有效率为 87.2%。

7. 耳穴结扎

(1) 取穴

主穴:降压沟。

配穴:阿是穴。

阿是穴位置:在耳郭背面中部外侧部位,用手指按压,力求找出一条较为突出于皮下、略显暗红色、横行走向的"经纹",即为穴区。

(2) 操作

一般用主穴,效不显时改用配穴。取患侧,双侧患病取双侧。先以碘伏严格消毒。将酒精浸泡过的 1 号白丝线穿在 3×12 医用缝合针上,沿所取穴位皮下穿过,打结,外覆灭菌敷料,加医用胶布固定 1 周。结扎治疗以后不拆线,任其自行脱落。如无感染,勿须处理。局部皮肤轻度红肿属正常反应。一般仅治疗一次。

(3) 疗效评价

上法共治疗 210 例,总有效率为 92.5%～94.7%。

8. 壮医药线灸

(1) 取穴

主穴:印堂、攒竹、鱼腰、丝竹空、水泉、曲差、下关、太冲、大椎、风池、肾俞、肝俞。

配穴:为壮医穴。背廊近挟脊、脐内环穴(肝、肾)。

(2) 操作

主配穴均取。患者保持端坐位,医者右手拇食指持药线的一端并露出 1 cm,将带有火星的珠火直接点按在穴位上,一按为一壮,一般一个穴位 3 壮。每日 1 次,10 次一疗程,停针 5 日再进行下一疗程。3 个月为一个治疗阶段。

（3）疗效评价

共治疗 80 例，显效 26 例，有效 46 例，无效 8 例。总有效率为 90.0%。

9. 穴位冷冻

（1）取穴

祛障穴。

祛障穴位置：在角膜缘的 3、6、9、12 点钟四个方位。该穴直径 2 mm，2/3 在巩膜缘上，1/3 在角膜缘上。

（2）操作

仅取患侧。先滴 0.5% 丁卡因眼药水于结膜囊作结膜麻醉，每 5 min 1 次，计 3 次。继以下法：用尖端直径为 2 mm 的无菌棉签蘸液氮，然后迅速将棉签尖部接触祛障穴表面，不施加压力，时间为 5 秒钟，当冷冻穴位出现白色冻斑时为宜。每周 1 次，5 次为 1 疗程。若进行第 2 疗程者，则间隔 1 周。少数病例冷冻后结膜充血，出现异物感、流泪等症状且较重者，给予 0.5% 卡那霉素或 0.5% 醋酸可的松眼药水滴眼，每日 3 次，并暂停治疗 1 周，但疗程总次数不变。

（3）疗效评价

共观察了 464 眼，显效 108 只，有效 229 只，无效 127 只，总有效率为 72.6%。以老年性白内障皮质性者效果为佳。

10. 鬃针

（1）取穴

主穴：阿是穴。

配穴：肝肾两虚加取光明、三阴交；脾虚气弱加取光明、足三里、气海；肝热上扰加取光明、丰隆；阴虚痰热加取光明、上明穴。

阿是穴位置：即泪点。上、下睑缘的内侧端各有一个乳头隆起，中央有一小孔，叫泪点，为泪小管的入口。

（2）操作

主穴为主，据症加配穴。主穴用鬃针法。令患者端坐位或仰卧位，医者用左手指轻拉上或下眼睑，使泪点暴露；右手将无菌鬃针刺入泪点内，以平补平泻手法进针约 1 mm 至 2 mm，医者感到手下有触软物感觉，同时患者也出现相应的酸麻胀感觉。再成 45°角慢慢进针刺约 1 cm 经泪小管到泪囊，留针 10 min。然后用消毒干棉球轻按泪点外睑出鬃针。取针后,令患者休息 10 min。

配穴用针刺法,针刺得气后用常规针法,并据症情虚实进行补泻。留针 30 min。每日或隔日 1 次,6 次为一疗程。疗程间隔 3 日。一般须 3 个疗程或以上。

(3) 疗效评价

以上法共治疗 26 例,临床痊愈 24 例,2 例中止治疗。总有效率为 92.3%。

11. 体针(之二)

(1) 取穴

主穴:睛明、太阳、印堂、风池、光明、肝俞、脾俞、肾俞、三阴交。

配穴:肝经风热者加阳白,肝胆火炽者加行间,风湿夹热者加承山、丰隆。

(2) 操作

于白内障手术前 24 h、12 h、2 h 行针灸治疗。主穴均取,配穴据证而加。针刺得气后施以平补平泻手法,留针 30 min。术前 30 min,常规滴复方托吡卡胺滴眼液散瞳,每 5 min 1 次,连续 3 次。

(3) 疗效评价

本方主要用于防治老年性白内障术中虹膜松弛综合征。一旦发生此征,不仅增加了手术难度,还容易造成虹膜、前后囊、悬韧带等重要组织的术源性损伤,很大程度上影响白内障患者的手术疗效。通过对 53 例手术患者的观察,虹膜松弛综合征发生率和严重程度明显低于非针刺组,组间差异有统计学意义(P<0.05)。

(三) 张仁经验

1. 验方

(1) 处方

主穴:健明、球后、翳明、新明 2、鱼腰。

配穴:肝俞、肾俞、脾俞。

(2) 操作

主穴为主,用针刺法。取 0.25 mm×(25~40)mm 之毫针。健明直刺 0.3 寸后,再沿眶缘向眶尖进针 1.0~1.4 寸。球后直刺进针 1.0~1.2 寸,至明显得气;翳明穴,快速破皮后,用捻针法斜向耳后方进针,刺入 0.5~1.0 寸,先用提插法,即将针外提 3~4 分,再次捻进,反复 2~3 次,继采用中强度雀啄术刺激,至出现局部有麻木感、眼睛发亮、视物清晰。新明 2 穴直刺,用小幅度提插加捻转法,至针感向周围扩散;鱼腰穴进针后向攒竹透刺,至局部重胀针感,并扩散至眼球,使眼球出现胀感。均留针 30 min。配穴,用穴位注射法,药液用丹参注射液 2 ml 或黄芪注射液 4 ml,每次取一穴,双侧均取,每穴各注入上药 1 mm 或 2 mm,三穴轮用。每周 2~3 次,3 个月为一疗程。

(3) 体会

上方是著者的经验总结,眼区穴中的健明和球后二穴,均为新穴,具有益气活血的功效,是治疗白内障的验穴,翳明补益眼部气血、濡养神珠,新明 2、鱼腰活血祛瘀。配穴均为远道穴,意在补肝肾、益脾胃,调补气血,用穴注丹参或黄芪注射液更增强益气利血的效果。

2. 医案

吴××,女,56 岁,大学教师。于 2008 年 8 月 17 日初诊。

主诉:双眼视物模糊逐渐加重数月。

现病史:患者有近视史。近一年来,双眼视力下降明显,用电脑稍久即感觉双眼酸胀不适。须休息后方可缓解。近数月症状加重,眼前有多个大小不一黑点随眼转动。矫正视力由原 0.8(左)和 1.0(右)下降为 0.3(左)和 0.4(右)。经眼科诊断为早期老年性白内障。畏惧手术,来我处要求针灸治疗。

检查:双眼外观无异常。散瞳裂隙灯检查示:晶体皮质混浊区由周边向瞳孔区发展,皮质有少量空泡及水隙形成。

诊断:双眼年龄相关性白内障(初发期)。

治疗:用上述穴方治疗。针刺及穴位注射三月后,视力(矫正)分别为 0.5(左)和 0.7(右),不适症状明显减轻。治疗六月后,视力基本上恢复至原来水平,散瞳裂隙灯检查示:晶体皮质混浊有回缩趋势,局限于周边。随访至今,症情稳定。

按:著者治疗老年性白内障多例,一般而言都可提高视力,控制病情,且有较好的远期疗效。如本例患者,经 5 年随访,症情仍十分稳定,未进行手术。当然,有两个前提:一是要求早期治疗,即初发期效果最佳。二是坚持治疗,一般要求 3 个月以上。

【主要参考文献】

[1] 刘世安.针刺治疗六例白内障初步报告[J].中医杂志,1959,(7):489.
[2] 李忠仁,罗明,丁淑华,等.针刺治疗早期白内障对照性临床研究[J].中国中医

药信息杂志,2003,10(11):11.

[3] 田桂花.耳穴贴压配合中药治疗老年早期白内障的体会[J].现代中西医结合杂志,2002,11(9):85.

[4] 温建余.穴位注射治疗老年性白内障100例[J].中国针灸,1986,6(2):26.

[5] 赵治清.以挑治为主治疗老年性白内障40例疗效观察[J].中国针灸,1986,6(1):22.

[6] 袁志太.隔核桃壳为主治疗白内障50例[J].上海针灸杂志,1998,17(3):29.

[7] 李新民.耳穴结扎治疗白内障未成熟期150例[J].上海针灸杂志,1992,(2):27.

[8] 李飞.壮医药线穴位点灸治疗初中期老年性白内障疗效观察[J].中国民族医药杂志,2021,27(4):45.

[9] 董万国,聂天祥.祛障穴冷冻治疗老年性白内障临床观察[J].中西医结合眼科杂志,1995,13(3):173.

[10] 孙淑琴,李永学.祛障穴冷冻治疗老年性白内障62例疗效分析[J].中西医结合眼科杂志,1992,10(1):28.

[11] 席润成.鬃针疗法治疗"圆翳内障"26例[J].针灸临床杂志,1993,9(4):40.

[12] 温积权,洪明胜,陈益丹,等.针刺在防治老年性白内障术中虹膜松弛综合征的应用研究[J].中华中医药学刊,2018,36(6):1503.

第七节　玻璃体混浊

【概述】

玻璃体混浊又称飞蚊症。正常玻璃体是一种特殊的透明的凝胶样组织,如果出现不透明体,就成为玻璃体混浊。它分为生理性和病理性两种。生理性玻璃体混浊的原因包括玻璃体动脉残留、玻璃体增龄性改变等;病理性玻璃体混浊则是玻璃体受周围组织受病变的影响而发生的变性、出血、渗出等病理变化所致。包括视网膜或葡萄膜的出血侵入玻璃体内,老年人高度近视眼的玻璃体变性及眼外伤、眼内异物存留等,均可导致玻璃体浑浊、液化、纤维膜的形成和收缩。玻璃体混浊可以发生在任何年龄,但随年龄增长而增多,因此以中老年多见。玻璃体混浊不是一种独立的疾病,常表现为某些眼病的症状之一。

中医学,称为云雾移睛(《证治准绳》),又名蝇翅黑花、眼风黑花等。其病因病机,可归纳为或因肝肾亏虚,目中神膏失养;痰湿内蕴,郁久化热,湿热浊气上扰目中清纯之气;气滞血瘀,血溢络外,滞于神膏。治疗上多采取补肝益肾、清热化湿及活血化瘀等法。

在古医籍中,未查见针灸治疗本病症的记载。

现代针灸治疗本症的多病例报道,较早见于 1975 年。之后从 20 世纪 80 年代迄今,已查阅到 10 余篇有关的临床文献。取穴组方,以眼区及头面部穴为主,多配合肢体相关经穴;治法,针刺为主,亦有穴位注射、穴位激光照射、耳穴、穴位离子导入、鬃针法和配合拔罐之法等。都有不同程度的效果,表现为提高患者的视力和消除混浊症状和体征。

【临床表现】

1. 症状

多发病突然,常有反复。

黑影飘动:眼中黑影形态各异,可表现为条状、圆点、圆圈等,且数量不等,时多时少,黑影常呈现出随眼球转动而飘动的典型特征,也可能出现在强光或明亮的背景下,或黑影加重的现象。

视物模糊:当眼前黑影数目急剧增多时,患者就会出现视物模糊,看不清眼前景象;

视力下降:玻璃体积血和葡萄膜炎导致的玻璃体混浊,患者可能会出现不同程度的视力下降。

2. 体征

裂隙灯下见玻璃体内有鲜红色血块,或棕黄色陈旧出血。检眼镜下见尘状、条块状、网状或絮状等不同形态的混浊物随眼球运动而飘动。或仅见稀微红光,或无红光。混浊严重者可看不清眼底或无红色反光。反复出血者,玻璃体内可见增殖性条索或膜,伴有新生血管。

【治疗】

(一) 古籍记载(略)

(二) 现代方法

1. 体针

(1)取穴

主穴:睛明(或健明)、眶内、球后、四白。

配穴:合谷、肾俞、光明、风池。

眶内穴位置:眶上裂处。

(2)操作

主穴取 2 至 3 穴,配穴酌加。睛明与健明可交替使用。睛明,嘱患者闭目,医者左手轻推眼球向外侧固定,右手沿眶腔鼻骨边缘缓缓直刺 1~1.5 寸;健明穴,同法缓缓刺入同等深度;针球后穴时,嘱患者两目上视,医者固定眼球,执笔式持针沿眶腔下壁直刺入眶腔内 1 寸;针四白穴时斜向睛明透刺,得气时,在眼球内半侧出现触电样感,再用捻针手法;眶内穴针至出现眼球内有酸、胀、重感时,用轻雀啄术。配穴常规针法。留针 15 min。去针后,眼区穴用消毒干棉球按压 3 min。每日或隔日 1次,10 次为一疗程,疗程间隔 3～5 天。可配合服用中药桃红四物汤加减。

（3）疗效评价

疗效评定标准:临床痊愈:视力恢复至 1.0 以上,玻璃体混浊基本吸收。显效:视力提高三行以上,玻璃体混浊明显减少。有效:视力提高一行以上,玻璃体混浊轻度减少。无效:视力及眼底均无改善。

共治疗 40 例,其中 32 例共 40 只患眼,按上述标准评定,临床痊愈12 眼,显效 14 眼,有效 10 眼,无效 1 眼。总有效率为 97.5%。另 8 例,也均获不同程度效果。

2. 穴位注射

（1）取穴

① 攒竹、太阳、球后;②球旁。

（2）操作

药液:①普罗碘铵注射液与 5%利多卡因混合液(5:1);②眼宁注射液(2 ml/2 mg)。

任取一组穴位,且分别对应各组药液。第一组穴:三穴均取,以混合液,每穴各注入 1.0～1.5 ml,每日 1 次;第二组穴,以眼宁注射液在患眼球旁穴作穴位注射。方法是用 5 号皮试针,从眼球旁颞侧向球后进针约1.8～2.0 mm,每眼注射 1ml,隔日 1 次。10 次为一疗程,连续注射 2～3个疗程,2 个疗程之间间隔 5～7 日。

（3）疗效评价

共治疗 90 例,总有效率为 91.4%～93.3%。

3. 穴位激光照射

（1）取穴

听宫、耳门。

（2）操作

每次取一穴或二穴均取。用低功率氦-氖激光治疗仪进行穴位照射。用末端焦聚功率为 5～8 mW,每穴照射 5 min,每天照射 1 次,14 次为一疗程,二疗程间停治一周,一般治疗 2～3 个疗程。

（3）疗效评价

共治疗 19 例 28 眼,结果:显效 9 眼,好转 12 眼,无效 7 眼。有效率为 75.0%。

4. 鍉针

（1）取穴

上、下泪点。

（2）操作

令患者取正坐位或仰卧位,医者用左手拇指轻拨患眼之眼睑,拨上睑时嘱其眼往下看,拨下睑时往上看,并拨至上或下眼眶处,以充分暴露泪点。然后,医者用右手取一无菌鍉针,刺入泪点内,约 1～2 mm。然后以 45°角慢慢将针刺入泪小管,一般以深约 1 cm 为度。此时,采用平补平泻手法,医者感到手下有触及软组织感觉,同时患者也有相应的酸麻胀等得气感觉。如果继续用捻转手法进针至 1.5 cm 左右时,患者多会感到痛胀或触电感,此法适用于症情较顽固的患者。留针 2 min 左右。然后,用消毒干棉球轻按泪点取出鍉针,令患者闭目休息 10 min。每日 1 次,10 次为一疗程。

（3）疗效评价

以上法治疗 24 例,临床痊愈 20 例,有效 3 例,无效 1 例,总有效率 95.8%。

5. 电针加耳针

（1）取穴

主穴:攒竹、睛明、承泣、四白、太阳、翳明、合谷、足三里、太冲、丝竹空。

配穴:肝、胆、肾、皮质下、脑干、屏尖、眼、耳尖(均耳穴)。

（2）操作

先行电针法:主穴均取,患者取平卧位,眼周穴位以 25 mm 长之毫针直刺 0.5 寸,肢体穴位取健侧,以 50 mm 长之毫针直刺 0.8～1 寸。实症用泻法,虚症用补法,眼区穴位不宜提插、捻转。加用电针,连续波,频率和强度以患者能承受为宜。留针 40～60 min,每日 1 次,7 次为 1 疗程。配合耳针法:耳穴均取,以耳穴贴(王不留行籽)贴压,并持续按压所贴穴区 1 min,每次一耳,两侧交替。隔日 1 次,7 次为 1 疗程。一般治疗 4 个疗程。

（3）疗效评价

共治疗 40 例,临床痊愈 20 例,好转 18 例,无效 2 例,总有效率 95.0％。

（三）张仁经验

1. 验方

（1）取穴

主穴:上健明、承泣、新明 1、新明 2。

配穴:耳尖、太阳。

（2）操作

主穴与配穴每次均取。主穴,毫针刺法。眶内穴及新明 1 用 0.25 mm×25 mm 之毫针,新明 2 穴用 0.30 mm×40 mm 之毫针。均快速破皮,缓缓送针。上健明直刺 0.5～0.8 寸,承泣针尖略向上针入 0.8 寸,均须出现酸胀至眼球的得气针感;新明 1 以常规提插加小捻转手法,使针感向同侧颞部或眼区放散;新明 2 先直刺 0.5 寸,行小幅度提插捻转,至酸胀感扩至颞部,再退针至皮下复向太阳穴方向进针 1.4 寸左右。均留针 30 min。配穴于取针后使用。先取耳尖,双手将穴区轻轻挤压至充血,以一次性采血针或 0.45 mm×13 mm 之毫针点刺,挤出瘀血 5～8 滴,用消毒干棉球拭去并按压针孔。每次取一侧穴,双侧交替。继取太阳,行穴位注射:双侧同取,以 2 ml 一次性注射器,吸入复方樟柳碱注射液 2 ml,以平刺法进入皮下,至得气后,每侧缓缓注入 1 ml。上法每周 2 次,3 个月为一疗程。

（3）体会

上方为著者多年临床实践所总结,曾治四十余例患者,多可获效。玻璃体混浊一症,著者认为,尽管其病因不一,但所表现无非是痰和瘀。因此,化痰结与清瘀血为治疗之要点。取眶内二穴针刺,重在通眼络,散痰瘀;新明 1,疏经益气明目;新明 2,化滞祛结;耳尖放血,加强活血之功;穴注太阳,针药结合,促进眼内微循环,加速消除玻璃体内之病理物。在治疗上,本方结合了针刺、穴位注射药物、耳穴放血等多法。具体操作上,在重视得气的前提下,强调新明 2 穴透穴法的运用。新明 2 和太阳,都具有通络活血的功能,通过透穴,无疑可以放大此作用。

著者体会,由于玻璃体内无血管存在,病理物的排除缺乏较大的通道,所以对于混浊症状较重的患者,很难在短期内获得较明显的好转。因此,要求患者早期治疗和坚持治疗。

2. 医案

李××,女,38岁。初诊日期:2018年6月15日。

主诉:右眼视物模糊及有眼前有黑影飞动3月余。

现病史:患者有高度近视史。3月前,患者因工作紧张,用眼过多,突然右眼出现大片黑影,伴视力急剧下降。至本市某三甲医院眼科急症,诊断为视网膜脱落(右眼)。当天收住入院,并行视网膜修复手术。出院后,自觉右眼视物较发病前模糊,且眼前出现多个大小不一,形状各异之黑影,并随眼球转动而飞舞。经外院用裂隙灯检查,确诊为玻璃体混浊。经多家医院应用中西药物治疗,未见明显好转。从网上获知,慕名前来著者特需门诊求治。

检查:右眼视力0.3(矫正),左眼1.0(矫正)。检眼镜示玻璃体内呈丝状、点状混浊飘浮。舌淡边有少量瘀斑,苔薄,脉细略涩。

诊断:玻璃体混浊。

治疗:用上方治疗。主穴用患侧,配穴取双侧。首月每周2次。治疗1个月后自觉视力明显提高,眼前黑影也变小变少。查视力:右眼0.6(矫正),左眼不变。续治2个月(最后1个月因工作过忙,改为每周1次),自觉各种症状基本消失。经查,右眼视力已达0.9(矫正),检眼镜示仅发现玻璃体内有少量点状细小漂浮物。嘱患者巩固治疗一月,并注意用眼卫生。随访至今,未见复发。

按:针灸治疗玻璃体混浊,以早期轻症患者疗效为佳,且可明显改善视力。对病程较长或中度混浊者,要求坚持较长时间的治疗。

【主要参考文献】

[1] 广西柳州市工人医院.治盲小组新针配合中药治疗玻璃混浊24例报告[J].新中医,1975,(6):44.

[2] 杨道全.针刺治疗玻璃体混浊疗效观察[J].重庆中医药,1990,(1):29.

[3] 蔡丽华,魏丽娟.普罗碘铵注射液穴位注射治疗玻璃体混浊30例[J].长春中医药大学学报,2009,25(4):274.

[4] 马新爱.激光针灸治疗玻璃体混浊19例[J].新医学,1987,(5):186.

[5] 席润成.鬃针治疗"云雾移睛"24例[J].针灸学报,1992,(2):32.

[6] 孙艳怡.针灸配合耳穴治疗玻璃体混浊40例临床研究[J].临床医药实践,2010,19(7B):970.

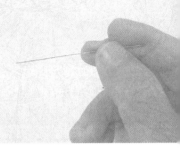

第十二章
视网膜病

第一节　中心性视网膜脉络膜病变

【概述】

中心性视网膜脉络膜病变为常见眼底病之一。分中心性浆液性视网膜脉络膜病变和中心性渗出性视网膜脉络膜病变,以前者多见。由于病变均局限于黄斑区,而针灸治疗方法相似,故一并讨论。中心性浆液性视网膜脉络膜病变其主要特点为后极部类圆形区视网膜神经上皮下透明液体积聚。中心性渗出性视网膜脉络膜病变,因脉络膜有新生血管形成,可发生出血、渗出与水肿。均好发于中青年人,前者男性多于女性(男女比例约为 6∶1),后者则无性别差异。二者虽均为自限性疾病,但可反复发作。发作次数过多者可大幅度降低视力。

中医学中,本病称为"目暗""视瞻有色",并同时可有"视大为小"及"视直为曲"等症候。其中,视瞻有色症更类似于西医学的中心性浆液性视网膜脉络膜病变。该病名见于《证治准绳》。本病或因肝肾亏损,精血不足,目睛失养;或脾失健运,痰湿积聚,目窍受损;或情志不畅,肝气郁结,郁久化热,上犯目窍。治疗多从补益肝肾,健脾除湿,行气活血进行治疗。

在古医籍中,未查阅到针灸治疗本病的确切记载。

针刺治疗本病始于 20 世纪 50 年代,1960 年代初有人试用电针球后穴治疗。较大的进展则出现自 1970～1990 年,首先是一些新穴如新明穴的发现;其次,各种穴位刺激法的应用,如针刺、耳针、穴位注射、磁穴疗法、激光穴位照射及静电针等,使疗效获得较大的提高。从目前已积累的经验看,针灸可以作为本病的主要疗法之一。

从 21 世纪初以来,有关本病的临床资料不多,有日渐萎缩趋向。针灸治疗的作用机理研究,亦待深入。最近,有人发现针灸对本病患者(男性)血浆性激素浓度具有良性调节作用,并认为这种调节作用与患者视力的恢复可能存在某种内在联系。

【临床表现】

（一）中心性浆液性视网膜脉络膜病变

1. 症状

以单眼为主,如薄纱遮目,视力轻度下降,视物变暗或色调发黄、变形或小视,出现中心暗点等。

2. 体征

局限于黄斑区的视网膜组织出现盘状水肿,微隆起,颜色稍灰。中心反射弥散或消失。在水肿处常见有黄白色或灰白色圆形渗出小点。

（二）中心性渗出性视网膜脉络膜病变

1. 症状

中心视力下降或中心区暗影,视物变形、变小、变色等。病变未波及中心凹者可无明显自觉症状。

2. 体征

眼底黄斑区有圆形渗出灶,呈灰白色或黄白色隆起,渗出灶边缘常常有点状、片状、弧形或环形的出血。病程久者,病灶周围形成灰白色斑块,也可有色素增殖。

【治疗】

（一）古籍记载(略)

（二）现代方法

1. 体针(之一)

（1）取穴

主穴:①新明1;②亮眼1、亮眼2;③内睛明。

配穴:新明2。

（2）操作

主穴任选一组,每次均取。其中,新明1效不佳时,可加新明2。新明1以捻转结合小提插强行气手法促使针感到达眼区,运针1 min出针;新明2:针尖呈水平刺入,缓慢进针5分～8分,同上手法运针1 min,去针。亮眼1:取仰卧位,将患者肩部垫高,头稍后倾,充分暴露颈部,进针前先用左手将穴位附近搏动之颈动脉摸清,轻压颈部软组织,待眼区有感觉后,持针自胸锁乳突肌内缘与血管间迅速刺入皮肤,以45°角沿着向后、向内、向上的方向,将针缓缓送入约 1.5~2 寸,待出现针感后捻动针柄,使针感达眼区,用轻提插结合小幅度捻转手法运针后,留针 10 min。亮眼 2 刺法与亮眼 1 相同。内睛明穴,由内眦部球结膜垂直刺入 0.2 cm,至得气,不做捻转提插。留针 2~60 min,每日 1 次,10 次一疗程。

（3）疗效评价

疗效评定标准:临床痊愈:远视力达 1.0 以上,自觉症状消失,眼底黄斑部水肿消退;有效:视力提高,自觉症状减轻或消失,眼底病变好转;无效:与治疗前无明显改变。

共治疗 1 083 例,总有效率在 90.5%~100%。

2. 气功针

（1）取穴

①睛明、太阳、球后、承泣;②翳明、新明 1、足三里、合谷;③新明 2、印堂、曲池、行间、光明。

（2）操作

每次取一组穴,三组交替选用。嘱患者取仰卧位,舌尖舐上齿龈,默念"静""松"二字,轻闭双眼,放松全身,排除杂念,内视丹田,口中唾液较多时可分三口咽下,不可吐出。如此保持 10 min 左右,才开始针刺治疗。针刺时,医者应运气于手指尖,使气通过针体导入穴位,并让患者将意念由丹田转移到针刺部位。每个穴留针 5~6 min。起针后让患者作深呼吸 3 次后,再针第二个穴位,直到一组穴针完为止。先头面后四肢,一般不超过 6 个穴位。

（3）疗效评价

共治疗 162 例,计 233 眼,基本痊愈 163 眼,有效 60 眼,无效 10 眼,总有效率达 98.5%。

3. 体针（之二）

（1）取穴

主穴:睛明、承泣、球后、风池、攒竹。

配穴:合谷、太溪、太冲、光明、足三里、光明。

（2）操作

主穴取患侧（双眼患病取两侧）,眶内穴以 0.22 mm×40 mm 之细毫针,快刺入皮下,沿眼球与眶内壁之间缓慢进针 1 寸左右,作小幅度低频率轻轻捻转（不得提插）,待眼球有较强烈的酸胀感后,留针。余穴用

0.30 mm×(25～40)mm 之毫针,风池向鼻尖方向进针 0.8～1.0 寸;攒竹向睛明方向平刺 0.3～0.5 寸。留针期间按上法运针 2～3 次。配穴酌加,其中足三里、合谷、光明直刺进针 1.0～1.2 寸,用平补平泻;太冲、太溪直刺进针 0.5～0.8 寸,太溪用补法,太冲用泻法。均留针 30 min。隔日 1 次,10 次为一疗程,疗程间隔 5～7 日。

针刺期间可配服明目地黄胶囊,每次 3 粒,每日 3 次。

(3) 疗效评价

以上法共治疗 164 例,总有效率为 93.6%～96.9%。

4. 穴位激光照射

(1) 取穴

主穴:球后、臂臑。

配穴:睛明、太阳。

(2) 操作

主穴均取,酌加配穴。以刺入式氦氖激光针灸仪进行治疗,先开启电源,指示灯亮后,将 2 mW 之光针针尖调整之红光集中为一点,并放入 75%酒精内消毒 10 min。常规消毒皮肤,将光针刺入穴内至得气,留针照射 10 min 后取出。以棉球压迫针孔 3min。每日 1 次,10 次为一疗程,疗程间隔 3 日。

(3) 疗效评价

共治疗 107 例,临床痊愈 56 例,有效 51 例,无效 8 例,总有效率为 95.5%。

5. 静电针

(1) 取穴

新明 1、新明 2。

(2) 操作

主穴均取,按前述针刺手法得气后,将静电针疗仪输出端夹在针柄上,输出 500V 静电,持续 20 min。每日 1 次,10 次为一疗程。

(3) 疗效评价

共治疗 18 眼,结果临床痊愈 8 眼,有效 9 眼,无效 1 眼,总有效率为 94.4%。

6. 穴注加中药

(1) 取穴

肾俞。

（2）操作

药液：复方樟柳碱注射液 2 ml。

双侧均取。用 5 ml 注射器吸取复方樟柳碱注射液 4 mL，分别注于两侧肾俞穴，各 2 ml。每日 1 次，10 日为 1 疗程。

配服中药：①水肿期（早期）：五苓散加减：白术 15 g，泽泻 20 g，猪苓 20 g，茯苓 20 g，桂枝 6 g，薏苡仁 30 g，淡竹叶 6 g，大腹皮 15 g，甘草 6 g；②渗出期（中期）：以六君子汤加减：法半夏 15 g，陈皮 6 g，党参 30 g，白术 15 g，茯苓 20 g，三七末 6 g（冲服），苍术 18 g，甘草 6 g；③恢复期（后期）：六味地黄丸合生脉散加减：熟地黄 24 g，山茱萸 12 g，山药 12 g，泽泻 9 g，茯苓 9 g，牡丹皮 9 g，党参 30 g，麦门冬 15 g，五味子 6 g。以上方药每日 1 剂，水煎温服，10 日为 1 疗程。

用上法，一般为 4 个疗程。

（3）疗效评价

共治疗 85 例，结果临床痊愈 68 例，好转 16 例，无效 1 例，总有效率为 98.8%。

（三）张仁经验

1. 验方

（1）取穴

主穴：新明 1、新明 2。

配穴：球后、上健明、上明、风池。

（2）操作

对急性者一般仅取主穴，陈旧性者加用配穴。用 0.25 mm（眶内穴）～0.30 mm×40 m 之灭菌毫针。新明 1，毫针快速破皮后，缓缓向外眼角方向进针 1.2～1.4 寸，用提插加小幅度捻转强行气手法运针 1 min。新明 2，先垂直进针 0.5 寸，手法及针感同新明 1 穴，运针 1 min 后，将针提至皮下，斜刺向太阳穴，进针 1.2 寸。球后穴刺入 1.0～1.4 寸，垂直缓慢进针至眼球出现明显酸胀感为度。风池穴，针尖向同侧瞳孔正视方向进针，用徐入徐出导气法直至有针感向前额或眼区放射。上明、上健明，按球后穴针法。针后，以新明 1、新明 2 穴为一对，接通 G6805 电针仪，使眼睑出现跳动。用连续波，频率为 2～4HZ，强度以患者可耐受为宜，通电 30 min。去针时风池穴再按上述手法操作 1 次。每周治疗 2 次，10 次为 1 个疗程。

（3）体会

本病虽有自愈倾向,但针刺确能迅速改善症状、缩短疗程,并有一定防止复发的作用。尤其是新明1、新明2,是眼科名医李聘卿所发现并首用于本病的治疗眼底病的新穴。此二穴的操作方法,著者主张手法、电脉冲刺激结合并留针,效果较仅手法不留针似更明显。且即使达不到气至病所,也有疗效。对陈旧性患者,宜加用配穴,其中风池穴,是连脑、目之脉络要穴,具有益气、通经、明目之效;上明、上健明、球后,均为眼区穴,可以疏通眼部经气,理气活血化瘀。本方以中取为主结合近取的选穴方式,相辅相成,可使气血通畅,目得所养,精气充沛,视物清晰。

2. 医案

(1) 中心性渗出性视网膜脉络膜病变

吴××,男,38岁,公司职员,2000年6月12日初诊。

主诉:右眼视力模糊,视物变形2周。

现病史:患者近来工作繁忙,2周前发现右眼视物模糊、变小,视物变形渐渐加重,继而感到眼前如有纱遮住。经用多种西药治疗未效,故慕名前来求治。

检查:裸视力,右眼0.4,左眼1.5。外眼(一)。右眼眼底黄斑区中等度水肿,有少量渗出,中心凹反光消失,左眼底正常。舌质淡红,苔薄白,脉弦细。

诊断:中心性渗出性视网膜脉络膜病变。

治疗:仅取主穴,按上法治疗,第1次针刺起针后,患者即感右眼较前舒服,视物稍微清楚;经2次治疗后,右眼裸视力提高,查右眼0.7,左眼1.5。经10次治疗后,右眼视力提高到1.2,右眼底黄斑水肿明显消退,中心反光出现。按上法继续针治5次后,视力增至1.5,右眼底黄斑水肿消失,视物清晰。1年后随访,双眼视力仍为1.5。

按:中心性渗出性视网膜脉络膜病变是著者最早接触的眼病之一。曾治疗过数十例,并在20世纪70年代就总结有关经验发表于《石河子医学院学报》上。本例为急性发病的患者,见效迅速。由于治疗及时,恢复较为理想。据著者经验,类似病例,多在首次见效,针后检查视力,即可提高。一般来说,视力可恢复至发病前。但值得注意的是,在视力恢复之后,不宜立即停治。而是最好继续针4~5次,以巩固疗效,预防复发。

(2) 中心性浆液性视网膜脉络膜病变

孟某,男,44岁。初诊日期:2020年5月13日。

主诉:右眼视物糊、变形变小3个多月。

现病史：于 2020 年 2 月初，因工作劳累，出现右眼视力下降，视物出现变暗变小。初时，未引起重视。之后，视力继续下降，并有中央相对暗区。即于 4 月 26 日至本市某三级专科医院诊治，当时查见：右眼视力为 0.01（发病前为 0.6），左眼视力为 0.4。双角膜透明，KP（－）。散瞳：右侧黄斑水肿。诊为右眼中心性浆液性视网膜脉络膜病变。给予药物治疗。疗效不明显。5 月 13 日，按预约复诊，进一步检查，确诊为中心性浆液性脉络膜视网膜病变。经人介绍，当日下午即来著者的特需门诊部就治。

检查：外观双眼无异常。右眼视力为 0.01，左眼为 0.5。荧光血管造影（FFA）显示：右眼 ICG 早期黄斑及后极多处局灶性脉络膜静脉扩张，充盈迟缓。后期呈斑片状高荧光。OCT 示右眼中心凹视网膜下积液，RPE 光带欠均匀。但未见明显断裂破坏，伴局限性、浆液性 PED（图 12.1）。苔薄舌质略暗，脉略弦。

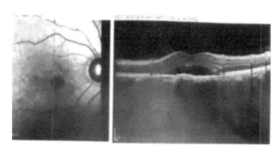

图 12.1　治疗前右眼中心凹视网膜下积液明显

治疗：取上方主穴治疗，每周 2 次。经 3 个半月治疗后，右眼中心凹视网膜下积液基本消失（图 12.2），视物变形及中央暗区亦明显好转。右眼视力为 0.03，左眼为 0.5。考虑到视力改善不够明显，加用配穴。继续治疗 3 个月（1 个疗程），视力提高至 0.1，余症消失。因患者工作繁忙，未能规律治疗。虽或 1 周，或半个月来治疗 1 次。但视力提高不明显。

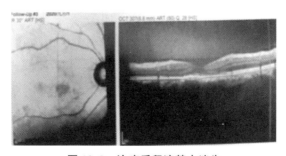

图 12.2　治疗后积液基本消失

按:本例患者病程较长,且开始未积极治疗。针刺治疗时症情较重,视力损伤明显。经3个月针刺,眼底体征改善明显,视力也有一定提高。之后继续治疗3个月,视力仍在缓慢提高,但较之眼底的改善为慢。由于该患者,在症情得到改善之后,因忙于工作未能继续规律治疗,影响效果进一步提高。在本案之前,曾先后治疗了二例症情类似的女患者,也表现为眼底体征较视力改善快的现象。但是在坚持长期规律的治疗之后,最后视力都恢复或接近到治疗前,这个过程需1~1.5年左右。

【主要参考文献】

[1] 徐锦堂.球后奇穴电针对中心性视网膜炎的疗效观察[J].哈尔滨中医,1961,4(10):39.

[2] 叶玲梅.针刺向阳穴治疗中心性浆液性脉络膜视网膜病600例报告[J].浙江中医药,1979,(7):257.

[3] 李聘卿.针刺治疗陈旧性中心性视网膜脉络膜病变403例疗效观察[J].北京:全国针灸针麻学术讨论会论文摘要,1979:74.

[4] 王菊芳.针刺内睛明穴治疗中心性视网膜脉络膜病变80例报告[J].解放军医学杂志,1993,18(3):226.

[5] 陈长义.气功针治疗中心性视网膜炎162例疗效观察[J].中国针灸,1991,11(6):9.

[6] 吴贵龙,杨艳.针灸治疗中心性视网膜脉络膜病变20例[J].人人健康,2017,(12):129.

[7] 李桂森.刺入式氦-氖激光针治疗中心性浆液视网膜炎107例疗效观察[J].中国针灸,1991,11(1):15

[8] 常晓春.静电针仪治疗中心性浆液性视网膜脉络膜炎[J].中国针灸,1989,9(3):2.

[9] 江志华.中药联合复方樟柳碱注射液穴位注射治疗中心性浆液性脉络膜视网膜病变临床观察[J].现代医药卫生,2011,27(10):1544.

第二节 年龄相关性黄斑变性

【概述】

年龄相关性黄斑变性,又称老年性黄斑变性,是由各种因素诱导并与年龄相关的一组黄斑疾病。其共同特点是黄斑部视网膜及其下的视网膜色素上皮和脉络膜发生病变,并导致患者视功能障碍和中心视力进行性下降。目前全球影响人数高达2亿,是发达国家老年人视力丧失的首位原因。我国发病率亦有增高趋势。本病患病年龄多在45岁以上，严重影响老年人的生存质量。根据临床表现和病理改变的不同分为两型：一为干性黄斑变性，又称萎缩型黄斑变性。二为湿性黄斑变性，或称为渗出型黄斑变性、新生血管型黄斑变性。本病的防治已成为当今眼科学研究的重点课题之一。

中医学中，本病属于"视瞻昏渺"，重者则归属"青盲"或"暴盲"。视瞻昏渺病名始见于《证治准绳》："若人年五十以外而昏者，虽治不复光明，盖时犹月之过望，天真日衰，自然目渐光谢。"，认为多因机体老化，肝肾虚亏，精血不足，不能上荣于目；或脾失健运，聚湿生痰，阻塞目窍；或脾气虚弱，气虚血瘀或脾不统血，血溢络外。

针灸治疗"视瞻昏渺""青盲"和"暴盲"，在我国古医籍中从晋代《针灸甲乙经》至明清的有关著作中都有不同程度的记载。值得一提的是，在唐代《外台秘要》中，提到通过中年灸足三里用以预防类似本病的老年"眼暗"之症，值得参考。

现代针灸治疗本病的首篇临床报道见于1990年。从20世纪90年代中期迄今，有关文章有逐渐增多之势，其中有部分文章的观察样本量较大。治疗对象包括干性和湿性两种类型。取穴上，文献统计，发现使用频率高的穴位依次是太阳、攒竹、风池、承泣、睛明、太冲、球后、光明、肾俞、三阴交；方法上以针刺为主，也有采用穴位注射、电热针法或针刺结合中药等法；在疗效观察上，既有对视力的检测，也有进行眼底黄斑病灶部治疗前后的对照比较。机理研究表明，可能是由于针刺增加吞噬细胞的吞噬功能和免疫活性细胞功能，调整机体的体液免疫，而非单纯通过兴奋视神经功能提高视力。

由于本病迄今仍为高成本的难治病，早在2004年，美国就有统计研究表明各种类型的本病所造成的直接医疗成本约为57538万美元，新加坡湿性年龄相关性黄斑变性的医疗成本预计2030年将高达1.488亿美元。因此，即使单从这一点上说，针灸的介入无疑也是有着重大临床和卫生经济学价值的。

【临床表现】

（一）萎缩型年龄相关性黄斑变性

1. 症状

双眼同时发病，起病缓慢，患者视力不知不觉地减退，中心视力逐步明显减退为主，可有视物变形，双眼程度相近，易被误认为眼睛"老化"。

2. 体征

眼底检查可见视网膜各层逐步萎缩、变性,病程早期眼底后极部可见大小不一的黄白色类圆形的玻璃膜疣,可以融合,色素上皮增生或萎缩,中心凹光反射消失,后极部色素紊乱,进一步出现边界清晰的地图样萎缩区。至晚期,该区内脉络膜毛细血管萎缩,即可见到裸露的脉络膜大血管。

(二)渗出型老年性黄斑变性

1. 症状

发病年龄偏大,多为突然单眼视力下降,视物变形或出现中央暗点,以至中心视功能完全丧失。另一眼可能在较长时间后出现症状。

2. 体征

主要为玻璃膜的破坏,脉络膜毛细血管侵入视网膜下,构成新生血管,使黄斑区发生浆液性或出血性的盘状脱离,最后成为机化瘢痕。眼底检查,早期可见黄斑区色素脱失和增殖,常见融合之玻璃膜疣。中期可见黄斑区出现浆液性及出血性盘状脱离.甚至视网膜血肿或玻璃体积血。晚期黄斑区出血机化,形成盘状瘢痕,中心视功能完全丧失。

【治疗】

(一)古籍记载

1. 取穴

预防:足三里。

治疗:目窗、攒竹、睛明、肝俞、巨髎、命门。

2. 防治法

艾灸:预防:足三里,自年三十左右起,施灸法。治疗:巨髎。

针刺。

3. 文献辑录:

《针灸甲乙经·卷十二》:目瞑,远视䀮䀮,目窗主之。

《外台秘要·卷三十九》:凡人年三十以上,若不灸三里,令人气上眼暗。

《太平圣惠方·卷一百》:肝俞,……目䀮䀮无远视也。

《东医宝鉴·外形篇一》:青盲,灸巨髎,又取肝俞、命门、商阳。

《医宗金鉴·卷八十五》:睛明、攒竹,目昏蒙。

(二)现代方法

1. 体针(之一)

(1)取穴

主穴:①睛明、上明、球后、承泣;②太阳、瞳子髎、攒竹、丝竹空。

配穴:风池、脾俞、肝俞、肾俞、合谷、养老、三阴交、光明。

(2) 操作

主穴,每次取一组,可单用一组,亦可二组交替。酌加配穴 3～4 穴。以碘伏消毒穴位。第一组的四个眶内穴,用 0.25 mm×25 mm 一次性无菌毫针于患者呼气时进针 0.5～0.8 寸,进针时用补法,行针时用弹法;吸气时出针,起针时用补法。一般不运针。手法熟练者,可进针 1.2～1.4 寸,并作微小幅度提插捻转,以获得明显针感为宜。第二组穴及配穴取 0.30 mm×40 mm 之毫针。用透刺法:太阳透瞳子髎、攒竹透丝竹空。并行轻微的提插捻转手法,以穴位有较强烈的酸胀感为度。其他穴位,根据穴位不同选择不同深度进针,采用平补平泻或提插捻转补法。

均留针 30 min,每 5 min 行针 1 次,隔日治疗 1 次,10 次为一疗程,停针 3～5 日后行下 1 个疗程。一般须治疗 5 个疗程以上。

(3) 疗效评价

疗效评定标准:显效:视力提高 2 行以上,或视力达到 1.0 视物变形基本消失,恢复阅读能力,眼底出血吸收;有效:视力提高 1 行以上,视物变形减轻,眼底出血较治疗前有改善;无效:视力眼底均无进步,或加重。

结果:共治疗 146 例年龄相关性黄斑变性(包括干性、湿性),发现能显著改善患者除视物易色外的眼部症状(包括视物模糊、视物变形、暗影遮挡、视物疲劳和视物干涩等)及减轻视网膜水肿,促进视网膜渗出吸收。其中 60 例患者,按上述标准,显效 33 例,有效 20 例,无效 7 例,总有效率 88.3%。

2. 体针(之二)

(1) 取穴

主穴:新明 1。

配穴:新明 2。

(2) 操作

先取主穴,如疗效不显加配穴。采用强补手法操作:按新明 1 穴常规之针刺法,促使针感向颞侧或眼区放散后,即采用捻转结合小提插,以拇、食、中三指持针,拇指向前呈等腰三角形旋转式捻转,针转幅度 2～2.5 转,针提插幅度 1 mm 左右。以左转及紧插慢提为主,捻转 100 次/1 min 左右,运针 1 min 后即出针。配穴,直刺至穴区,找到酸、麻、沉、胀感后运用揉针手法:即有节奏的行上述捻转结合小幅度提插的手法,动作柔和,使针感进入颞部或眼区。每日针刺1次,交替取穴,6日为一疗程,停针1天。三个月为一阶段。

(3)疗效评价

共治疗174例(324眼),有277眼视力改善,总有效率为86.49%。且发现病程短者,干性者有效率高,且随疗程增加,疗效也逐渐提高。

3. 体针加中药

(1)取穴

主穴:睛明、球后、承泣、上明、攒竹、丝竹空、太阳。

配穴:渗出、水肿明显加脾俞、丰隆、三阴交;瘢痕形成及色素沉着加光明、血海、太冲。

(2)操作

针刺:主穴每次取4～5穴,配穴据症而加。于针刺得气后,主穴,采用捻转平补平泻法为主行针。配穴:血海、太冲、光明,采用提插捻转平补平泻手法;脾俞、丰隆、三阴交,采用捻转补法为主。留针30 min,每日1次,连续5次为一疗程,间隔2日继续治疗。

药物:五苓散加减:泽泻20 g,茯苓15 g,猪苓15 g,白术15 g,桂枝3 g,川芎15 g,当归10 g,红花3 g。随症加减。每日1剂,水煎取汁400 mL,分早、晚2次温服。

针药一般以3个月为一阶段。每阶段间隔1个月,治疗时间1年左右。

(3)疗效评价

治疗湿性年龄相关性黄斑变性103例,结果,显效51例,有效42例,无效10例,总有效率90.3%。

4. 穴位注射

(1)取穴

球后、太阳。

(2)操作

药液:眼宁注射液、复方樟柳碱注射液。

可任选一穴,亦可二穴交替选用。球后穴,用眼宁注射液,以无菌注射器吸取1 ml药液,快速破皮,缓慢直刺进针,针尖略向上方,至有得气感后,慢慢推入药液,各0.5 ml。出针后即用消毒干棉球按压,以防出血。太阳穴,用复方樟柳碱注射液,破皮后可缓慢向后上方平刺进针,深约 1.0～1.5 cm,有得气感觉后,每侧推入药液 1～2 ml。每日 1 次,10～14 日为一疗程。休息 1 日,然后再接第二疗程。

同时可配合内服杞菊地黄丸 6 g,益脉康片 2 片,每日 2 次。

（3）疗效评价

以上法共治疗 45 例,结果:显效 26 例,有效 15 例,无效 4 例,总有效率为 91.1%。

5. 电热针

（1）取穴

太阳。

（2）操作

取双侧穴。用电热针灸仪(低频脉冲治疗仪)治疗。先将电极板的布面沾水以增加导电能力,然后选择与头围大小适当长度的绑带,待绑带围绕头部一圈并扣牢后,再将电极板插入并置于双侧太阳穴位处,调好频率与波形,再打开开关并调节强度,以患者感觉舒适为度,治疗时间 15～20 min,每日 1 次,20 日为一疗程。

（3）疗效评价

共治疗 84 例(162 眼)干性黄斑变性患者,有效率为 85.8%。

6. 体针加离子导入

（1）取穴

主穴:太阳、攒竹、承泣、球后、上天柱、风池。

配穴:肾俞、脾俞、合谷、足三里、三阴交。

（2）操作

主穴均取,配穴酌加。选用 0.25 mm×25 mm 毫针。患者取坐位,穴位常规消毒,针刺深度以患者得气为宜,采用提插捻转补法,留针 30 min。隔日 1 次,10 日为 1 个疗程,连续治疗 3 个疗程。

眼部电离子导入法:采用眼—枕导入法,以丹参注射液适量滴眼,闭眼。将直流电电极消毒纱布垫在丹参注射液浸湿,置于眼睑上,将非治疗电极置于枕部接直流感应电疗机(DL-ZⅡ型)通电。电流强度为 1～2 mA。每日 1 次,每次 20 min。10 日为 1 个疗程,连续治疗 3 个疗程,疗程间隔 2 日。

（3）疗效评价

共治疗 45 例,显效 25 例,有效 15 例,无效 5 例,总有效率为 88.9%。

7. 耳穴贴压

(1) 取穴

眼、目1、目2、肝、肾、脾、交感。

(2) 操作

双侧耳穴均取。将王不留行籽置于 7 mm×7 mm 麝香关节药膏方块,贴压上述耳穴。并嘱患者自行按摩每个穴位 2 min,共约 20 min,每日 3 次。隔日更换耳贴一次。

配合服用怡开片(胰激肽原酶肠溶片),每次 120 IU,3 次/d。

(3) 疗效评价

共治疗干性患者 25 例,显效 2 例,有效 17 例,无效 6 例,总有效率 76.0%。

(三) 张仁经验

1. 验方

(1) 取穴

① 基本方

主穴:新明1(或翳明)、上健明、承泣(或球后)、瞳子髎(或丝竹空)。

配穴:风池、上天柱。

② 穴位注射方

主穴:球后、太阳。

配穴:肾俞、脾俞、肝俞、光明。

③ 耳穴方:支点、肝、肾、眼、目1、目2、神门。

④ 皮肤针方:正光1、正光2。

(2) 操作

基本方:主穴每次必取,配穴轮用或同用。上健明、承泣、球后等眼区穴用 0.25 mm×(25~40) mm 毫针,余穴用 0.30 mm×(25~40) mm 毫针。新明1穴和翳明具体操作同前述。上健明穴直刺 0.8~1.2 寸,以得气为度,略做小幅度捻转后留针。承泣和球后穴,针尖略向上进针 0.8~1.2 寸,要求针至眼球有胀感。瞳子髎向下外方斜刺,进针 0.8 寸,用小幅度提插之法,获得酸胀感后留针。上天柱穴向正视瞳孔方向刺入,用徐入徐出导气法,使针感向前额或眼区放散。风池穴针尖向同侧外眼角方向快速进针,运用导气法,以针感达前额或眼区为佳。同侧新明1、瞳子髎接通 G6805 电针仪,用连续波,频率为 2 Hz,强度以患者能忍受为度,通电 30 min。每周 2~3 次。症情改善并稳定后,改为每周治疗 1 次。

穴位注射方:药物用甲钴胺注射液 1 ml(0.5 mg/1 ml)、复方樟柳碱注射液 2 ml、丹参注射液 2 ml。

甲钴胺注射液用于球后或承泣穴,每次选一穴,两穴交替,每侧注入 0.5 ml;复方樟柳碱注射液用于太阳穴,每侧注入 1 ml。丹参注射液可用于光明、肾俞和肝俞。每次取 1～2 穴,穴位轮替使用。每侧穴注入 1 ml。采用 1 ml 和(或)2 ml 一次性注射器抽取药液,进针后刺至有针感(但不必强求)后,将药物缓慢注入。一般于取针后注入。每周 2～3 次。

耳穴方:耳穴均取,用耳穴贴(磁珠或王不留行籽)贴压,令患者每日按压 3 次,每穴按压 1 min,力度以有疼痛感而不损伤表皮为宜。每次选一侧耳,两耳交替,每周换贴 2～3 次。

皮肤针方:用皮肤针在穴区 0.5～1.0 cm 范围内做均匀轻度叩打,每穴点叩刺 100 下,以局部红润微出血为度。每周治疗 2～3 次。

每次治疗,基本方必用,余方据症情可全选或选 1～2 方综合运用。3 个月为 1 个疗程。

(3) 体会

本方是著者总结的一个以毫针方为基础方结合其他针法穴方的综合方。其中,穴位注射方,是考虑针药结合,以提高疗效;耳穴方每日按压,在于延长针刺效应;皮肤针方则是通过局部叩刺,促进病灶康复。这是基于本病难治程度较高而设的。

本方主要用于湿性黄斑变性,也可用于干性患者。具体操作时要做到:一要因人而异,即强调个体性,如考虑年龄、病程、体质和中医的辨证等。二要根据不同的病症的特点,如渗出型老年性黄斑变性,多从瘀、祛、湿着手,宜用泻法;萎缩型则强调益气滋阴,多用补法。在穴位注射药物的应用上,主穴用药虽相同,但配穴,渗出型多用丹参注射液,而萎缩型宜用黄芪注射液。

作为难治性眼病,要打持久战,一般以 3 个月为 1 个疗程,大多需要半年至 1 年的治疗时间。为了提高患者依从性,著者根据多年临床经验,提出了一个维持量的概念,即随着病情的好转,可逐步延长针刺治疗的间隔时间,从最初的每周 3 次,逐步减至每周 1 次。

在治疗过程中,通常会出现客观体征与患者主观感受不一致的情况。例如,有的视物情况明显改善,但眼底检查变化不明显,也有少数眼底变化明显而视物进步不大的。在针灸治疗其他眼病时也有这种情况,可能与针灸重在调节脏器功能有关。值得进一步研究。

　　曾对著者 2013 年 8 月至 2014 年 5 月所治的病例做了临床观察。共收集 37 例(67 眼),年龄最大 78 岁,最小 39 岁;病程最长 6 年,最短 0.5 年。数据的统计结果提示:①治疗后视力高于治疗前;②治疗后患眼 Amsler 方格表检查有了显著提高;③治疗后视功能损害眼病患者生存质量量表得分高于治疗前。总有效为 79.2%。并发现年龄越大,病程越长者,疗效越差。

　　2. 医案

　　张××,女,42 岁,公司高管,2009 年 11 月 6 日初诊。

　　主诉:右眼视物扭曲变形伴视力下降二月余。

　　现病史:患者 2006 年曾患中心性浆液性视网膜脉络膜炎。2009 年 9 月 17 日,因精神紧张突然出现右眼视物变形,视力下降。在上海市某三甲医院查见:右眼前节(-),眼底:乳头边清,黄斑区渗出。裸视:右 0.8,左 0.3。诊断为右眼黄斑变性。用施图伦,Avastin 等药物及中药治疗,症状未见好转,视力进一步下降。2009 年 10 月 30 日复查,右眼视力 0.4,左眼视力 0.5。黄斑部水肿,伴出血。视野:右眼旁中心视敏度下降,上方视敏度下降。左眼周边视敏度下降。OCT 示:右眼黄斑区见多个玻璃膜疣,中心凹下方 RPE 层隆起,其下呈中等强度反光区。黄斑中心凹厚度 545 μm。患者前来就诊时诉视物模糊,扭曲变形,眼部胀痛难忍。乏力身重背冷,时有胃脘部不适及胸闷,夜眠多梦,便秘与泄泻交作,小便频数,夜尿多。

　　检查:患者面色晦暗,情绪低落。视力右 0.5,左 0.4。眼压:右眼 10.5 mmHg,左眼 10 mmHg。双眼结膜充血(+),角膜明,前房清,晶体、玻璃体(-),右眼黄斑边缘细小出血。舌质暗有瘀斑,苔薄白,脉细弱。

　　诊断:年龄相关性黄斑变性(渗出型)。

　　治疗:按照患者具体情况,以上述验方略加化裁治疗,加取中脘、气海、关元穴。数次治疗后,患者眼部胀痛明显减轻。治疗半年后,视物变形症状消失。2011 年 4 月 20 日复查左右眼视力均达到 1.0。OCT:右眼黄斑中心凹下方可见高反射隆起(CNV?),厚度 290 μm;视网膜纤维层(RNFL)厚度分析:双眼 RNFL 正常范围;P-VEP 检查示:右眼 P 波偏低,左眼 P 正常;ERG:b 波正常。双眼视力在 1.0 以上,全身症状亦明显改善。继续巩固治疗 3 月,随访至今未复发。

　　按:本例患者结合全身症状,与肾元衰疲或太阴脾土虚损有关,故加用关元、气海、中脘以增强益肾健脾之功。值得一提的是该患者右眼黄斑变性,左眼为弱视,在右眼视力减退时左眼视力曾一度有所提高,但随着右眼视力的恢复,左眼视力又开始下降。著者在治疗时双眼同时治疗,左眼视力也提高至1.0,患者述:"现在的视力比发病前还要好,双眼视物平衡。"这值得进一步观察研究。

上述验方,不仅对渗出型黄斑变性有效,对干性患者同样有效。一位方姓女患者,因被诊断为年龄相关性黄斑变性(干性),于1997年在著者处治疗,开始效果显著,一年多后感觉视力日渐下降,对针刺的效果产生怀疑。经检查原来是患白内障,手术摘除后,视力明显提高,而检查眼底后,医生发现其黄斑部萎缩严重,与视力之好不相对应,方才想到可能与针灸有关,所以手术痊愈后,即又继续针刺,每周1次,坚持至今,视力保持良好。

当然,本病是难治性眼病,难以速效。必须让患者明白,第一步是控制病情的发展,第二步才是改善症状,一定要打持久战。本病的针灸治疗主要是提高视力,阻止病症发展,对黄斑区病变的改善,特别是消除黄斑水肿也有较明显的作用。

【主要参考文献】

[1] 齐锡森.针刺治疗老年性黄斑变性[J].中西医结合眼科杂志,1993,11(2):100.

[2] 夏勇,刘睿,孙竞劲,等.深刺眶区穴位为主治疗年龄相关性黄斑变性的临床研究[J].上海针灸杂志,2014,33(5):421.

[3] 朱佳丽,具紫勇,刘廷亮,等.针刺治疗干性黄斑变性临床观察[J].上海针灸杂志,2018,37(6):630.

[4] 聂晓丽,李聘卿,冯庆梅,等.针灸新明穴治疗老年性黄斑变性174例临床观察[J].针灸临床杂志,1995,11(1):22.

[5] 刘嘉立,朱莺,李洁,等.针刺联合五苓散加减治疗渗出性老年性黄斑变性临床研究[J].河北中医,2016,38(10):1547.

[6] 买迪娜.复方樟柳碱治疗年龄相关性黄斑变性的临床观察[D].乌鲁木齐:新疆医科大学,2011.

[7] 刘兆霞,向天平,吴东霞,等.电热针灸对黄斑变性的作用[J].中华实用中西医杂志,2008,21(6):500.

[8] 秦霖庞,龙欧扬.针刺联合丹参注射液眼部电离子导入治疗湿性年龄相关性黄斑变性综合疗效观察[J].河北中医,2018,40(7):1093.

[9] 江丹,刘新泉,张殷建,等.耳穴贴敷联合怡开片治疗干性黄斑变性的临床研究[J].世界中西医结合杂志,2015,10(10):1409.

第三节　病理性近视黄斑病变

【概述】

病理性近视又称为高度变性近视、变性近视。近视度数超过-6.00D 者称为高度近视。目前我国高度近视患者超过 8 700 万。已成为常见眼病之一。高度近视根据是否有眼部改变而分为两大类：一类是单纯性高度近视，其近视度数高，但发展到一定程度转为稳定，眼部无严重的改变，这部分在高度近视中占少数；另外一类是病理性近视，则是以屈光度进行性加深、眼轴不断增长为特征的一种眼病。屈光度可达-10.00D 甚或更高，眼轴可大于 26 mm，并伴有眼底的病理性改变。病理性近视黄斑病变是最常见的并发症，也是东亚国家主要的致盲眼病。病理性近视黄斑病变，包括牵拉性黄斑病变、萎缩性黄斑病变和黄斑新生血管形成。其中，近视性黄斑新生血管(以往称近视性脉络膜新生血管)在高度近视眼中的患病率高达 10%，新生血管易破裂，引起黄斑出血和萎缩，是导致视力严重下降、甚而致盲的主要原因。黄斑出血可发生于高度近视的各个年龄层次。目前，西医治疗病理性近视黄斑病变，以抗血管内皮生长因子(抗 VEGF)治疗、激光光凝术与光动力疗法为主要手段。但前者不仅价格昂贵、复发率高，而且眼内感染风险大；后二者副作用较多，远期疗效差。

病理性近视黄斑病变在中医学中并无确切病名，但根据其临床表现，可归属于"视瞻昏渺""暴盲""视直为曲"等病症范畴。其病因病机，如《证治准绳》认为本病"有神老血少、有元气弱、有元精亏而昏渺者"。目前归纳为，或由于先天禀赋不足或劳瞻竭视，血伤气损，目失濡养，血溢络外；或因脾失健运，不能运化水湿，痰湿之浊上泛；或七情郁结，久而化火，灼伤目络。

在古代文献中关于针灸治疗"视瞻昏渺""暴盲"的记载，可参阅有关章节。

我国最早报道治疗病理性近视黄斑病变的文献见于 1965 年，采取静脉注射肝素进行治疗并获得一定效果。但有关针灸治疗本病的临床资料迄今仍十分罕见。近年，曾有关于眼针合用体针及耳穴贴压法治疗病理性近视并发的白内障患者，取得一定疗效。2021 年公开的硕士论文《电针治疗病理性近视早期黄斑病变的临床疗效观察》,是著者仅见的有关本病的临床报告。另外,2016 年十六届国际眼科学学会学术会议论文《针刺治疗病理性近视的临床研究》则是著者主持的研究团队阶段工作的总结,其中包括近视性黄斑病变的针灸治疗的内容。总之,作为关系到目前重大健康问题的病理性近视黄斑病变,尚未引起我国针灸工作者的足够重视。

【临床表现】

1. 症状

视物模糊,远近视力均差,不能矫正;如黄斑出血,则出现视物变形,远近视力急剧下降,注视点为暗点,严重者可失明。

2. 体征

豹纹状眼底,呈现后巩膜葡萄肿,黄斑部脉络膜和视网膜色素上皮萎缩。可见颞侧脉络膜萎缩弧(近视性弧形斑)。黄斑中心凹可发生出血、漆裂纹(系 Bruch 膜线样破裂而形成的黄白色条纹)、Fuchs 斑(黑色近圆形微隆起斑,四周可有出血)及黄斑区新生血管。

【治疗】

(一)古籍记载(略)

(二)现代方法

电针

(1)取穴

攒竹、睛明、承泣、太阳、合谷、风池、目窗、枕上旁穴。

(2)操作

上穴均取双侧。用 0.16 mm×(40~50)mm 之毫针。攒竹平刺0.3~0.5 寸,睛明直刺 0.5~1 寸,承泣直刺 0.5~1.5 寸,太阳直刺0.3~0.5 寸,合谷直刺 0.5~1 寸,风池向鼻尖方向进针 1.2~1.8 寸,目窗和枕上旁穴均平刺 0.5~1 寸。针之得气后,目窗与太阳连接低频脉冲电针仪,疏密波,频率调节为 2 或 3 挡位,强度控制在感觉阈和痛阈之间,留针 20 min。每日 1 次,1 月为一疗程。

(3)疗效评价

疗效指标:对最佳矫正视力的影响,对黄斑功能影响,对黄斑中心凹脉络膜厚度的影响。

共治早期病理性近视黄斑病变(弥漫性视网膜脉络膜萎缩)21 例计21 眼,结果表明电针可以在一定程度上能改善矫正视力和黄斑功能,但对黄斑中心凹脉络膜厚度的作用不明显。

(三) 张仁经验

1. 验方

(1) 取穴

基础穴:新明1(或翳明)、风池、上天柱。

主穴:①稳定期:攒竹、上健明、承泣、瞳子髎;②出血期:攒竹、上健明、承泣、瞳子髎、新明2、耳尖。

配穴:球后、太阳、膈俞。

(2) 操作

药液:甲钴胺注射液 0.5 mg/1 ml,复方樟柳碱注射液 2 ml,丹参注射液 2 ml。

基础穴,每次必取。黄斑病变早期和黄斑出血稳定期取主穴第一组,黄斑出血期,取主穴第二组。配穴,据症酌加。采用针具:(0.25~0.30)mm×(25~40)mm。

基础穴针法:新明1进针时将耳垂略向前外方牵引,针体与身体纵轴成45°角,针尖向耳屏切迹后向目外眦方向刺入 1.3 寸;翳明穴,针尖向同侧目内眦方向进针 1.2~1.4 寸。两穴均用强行气法。风池穴向鼻尖方向快速进针 1.4 寸,上天柱向同侧瞳孔方向刺入 1.0~1.2 mm,均用连续均匀地边提插边捻转的导气法,捻转幅度 2~2.5 转/次,提插幅度不超过 3 mm,提插和捻转频率为 60~100 次/min,针感以到达前额或眼区为佳。

主穴据症而定:眼区穴进针时,令患者放松眼睛,向正前方平视。攒竹向眼眶内缘平刺 0.8 寸;上健明,沿眶上缘向眶尖刺入 0.5~0.8 寸;承泣穴,针尖略朝上刺入 0.8~1 寸,上述三穴用弱行气法,即顺时针快速转动,捻转幅度180°,频率约 120 次/min,提插幅度 0.5 mm 左右,使其针感明显而刺激量较小。瞳子髎略向后下方刺入 1.2~1.4 寸;新明2,直刺 0.5~0.8 寸,用提插加小幅度捻转法获得酸麻沉胀感向眼区或周围放射。耳尖穴每次取一侧,以 0.3 mm×13 mm 之毫针浅刺约 1~2分。留针 30 min。取针时,耳尖放血法,先轻轻挤压穴区周围耳郭使之充血,然后拔出毫针,挤出血 5~6 滴,用消毒干棉球按压针孔,两耳交替选用。余穴按常规取针法。

配穴,穴位注射法。稳定期,取球后和太阳二穴。甲钴胺注射液用于球后穴,每穴注射 0.5 ml(双眼发病)或 1 ml(单眼发病)。复方樟柳碱注射液用于太阳穴,每侧穴位注射约 1 ml。于取针后,用一次性注射器抽取药液,快速进针刺至有针感后,回抽无血,将药物缓慢注入。出血期加膈俞,取丹参注射液 2 ml,左右两穴分别注射 1 ml(不管单侧发病或双侧发病,操作均如此)。操作时用一次性注射器抽取药液,快速进针至有针感后,回抽无血,将药物缓慢注入。每周治疗 2 次,3 个月为 1 个疗程。

(3)体会

病理性近视黄斑病变在取穴和操作上与年龄相关性黄斑变性有共同之处,但有两点区别:一是由于病理性近视黄斑病变患者,眼区缺血情况更为明显,因此加新明 2 以促进疏气活血的作用;太阳穴注射复方樟柳碱注射液也是出于同一考虑。这是经过多年临床观察总结出来的。二是由于病理性近视黄斑病变患者容易发生眼底出血并导致视网膜脱落等情况,针刺前,医者要和患者多沟通,解除其紧张情绪,刚到诊室的患者,应让其适当休息后再进行针刺;针刺时,动作要轻、准,获得适度的得气感即可,不可追求过强的针感;留针期间,注意观察,一般不加用电刺激。关于这一点,我们是有教训的,有一位中年女性患者,有黄斑出血史。就诊时,已远道驾车一下午,显得疲惫,未作适当休息即行针刺,并予以脉冲电刺激,结果取针时,患者突感左眼前有"下雨"感觉,检查发现为诱发黄斑出血致玻璃体积血,并导致视网膜脱落。

著者从 21 世纪初开始治疗本病,积累了一定经验。曾对著者 2015 年 1 月至 2016 年 1 月所治的本病患者进行临床对照观察。治疗组为 23 只患病眼、空白对照组为 26 只患病眼。运用视功能损害眼病患者生存质量量表、光学相干断层扫描技术、国际标准 ETDRS 表视力评分等指标进行观察,并作为期半年的随访。结果显示针刺治疗可以显著提高患者的生存质量,包括症状与视功能、身体功能、社会活动、精神方向;并且可以减缓病理性近视视力的进行性恶化。

2. 医案

(1)病理性近视黄斑病变

何××,女,45 岁,大学教师,2005 年 10 月 5 日初诊。

主诉:视物模糊 10 年,加重 2 月。

现病史:患者有高度近视史。1995 年起,双眼视物逐渐模糊,曾多次验光配镜,均不能矫正。2005 年 8 月视力突然下降,以左眼为甚,双眼视物易疲劳。眼前常有黑影,视物变形,辨物困难。瞳孔对光反应存在,两眼晶体玻璃体轻度混浊,眼底:乳头(—),视网膜血管(—),黄斑区中心反光未见,荧光血管造影显示透见荧光。兼有头晕,时而耳鸣、腰酸等体征。至本市某三级专科医院眼科就诊,B超和荧光素眼底血管造影报告:双眼内未探及视网膜脱离光带,双眼后巩膜葡萄肿,眼底可见视盘颞侧脉络膜萎缩弧。诊断为:病理性近视黄斑病变。曾服中西药物未见改善,从网上查知后,特地前来求治。

检查:双眼角膜(一),前房清深,瞳孔(一)。晶体(一),玻璃体混浊(十)。眼底:视盘(一),网膜平,高度近视改变,右眼黄斑区Fushs斑,左侧黄斑区色素分布紊乱,双眼黄斑中心的反光不显,双眼网膜下方周围现脉络膜萎缩灶,未见裂孔。矫正视力右0.01,左视力30 cm/指数。舌淡,脉细涩。

诊断:近视性黄斑病变。

治疗:用上方治疗,患者右侧因腮腺肿瘤术后,留有疤痕,无法选用新明1穴,改用翳明穴。每周2次针灸治疗,针后诉视物模糊好转,20次后检查视力,矫正视力右眼0.2,左眼0.08,经六个多月的治疗,视物明显较前清晰,变形亦有好转,矫正视力:右眼0.4,左眼0.2。眼底无特殊变化。继续针治巩固疗效,一年后视力仍保持。以后坚持不间断的治疗,每周至半月一次。持续治疗2年多,左右眼矫正视力一直保持在0.2~0.4之间。经多年随访,视力未见明显下降。

按:该患者是著者治疗的黄斑病变中效果较为显著的一例,患者来诊时,已难以坚持正常的教学工作,此前已为西医专家所束手。她意想不到针灸竟有如此之疗效。本例表明,一是要求长期坚持,二是针灸有较好的远期疗效。

(2)病理性近视黄斑出血

邵某,男,30岁,公务员。初诊日期:2015年10月15日。

主诉:右眼视物遮挡伴变形10月。

现病史:患者有高度近视史(OD:-18.00/-3.75 * 5→1.0,OS:-18.50/-3.00 * 175→1.0)。2015年1月23日,无明显诱因下出现右眼视物黑影遮挡、变形,急至上海市第一人民医院就诊,眼底荧光造影示双眼高度近视眼底表现,右眼血管充盈时间延长,血管形态欠规则,可见血管渗漏。OCT:介质模糊,视网膜各层反射欠清晰,视网膜表面反光带欠光滑,视网膜色素上皮层强反射伴隆起(见插页图12.3)。眼科建议行雷珠单抗球内注射治疗,治疗1周后患者自觉视力较前有所好转,视物遮挡范围缩小。OCT示视网膜色素上皮隆起较前好转(见插页图12.4)。诊断:病理性近视黄斑变性,右眼黄斑水肿。其后数月,视觉质量未再继续改善,患者畏惧球内注射,又担心复发影响工作,遂求针灸治疗。刻下:视物模糊变形,仍有部分遮挡。

　　检查:右眼视力(矫正)为 0.4,左眼(矫正)为 0.8。眼压为 14.5/ 14 mmHg。眼底黄斑中心凹反光未见,视盘颞侧脉络膜萎缩弧,血管形态不规则,豹纹状眼底,周边色素沉着(见插页图 12.5)。舌淡红苔白腻,脉略弦。

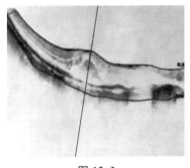 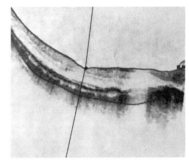

图 12.3　　　　　　　　　图 12.4

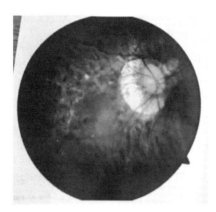

图 12.5

　　诊断:病理近视黄斑变性,右眼黄斑水肿。

　　治疗:以上方治疗 3 周,患者自觉视力模糊较前改善。至 3 个月后,患者右眼视力已恢复至 0.6,左眼视力 0.8,且视物变形明显好转,视物遮挡已完全消失。现随访并坚持针灸治疗至今,眼底未再有出血、水肿(见图 12.6,插页图 12.7)。

　　按:患者高度近视引起黄斑水肿、出血,虽经雷珠单抗治疗后水肿明显吸收,但其后视觉质量不再改善。针刺治疗有助于促进眼底出血的吸收,使其视物遮挡完全消失;更可提高视力、改善视物扭曲变形的现象。且该患者坚持治疗至今已数年,视力稳定,未曾复发。

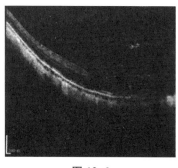 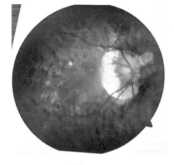

图 12. 6 图 12. 7

（3）病理性近视黄斑出血、脉络膜新生血管

徐某,女,34 岁。初诊日期:2019 年 6 月 18 日。

主诉:突发右眼视物模糊 2 周。

现病史:患者近视 27 年,超高度近视（达到 1 000 度以上）15 年,发病前右眼视力 1 300 度。2019 年 6 月 4 日患者因工作疲劳突发右眼视物模糊,伴视物扭曲,就诊于上海市某三甲医院,6 月 5 日查眼底彩超示:右眼底黄斑可见出血;OCT 检查示:右眼黄斑区隆起,外侧可见高信号组织(见插页图 12.8)。诊断为病理性近视黄斑出血、脉络膜新生血管。6 月 6 日予雷珠单抗玻璃体腔内注射治疗。患者因担忧视力恢复慢,6 月 18 日就诊于上海市中医文献馆中医门诊部。刻下:右眼视物模糊,视物变形变小,伴心情烦躁,时有胸胁胀痛,略有咽干,胃纳可,夜寐尚可。

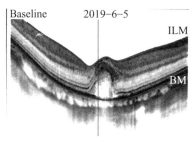 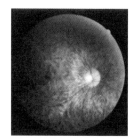

（a）2019 - 6 - 5 发病第二天,右眼 OCT 示:右眼黄斑区隆起,外侧可见高信号组织

（b）眼底彩超示:右眼底黄斑可见出血

图 12. 8 患者情况

检查:视力右 0.3,眼压 15.4 mmHg,双外眼正常。眼底:双侧以－16D 窥视,视神经乳头颞侧有大块弧形萎缩斑,眼底呈豹纹状改变。右眼黄斑区约有 1/8PD 范围的团块状出血,中心凹反光不清。眼底黄斑部可见

大小不一，形态不同的出血灶。舌红苔薄黄，脉弦数。

诊断：病理性近视黄斑出血（右眼）、脉络膜新生血管（右眼）。

治疗：按照上方（主方用出血期方），综合应用耳穴贴压、皮肤针等法。6月26日复诊，查OCT：右眼黄斑区隆起较前减轻（图12.9）。右眼视力增至0.5，继续治疗。之后每月复查视力和OCT，右眼视力7月31日0.6，8月28日0.9，12月4日1.0，每次OCT显示黄斑区隆起逐渐减轻，9月25日右眼OCT示基本正常（图12.10）。8个月后再访，患者视力基本稳定，右眼OCT正常（图12.11）。

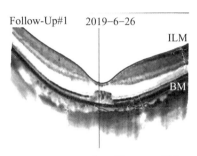

图12.9 2019年6月26日，针灸治疗8天，右眼OCT示：右眼黄斑区隆起（较前2020‑6‑5减轻）

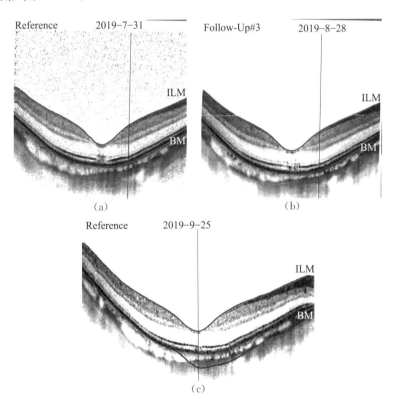

（a）

（b）

（c）

图12.10 （a）（b）（c）分别为2019年7月31日、8月28日、9月25日的检查，OCT显示黄斑区隆起逐渐减轻，且9月25日右眼OCT示已基本正常

按:本例属黄斑出血发作期患者。患者病理性近视多年,此次因工作劳累引起黄斑出血。所幸患者在发病早期便开始针灸治疗,并结合雷珠单抗的共同作用,相辅相成,不仅患者病情恢复速度快,而且不再反复发作。无论眼底还是视力逐渐改善直至完全恢复至发病前。患者因工作繁忙,用眼较多,为巩固视力,坚持每周治疗1次至今已近三年,视力稳定,未曾复发。

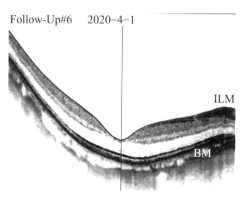

图 12.11 2020 年 4 月 1 日的 OCT 检查,右眼 OCT 示正常

【主要参考文献】

[1] 夏明强,张宗强,张倩,等.眼针疗法治疗病理性近视眼并发白内障 52 例分析[J].临床医药文献杂志,2018,5(40):54.

[2] 李小龙.电针治疗病理性近视早期黄斑变性的临床疗效观察[D].新疆:新疆医科大学,2021,3.

第四节 特发性黄斑裂孔

【概述】

黄斑裂孔是指黄斑部中心凹部分或全层上皮(视网膜内界膜至感光细胞层)发生的组织缺损,严重损害患者的中心视力。根据病因,可以分为特发性黄斑裂孔、外伤性黄斑裂孔和高度近视黄斑裂孔等。其中以特发性黄斑裂孔最为多见(约占 83%),是指眼部无明显相关的原发病变而自行发生的黄斑裂孔的一种病症。根据黄斑裂孔的形态分为全层黄斑裂孔和板层黄斑裂孔二种。该病的患病率约占人群的 3.3‰,以 50

岁以上的健康女性(平均 65 岁,女：男＝2∶1)多见。双眼患病者占6％～28％。特发性黄斑变性的原因不明,其发病机制也不完全清楚,目前认为其早期发病,与玻璃体前后牵引和黄斑前膜及内界膜重要相关。目前,西医学主要采用手术治疗。但眼底手术有一定的适应性和风险性,且术后对改善症状的效果并不满意。

黄斑裂孔,我国古代医学中无此病名记载。早期属中医"视惑""视瞻昏渺""视直如曲"范畴,病情进展视力下降则属"青盲"。本病多责之肾与脾,肾精亏耗,阴虚血少,则目窍失养,神光暗淡;脾为后天之本,脾胃虚弱,津液输布无权,水湿上泛,遮蔽神光。治疗上或从温补脾肾着手。

在古代针灸病谱中,本病相当于"目瞑""远视不明"及"青盲"等,散见于《针灸甲乙经》至明清的医籍之中。其所遗存的穴方,可参考有关章节。

现代针灸治疗,著者未查找到有关本病的临床资料。而著者发现,知网中,有关"黄斑裂孔"文献目录有 1 千余条之多,表明本病关注度之高,但治疗以手术为主。近年来,中医药物治疗已参与本病的治疗,虽均为个案,但显示了较好的前景。依据著者多年个人临床经验,体会二点,一是本人针灸门诊,求治患者日益增多,表明发病率有趋于增高之势。二是通过多例患者的观察,针灸在阻止病情进展和改善症状上确有一定作用。鉴于此,特辟一节予以介绍。

【临床表现】

1. 症状

该病起病隐匿,常在另一眼被遮盖时才被发现。中心视力有不同程度下降,视物变形,中央注视点为暗点。

2. 体征

早期裂孔未形成时仅见黄斑区有黄色斑点和黄色环,有时可见玻璃体牵引和视网膜前膜存在。病情进展后形成黄斑裂孔,眼底可见:裂孔为圆形或椭圆形,边缘清楚并稍内陷,底部呈深色,有黄白色小点也可为半月形或马蹄形,直径不等,但多为1/4～1/2PD。裂孔缘视网膜呈灰白色,四周可见放射状条纹。若伴有裂孔周围囊样水肿,可表现为孔缘出现晕环。有时裂孔附近可见到半透明的盖膜。视力一般为 0.02～0.5,平均 0.1。

【治疗】

(一) 古籍记载(略)

(二) 现代方法(略)

(三) 张仁经验

1. 验方

(1) 取穴

主穴:新明1、上健明、上明、承泣(或球后)、瞳子髎(或丝竹穴)。

配穴:肝俞、脾俞、肾俞。

(2) 操作

主穴均取患侧,配穴双侧均取,每次选一穴,轮替应用。主穴针刺:眶内穴用 0.25 mm×25 mm 之毫针;新明1用 0.30 mm×40 mm 之毫针。新明1用强行气法,眶内穴均用弱行气法。留针 30 min。取针后,再在所选配穴及球后或承泣行穴位注射。具体操作如下:球后或承泣穴,每次选1穴,用甲钴胺注射液 1 ml(0.5 mg/1 ml),注入患眼,如两侧均发病,每侧穴注 0.5 ml;背俞穴以复方樟柳碱注射液或黄芪注射液 2 ml,每穴各注入 1 ml。据症可加用耳穴贴压及皮肤针叩刺。其取穴及操作均同前所述。上述方法,每周2次。3个月为1个疗程。

(3) 体会

本方是依据以标为主,标本同治组方。黄斑裂孔,其本多为肝肾亏虚,精气不能上承;脾失健运,气血难以濡润,以致目失所养;其标为,气不足则目络运行乏力,血亏少则组织加速衰弱老化,以致缺损断裂,致神光难以发越,日趋衰微。组方上,因本病矛盾之主要方在标,主方之穴均在病所及附近,取之为疏眼络,通目窍,此为治标;同时又需兼顾治本,故配穴选背俞穴,意在益肝、健脾、补肾,使眼得濡养,此为治本之举。治法上,在得气基础上,强调针刺手法,促使气血精华上达于目;加穴位注射之法,针药结合,发挥协同作用。

著者以本方治疗黄斑裂孔患者多例,其中能坚持三个月以上者,至今近20例。初步体会:一是黄斑裂孔,在形态学上可有不同程度的改善,但完全闭合以致恢复正常,且不复发者,有二例,均为板层裂孔,全层裂孔闭合者未见。这也可能是本方还须不断改进。二是,大部分患者在临床症状上有较为明显的效果,主要是提高视力、改善视物变形和消除中心暗点等。症状改善明显,而体征变化不大的情况,著者在多种眼病治疗中都有所发现。当然也有一些眼病出现相反的现象,如黄斑囊样水肿,水肿消退,但症状改善不同步。这种客观体征与患者主观感觉不一致的情况,是否针灸疗效的一个特点,值得进一步实践和研究。

2. 医案

朱某,女,56 岁,科研主管。初诊日期:2021 年 5 月 17 日。

主诉:双眼视力下降半年,视物变形 3 月。

现病史:患者 2020 年 12 月出现双眼视力下降,以右眼明显,未予重视。后症状逐渐加重,出现视物变形,2021 年 4 月 25 日就诊于本市某三级医院眼科,视力(矫正后)右眼 0.15,左眼 0.7。OCT 检查后确诊为双侧黄斑裂孔。5 月 6 日就诊于另一三级中西医结合医院,先后使用曲伏前列素、卡替洛尔等多种滴眼液,以及服用甲钴胺、卵磷脂络合碘片等多种药物,均无明显疗效。又惧怕手术。经介绍求治于著者。刻下:双眼视物模糊,单独右眼视物时变形明显,并有中心暗影,自觉双眼眼球内部有血管搏动感,右眼尤甚。时有夜间手心较热,夜寐一般。

检查:视力(右眼矫正后)右眼 0.15,左眼 0.7。OCT 检查:右眼黄斑中心凹神经上皮组织全层缺损,孔缘水肿,可见玻璃体牵拉。左眼黄斑中心凹神经上皮脱离,部分组织缺损,伴玻璃体黄斑牵拉(图 12.12),舌红少苔,脉细略数。

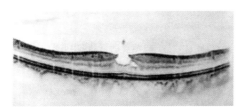

图 12.12　初诊时左眼黄斑裂孔情况

诊断:特发性黄斑裂孔(双侧)。

治疗:以上方治疗,每周 3 次。经 3 个月(1 个疗程)治疗,视力及视物变形好转,眼前中心暗影变淡。因患者工作较忙,改为每周治疗 2 次。每周 2 次。2021 年 10 月 22 日在某疗养院体检时视力(矫正),右眼 0.3,左眼 0.8,双眼视物已无变形,症状有一定改善。OCT 检查:右眼黄斑中心凹神经上皮组织全层缺损,孔缘水肿及浅脱离。左眼黄斑中心凹神经上皮脱离。形态改变尚不明显。患者有信心,继续坚持针刺治疗。于 2022 年 10 月 21 日同一疗养院体检时,OCT 检查示:右眼黄斑中心凹神经上皮组织全层缺损(裂孔直径较 2021 - 10 - 21 减小),孔缘水肿。左眼黄斑中心凹存在,裂孔闭合其间有囊腔(图 12.13)。各种症状进一步改善,已不影响工作。

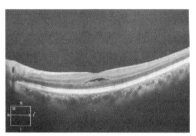

图 12.13　治疗一年半后左眼黄斑裂孔
已闭合,并出现中心凹,尚存在囊腔

　　按:本患者为典型的特发性黄斑裂孔(双侧)案例,结合所治其他病例,显示针灸治疗本病有三个特点:一是多须坚持一年以上治疗。二是视功能改善较黄斑结构的改善更为明显;三是全层裂孔较板层裂孔闭合困难。

【主要参考文献】

[1] 马菊梅,高健生.中医治愈特发性黄斑裂孔 1 例报道[J].中国中医眼科杂志,2014,24(1):56.

第五节　黄斑前膜

【概述】

　　黄斑前膜,又称黄斑视网膜前膜,属于常见的黄斑病变之一。是不同原因致某些细胞在视网膜内表面增生形成血管性纤维细胞膜,并发生在黄斑及其附近。黄斑前膜分为特发性和继发性两种,前者约占 80%,与年龄密切相关,70～91 岁人群患病率高达 1/3;后者多因眼部外伤、眼内手术及玻璃体炎症、血管病变所致。针灸主要治疗前者。我国为本病高发区。一项横断面研究中显示,中国人群中本病的流行率为 7.6%。其确切病因,至今尚未明确。目前多主张手术治疗,但手术治疗并发症较多,对眼部生物屏障破坏严重,且疗效尚不肯定,有一定复发率。

　　中医学中,无本病病名。与"视瞻昏渺""视直为曲"相似,认为本病多因脾胃虚弱,水湿停滞,上犯目窍;或肝肾亏耗,气虚血瘀,蒙蔽神光。以肝脾肾亏为本,痰瘀胶结为标。治疗上主张温补脾肾,活血祛湿为主。

本病在古代针灸病谱,亦属于"目瞑""不能远视"。可参考上面章节所提供的相关文献。

现代针灸治疗本病,著者仅查阅到两篇,均为针刺结合中药施治之验案。一篇以"眼三针"为主配合疏肝解郁、健脾利湿之中药内服;另一篇则采用著者治疗难治病眼病之穴方加减配合中药湿热敷,都取得一定效果。表明,本病的治疗已开始引起针灸工作者的关注。

【临床表现】

1. 症状

早期多不影响视力。随着前膜的增厚,可出现视力下降、视物变大变形、红绿色觉减弱、闪光感、单眼复视和相对中心暗点等。视力变化的幅度较大,可从正常降至 0.1 以下。

2. 体征

早期:黄斑前膜为一层薄而透明的膜组织,附着在视网膜表面,受累视网膜表面粗糙呈锡纸样不规则反光。黄斑区小血管轻度迂曲。此时,黄斑中心凹一般未受侵犯,多不影响视力。

中期:黄斑前膜逐渐由早期的半透明状变为不透明或灰白色,呈团状或条带状爬行于视网膜表面。有的发生收缩,牵拉视网膜,表现为以黄斑为中心的放射状视网膜皱缩或条纹。

晚期,黄斑前膜继续增生变厚,形成灰白色不规则不透明膜状或条索状,并可伴有固定皱褶。黄斑区可有囊样水肿及假性裂孔形成。

【治疗】

(一) 古籍记载(略)

(二) 现代方法

体针加中药。

(1)取穴

主穴:攒竹、睛明、上明、球后(或承泣)、新明1、新明2。

配穴:印堂、合谷、足三里、光明、三阴交、太溪、太冲。

(2)操作

主穴均取,酌加配穴。常规针刺。药物,水煎局部湿热敷。针刺和药物热敷每日 1 次,每次均 30 min。

配合中药内服:桃仁 10 g,红花 10 g,当归 15 g,川芎 15 g,生地 30 g,赤芍 12 g,菊花 10 g。水煎服,每日 2 次。

(3)疗效评价

观察二例,均为个案。一例治疗后自觉双眼视力明显提高,视物较前清晰,黄斑区不规则锡纸样反光减轻。另一例,不仅减轻前膜牵拉,缓解视网膜水肿,而且视力由 0.3 提高到 0.8。

（三）张仁经验

1. 验方

（1）取穴

主穴:新明 1、新明 2、上健明、承泣(或球后)、瞳子髎(或丝竹穴)、太阳。

配穴:光明、三阴交。

（2）操作

主配穴均取,主穴取患侧,配穴取双侧。以(0.25～0.30)mm×(25～40)mm 之毫针。新明 1 用强行气法,眶内穴行弱行气法,新明 2 先直刺 0.5 寸用强行气法 1 min,退至皮下向太阳穴方向成 30°角向太阳穴方向斜刺进针 1.2 寸。瞳子髎向太阳穴方向斜刺进针 1.2 寸,丝竹空向鱼腰方向平刺进针 1.2～1.4 寸;光明和三阴交,针尖略向上直刺进针 1.4 寸,用提插法,促使针感上行。针后分别在新明 1 和瞳子髎(或丝竹穴)接通低频脉冲电治疗仪,连续波,频率 4 Hz,强度以患者可耐受为宜。留针 30 min。取针后,在患侧太阳穴,以丹参注射液(2 ml/支),注入 0.5～1 ml。上述方法,每周 2 次。3 个月为 1 个疗程。

（3）体会

和黄斑裂孔一样,在组方上也采取标本兼治,以标为主。但在选穴上有所不同。因本病之标为痰瘀互结,除取眶内穴通络明目外,更加太阳、新明 1 等,重在活血祛湿。配穴,取肝脾肾三经之交会三阴交穴,益肝肾健脾胃;光明,胆经之络穴,上通于目,调肝胆而明眼目。在操作上,新明 2、瞳子髎之向太阳穴斜刺,丝竹空之向鱼腰平刺;本为活血奇穴太阳穴,加用丹参注射液,均聚焦于化瘀消膜。丹参注射液用量,开始可为0.5 ml,逐渐增至 1 ml。患者反映,注射丹参注射液,多有强烈胀痛感,但此针感消失后的第 2～3 日,眼睛常有明亮之感。多年试用,确有一定效果。

和黄斑裂孔一样,本病在治疗过程中,也出现客观体征与患者主观感觉不一致的情况,也就是视力、视物变形等症状变化明显,但眼底检查通常变化不同步改善。

2. 验案

孙××,女,47 岁。初诊日期:2018 年 1 月 16 日。

主诉:左眼视物模糊及变形近半年,加重 1 周余。

现病史:患者双眼有高度近视史。用眼过度后自觉眼部胀痛、干涩不适,易于疲劳,被诊断为视疲劳,滴眼药水后可缓解。去年(2017 年)下半年起,左眼出现视物模糊、变形等症状,特别是多用电脑之后,症状更有加重。曾去两家三级医院反复检查,确诊为黄斑前膜。2018 年 1 月初,因加班用电脑时间过久,突然症状加重,眼前出现飞蚊症状,难以查阅手机和坚持工作,遂来著者处求治。

检查:双眼角膜明,Tyn(一),黄斑区结构改变光泽紊乱,中心光反射不见。OCT(2018 年 1 月 12 日)示:左眼前膜,与黄斑中心有粘连牵拉[见插页图 12.14(a)]。矫正视力右眼 0.8,左眼 0.3。舌质淡红,苔薄白,脉弦。

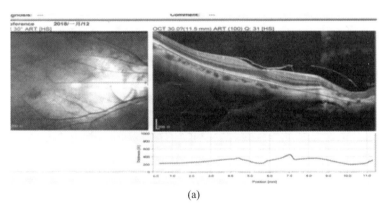

(a)

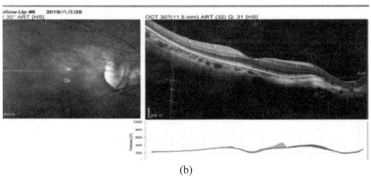

(b)

图 12.14　患者针刺前与针刺治疗一年半后对比

诊断:黄斑前膜(左)。

治疗:以上方治疗,每周2次。经3个月左右治疗,目胀痛及视疲劳消失,视物变形及飞蚊症症状亦减轻。已可正常工作。又经2月治疗,视物变形消失,视物模糊好转,OCT(2018年6月6日)复查见:左眼原黄斑前膜牵拉处消失,未见牵拉。改为每周1次,巩固治疗6个月后,再次复查OCT(2019年1月5日),显示:左眼前节可,黄斑前膜消失[见插页图12.14(b)]。矫正视力左眼0.8,右眼0.8。又巩固治疗3个月,除眼前尚有少量飞蚊外,余症均消失。随访至今,每半年查一次OCT,未见复发。

按:本病著者曾治疗过多例。一般经3~6个月治疗,均可有效控制或消除症状,但往往未能使前膜消失。然而也有特例,如包括本案在内有3例患者,OCT显示针刺治疗后黄斑前膜消失。可能与病发初期,且能坚持规律治疗有关。值得进一步观察与研究。但有一点是肯定的,根据著者的经验和已有的中医针灸临床文献,针灸确实有助于解除本病的各种症状,提高生活质量。

【主要参考文献】

[1] 杭伟奇,张贤梅,秦大军,等.针药并用治疗早期特发性黄斑前膜1例[J].中国中医眼科杂志,2017,27(6):405.

[2] 邢晓娜,赛自金,张丽彩,等.中医综合治疗视网膜黄斑前膜1例[J].中医药导报,2015,21(24):87.

第六节　Stargardt 病

【概述】

Stargardt病又名眼底黄色斑点症、青少年黄斑变性,是一种原发于视网膜上皮层的双眼对称性常染色体隐性遗传病,为最常见的遗传性黄斑营养不良。多在儿童期或青少年期发病,以损害视力为主。患者发病年龄越早,视力预后越差。且较多发生于近亲婚配的子女,性别无明显差异。一般患者双眼受害,同步发展,使视力严重受损。目前临床治疗手段主要包括减少紫外线暴露和佩戴低视力辅助器,以改善患者生活质量,并期望延缓视力下降进程。然而尚无预防或逆转视力下降的有效手段。

本病可归属于中医学的"视瞻昏渺""青盲"等症,多因先天禀赋不足,肝肾亏虚,精虚血少,不得荣目,目窍萎闭,神光泯灭。一般以补益肝肾、益精养血明目治疗。

在古医籍中,《太平圣惠方》载针灸治疗小儿青盲的记载,尽管并非专指本病,但根据所述症状有相类之处,提供的经验或可借鉴。

现代针灸治疗本病首见于 1994 年,报道二例,均经诊断为 Stargardt 病。用针刺治疗而获效。但迄今为止,尚未能查见更多有关的临床文献。著者自 2003 年开始涉及此病,至今(2022 年)近 20 年累计治疗了 20 余例,积累了一定经验,尚不够成熟。鉴于本病中西医药至今尚无有效措施,故特介绍如下。

【临床表现】

1. 症状

发病初期,中心视力就有明显下降,随着病变进行,两眼对称性视力下降,最终可保存较低的周边视力,多在 0.05～0.1。患者有昼盲而无夜盲,可有中心暗点但周边视野正常。本病有时在一家族中可能有数人发病。

2. 体征

最早的眼底改变是中心反光消失,继而在黄斑深层见到灰黄色小斑点,并逐渐形成一个横椭圆形境界清楚的萎缩区,如同被锤击过的青铜片样外观。在病程经过中萎缩区周围又出现黄色斑点,萎缩区又扩大,可侵及整个后极部。晚期在黄斑部能见到陷于硬化、萎缩的脉络膜血管,并有形态不规则的色素斑,形象地称之为"牛眼征"。

【治疗】

(一) 古籍记载

1. 取穴

中渚。

2. 操作

艾灸:灸二侧穴,每穴 1 壮。

3. 文献辑录

《太平圣惠方·卷一百》:小儿目涩怕明,状如青盲,灸中渚二穴各一壮。

(二) 现代方法

体针

1. 取穴

主穴:球后、睛明、攒竹、四白、太阳、丝竹空。

配穴:光明、太溪、三阴交、肝俞、肾俞。

2. 操作

主穴为主,酌加配穴。每次取3～5穴,双侧均取,得气后用平补平泻,留针30 min,隔日治疗1次。3个月为一疗程。

3. 疗效评价

治疗2例,分别针刺治疗36次与60次,视力分别由双0.5提高至右眼1.0^{-1}、左眼0.8和由右0.07、左0.1提高至右0.1、右0.25。但眼底及色觉检查结果同初诊时。且发现再行针刺,视力均不再提高。其中一例,随访半年仍保持疗效。

(三) 张仁经验

1. 验方

(1) 取穴

主穴:新明1、新明2、大椎、枕上正中线(头皮针穴)。

配穴:①丝竹空、光明、球后;②瞳子髎、肾俞、承泣。

(2) 操作

主穴每次均取,配穴每次取一组,两组交替。选取0.25 mm×(25～40)mm毫针。因本病多为少儿患者,考虑到其惧针不配合,首先,在开始治疗时配穴可仅取丝竹空、球后或瞳子髎、承泣二穴,之后逐渐增加。针刺时动作要轻捷,宜手执毫针快速旋转式破皮进针。新明1和新明2穴时,缓慢送针至得气,不必强求气至病所;大椎穴,以15°角,向下平刺1.4寸,反复轻提轻插至得气;枕后正中线,从帽状肌腱下层透刺1.2寸,快速捻转1 min;丝竹空、瞳子髎二穴,斜刺进针0.8寸;球后、承泣等眼区穴均进针0.5～0.8寸,更宜手法熟练,最好能一针到位。均用弱行气法。留针20～30 min。留针期间,可以新明1与丝竹空或瞳子髎为一对,接通电针仪,连续波,频率为2 Hz,强度以患儿舒适为宜。光明、肾俞,一般采用穴位注射,药用甲钴胺注射液1 ml(0.5 mg/ml)和复方樟柳碱注射液2 ml,每次一种,交替应用,每穴注入药液0.5 ml。每周2～3次。

(3) 体会

本方是著者从治疗其他眼底病的经验而又结合少儿特点总结出来的。一是取穴少,如头皮针仅取一穴,特别是将眼区穴作为配穴。二是操作上尽量考虑少儿的特点。新明1、新明2为治眼底病之验穴;大椎位于督脉而又为六阳经之交会穴,督脉"与太阳起于目内眦……上系两目之下中央"与目关系密切,取之以升阳益气明目,是著者治疗遗传性眼病要穴;枕后正中线,重在激发视觉中枢功能。是为主穴。配穴选丝竹空、瞳子髎、承泣和经外穴球后以疏调局部气血;取胆经之光明、膀胱经肾俞,因肝胆互为表里,肾俞是肾脏精气输注之处,两穴重在补益肝肾,目的均在于通玄府,明眼目。

著者用以上法共治疗 20 余例本病患儿(其中 2 例中断),年龄多在 8～13 岁(1 例 25 岁)。凡坚持治疗者,均取得不同程度的效果。2 例中断病例,最后因视力极度下降,而进入低视力学校。

著者体会较深的有以下两点:①疗效主要表现在双眼视力的一定提高上,但视力提高至某种程度后再难以改善,可以阻止眼底病变的进一步发展,但黄斑区的恢复不明显;②针灸治疗时间一般需持续半年至一年,可以 3 个月为 1 个疗程。在病情稳定后,建议有条件者,可继续每周治疗 1 次,再维持 2～3 个疗程。另外,一定要有规律地进行治疗,如果三天打鱼两天晒网式的针刺,疗效也不明显。其中中断的一例就是如此,因家长学习抓得很紧,再加上住处离医院距离较远,难以坚持,效果不理想,失去信心而不再坚持。

2. 医案

李×,男,13 岁,初中学生,2003 年 7 月 5 日初诊。

主诉:双眼视力渐进性下降 3 年。

现病史:患者 10 岁前稍有近视,但因不影响学习,家长未曾关注。10 岁生日不久,配戴眼镜,矫正视力尚能到 0.9,因无其他不适,而以"近视"对症处理。3 个月后患儿要求换镜以适应学习,发现视力又有所下降,且再配镜视力不能提高。VEP:左右眼波峰中度延迟,振幅中度降低。眼底尚无异常。以后视力逐渐下降,矫正视力也越来越差。再次就诊于全国各大眼科医院,2001 年 3 月北京某著名眼科医院眼科光学相干断层成像报告单检查所见:双中心凹处神经上皮菲薄,边缘组织Ⅲ度变薄,RPE 反光薄且欠均匀,反光弱。检查结果:双黄斑变性可能大。同年 7 月在上海某三级医院眼科经眼底荧光血管造影等检查确诊为"青少年性黄斑变性"(Stargardt 病)。因无有效治疗方法,两眼中心视力进行性减退,现看书学习均须借助于放大镜。家长到处寻医问药,慕名前来著者处,求助针灸之法。

检查:身强体健,神清语明。双眼外观无异常,双眼视力均为 0.07。

眼底散瞳检查:双眼底视盘边界清,色泽正常,视网膜血管比例基本正常,双黄斑区可见灰黄色小斑点,并已形成一个范围分别为 2.0PD、1.5PD 大小,境界清楚的损害区,中心凹反光消失,视网膜未见出血及渗出。舌红苔薄脉弦。

诊断:Stargardt 病。

治疗:取穴及操作按上述验方。开始时,配穴每次仅取 2 穴,首次针后,患儿自述每次针后即感视物清晰,过后逐渐又变得模糊。且每次都有这种现象。一周后,根据其父母要求并征得患儿同意后,全方均取,每次留针由开始时的 20 min 延长至 30 min。每周治疗 3 次。经三个疗程,视力明显提高,查裸眼视力为 0.2(左),0.3(右),从此阅读时再也不用借助放大镜了。上课坐前排能看清黑板上老师的板书。由于患儿学习紧张,改为每周 2 次,又经过半年治疗,视力巩固,眼底检查:黄斑区病灶稳定,未见增大。学习成绩提高,后考入西安利物浦大学学习,并顺利完成学业。随访至今,症情稳定。

按:本案是著者首次治疗本病的病例。自发病后,曾在全国各地用多种中西医措施治疗,未见效果,且视力日见减退。当确诊为本病后,西医亦感束手,服用中药近二年,也未见改善。而仅用针刺一法,疗效竟迅速而显著,出乎著者和家长的意料。虽然视力未能获得进一步提高,但治疗至今已近 20 年,效果仍然巩固。说明了针刺对本病不仅有即时效果也有远期疗效。

【主要参考文献】

[1] 窦惠芳,叶增桂,张鸥,等.针刺治疗少年型遗传性黄斑变性 2 例[J].江西中医药,1994,25(增刊):122.

第七节　视网膜色素变性

【概述】

视网膜色素变性是一类视功能性进行性损害的遗传性视网膜疾病。以夜盲、双眼视野逐步向心性缩窄、视力逐渐下降,以至失明为主要特征。多于幼年或青春期发现,常双眼发病,也有病变仅发生在单眼。该病早期主要表现为夜盲,以后逐渐发生视野缩窄与眼底视网膜色素骨细胞样沉着。在我国的发病率约在 1/3 000,男性略多于女性,有血缘关系的占 40% 左右。它被认为是一种单基因的遗传病。其遗传方式主要为常染色体隐性、显性与性连锁隐性三种,也有少数散发。以常染色体隐性遗传最多;显性次之;性连锁隐性遗传最少,但发病最早也最严重。本病预后较差,随着病程的发展,视网膜动、静脉血管可逐渐变细,后期常并发白内障和青光眼。同时由于视网膜和视神经严重缺氧,可出现视神经萎缩,导致失明。目前西医尚无有效药物和疗法,基因治疗和人工视网膜的研究,尚处于试验阶段。

视网膜色素变性,中医称之为高风内障(《证治准绳》),又名高风雀目、高风障症、阴风障等。病至后期、视野变得甚为狭窄,如《秘传眼科龙木论》所言"惟见顶上之物"。认为多由先天禀赋不足,命门火衰,目失温煦;肝脾受损,兼脉道瘀塞,致神珠气血失养。

针灸治疗雀目首见于《针灸甲乙经》,之后在唐代的多部医著中均有记载。不仅提出针刺补泻之法,还提及灸耳尖的疗法。宋代的《太平圣惠方》和《铜人腧穴针灸图经》均载述了小儿雀目的针灸之法。从金元至明清十余部中医针灸典籍中,也不同程度的载有针灸治疗本病的条文,有继承也有发展。虽然,雀目不单指的是本病,而视网膜色素变性也不仅以此症状可代替,但所积累的经验,则可借鉴。

现代针灸治疗本病,首见于 1962 年。但直至 20 世纪 70 年代有关报道仍少见。自 1980 年代末,本病的针灸治疗逐步受到重视,而从 20 世纪 90 年代后期开始至今,有关文献量有不断增加之势。报告质量也有所提高。在穴位上,除取眼周穴、头针穴等外,还发现了一些有效的新穴。在针法上,除体针外,尚采用穴位注射、核桃壳灸、穴位埋藏、皮肤针叩刺及结合中药治疗等多法,并有不少较为深入的有一定样本量的随机对照研究。

本病的针灸作用机理研究表明。针刺不仅可以促进眼底和眼球周围的血流运行,改善内层循环,还能明显增强视杆及视椎细胞的活动速度及程度,增强视网膜细胞的神经网络功能和生物活性,以及视网膜色素上皮-光感受器复合体的代谢活动。病理形态学的观察提示针刺能够抑制模型大鼠视网膜光感受器细胞的病理损伤。

有学者基于文献计量学对近 10 年国内外视网膜色素变性研究特征分析,鉴于现代医学对于其发病机制和临床治疗的研究仍处于瓶颈阶段,而中医针灸已积累了丰富的经验,因此认为,随着中医药学研究的进一步拓展及深入,中医针灸或将成为本病防治的突破点,为全世界视网膜色素变性患者带来新希望。

【临床表现】

1. 症状

夜盲:为本病最早出现的症状,常始于儿童或青少年时期,且多发生在眼底有可见改变之前。开始时轻,随年龄增加逐渐加重。极少数患者早期亦可无夜盲主诉。

视野:早期有环形暗点,其后环形暗点向中心和周边慢慢扩大而成管状视野。

中心视力:中心视力早期正常或接近正常,随病程发展而逐渐减退,终于完全失明。

色觉:多数患者童年时色觉正常,其后渐显异常。典型改变为蓝色盲,红绿色觉障碍较少。

2. 体征

眼底检查:视盘呈蜡黄色萎缩,视网膜色素沉着:始于赤道部,色素呈有突起的小点,继而增多变大,呈骨细胞样,有时呈不规则的线条状。血管一致性狭窄,随病程进展而加重,尤以动脉为显著。

暗适应检查:早期锥细胞功能尚正常,杆细胞功能下降。晚期杆细胞功能丧失,锥细胞阈值亦升高。

视觉电生理:ERG呈低波迟延型,尤其b波消失是本病的典型改变,其改变常早于眼底出现改变。EOG:LP/DT明显降低或熄灭。

【治疗】

(一)古籍记载

1. 取穴

经穴:睛明、承泣、阳白、神庭、上星、光明、临泣、三阴交、前顶、百会、丘墟、照海、内关、足三里、委中、内关、肝俞、少商。

经外穴:耳尖。

阿是穴,位置:手大指甲后第一节横纹头赤白肉际。

2. 治法

针刺:睛明穴,针入一分半,留三呼,写五吸,冷者先补后写复补之。

艾灸:耳尖,内关、丘墟、肝俞,灸3至7壮;丘墟,灸后加针刺,用泻法。阿是穴,灸1壮。

刺血:取神庭、上星、前顶、百会,各出血,以盐涂之。委中出血。

3. 文献辑录

《千金翼方·卷二十七》:雀目冷泪,目视不明,努肉出,皆针睛明,入一分半,留三呼,写五吸,冷者先补后写复补之。

《杂证方书第八种》(敦煌医书):疗雀目方:摄取耳尖,灸壮。

《太平圣惠方·卷一百》:小儿雀目,夜不见物,灸手大指甲后一寸,内廉横文头白肉际。

《铜人腧穴针灸图经·卷三》:晴明……小儿雀目疳眼,大人气眼冷泪。

《针灸神书·卷四》:晴明……雀目冷泪流,停针行妙计。

《扁鹊神应针灸玉龙经·磐石全直刺秘传》:青盲,雀目,视物不明:丘墟(灸,针泻)、足三里、委中(出血)。

《针灸聚英·卷四上》:观其雀目肝气,晴明行间而细推。

《古今医统大全·卷六十一》:肝俞……迎风冷泪,雀目亦治。

《医学纲目·卷十三》:雀目不能夜视:神庭、上星、前顶、百会(各出血,以盐涂之,立愈);又法:照海、肝俞。

《类经图翼·手太阴》:少商……雀目不明。

《医宗金鉴·卷八十五》:晴明攒竹目昏蒙,迎风流泪眦痒痛,雀目攀睛白翳生。

《针灸逢源·卷五》:雀目不能夜视……肝俞(灸七壮,又刺后穴,不宜出血),晴明、光明、临泣、三阴交。

《针灸内篇·足太阳膀胱络》:晴明……风泪,婴儿雀目。

《针灸集成·卷二》:大人小儿雀目:肝俞七壮,手大指甲后第一节横纹头赤白肉际各灸一壮。

(二)现代方法

1. 体针加中药

(1)取穴

主穴:晴明、球后、上明、攒竹、风池、翳明、承泣、目窗。

配穴:足三里、三阴交、光明、太溪。

(2)操作

主穴每次取 2~3 穴,配穴酌加 2 穴,均可轮用。眶内穴以(0.22~0.25)mm×(40~50)mm 之灭菌毫针,晴明和上明穴直刺 0.5~0.8 寸,承泣轻压眼球向上,眼眶下缘缓慢直刺 0.5~1.5 寸,缓慢送针至有针感(多为眼球酸胀),留针;风池穴,针尖向同侧目外眦方向进针或向鼻尖斜刺 0.8~1.2 寸,反复提插至有针感向前额或眼区放射。攒竹穴向晴明方向透刺,提插加小捻转,使针感向眼区放散。翳明直刺 0.8 寸,目窗平刺 0.5 寸。均平补平泻。配穴用提插捻转烧山火手法。均留针 30 min,每日或隔日 1 次,10 次为一疗程,疗程间隔 3~5 日。三个月为一疗程。

中药:女贞子 12 g,枸杞子 10 g,菟丝子 10 g,当归 l0 g,熟地黄 10 g,茯苓 15 g,丹参 10 g,赤芍药 10 g,白术 10 g,夜明砂 10 g,甘草 3 g。每日 1 剂,分 2 次煎服。

(3) 疗效评价

疗效评定标准:①显效:周边视野扩大 15°,管状视野扩大 10°以上,视力由光感提高到 0.02,或由 0.02 提高到 0.1,或国际视力表提高 3 行及以上;②有效:管状视野扩大 5°~10°,周边部盲区重新出现岛状可见区,视力由光感到指数,或由 0.02 提高到 0.05,或国际视力表提高 2 行;③无效:视野、视力无改善或未达到有效的指标。

共治疗 253 例,总有效率 64.4%~76.0%。

2. 体针

(1) 取穴

主穴:①瞳子髎、丝竹空、太阳;②承泣、睛明、球后。

配穴:肝肾阴虚:肝俞、肾俞、太冲、太溪;脾肾阳虚:肾俞、脾俞、命门、关元;脾虚气弱:脾俞、胃俞、足三里、三阴交;气虚血瘀:气海、膻中、血海、膈俞。

(2) 操作

主穴每次取一组,可单用一组。亦可二组交替。配穴据症而加。第一组针法:患者取仰卧位,穴位皮肤常规消毒后,选用(0.30~0.35)mm×40 mm 毫针,主穴斜刺进针 1.2~1.5 mm,得气后,行"二龙戏珠"法,即左手食指紧按针穴,右手持针速刺或捻转进针,使右手持针的针尖和左侧押手同时向上眼睑方向,连续推按、捻转 3~5 次,守气使针感传导到上眼睑和眼球;再将针提至皮下,右手持针的针尖和左侧押手同时再向下眼睑方向推按、捻转 3~5 次,守气使针感传导到下眼睑和眼球,使上下针感包围眼球。

第二组针法:睛明、球后两穴按压进针,睛明沿眼眶边缘缓缓刺入 0.3~0.5 寸,球后穴沿眶下从外下向内上方,即向视神经孔方向刺 0.5~0.8 寸,两穴均捻转不提插,出针后按压针孔片刻。其余穴位用平补平泻法。配穴直刺进针 35~40 mm,得气后行虚补实泻针法。

均留针 30 min,中间行针 1 次。每日 1 次,10 次为 1 个疗程,一般须进行 4 个疗程,疗程间隔 2 日。

(3) 疗效评价

共治疗 174 例,显效 66 例,有效 76 例,无效 32 例,总有效率 81.6%。

3. 穴位注射

（1）取穴

主穴：①瞳子髎、太阳；②肝俞、肾俞。

配穴：四白、攒竹、足三里、三阴交。

（2）操作

药液：川芎嗪、黄芪注射液、参附注射液。

主穴选一组，每次取一对，交替轮用。配穴可上下各取一穴，交替轮用。药液任选一种。用一次性无菌注射器抽取药液 2 ml，配以 5 号齿科注射针头。第一组主穴，患者取卧位，操作者站在患者头侧，取准穴位消毒后，针尖与皮肤成 30°角快速刺入，得气后，每穴缓慢注入 0.3～0.5 ml 药液，出针后用消毒干棉球按压片刻。第二组主穴和配穴可取坐位，背部穴略斜向脊柱直刺进针，余穴直刺进针至得气后，主穴每穴注入药液 1 ml，配穴每穴 0.5 ml。一般隔日 1 次，10 次为一疗程，疗程间隔 3～5 日。注射期间可配服右归丸等中药。

（3）疗效评价

共治疗 90 例，显效 36 例，有效 44 例，无效 10 例，总有效率为 88.9%。

4. 体针加穴注

（1）取穴

主穴：①睛明、上明；②球后、太阳；③风池、足三里。

配穴：百会、合谷、养老、脾俞、光明、肾俞。

（2）操作

药液：复方樟柳碱注射液、当归注射液、复方丹参注射液。

主穴每次选二组，配穴酌加。主穴第一组及配穴用针刺法，主穴另二组用穴位注射法，其中第二组穴用复方樟柳碱注射液；第三组用当归注射液或复方丹参注射液。

睛明、上明选用 0.25 mm×50 mm 之毫针，深刺 1.5 寸左右，针尖到达眶尖部，不提插，轻捻转，眼球及眼眶周围出现较强麻胀感，出针时干棉球按压 2 min，防止皮下出血。其他配穴常规操作。每次留针 30 min，每 10 min 行针 1 次。第二、三组主穴，任选一组，每次取其中一对穴，可交替选用。每穴注入药液 1 ml。均每日 1 次，14 日为一个疗程，间隔 7 日，再进行第 2 疗程。共治疗 3 个疗程。

（3）疗效评价

以上法共治疗 251 例，其中 183 例 363 眼的视力疗效：显效 92 眼，有效 210 眼,无效 61 眼,有效率为 83.2%;视野疗效:显效 58 眼,有效 193 眼,无效 112 眼,有效率为 69.1%。另 68 例,显效 36 例,有效 23 例,无效 9 例,总有效率为 86.8%。

5. 穴位埋植

(1) 取穴

风市。

(2) 操作

埋植物制备:取新鲜完整的猪或兔的脑垂体,清洁后置于 75% 酒精中 1~2 小时,术前取出用生理盐水冲洗干净,然后放入 2 000 u/ml 的庆大霉素中浸泡 30 min,备用。

双侧主穴均选。手术常规消毒及局麻,切开风市穴皮肤 2~3 cm,分离暴露髂肌膜并切开 1 cm 的切口,每侧埋入垂体 2~3 个,缝合肌膜及皮肤,术后 7 日拆线。一般只治疗一次。

(3) 疗效评价

共治疗 52 例,治疗后,视力、视野均有进步,特别是治疗后半年到 1 年是视功能恢复最好时期。1.5 年后穴位埋藏的垂体完全吸收,视功能又开始下降。这时如再行垂体埋藏,视功能又可提高。病史短,病情轻、无并发症者疗效较好。

6. 电针

(1) 取穴

主穴:睛明、球后、太阳、风池、光明、足三里。

配穴:肝肾阴虚:肝俞、肾俞、太溪、三阴交;脾肾阳虚:脾俞、肾俞、中脘、关元;气滞血瘀:心俞、膈俞、气海、血海。

(2) 操作

主穴均取,配穴据症而加。取(0.25~0.30)mm×(25~40)mm 之灭菌毫针。睛明、球后,至得气后,不捻转提插。余穴按常规针法,至得气。连接电针仪,用疏密波,强度以患者可耐受为度。通电 30 min。每日 1 次,15 次为一疗程,疗程间隔 1 日。

(3) 疗效评价

共治疗 36 眼,有效 25 眼,无效 11 眼,总有效率为 69.4%。

(三) 张仁经验

1. 验方

(1) 取穴

主穴:新明 1(或翳明)、球后(或承泣)、上明(或上健明)、丝竹空(或瞳子髎)、大椎。

配穴:新明 2、太阳、风池,视区、视联络区(头皮针穴)。

(2) 操作

主穴每次均选,配穴每次取 2 个,新明 2 与太阳穴轮用。采用 (0.25～30)mm×(25～40)mm 灭菌毫针。新明 1、新明 2,以提插加捻转之强行气法,使针感向眼区或颞侧放散;球后、上睛明穴,垂直缓慢进针 0.5～0.8 寸,弱行气法至眼球出现明显酸胀感为度。翳明穴针向外眼角方向,针入 0.8～1 寸,强行气法至有针感向眼区放射。风池穴针尖向同侧瞳孔正视方向进针,用导气手法直至有针感向前额放射。大椎向下平刺 1.4 寸。头皮针穴,用进气手法操作。余穴,斜刺至得气。针后,新明 1(或翳明)与丝竹空(或瞳子髎)穴为一对,接通 G6805 电针仪,要求眼睑上有跳动,如无,可适当调整针尖方向。用连续波,频率 4 Hz,强度以患者可耐受为宜,通电 30 min。去针后穴位注射:承泣(或球后)每侧穴注入甲钴胺注射液 0.25 mg(0.5 mg/1 ml),太阳每侧穴注入复方樟柳碱注射液 1 ml。上法每周 2 次,10 次为一疗程,疗程一般不作间隔,三个月作为一个治疗阶段。

(3) 疗效评价

以上法治疗 95 例,计 190 眼,结果显效 24 眼,有效 110 眼,无效 56 眼,总有效率 70.5%。

(4) 体会

著者从 1997 年至今的 20 多年间,曾治疗本病近 200 余例,有以下经验。

关于疗效:年龄越小,病程越短,基础视力好,视野缩小程度轻的患者,其针治疗效越佳;相反,则疗效较差。视网膜电图 a、b 波为小波的患者疗效好,而 a、b 波熄灭者则疗效较差。长期坚持规律针刺治疗者,除电生理指标改善通常不明显外,视力、视野、夜盲等主要症状均可明显改善,尤其是视力,部分可趋于正常。但基础视力过差也不行。曾治疗一 5 岁女孩,就诊时,右眼视力为 0.4,左眼视力为光感。坚持治疗 16 年,右眼视力增至 1.0,但左眼始终未能改善。

关于疗程:著者认为本病治疗不宜拘泥疗程。临床发现,随着疗程的增加,针刺疗效也随之提高,增至一定程度后,则维持在这一水平,停止治疗,疗效会有所下降。所以坚持长期不间断的治疗也是获效的关键。为了使患者能坚持治疗,早期要求患者每周治疗 3 次,随着症情的控制,每周治疗 2 次;治疗 1～2 年之后,可改为每周治疗 1 次,相当于药物中的维持量。在著者治疗的患者中,坚持治疗最长的3位患者,已达20余年,疗效仍十分稳定。

关于预后:一般而言,坚持治疗者预后均好。影响针刺治疗本病疗效的因素有两个,一是中断治疗,由于本病起效有一过程,不能抱有急功近利的心情;或一有好转就中止治疗。二是不良情绪对疗效也有重要的影响。著者曾遇到2例男性本病患者,通过针灸,原本病情已趋稳定,但因夫妻之间闹离婚,加之中断治疗,结果导致病情急剧恶化,双眼视力丧失。

2. 医案

(1) 视网膜色素变性(少儿)

施××,女,8岁,学生,1997年3月17日初诊。

主诉:夜盲,视物模糊1年,加重1月。

现病史:患儿自3岁起发现入暮视物模糊,但于白昼或光亮处视物清楚。开始未引起家长注意。1年多来视物渐见模糊,多家医院曾诊断为近视或弱视。近1个月来视力明显下降,夜盲日渐严重。因此前往上海市某三甲医院眼科就诊,经查确诊为双眼视网膜色素变性。西医无特效疗法,故前来求治。

检查:双眼裸视力0.15,外眼(一),晶状体及玻璃体亦无异常。眼底:视神经乳头颜色略淡,黄斑中心反光尚可,视网膜血管狭窄,少量散在的骨细胞样色素沉着。视野正常。视网膜电图(ERG)示a、b波降低呈小波。舌淡、苔薄白、脉细弱。

诊断:双眼视网膜色素变性。

治疗:按上方治疗(早期未用穴位注射)。治疗5次后,复查视力,右眼0.3,左眼0.25。经2个疗程治疗后复查,左右裸眼视力均为0.4,视野正常,眼底无明显改变。坚持每周治疗1次,视力视野一直保持,夜间视力有所提高,暗适应亦有所改善。2年、5年、9年、15年、20年后复查,视力保持,视野正常。目前,戴镜视力右眼1.0,左眼0.8。ERG仍示a、b波呈小波。维持每周治疗1次至今。

按:本例患者,是著者临床观察时间最长的病例之一。该患者,自确诊后,家长和本人都十分重视,迄今26年余,除偶然有事耽搁外,从未间断治疗。

(2) 双眼视网膜色素变性(成人)

翁××,女,36岁。1997年5月28日就诊。

主诉:视物糊,以夜间为甚。

现病史:自分娩以来近半年,发现视力有所减退,尤其是夜间视物不清,逐步加重。因视野缩小,故时有碰撞。前往专科医院检查,诊断为视网膜色素变性。否认家族史。因西医目前尚无良法,故前来我处就诊。

检查:眼底视视网膜血管变细,视网膜赤道部内外有骨细胞样色素沉着,视野有环形暗区。视盘色泽尚正常。视力:右眼为 0.8;左眼为 1.0。

诊断:视网膜色素变性。

治疗:以上方为主治疗。因患者工作较忙,每周治疗 2 次,经治疗一疗程(三月)后,自觉白天与物相撞减少,视力有所提升。经查右眼由 0.8 升到 1.0;左眼由 1.0 升到 1.2。改为每周针刺 1 次,治疗半年,视力未下降;夜间光线较好的环境中能行走,白天已能骑自行车。嘱每周或隔周治疗 1 次,以巩固疗效。随访至今 26 年,视力、视野正常,有轻微夜盲现象。

按:本例为一成人患者,就诊时虽症状为分娩后加重,视力虽好,但从眼底情况分析,病程已较长,且已出现夜盲、视野受损等。经针刺治疗效果仍较明显。由本例也证明,针灸不仅对小儿有长期的疗效,对成人同样有长期的疗效。

从以上两例患者至少表明,只要有三个要素:早期治疗、有一定的基础视力、长期坚持,针灸的疗效是肯定的。

【主要参考文献】

[1] 广州中医学院针灸教研组.针挑治疗视网膜色素变性 7 例初步观察[J].广东中医,1962,(9):27.

[2] 姚亦伟,姚芳慰.针刺治疗视网膜色素变性 50 例疗效观察[J].上海中医药杂志,1991,(5):18.

[3] 窦惠芳,张鸥,叶增桂.针刺治疗原发性视网膜色素变性临床观察[J].中国针灸,1996,16(10):13.

[4] 倪云,丁淑华.针灸治疗视网膜色素变性疗效观察[J].长春中医学院学报,2000,l6(3):5.

[5] 王岳虹.中医药治疗原发性视网膜色素变性的疗效分析[J].中外医学研究,2012,10(21):122.

[6] 周胜红,裴利红,张俊华.针刺治疗 111 例家系视网膜色素变性临床观察[J].山东中医药大学学报,2003,27(3):200.

[7] 赵耀东,韩豆瑛."二龙戏珠"针刺法治疗视网膜色素变性疗效观察[J].中国针灸,2015,35(7):681.

[8] 孙明生,穴位注射治疗原发性视网膜色素变性 30 例观察[J].南京中医学院学报,1994,10(5):629.

[9] 孙丽红,张春玲,杨烈莹.针灸联合复方樟柳碱局部注射治疗视网膜色素变性临床疗效观察[J].牡丹江医学院学报,2010,31(1):37.

[10] 陈俊军,马越华,吴建云,等.针灸辨证治疗视网膜色素变性的疗效观察[J].中国中医眼科杂志,2008,13(2):96.

[11] 余兆安,叶晓红,彭俊,等.针刺结合穴位注射治疗原发性视网膜色素变性患者的临床观察[J].辽宁中医杂志,2019,46(4):816.

[12] 韩文娟.应用脑垂体穴位埋藏治疗视网膜色素变性[J].实用眼科杂志,1993,11(9):562.

[13] 白鹏.电针治疗视网膜色素变性的临床研究[D].黑龙江中医药大学,2004.

[14] 刘坚,张仁.电针治疗原发性视网膜色素变性65例[J].中国针灸,2000,20(10):595.

第八节　视网膜动脉阻塞

【概述】

视网膜血管阻塞是一种急性的视网膜病变,是缺血性卒中的眼部表现形式之一,又称眼中风。以迅速出现视功能障碍为主要临床表现。分为视网膜动脉阻塞和视网膜静脉阻塞两类。本节介绍视网膜动脉阻塞。

视网膜动脉阻塞,是一种急性发作、严重损害视力的眼病,为眼科急症。视网膜动脉阻塞主要包括视网膜中央动脉阻塞、视网膜分支动脉阻塞及视网膜睫状动脉阻塞等。以视网膜中央动脉阻塞最为急重,具有发病急骤,进展迅猛,致盲性较高的特点。本病多见于患心血管病的老年人,且多为单眼发病。男性多于女性。目前临床多采用保守型治疗,包括眼球按摩、前房穿刺、血管活性药物及降眼压治疗等,但此类治疗难能有效改善患者视力;或激进型治疗,包括动静脉溶栓、手术及激光治疗,虽均具有效果,但存在各种并发症。

本病症中医学中属暴盲之一种,称"络阻暴盲"。该病名,始于现代欧阳锜主编之《临床必读》。早在《证治准绳》就有记载:"平日素无他病,外不伤轮廓,内不损瞳神,倏然盲而不见也。"。又称"落气眼",成书于清宣统元年(1909年)之《抄本眼科》述之较为贴切:"落气眼不害疾,忽然眼目黑暗,不能视见,白日如夜"。本病病因病机,或因肝肾不足、激忿暴悖,气机逆乱,眼络瘀阻;或因偏食肥甘,痰热内生,闭塞血脉等所致。以化瘀涤痰通络为治疗大法。

针灸治疗暴盲,金元张子和的《儒门事亲》有所载述。但历代医籍中有关文献不多。

现代针灸治疗视网膜血管阻塞的临床文献,见于 1957 年,在所报告的 41 例患者中,虽未明确进行分类,但就介绍的具体病例中,应包括本病。确诊为视网膜中央动脉阻塞的针灸病例,发表于 1960 年代。20 世纪 70 年代初北京和天津的眼科工作者分别报告了针灸治疗视网膜中央动脉阻塞的多样本临床观察,在肯定效果的基础上,认为针刺具有解除阻塞和促进病变组织恢复的双重作用。进入 21 世纪以来,亦有个案或小样本的报道,但总体上说,进展不大。方法上尽管还是以体针为主,但近年应用刺入式穴位激光仪治疗亦有较好效果,值得进一步验证及推广。

以临床资料和著者的经验看,本病的治疗虽均需结合中西药物,但针灸的介入确有助于疗效的提高。

【临床表现】

1. 症状

因发生阻塞的部位不同,症状各异。视网膜中央动脉阻塞:突发单眼无痛性急剧视力下降至数指甚至无光感,发病前可以有一过性视力丧失并自行恢复的病史;视网膜分支动脉阻塞,则相应区域呈暗区;睫状支视网膜动脉阻塞较少,可出现眼睑上提无力,中心视力突然丧失。毛细血管前小动脉阻塞,可以不影响视力。

2. 体征

视网膜中央动脉阻塞,呈急性缺血状态,视盘颜色较淡,动脉明显变细。后极部视网膜灰白、水肿,黄斑相对呈红色,即"樱桃红点"。患眼瞳孔中等散大,直接对光反射明显迟钝或消失,间接对光反射灵敏。

视网膜分支动脉阻塞则沿该支血管分布区视网膜水肿。睫状支视网膜动脉阻塞,后极部呈舌形视网膜水肿,数周后视网膜水肿消退。毛细血管前小动脉阻塞则表现为小片状灰白斑,即棉絮斑。数周或数月后可以消退。

【治疗】

(一) 古籍记载

1. 取穴

经穴:攒竹、顶前五穴(神庭、上星、囟会、前顶和百会)。

经外穴:鼻中(内迎香)。

2. 治法

均用三棱针,刺去恶血。本法仅用于阳明实热之证。

3. 文献辑录

《儒门事亲·卷六》:目忽暴盲不见物,……此相火也,太阳阳明气血俱盛,乃刺其鼻中、攒竹与顶前五穴,大出血,目立明。

(二) 现代方法

1. 体针(之一)

(1) 取穴

主穴:睛明、球后、承泣、健明、攒竹、百会。

配穴:大椎、角孙、合谷、风池、太阳、翳明、光明。

(2) 操作

每次取主穴 2~3 穴,配穴 1~2 穴,均为患侧取穴,穴位可轮流选用。眼区穴用 0.22 mm×(40~50)mm 之毫针,余穴用直径为 0.30 mm 之毫针。得气后平补平泻,留针 20~30 min。

每日 2 次,10 次为一疗程,疗程间隔 2~3 日。

(3) 疗效评价

疗效评定标准:显效:黑矇达到 0.04 或以上;光感、手动、33.3 cm 内指数达到 0.1 或以上;0.1,增加 5 行或以上。有效:黑矇、光感、手动、33.3 cm 内指数达到 0.02 或以上(但低于显效);0.1,增加 3 行或以上。进步:较有效组差。无效:无变化或恶化。

以上法共治疗视网膜中央动脉阻塞患者 323 例,其中 306 例,按上述标准,显效 84 例,有效 86 例,进步 98 例,无效 38 例,总有效率为 87.6%。另外 17 例,视力、眼底情况及视觉诱发电位均有明显改善。

2. 体针(之二)

(1) 取穴

主穴:睛明、承泣、球后、攒竹、风池。

配穴:光明、合谷。

(2) 操作

主配穴均取。患者取仰卧位,精神放松,眼睑闭合。均双侧取穴,眼区穴宜缓慢向眶底方向直刺,睛明穴针刺深度不宜超过 1.0 寸,禁提插;承泣、球后穴紧靠眶下缘直刺,禁提插,以防眶内出血,承泣穴针刺深度控制在 0.7 寸,球后穴针刺深度控制在 1.3 寸,皆缓慢进针,得气即止;余穴以"气至病所"针法,中等刺激,先泻后补法,使针感向眼底放散。均不留针。每天针刺 1 次,连续 10 日为一疗程。

（3）疗效评价

共治疗视网膜分支动脉阻塞 36 例,临床痊愈 20 例,有效 14 例,无效 2 例,总有效率 94.4%。

3. 电针

（1）取穴

主穴:风池、供血。

配穴:承泣、睛明、球后。

供血穴位置:位于风池穴下方 1.5 寸,平下口唇处。

（2）操作

主配穴同取。先针配穴:患者坐位,缓慢进针至得气,禁止提插。再针主穴:选取 0.25 mm×50 mm 无菌毫针,风池穴针尖微向下、向喉结方向刺入;供血穴刺入对侧口唇方向,两穴根据患者的身高、体重的实际情况刺入 0.6~1 寸。得气后采用平补平泻手法,并连接低频脉冲电针仪,风池穴连正极,供血穴连负极,选用频率为 2 Hz 连续波,强度以患者能够耐受,同时可见颈部肌肉产生微微收缩为宜。上述穴位均留针 30 min,每日 1 次,针灸 6 日,停针 1 日。不计疗程。

（3）疗效评价

以本法治疗视网膜中央动脉阻塞患者 20 例,结果表明对最佳矫正视力的提高、视野缺损的改善、视网膜中央动脉血流升高都较仅用基础治疗为佳。

4. 体针加中药

（1）取穴

主穴:阳白、四白、睛明、鱼腰、球后、丝竹空。

配穴:百会、印堂、太阳、风池、合谷。

（2）操作

主穴均用,酌加配穴。针至得气后,平补平泻法,留针 30 min。每日 1 次,30 次为一疗程。

中药:①活血通络汤加减,葛根 15 g,黄芪 10 g,丹参 12 g,桃仁 10 g,川芎 10 g,红花 10 g,当归尾 10 g,赤芍 10 g,石菖蒲 10 g,水蛭 3 g,郁金 10 g,丝瓜络 10 g;②补阳还五汤加减,当归 10 g,白芍 10 g,丹参 12 g,赤芍 10 g,银柴胡 10 g,茯苓 10 g,白术 10 g,羌活 6 g,防风 6 g,蝉蜕 10 g,木贼 10 g,甘草 3 g。

上述二方,据证选用。均 30 剂,每日 1 剂,分 2 次煎服。

(3) 疗效评价

共治疗视网膜中央动脉阻塞 82 例,临床痊愈 1 例,显效 32 例,有效 30 例,无效 19 例,总有效率 76.8%。

(三) 张仁经验

1. 验方

(1) 取穴

基础穴:天柱、风池、新明 1。

主穴:上健明、上明、承泣、瞳子髎(或丝竹空),耳尖(耳穴)。

配穴:球后、太阳(或新明 2)。

(2) 操作

基础穴双侧均取,以 0.30 mm×40 mm 毫针,风池、天柱用导气法,新明 1 用强行气法,使针感向前额、颞部或眼放散。主穴除耳尖取双侧,余取患侧。以 0.25 mm×(25~40) mm 之毫针,其中上健明、上明直刺 0.8 寸,承泣略向上进针 1.2 寸,用弱行气法,以眼眶内有明显得气感为度;瞳子髎和新明 2,先直刺进针 0.5~0.8 寸,再提针至皮下向太阳穴方向透刺 1.4 寸,反复提插数次至强烈得气。耳尖穴,以 0.30 mm×13 mm 毫针,刺入 0.2 寸。上述穴位均留针 30 min。出针时,耳尖穴挤出血 5~10 滴。配穴均选取患侧,用于穴位注射,球后穴用甲钴胺注射液,每穴 1 ml(0.5 mg/1 ml),太阳穴用复方樟柳碱注射液,每穴 2 ml。每周 3 次,3 个月为 1 个疗程。

(3) 体会

本病临床治疗思路是基于"化瘀益气"。著者认为"血瘀"是标,脉络瘀阻,导致目失所养而为暴盲。而"气虚"是本,气虚则无力运血,瘀血内停。治疗本病既要分清缓急轻重,更要标本兼顾,患者以眼底脉络瘀阻而盲为急,故急则治标,重在化瘀;患者发病之本为肝肾精气两虚,亦应治根求,故宜补气益精。基础方益气为主,风池属胆经,天柱属膀胱经,均位于头部,肝胆互为表里,膀胱与肾亦互为表里,本方采用导气及行气之法,重在补肝肾精气,达到补益明目的目的。此为治本之举。主方以针至病所,重在活血化瘀,眶内穴用深刺以疏局部之血络,眶外穴以透刺加强化瘀之功,耳尖穴刺血祛瘀。此为重在治标。辅助穴,以针药结合之法,进一步促进局部血液循环,缓解缺血(复方樟柳碱注射液),改善对视神经的损害(甲钴胺注射液)。纵观此方,标本结合,重在治标;针药结合,重在用针;化瘀益气,重在化瘀,所以取效。应用此方尚应当注意以下几点:一是患者应保有一定的基础视力,至少在手动以上,如仅有光感或已全盲,一般多无明显效果。二是早期治疗,据著者经验,以病程在 3 个月之内为好,如超过 1 年,效果较差。三是要求坚持半年以上的规律治疗。

本方对视网膜分支动脉阻塞效果更为明显,曾治疗一女模特患者。其在韩国首尔某美容机构做隆鼻手术时,突然出现右眼视力丧失。急赴当地医院救治,发现为美容注入物(具体不详)误入眼部血管,导致视网膜分支动脉阻塞。由于救治及时,右眼视力恢复至 0.3(原为 1.5)。半年后,来著者处求治,当时视力已略有下降,为 0.25。经用本方治疗 3 月余,视力恢复至 0.6。后因工作繁忙,未能继续治疗。

2. 医案

(1)视网膜中央动脉阻塞

王某,男,63 岁,退休文艺工作者。初诊日期:2012 年 11 月 23 日。

主诉:左眼视物不清 1 个半月。

现病史:患者有右眼黄斑裂孔史,经激光封闭治疗后 6 年,目前已无中心视力。于 2012 年 10 月 6 日突然出现左眼视物不清,半小时后即赴上海市一家三级专科医院急诊,发现左眼光感不明确。经眼底检查和荧光血管造影,确诊为视网膜中央动脉阻塞。经住院用药治疗后,视力略有改善。经介绍来著者处要求针灸治疗。

检查:左眼角膜明,瞳孔略散大,前房(一),对光反应存在。眼底视盘颜色较淡,后极部网膜色淡,水肿,黄斑部呈樱红色。视力:右眼中心视力无,左眼为手动/15 cm。脉沉弦,舌淡紫胖边有齿痕苔黄腻。

诊断:左眼视网膜中央动脉阻塞。

治疗:按上方治疗,其中,新明 2 和太阳穴针法:均先直刺至得气,施捻转加小幅度提插泻法后,然后再向颞侧斜刺 0.8 寸,与新明 1 或翳明穴为一对连接电针仪,连续波,频率为 3 Hz,强度以可耐受为度。针刺 2 次后,左眼视力:手动/60 cm。针刺 3 个月后,视力提高至 0.2。

按:本例是较为严重的视网膜中央动脉阻塞。因视网膜缺血短时间光感受器即可死亡而不能逆转,故及时处理十分重要。本例患者于发病半小时后即行急诊治疗,所以使用视力有一定恢复,这为针灸治疗奠定了重要的基础。本例视力损伤严重,故对新明 2 和太阳穴行透刺,以增强活血化瘀之功。据著者经验,患者如能保存手动以上视力,针灸提高视力的可行性就较大,一般而言,视力基础越好,恢复越明显。本例就是一个例子。著者在临床曾治疗多例类似病例,对无光感或仅仅有光感者,多未见改善。对于视网膜中央动脉阻塞,宜加重手法及配合电针,增强补益气血和活血化瘀的作用。

(2)视网膜中央动脉阻塞

张某,男,44岁。初诊日期:2020年5月23日。

主诉:左眼视力下降3周。

现病史:3周前(2020年5月2日)早晨7点,在旅游途中,患者左眼无明显诱因出现一过性刺痒麻木感,未予重视。后出游爬山过程中左眼视物灰矇,视力急剧下降,至晚8点仅存微弱光感。遂至武夷山当地医院急诊科就诊。左眼视力:手动/眼前,右眼视力:0.8;右眼眼压:19 mmHg,左眼眼压:21 mmHg,左眼瞳孔较右眼散大,对光反射弱,相对性传入性瞳孔障碍(RAPD)(+)。眼底:视盘边界不清,后极部视网膜色苍白,黄斑呈樱桃红色;右眼无异常,确诊为左眼视网膜中央动脉阻塞。予吸氧,球后注射阿托品+利多卡因+地塞米松,复方樟柳碱注射,单硝酸异山梨酸酯片口服。治疗后左眼视力:指数/10 cm。5月4日,至本市某三甲医院眼科就诊,左眼视力:指数/10 cm,右眼视力:0.8;左眼眼压:12.3 mmHg,右眼眼压:14.8 mmHg;眼底左视盘边界不清,动脉明显狭窄,后极视网膜水肿灰白,黄斑樱桃红变,经光学相干断层成像技术(OCT)扫描示视网膜中央动脉供血的内层视网膜水肿增厚。予盐酸卡替洛尔滴眼液(美开朗)、布林佐胺滴眼液(派立明)滴眼,丹参滴丸口服等,用药后症情无明显改善。5月7日至本市三甲专科医院就诊,左眼视力:手动/眼前,眼底后极部视网膜水肿,黄斑呈樱桃红色,同意目前治疗方案,并予以丹参注射液+葡萄糖注射液静脉滴注5日,同时发现血压偏高:165/95 mmHg,建议至专科进一步就诊。经本市另一三甲医院内科确诊为原发性高血压3级、2型糖尿病,内科用药后血压、血糖控制可。后因左眼症情无明显改善,前来著者处就诊。

检查:食欲不振,身倦乏力,少气懒言,夜寐差,小便调,便秘。左眼视力下降(指数/20 cm),左眼RAPD(+),眼底后极部视网膜水肿未见明显改善,视野:平均光敏感度(MS)3.6 dB,平均缺损(MD)24.8 dB[见插页图12.15(a)]。舌紫暗,苔薄白,脉沉涩。

诊断:视网膜中央动脉阻塞(左眼)。

治疗:选用上方治疗,鉴于患者病情较为严重,建议每周治疗4次。

以上方治疗 3 月(2020 年 9 月 2 日)复查左眼底照示:视盘边界清、色淡,视网膜水肿较前明显减轻,黄斑樱桃红变显著改善,视野好转:MS为 7.4 dB,MD 为 20.9 dB[见插页图 12.15(b)];治疗 5 个月(2020 年 10月 20 日)复查左眼视力为 0.01,眼底照示视盘边界清、色淡红,余未见明显异常,经黄斑的 OCT 扫描显示缺血区域内层视网膜水肿完全消退、各层结构均萎缩、变薄,外层结构反射正常,黄斑形态未见明显异常。2021 年 3 月 9 日,复查左眼视力:0.06。视野进一步改善[见插页图 12.15(c)]鉴于患者因要带队赴外地工作,终止治疗。经电话随访,病情稳定。

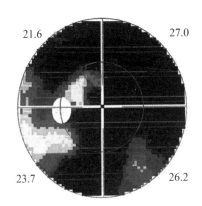

图 12.15(a)　治疗前视野

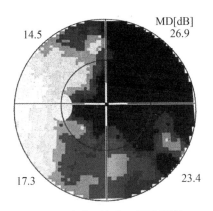

图 12.15(b)　治疗 3 月后视野

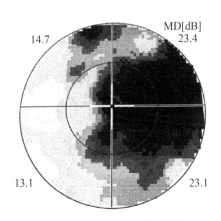

图 12.15(c)　治疗 5 月后视野

　　按:本例患者在确诊后及时筛查内科疾病后发现有高血压、2 型糖尿病史。高血压和糖尿病也被认为是本病发病相关的重要危险因素。本案患者至著者处就诊时,为发病后 3 周,已错过最佳治疗时间,左眼视力极差,后极部视网膜水肿严重,黄斑樱桃红色变,视野检查显示有明显缺损,西医治疗视力恢复至指数/20 cm 后再无明显改善。经治疗,患者的左眼视力较大改善,缺血区域内层视网膜水肿完全消退,黄斑恢复正常。

值得一提的是本例患者发病后一直心怀希望,生活态度乐观,积极规律配合治疗,坚持每周 3 次治疗达 10 个月之久。如《灵枢·脉度》云:"肝气通于目,肝和则目能辨五色矣",这对他的康复也起到了较大的帮助。

【主要参考文献】

[1] 郑毓琳,郑魁山.针刺治疗 41 例视网膜出血的初步观察[J].中医杂志,1957,(6):291.

[2] 夏淑珍.针刺治疗视网膜动脉阻塞 50 例[J].天津中医,1990,(5):19

[3] 李春霞,刘雅妮,刘文舟.针刺治疗视网膜分支阻塞气滞血瘀证 36 例临床观察[J].宁夏医学杂志,2020,42(5):461.

[4] 刘慧慧,曹燚,蒋巍,等.电项针联合局部针刺治疗视网膜中央动脉阻塞的效果[J].中国医药导报,2021,18(16):133.

[5] 刘素,庞龙.中西医结合疗法治疗视网膜中央动脉阻塞的临床疗效观察.中国中医眼科杂志,2020,30(11):781 - 784.

[6] 石慧君,赵晓丽,张铭连,等.中西医结合药物联合星状神经节阻滞治疗视网膜中央动脉阻塞的临床疗效观察[J].中国中医眼科杂志,2018,28(6):389.

第九节　视网膜静脉阻塞

【概述】

视网膜静脉阻塞是导致单侧无痛性视力突然下降的最常见原因之一。包括视网膜中央静脉阻塞、半侧中央静脉阻塞、分支静脉阻塞等。以视网膜分支静脉阻塞多见,约占全部患者的 4/5。视网膜静脉阻塞,使视网膜由于缺血、缺氧而水肿,视细胞迅速死亡,从而导致不同范围或程度的视力损害。视力的好坏还与黄斑水肿的程度呈正相关。本病多单眼发病,多见于年龄较大的患者,与心脑血管疾病、动脉硬化、高血压及糖尿病等相关密切。目前全球约有 1 600 万人罹患本病。本病的治疗,抗 VEGF 药物有效,但其价格昂贵,疗效欠稳,需反复注射,而增加了发生眼内炎的风险;类固醇皮质激素有诸多并发症。激光光凝术虽较安全,但不能提高患者的视力。

视网膜静脉血管阻塞在中医学中属"络瘀暴盲"。《临床必读》称为"目衄暴盲"。当其有黄斑水肿，出现视物变形等症状时又有称为"视直如曲""视物异形""视瞻昏渺"。其病因病机，或因情志内伤，肝气郁结，瘀滞脉内，血溢络外；或因肝阳上亢，气血上逆，血不循经；或因过食肥甘，痰湿内生，痰瘀互结，血溢脉外等。以理气、益阴、化痰、通脉、活血、祛瘀等法，进行治疗。

本病有将其归属于暴盲范畴。著者认为其症候较之视网膜动脉阻塞为轻，应属"视瞻昏渺"，相当于古代针灸典籍中所载的"目不明""目眦眦无所见"等。历代有关针灸治疗条文较多，可供参考。

现代针灸治疗本病的报道首见于 1957 年。之后，相关文章不断有所发表，但数量不多，如从 1988—1998 年的 10 年间有关文献查见仅 4 篇。进入 21 世纪之后，临床文章才有所增加。在方法上尽管还是以体针为主，但近年应用刺入式穴位激光仪治疗亦有较好效果。另外发现针灸不仅能改善视力，对视网膜静脉阻塞合并黄斑水肿也有明显效果。另外，应用穴位注射治疗本病，成为一个热点。机理探索发现，针刺能够明显抑制家兔模型血浆纤维蛋白原分子反应性的增加，对血液的凝聚有一定的改善作用。

【临床表现】

1. 症状

发病初期为突然出现的不同程度的视力障碍，以清晨起床时多见；但轻者多无自觉症状或仅有少许黑影。其中，非缺血型病变较轻；缺血型视力下降显著。如形成黄斑囊样水肿，可出现视物变形及视力明显下降，重者仅能辨识手指数目，或只见到手动，但不似中央动脉阻塞时那样致光感消失。

2. 体征

视网膜中央静脉阻塞：非缺血型：眼底静脉扩张迂曲，沿血管散在出血，多为浅层线状或片状，直至周边部。缺血型：视网膜大量浅层出血，多呈火焰状或片状浓厚出血，后极部较多，常累及黄斑，周边部出血较少且小，大血管旁有多少不等的棉绒斑，后极部视网膜水肿，视盘边界不清，视网膜静脉显著迂曲、扩张。

视网膜分支静脉阻塞：沿阻塞血管分布区视网膜呈火焰状出血，该支静脉较其他支明显扩张、迂曲，亦可见棉绒斑。

当阻塞不完全时，上述眼底改变的程度较轻。

并发症:随着病程稍长发展,可导致黄斑水肿,视力下降,久之可出现黄白色星芒状硬性渗出,或暗红色花瓣状黄斑囊样水肿。

【治疗】

(一) 古籍记载

1. 取穴

睛明、承泣、目窗、水泉。

2. 操作

针刺。

3. 文献辑录

《针灸甲乙经·卷之十二》:远视䀮䀮,昏夜无见……刺承泣。目䀮䀮不可远视,水泉主之。

《针灸资生经·第六》:目窗治忽头旋,目䀮䀮远视不明。

《针灸则·七十六》:睛明……远视䀮䀮,昏夜无所见。

(二) 现代方法

1. 体针加中药

(1)取穴

主穴:承泣、太阳、鱼腰、风池、内迎香、膈俞。

配穴:肝俞、太冲、太溪、足三里。

(2)操作

主穴取2~3穴,配穴选1~2穴。眼周穴用0.25 mm×25 mm之毫针斜刺,刺至得气后留针;内迎香,用粗毫针刺血,出血约3 ml,不留针,每次一侧,轮流取用;风池穴直刺,反复探寻,使针感向眼区放射。余穴针之略深,要求得气明显,均施提插结合捻转的平补平泻手法。留针30 min。每日1次,10次为一疗程,疗程间隔2日。

内服中药:柴胡、栀子、牡丹皮、女贞子、车前子、谷精草各10 g,丹参、川芎、菊花、花蕊石各15 g,茺蔚子20 g,三七粉3 g。每日一剂,早晚分服,疗程同上。

(3)疗效评价

疗效评定标准:临床痊愈:视力恢复至1.0以上,视网膜出血基本吸收或大部分吸收,水肿消退或正常,荧光素眼底血管造影视网膜静脉明显改善或正常;有效:视网膜出血基本吸收,水肿消退,荧光素眼底血管造影视网膜静脉改善;无效:症状及体征无改善或恶化。

共观察202只患眼,包括视网膜静脉阻塞在内的多种眼底出血病症,结果临床痊愈 66 眼,有效 104 眼,无效 32 眼,总有效率为 84.1%。其中以视网膜静脉阻塞的显效率最高。

2. 体针(之一)

(1) 取穴

主穴:球后、睛明、丝竹空、翳明。

配穴:气滞血瘀:太冲、光明;阴虚火旺:太溪、三阴交;肝阳上亢:行间、太溪。

(2) 操作

主穴均取,配穴据症而加。睛明穴沿眼眶边缘缓缓刺入 0.5 寸,不提插,以捻转为主,眼部有酸胀感为度;球后穴沿眶下边缘从外下向上,向视神经孔方向刺入 0.5~1 寸,针感为酸胀感;丝竹空平刺 0.5~1 寸,以局部酸胀感或麻胀感为度;太冲、光明、翳明手法以提插、捻转泻法为主,得气为度。太溪、三阴交以提捻手法为主,手法略轻,得气为度。行间、太溪,手法可稍重,以麻胀痛感为主。每日 1 次,2 周为一疗程,疗程间隔 3 日。

(3) 疗效评价

共治疗 67 例,结果临床痊愈 19 例,有效 41 例,无效 7 例。总有效率为 89.6%。

3. 体针(之二)

(1) 取穴

主穴:攒竹、睛明、丝竹空、太阳。

配穴:头晕胁胀、情志抑郁加光明、太冲;脘闷不舒、食少嗳气加三阴交、足三里。

(2) 操作

主穴均取,配穴据症而加。采用透穴刺法:患者取仰卧位,以 25 mm 长之灭菌毫针,从攒竹穴刺入,向下透睛明穴处,进针约 0.8 寸;再用 40 mm 长之毫针从丝竹空处向外侧太阳穴方向透刺约 1.2 寸,避免大幅度提插捻转,得气后即可。光明、三阴交、足三里均取双侧,用 40 mm 毫针直刺 1 寸左右。太冲穴用 25 mm 毫针直刺 0.8 寸,均于得气后留针 30 min,每隔 5 min 行针 1 次,起针后用干棉球按压片刻,防止出血。10 日为 1 疗程。疗程间休息 3 日,共 4 个疗程。

(3) 疗效评价

共治疗 66 例,临床痊愈 3 例,有效 53 例,无效 10 例,总有效率为 84.5%。

4. 穴位激光照射

(1) 取穴

主穴:球后、肾俞、肝俞。

配穴:睛明、新明1、光明。

(2) 操作

每次取主穴和配穴各 1~2 个,均为患侧。以刺入式氦—氖激光治疗仪治疗,先打开仪器电源,指示灯亮后,将发射功率为 2 mW 的光针部分放入 75%酒精内消毒 10 min 左右。常规消毒穴位皮肤,光针刺入穴内直至有酸胀等得气感,留针照射 10~15 min。每日 1 次,穴位轮用,10~12 次为一疗程,疗程间隔 3 日。

(3) 疗效评价

以本法治疗视网膜中央静脉阻塞 97 例,显效 53 例,有效 32 例,无效 12 例,总有效率为 87.6%。

5. 穴位注射

(1) 取穴

主穴:球后、新明1、睛明、攒竹、迎香、丝竹空。

配穴:肝俞、肾俞。

(2) 操作

药液:①普罗碘胺混合液;②源洛欣混合液(源洛欣注射液与 0.5%盐酸利多卡因注射液按 5∶1 混合);③碟脉灵注射液;④复方樟柳碱注射液。

主穴为主,配穴酌加,药液任选一组。第一组药液穴位注射,采取眼区上下内外配合,每次取 3 个穴,定期轮换取穴治疗。用 5 ml 注射器 4号半针头吸取利多卡因注射液 0.5 ml,普罗碘胺注射液 2 ml,混合均匀。患者取仰卧位或坐位,穴位局部消毒。垂直刺入穴位深度为 8~13 mm,待有酸麻胀感,回抽无血再慢慢注入混合液,每穴 0.5~1.0 ml。拔针后针孔用消毒干棉球敷压 2~3 min,以防出血和药物渗出。第二组药液:采用源洛欣混合液,每次选取主穴 2 穴,每个穴位注射 0.3 ml。操作方法相同。每日 1 次,20 次为一疗程。第三组药液:碟脉灵注射液与0.5%利多卡因混合液(5∶1),每日 1 次。每次取攒竹、丝竹空、球后 3穴,每穴注射 1.0~1.4 ml。第四组药液:复方樟柳碱注射液 2 ml 患眼球后穴位注射,隔天 1 次,10 次为 1 个疗程。

（3）疗效评定

共治疗 209 例视网膜静脉阻塞患者，结果，临床痊愈 13 例，显效 74 例，有效 107 例，无效 15 例，总有效率 92.8％。

6. 体针加耳针

（1）取穴

主穴：①睛明、承泣、四白、球后、丝竹空；②神门、肝、脾、肾、眼、目 1、目 2（耳穴）。

配穴：①肩中俞、头维、光明、太冲、照海；②太阳、背部华佗夹脊穴。

（2）操作

主配穴同用。主穴以及配穴第一组，用针刺法。主穴为主每次取 2～3 穴，轮流取穴，配穴酌加。常规针至得气后，行平补平泻，留针 30 min。主穴第二组，用耳针法，每日针 3 次。配穴第二组，以皮肤针反复轻叩刺，每日 1 次。10 日为 1 个疗程。疗程间停治 3 日，一般须治疗 3 个疗程。

（3）疗效评价

共观察 39 例，结果显效 9 例，有效 21 例，无效 9 例，总有效率 76.9％。

（三）张仁经验

1. 验方

（1）取穴

主穴：①新明 1、太阳、上健明、球后、三阴交；②翳明、新明 2、上明、承泣、阴陵泉。

配穴：膈俞、脾俞。

（2）操作

主穴每次取一组，仅取患侧，二组交替。配穴每次取一穴，双侧，二穴交替。主穴针刺，针刺手法均按前述之法，得气后，施平补平泻法，留针 20～30 min。太阳穴取针后，挤出黑血数滴。配穴用穴位注射法，丹参或当归注射液，以 5 号齿科针头，刺至得气注入药液，每穴 1 ml。另以甲钴胺注射液（0.5 mg/1 ml）在球后穴和承泣穴，复方樟柳碱注射液（2 ml）在太阳和新明 2 交替注射（均与毫针刺间隔取用）。隔日 1 次或每周 2 次，3 个月为 1 个疗程。

（3）体会

据著者的体会，本方不仅能改善视网膜静脉阻塞，对其并发黄斑水肿，也有明显效果。

主穴定为 2 组,是因为眼底出血属于急症,要求针灸治疗的间隔时间短,同时考虑到本病疗程较长,为避免穴位反复使用引起疲劳,所以分成两组,交替取用。和视网膜动脉阻塞有别的,视网膜静脉阻塞治疗重在"逐瘀化湿",因该病除了瘀阻血络外,尚有痰湿积聚。主方所取,均为治疗各种眼底病之要穴和验穴,其中三阴交和阴陵泉均为利水祛湿之常用穴。配穴考虑症属出血,故取血会膈俞,以活血逐瘀明目;取脾俞,既寓脾统血之意,用以摄血止血;又因脾主健运,利于化水湿痰浊。用甲钴胺注射液在球后穴和承泣穴,复方樟柳碱注射液在太阳和新明 2 交替注射,则是从增强视神经营养和促进视网膜血供考虑。

操作上,太阳穴刺血主要用于早期,针刺手法以平补平泻为主,如至后期手法可略强,以增祛瘀之力。

为了验证上述治疗方案的临床价值,著者团队与复旦大学附属眼耳鼻喉科医院合作申报并获得到上海市科委课题立项的一个课题,"异病同治法针刺综合治疗黄斑水肿的临床观察"。将针刺与抗血管内皮生长因(VEGF)药物雷珠单抗的治疗作用进行对照研究,结果如下:①本方案在消除视网膜静脉阻塞引起的黄斑水肿、促进眼底出血的吸收和提高视力方面疗效明显,且有可重复性;②针刺对视网膜静脉阻塞引起的黄斑水肿患者消退水肿的速度较雷珠单抗为慢,但复发率低,视力恢复好;③雷珠单抗对此类黄斑水肿的消退作用比较快,但复发率较高,且多次使用后再行针灸治疗视力恢复不佳;④雷珠单抗治疗费用昂贵,远高于针灸。

2. 医案

(1) 右视网膜中央静脉阻塞(早期)

赵某,男,退休工人,60 岁。初诊日期:2012 年 11 月 28 日。

主诉:右眼视物模糊 10 日伴黑影。

现病史:患者有高血压和高脂血症史。于 10 日前,自觉右眼突然视物模糊并有黑影遮盖,当时不以为意。2 日后,症状未见好转。即去某三甲综合性医院眼科就诊。经检查诊断为视网膜中央静脉阻塞。用中西药物治疗,自觉症状改善不明显,前来我处要求针灸治疗。

检查:右眼视力为指数/10 cm,左眼视力为 1.2。右眼结膜潮红,眼晶体(一)。眼底扩瞳可见:右视盘边界模糊,多处可见有火焰状出血,黄斑区呈淡蓝色,黄斑区水肿。右动静脉比为 1∶3。眼压:右眼为 18 mmHg,左眼为 18 mmHg。脉略弦,舌质暗苔腻。

诊断:右中央静脉阻塞。

治疗:用上方为主,加用丰隆、足三里、肝俞等穴,其中丰隆、足三里交替使用,针刺得气后行泻法留针。肝俞用穴位注射法。每周3次。2周后,左眼视力提高至0.2。继用前法,治疗3个月后,视力已提高至0.6。改为每周治疗2次。共治疗半年,视力提高至0.8。之后,每周1次,巩固疗效。

按:本例为典型的右中央静脉阻塞所致的眼底出血。因为考虑到有高血压和高脂血症,加用上述穴位,一在于辅助降压降脂,二是加强对患眼的活血化瘀之功。本例患者因是早期即介入针灸治疗,故疗效较为明显。

(2)右视网膜中央静脉阻塞

徐某,男,22岁,银行职工。初诊日期:2014年8月15日。

主诉:右眼视力下降及视物变形5个月。

现病史:患者2014年3月15日因右眼视力下降2周至上海某三甲医院就诊。右眼视力:0.2,矫正不提高,左眼视力:1.0;外眼(一),Tyn(一),晶状体(一),右眼底视盘及视网膜广泛火焰状出血[见插页图12.16(a)],左眼无异常;左右眼压分别为15 mmHg、16 mmHg。诊断为右眼视网膜中央静脉阻塞(CRVO)。给予卵磷脂络合碘片(沃丽汀)、复方血栓通胶囊、胰激肽原酶肠溶片(怡开)等口服治疗3日,未见好转。右眼视力0.1^{+2},小孔不提高,扩瞳检查眼底示静脉迂曲伴浅层出血,黄斑水肿;右眼眼底血管荧光造影(FFA)示右眼血管充盈时间可,全视网膜大片出血性低荧光,视盘毛细血管早期扩张,后期强荧光渗漏,颞侧周边血管壁荧光素渗漏,晚期黄斑区荧光素着染;光学相干断层扫描(OCT):右眼黄斑区囊样水肿,中心凹视网膜厚度(CMT)363 μm。再次请眼科会诊,建议采用抗VEGF药治疗,每月注射1次,3个月为1个疗程。故于3月19日,首次玻璃体内注射雷珠单抗0.5 mg。之后每月1次,共注射3次。6月17日视力:0.2,CMT:570 μm,眼底出血改善,但黄斑水肿加重,视力再次下降。眼科建议继续抗VEGF治疗,于6月18日第4次注射雷珠单抗0.5 mg,1周后(6月24日)右眼视力:0.1^{+2},小孔0.3,CMT:226 μm。8月12日右眼视力:0.1,小孔0.2,CMT:625 μm[见插页图12.16(b)],黄斑水肿复发。眼科仍建议继续予以抗VEGF治疗。患者因经济原因放弃再次使用雷珠单抗,遂至著者针灸特诊部就诊。既往史:2014年2月8日左右有夜起小便跌倒史,既往身体健康,否认糖尿病、高血压、冠心病、传染病、手术、输血等。

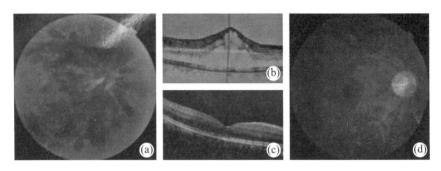

图 12.16 CRVO、黄斑水肿患者眼底彩照及 OCT

(a) 治疗前眼底彩照,可见以视盘为中心的大片视网膜出血。(b) 治疗前 OCT,可见黄斑区水肿。(c) 治疗后的 OCT,可见黄斑区水肿消退。(d) 治疗后的眼底彩照,可见视网膜出血完全吸收。

检查:患者体健,面色红润,神情沉郁,右眼视力 0.1,眼底检查同前。舌质淡红苔薄白,脉平。

诊断:右眼视网膜中央静脉阻塞并发黄斑水肿。

治疗:以上方治疗。鉴于患者病症反复发作,较为严重,著者建议患者每周至少治疗 3 次。经采用上述针刺综合所有方法治疗后的第 3 个月,于 2014 年 12 月 2 日,复查右眼视力:0.1(裸),OCT 示黄斑水肿消退[见插页图 12.16(c)],针刺治疗期间右眼底出血、水肿未曾复发。继续针刺综合治疗。2015 年 3 月 24 日,右眼视力:0.1(裸),OCT 无变化。治疗了 12 个月后,2015 年 9 月 11 日,右眼视力:0.2^{+2}(裸),矫正视力:0.4,出血完全吸收[见插页图 12.16(d)]。OCT 右眼黄斑水肿完全消退。患者继续以每周 2 次维持治疗 2 月,后因工作原因,停治。随访至今,症情稳定,且视力仍不断改善。

按:本例视网膜中央静脉阻塞患者为青年,病因不明。原双眼裸视力均为 1.0,患病后右眼视力急剧下降至 0.15。采用抗 VEGF 治疗后,出血情况得到改善,视力短时期内亦有好转,第 1 次注射雷珠单抗后,裸视提高到 0.25;第 2 次注射雷珠单抗后,裸眼视力又上升到了 0.4。但随着黄斑水肿复发,视力又出现下降,从 0.2 降到 0.1,即便进行了第 3、第 4 次注射雷珠单抗,视力仍未再提高。至于黄斑水肿,注射雷珠单抗后,有即刻消肿作用,但 1 个月后水肿又复发。由于反复发作,加之多次注射雷珠单抗,高昂的价格,使患者难以继续进行抗 VEGF 治疗。经针灸疗法以后,黄斑水肿渐退且未再复发,眼底情况好转且视力改善,并有较明显的远期疗效。1 年后随访,右眼黄斑水肿完全消退,视力:0.25（裸）,矫正视力:0.4。2 年后（2016 年 7 月 28 日）视力:0.45（裸）,矫正视力:0.6。随访至今,已近 7 年,症情稳定,视力已达（矫正）0.8。

（3）视网膜分支静脉阻塞

余某,女,62 岁,退休职工。初诊日期:2015 年 3 月 2 日。

主诉:右眼视物模糊 10 个月。

现病史:患者双眼素有高度近视史。2013 年 12 月左眼因视网膜裂孔而行激光光凝治疗,2014 年 5～6 月间,时常感觉双眼视物模糊异常,于 2014 年 6 月 27 日前往医院复查左眼时,意外发现右眼颞下分支静脉旁火焰状出血,当时左眼裸视 0.08,矫正视力 0.4;右眼裸视 0.2,矫正不提高。OCT 示右眼 CMT:551 μm。诊断为右眼视网膜分支静脉阻塞（BRVO）、黄斑水肿。建议雷珠单抗眼内注射,患者因价格贵未接受,暂口服复方血栓通、羟苯磺酸钙胶囊（导升明）等药物治疗,同时服用中药汤剂。2014 年 8 月 25 日复查,左眼裸视 0.08;右眼裸视 0.1.矫正视力 0.1^{+2};OCT 示右 CMT:966 μm。2014 年 9 月 9 日至另一家三甲医院再查,右眼矫正视力 0.1,右眼视网膜颞下分支静脉旁大片出血[见插页图 12.17(a)],右 CMT:957 μm。考虑病情加重,患者于 2014 年 9 月 11 日接受雷珠单抗眼内注射 1 次,药注治疗后 11 日,于 9 月 22 日查 OCT,CMT:321 μm,水肿好转。2014 年 12 月 30 日再次检查,黄斑水肿复发[见插页图 12.17(b)],右眼矫正视力 0.1,药物多方治疗未果,遂至著者针灸特诊部就诊。既往史:高血压及脑梗史,2014 年 8 月因脑梗住院,诊断为“左基底节腔梗、高血压 1 级”,目前,血压控制在 140/90 mmHg 左右。

检查:身材偏胖,精神尚好,眼科检查见上。血压为 143/89 mmHg。脉弦细,舌质红苔薄。

诊断:右视网膜分支静脉阻塞并发黄斑水肿。

治疗:予上方治疗,每周 3 次。同时由同一个医生在同一家医院同一台仪器上实施检测,3 个月检查 1 次,观察右眼视力、OCT、微视野平均视敏度这三项指标。2015 年 4 月 24 日右眼矫正视力 0.2^{+2};OCT 右 CMT:663 μm;平均视敏度 10.0 dB。2015 年 7 月 24 日,右眼矫正视力 0.2^{+2},右 CMT:257 μm,平均视敏度 13.2 dB。2015 年 10 月 23 日,右眼矫正视力 0.3;CMT:192 μm;平均视敏度 12.8 dB。2016 年 1 月 22 日,矫正视力 0.3;CMT 为 174 μm[见插页图 12.17(c)],平均视敏度为 13.7 dB;眼底彩照:眼底出血完全消退[见插页图 12.17(d)]。

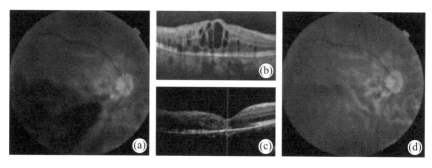

图 12.17　BRVO、黄斑水肿患者眼底彩照及 OCT

(a) 治疗前眼底彩照,可见视盘颞下方视网膜大片出血。(b) 治疗前 OCT,可见黄斑区水肿。(c) 治疗后的 OCT,可见黄斑区水肿消退。(d) 治疗后的眼底彩照,可见视网膜出血完全吸收。

按:患者右眼底出血为视网膜分支静脉阻塞,采用眼内注射雷珠单抗后,视力稍有提高,水肿亦有所减轻,但不久黄斑水肿复发。我们发现患者接受针刺治疗后,水肿逐渐消退并未再复发,视力也逐步好转,治疗1年后矫正视力从 0.2 提高到 0.4。须要指出的是,该患者是于发病 10 个月之后才开始接受针灸治疗,错过最佳治疗期,对疗效有一定影响。

(4) 视网膜分支静脉阻塞(早期)

徐某,男,57 岁,职工。初诊日期:2015 年 4 月 13 日。

主诉:右眼视物模糊 3 个半月。

现病史:患者自 2014 年 12 月 23 日起发现右眼前黑影飘动不去,无视力下降、视物模糊,不伴有闪光感及视物遮挡。第 3 日前往某三甲医院眼科就诊,双眼裸视力均为 1.0,眼压右 12 mmHg,左 13 mmHg,双眼前节未见异常,晶状体混浊,眼底 C/D=0.3,黄斑中心凹反光存在,右眼视网膜颞上分支静脉旁有出血灶。诊断为右眼视网膜分支静脉阻塞。予胰激肽原酶肠溶片、复方血栓通胶囊等治疗,未见好转。且右眼视力开始下降,并出现黄斑区水肿。从 2014 年 12 月 30 日到次年 4 月 8 日期间,右眼在该院多次检查,眼底出血明显[见插页图 12.18(a)],OCT提示 CMT 波动于 $316\sim425\,\mu m$ 之间[见插页图 12.18(b)]。右眼裸视力降至 0.1,右眼注视时鼻下象限视物不见。其间曾激光治疗 2 次,亦无效。既往史:3 年前体检时发现血压偏高,因无特殊不适,不曾有规律地服药。此次右眼患病时发现血压仍略高,开始按时服药治疗,至今已用药 3 个多月。鉴于黄斑水肿,眼科医生建议使用雷珠单抗行玻璃体腔内注射治疗。患者因了解到此药需反复多次注射，且易复发，加之价格昂贵，经慎重考虑后拒绝。经同事介绍慕名前来著者处就诊。

检查：右眼视力 0.1，右眼注视时内下区域为盲区视物不见，黄斑后极部水肿。脉弦，舌偏暗有瘀斑苔薄腻。

诊断：右眼视网膜分支静脉阻塞伴黄斑水肿。

治疗：选用上述效方。患者因工作原因，每周只能针刺治疗 2 次，但从未间断。治疗后相关检查结果如下：2015 年 5 月 15 日右眼视力：0.5；CMT：474 μm。微视野平均视敏度 10.6 dB。2015 年 9 月 18 日右眼视力 0.7，CMT218 μm；微视野平均视敏度 12.2 dB。2016 年 1 月 27 日右眼视力：1.0；CMT：213 μm[见插页图 12.18(c)]，黄斑水肿消退，眼底出血完全吸收[见插页图 12.18(d)]。

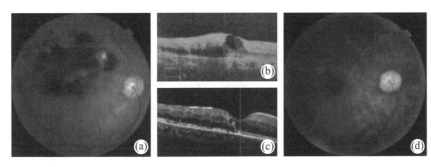

图 12.18　BRVO、黄斑水肿患者眼底彩照及 OCT

（a）治疗前的眼底彩照，可见视盘颞上方视网膜大片出血。（b）治疗前的 OCT，可见黄斑区水肿。（c）治疗后的 OCT，可见黄斑区水肿基本消退。（d）治疗后的眼底彩照，可见视网膜出血完全吸收。

按：本例中年患者，有高血压史。患视网膜分支静脉阻塞后，同样出现视力急剧下降，从 1.0 跌至 0.1，并发黄斑水肿。治疗以后不仅黄斑水肿未见复发，视力也较快得到改善。经著者 2 次针刺后，该患者诉说右眼视物较前明亮许多。第 4 次就诊时，诉右眼内下角盲区部位能看见一个黑影轮廓。随着继续治疗，黑影渐渐缩小且变形成曲线。经 10 多次针刺后，2015 年 6 月初复查右眼裸眼视力，已提高到 0.7，但眼前仍有一小块黑影。随着每周 2 次针刺治疗的继续，病情缓慢好转，视力逐步提高，后右眼裸眼视力恢复到患病前的 1.0。复查眼底荧光素血管造影，表明眼底出血完全吸收；OCT 复查，黄斑水肿已基本消除，右眼基本痊愈。患者针灸介入时间较早,且能坚持规律的针灸治疗,所以取效明显。

(5)左视网膜中央静脉阻塞伴高度近视

章某,男,29岁,管理员。初诊日期:2019年12月20日

主诉:左眼视力下降,伴视物变小、变形3个月。

现病史:患者有病理性近视十余年,自述因熬夜酗酒、吵架,于10月19日出现左眼视力下降,伴视物变小、变形。于当地医院查OCT提示:视网膜增厚隆起,内有不均匀高反射灶,伴黄斑水肿[见插页图12.19(a)],诊断为:左视网膜中央静脉阻塞。后患者转诊上海市某三甲专科医院,于行左眼内雷珠单抗注射3次,视力由0.05恢复至0.25,视物变形无明显好转。遂求治针灸。

检查:右眼视力1.0,左眼0.25。双眼前节(一),眼底豹纹状,视盘色红,边清,左眼黄斑中心凹光反射不见[见插页图12.19(b)]。OCT提示:左眼中心凹下色素细胞层隆起,伴椭圆体带中断[见插页图12.19(c)]。

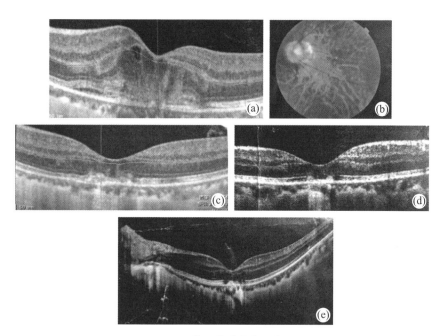

图12.19 CRVO、黄斑水肿患者眼底彩照及OCT

诊断:视网膜中央静脉阻塞(左)、高度近视。

治疗:以上方治疗。针刺治疗至2020年8月,患者左眼视力0.3,

视物变形较前好转,OCT 可见黄斑中心凹瘢痕灶[见插页图 12.19 (d)]。坚持治疗 1 年多至今,左眼视力恢复至 0.5,且仅在视远时有视物变形,余已基本消失。2021 年 3 月 17 日 OCT 示黄斑中心凹下瘢痕灶较前进一步缩小[见插页图 12.19(e)]。在整个针刺治疗期间,患者未再行雷珠单抗和其他抗-VEGF 药物治疗。

按:本例患者为较严重的视网膜中央静脉阻塞。因为外地病例,距上海市高铁车程近 3 小时,虽能坚持治疗,但无法规律针刺。且首次针刺,距发病也已 3 个月。但仍有较好的效果。

上述实践表明,采取针刺联合雷珠单抗治疗视网膜静脉阻塞合并黄斑水肿,即在黄斑水肿较重时先给予抗 VEGF 治疗,由于雷珠单抗起效快、作用强,能够在治疗短期内就可明显的减轻黄斑水肿;然后改用针刺治疗,以加强疗效,控制水肿复发,提高并保持视力。这一联乞疗法具有疗效肯定及经济、安全、患者依从性好等优点。

【主要参考文献】

[1] 郑毓琳,郑魁山,李志明.针刺治疗 41 例视网膜出血的初步观察[J].中医杂志,1957,(6):291.

[2] 李志勇,陈力,张广庆.近 10 年针刺治疗眼病报道的调查分析[J].中国中医眼科杂志,1999,9(2):101.

[3] 王富春,景宽,魏丽娟,等.针刺治疗眼底出血症 92 例(150 眼)临床观察[J].中国针灸,1990,10(2):11.

[5] 宫建雅,巩继红.针刺治疗视网膜中央动脉阻塞疗效观察[J].北京中医,1997,(2):43.

[6] 赵洪岩,魏丽娟,郝俊华.针刺治疗视网膜静脉阻塞 26 例[J].吉林中医药,1998,18(3):46.

[7] 武丹蕾,孙蕾.毫针透刺治疗视网膜静脉阻塞临床观察 62 例[J].甘肃中医学院学报,2004,21(2):43-44.

[8] 李桂森,李贵茂.刺入式氦—氖激光针治疗视网膜静脉阻塞 97 例疗效观察[J].中国针灸,1991,11(4):7.

[9] 李伟,李秀梅,孙爽.穴位封闭为主治疗视网膜分支静脉阻塞 67 例[J]中国民间疗法,2006,14(6):24.

[10] 冯春阳.早期全视网膜光凝与复方樟柳碱球后穴位注射治疗缺血性视网膜中央静脉阻塞的疗效[J].眼科新进展,2010,30(5):463.

[11] 刘坚,张进,刘文婷,等.张仁针刺治疗视网膜静脉阻塞黄斑水肿经验[J].中国中医眼科杂志,2017,27(1):14.

第十节　视网膜静脉周围炎

【概述】

视网膜静脉周围炎，又称视网膜血管炎。于 1882 年首次由 Eales 描述，故又称 Eales 病。由于常发生在青年，并有反复玻璃体积血的特征，故又称青年复发性玻璃体积血。视网膜静脉周围炎是一种特发性闭塞性血管病变，以反复发生视网膜玻璃体积血、结缔组织增生，视力急剧下降为主要特征。本病病因不明确，目前尚无确切的治疗药物。

本病在中医中称"络损暴盲"，首见于《临床必读》。本病或因七情内郁，五志化火；或因瘀热伤阴，虚火上炎等，灼伤眼络，血溢脉外，而遮蔽神光。多采用清热凉血、滋阴降火、活血化瘀之法治疗。

针灸治疗在古文献中的记载，轻者属远视䀮䀮，重者相当于暴盲，有关条文，可参阅前面二节。

现代针灸治疗亦首见于 1957 年。总体上说，迄今为止，本病尚未引起针灸界的重视。1989 年曾有一定样本量的报道，采用眼区及周围穴和远道穴结合，取得较好的效果。之后再未查见有关临床资料。著者曾治数例，积累的经验虽不多，但确有疗效。作为眼科难病之一，特辟一节，予以介绍。

【临床表现】

1. 症状

双眼多先后发病，或一轻一重。发病突然，早期由于病变在周边部、一般不影响视力，患者常无自觉症状。出血进入玻璃体如量不多，患者眼前可有黑色点状或丝状漂浮物，视力正常或轻度下降；如大量出血进入玻璃体，患者可突然发现视力严重下降、仅见手动或仅有光感。

2. 体征

早期视网膜周边部小静脉迂曲扩张、管径不规则。受累血管附近的视网膜水肿，且有大小不同和数量不等的火焰状或点片状出血，静脉旁有白色片状渗出。随病情进展，病变可波及视网膜各象限周边部的小静脉。渗出斑陈旧以后，可留下色素斑块。出血从病变的血管漏出，可局限于视网膜，也可穿破内界膜进入玻璃体。少量的玻璃体积血，1～2 周后逐渐吸收或沉积于玻璃体下方。如多量出血反复发作，致视力严重下降。

【治疗】

（一）古籍记载（略）

（二）现代方法

体针

（1）取穴

主穴:承泣、印堂、太阳、瞳子髎。

配穴:膈俞、肝俞、足三里、三阴交。

（2）操作

主配穴均取患侧。主穴以 13～25 mm 长之毫针直刺或斜刺进针,用捻转泻法,获得酸胀感为度。配穴,以 25～40 mm 长之毫针,进针后施提插、捻转补法,取得麻、胀感为度,留针 20 min,每隔 1 min 施手法一次,每日 1 次,6 次为一个疗程,疗程间隔 1 日。

（3）疗效评价:

疗效评定标准:临床痊愈:眼内出血全部吸收,视力增进 5 行以上,达到 1.0 以上且无复发者;显效:眼内出血大部吸收,视力增进 3～4 行,或达到 0.6～0.9 者;有效:眼内出血有吸收,视力增进 1～2 行,或达到 0.1～0.5 者;无效:眼内出血吸收不明显,视力未见提高,达不到 0.1,或眼内出血反复发作,出现并发症者。

共治疗 36 例 49 眼。结果临床痊愈 17 眼,显效 14 眼,有效 9 眼,无效 9 例,总有效率 81.6%。对 22 例共 32 眼进行半年后随访,复发 4 例 7 眼,复发率 21.9%。

（三）张仁经验

1. 验方

（1）取穴

主穴:①新明 1、上健明、承泣、瞳子髎、太阳、耳尖;②翳明、上明、球后、丝竹空、新明 2、耳尖。

配穴:①风池、上天柱;②眼、心、肝、肾、支点、神门（耳穴）。

（2）操作

每次主穴取一组,两组交替,均取双侧。第一组,每次选 1 穴;第二组每次取一侧耳,二侧交替。主穴新明 1、翳明进针后用强行气法,眶内穴用弱行气法,太阳和新明 2 先直刺至得气后,再向鬓角方向平刺 1 寸左右;风池、上天柱用导气法。均留针 30 min。取针后,用耳穴贴（王不留行籽)贴压耳穴区,每周换贴 1～2 次,每日自行按压 3 次。耳尖穴每次均取一耳,二耳轮用,采用放血法,据病情轻重和病程长短,每次放血 5～10 滴不等。另外,球后穴,每次穴位注射甲钴胺注射液(0.5 mg/1 ml),每侧 0.5 ml;太阳穴,每次穴位注射复方樟柳碱注射液 2 ml,每侧 1 ml。均于取针后施行。上法,每周治疗 3 次,三个月为一疗程。

(3)体会

著者接触本病始于 2004 年,近 18 年来,通过临床实践逐步总结出本方。主穴以局部穴为主,活血祛瘀明目,重在治标;风池、上天柱,加耳穴涉及全身调节,滋肾阴、疏情志、降心肝之火,重在治本。当然,因为观察病例尚不多,还有待进一步完善。

2. 医案

仁真某,藏族,男,36 岁,某寺住持。初诊日期:2004 年 3 月 9 日。

主诉:右眼视物模糊 6 个多月。

现病史:2003 年 8 月,患者因做法事劳累,右眼视力猝然下降,视物困难。经四川某地区医院眼科检查确诊:右眼玻璃体积血,视网膜静脉周围炎。虽经住院积极对症止血消炎等治疗,病情控制,但右眼视力未见丝毫好转。后又前往成都、广州等地的多个大医院诊治,仍然无效,故来沪求治。经人介绍,转辗找到著者。

检查:裸视力,右眼眼前 10 cm/指数,左眼 1.5。右眼底不能窥清,左侧正常。脉细弦、舌苔薄白腻。

治疗:用上方治疗。因患者对穴位注射有顾虑,采用针刺为主,配合耳穴贴压。经过 5 次治疗,右眼视力出现改善。针至 12 次,查视力为 0.1,患者信心大增。因患者求治心切,加用攒竹,以增强通经明目之力。并配合服用明目地黄丸。针至 3 个月,视力增至 0.6。效不更方,继续治疗 1 个月,右眼视力恢复到 0.9。因要回寺院讲经,中断治疗返回四川。电话随访 5 年,视力虽略有下降,仍保持在 0.6 左右。

按:本例患者,症情较重且病程已达半年,其疗效如此明显,关键虽是针刺治疗,但同时与该患者是一名高僧也有关,整个治疗期间,他一直保持心境宁静,注意身心调养,对提高治疗效果也十分重要。

【主要参考文献】
[1] 王富春,魏丽娟.针刺治疗静脉周围炎 36 例观察[J].针灸学报,1989,(2):13.

第十一节　糖尿病性视网膜病变

【概述】

糖尿病性视网膜病变,是与持续高血糖及其他与糖尿病相关的一种慢性、进行性、潜在危害视力的视网膜微血管疾病。主要表现为视力下降且随着病情加重而出现视力严重损害以致不可恢复盲。为糖尿病最常见、最严重的并发症之一,也是工作年龄阶段首位致盲原因。据2022年统计糖尿病患者已超过1.4亿,而糖尿病患者中糖尿病性视网膜病变的患病率达44%～51.3%。本病临床分为非增生性和增生性两类。其发病机制目前尚未完全明了,一般认为其发生和发展取决于代谢障碍的程度,并与糖尿病的发病年龄、病程长短、遗传因素和糖尿病控制情况有关。高血压和高血脂也是发生本病的危险因素。本病治疗主要以抗血管内皮生长因子(VEGF)药物治疗、激素治疗、视网膜激光光凝治疗和手术治疗为主。但这些治疗方案效果有限且可产生一定的不良反应。

中医学中,称本病为"消渴内障"或"消渴目病"。古人对消渴病日久可致盲的临床特点已有一定的认识。戴元礼在《秘传证治要诀及类方》中明确记载"三消久之,精血既亏,或目无所见,或手足偏废"。本病多因肝脾肾亏虚,阴虚燥热,虚火上炎或气不摄血,溢于络外或气虚乏力,瘀血内停,阻滞网膜眼络或阴阳俱虚,目失濡养不能上荣于目,而发为本病。本虚标实,虚实夹杂则为其症候特点。

在我国古籍中,未能查见针灸治疗消渴内障的确切记载,但对于消渴针灸治疗从晋代《针灸甲乙经》直至清代《针灸集成》都有载述。本病临床表现为"目眈眈不能远视""目无所见""青盲"等,因此,可参考有关条文。

现代针灸治疗本病,较早见于1986年,但之后文章并不多。从21世纪开始,随着我国糖尿病发病率的不断攀升,本病才引起针灸界的日益重视。取穴多以头面部尤其是眼周穴为主,也有仅用远道穴的。治疗以体针为主,且多结合中药,也用耳针、腹针及穴位注射。对针灸治疗本病的疗效基本肯定,包括改善视力、中医症候积分以及总体有效率等,评价标准虽有不同,但渐有趋统一之势。机理研究显示,针灸既能降低血糖和胰岛素水平,纠正糖尿病代谢紊乱,保护胰岛组织;又可以扩张血管,改善微循环,减轻血栓的形成,间接地改善缺血区氧和能量的代谢,从而减轻微血管病变,促进受损神经的恢复。

【临床表现】

1. 症状

在病变初期,一般无眼部自觉症状。病变发展,可引起不同程度的视力障碍。若黄斑区受累,可有视野中央暗影,中心视力下降和(或)视物变形等症状。视网膜小血管破裂,少量出血入玻璃体,患者可自觉眼前有黑影飘动。当新生血管大量出血到玻璃体腔,视力可严重丧失,仅存光感。黄斑区以外的视网膜血管闭塞,或增殖性视网膜病变导致视网膜脱离,则视野出现相应部位较大面积的缺损。

2. 体征

非增生期的眼底表现:视网膜上出现微血管瘤,呈针帽大,圆形暗红色小点,多集中在后极,数目较多,可数月或数年不退。渗出物:常出现于视网膜后极部的深层,为硬性渗出物,多为小点成堆或融合成片,有时还混杂发亮的胆固醇结晶;可见棉絮斑。静脉改变:视网膜静脉迂曲扩张、深层、浅层出血,呈圆形或不规则形,主要分布在后极部。水肿:后极部视网膜水肿。

增生期眼底表现:除上述病变外,可出现大面积毛细视网膜新生血管生成,形成纤维血管膜。新生血管易破裂出血,形成大量玻璃体积血、机化,可导致牵拉性视网膜脱离;血管生长因子经玻璃体进入前房,致虹膜、房角新生血管形成,最终可演变为新生血管性青光眼。

【治疗】

(一) 古籍记载

1. 取穴

经穴:承泣、攒竹、风池、肾俞、足三里、肝俞。

经外穴:大椎下、胃管下腧。

大椎下位置:第三胸椎棘突下,相当于身柱穴。

胃管下腧位置:第八胸椎棘突下,旁开1.5寸,即经外穴胰俞。

2. 操作

针刺。

艾灸:大椎下、然谷、腰俞、中膂俞、肾俞。灸3壮至200壮不等。

备注:孙思邈指出,"凡消渴病经百日以上者不得灸刺,灸刺则疮上流脓水不息,遂至痈疽,羸瘦而死。"(《备急千金要方·卷二十一》)。主要是针对症状较重的糖尿病患者,不宜施灸过度。以免造成灸疮不易愈合,发生感染。

3. 文献辑录

《针灸甲乙经·卷之十一》:阴气不足,热中,消谷善饥,腹热身烦,狂言,三里主之。

《备急千金要方·卷二十一》:消渴,咽喉干,灸胃管下输三穴各百壮,穴在背第八椎下横三寸间寸,灸之。

《针灸资生经·第六》:攒竹、肾俞、昆仑疗目䀮䀮。

承泣主目不明,……远视䀮䀮,目无所见。

《秘传眼科龙木论·卷之八》:目暗,灸大椎下。数节第十,当脊中,安灸二百壮,惟多为佳。

《普济方·针灸门》:治目不明,穴风池、五处。

《神应经·耳目部》:青盲无所见:肝俞、商阳(左取右,右取左)。

《针灸集成·卷二》:肾虚消渴:然谷、肾俞、腰俞、中膂俞,在第二十椎下两傍各二寸挟脊起肉端,灸三壮。

(二) 现代方法

1. 体针加中药

(1) 取穴

主穴:睛明、球后、承泣、瞳子髎、攒竹、丝竹空、风池、太阳、阳白。

配穴:三阴交、血海、阴陵泉、足三里、肝俞、肾俞、光明、阳陵泉、三阴交、太溪、太冲。

(2) 操作

主穴每次取 4～5 穴,配穴酌加 2～3 穴。穴位可轮用。眼区穴用 0.25 mm×(25～40) mm 之毫针,余穴用 0.30 mm×40 mm 毫针。睛明,嘱患者闭目,医者押手轻轻固定眼球,于眶缘和眼球之间缓慢直刺 0.5～1 寸。球后,针刺方向沿眶下缘从外下向内上,向视神经方向刺 0.5～1 寸;承泣,紧靠眶下缘缓慢直刺 0.3～0.7 寸;瞳子髎,平刺 0.3～0.5 寸。风池,毫针向对侧眼球方向斜刺 0.5～0.8 寸,使针感扩散至颞及前额或至眼区。太阳穴,向后斜刺 0.5 寸,得气时局部有酸胀感,出针后挤压皮下静脉微出血即可;从阳白穴向鱼腰穴直刺 0.5～1 寸,进针后强刺激出现闪电样针感传至眼球为佳;攒竹穴,针入 1 分,徐徐出针,微出血即可;肝俞斜刺 0.5～0.8 寸,肾俞直刺 1.0～1.5 寸,足三里、血海、阴陵泉、三阴交、太溪、太冲等穴直刺 0.5～0.8 寸,均行平补平泻或提插捻转补法;光明穴针尖向内下透刺蠡沟穴 1.0～1.5 寸,捻转平补平泻法。余穴按常规刺法。留针 20～30 min,间歇运针 1～2 次。每日或隔日针刺 1 次,3 个月为一疗程。

内服中药:下列方药,任选一方与针刺治疗配合应用。

方一:生地 12 g,熟地 15 g,山药 10 g,山萸肉 15 g,天冬 10 g,麦冬 10 g,玄参 10 g,花粉 10 g,党参 12 g,黄芪 20 g,白术 10 g,白茅根 10 g,三七粉(冲服)6 g,茺蔚子 12 g。

方二:枸杞 10 g,柴胡 5 g,熟地 10 g,山药 10 g,山茱萸 10 g,茯苓 10 g,泽泻 10 g,丹皮 10 g,丹参 15 g。

上方均为基本方,随症加减。水煎服,每日 1 剂,早晚各服 1 次。1 个月为一疗程,一般须三个疗程以上。

(3) 疗效评价

疗效评定标准:显效:视力进步≥4 行或视力≥1.0,眼底改变显示视网膜微血管瘤由(+++)减少到(++)或由(++)减少到(+)或由(+)减少到消失;眼底出血量由(+++)减少到(+)或由(++)减少到消失;渗出量由(+)减少到消失。微血管瘤、出血、渗出改变有 2 项以上指标达到要求。有效:视力进步>1～2 行,眼底改变显示视网膜微血管瘤由(+++)减少到(++)或由(++)减少到(+)或由(+)减少到消失;眼底出血量由(+++)减少到(+)或由(++)减少到消失;渗出量由(+++)减少到(++)或由(++)减少到(+)或由(+)减少到消失。微血管瘤、出血、渗出改变有 1 项以上指标达到要求。无效:各项指标达不到上述有效标准。

共治疗 550 例,按上述或类似标准评定,显效 270 例,有效 217 例,无效 63 例,总有效率为 88.5%。

2. 体针

(1) 取穴

主穴:分二组:①睛明、攒竹、鱼腰、四白、承泣、丝竹空、太阳、上星、风池、瞳子髎;②中脘、曲池、合谷、阴陵泉、足三里、三阴交、太冲、血海、地机。

配穴:阴虚型:三阴交、涌泉、肾俞;气虚型:关元、气海、脾俞、肝俞。

(2) 操作

主穴二组交替使用。第一组穴睛明和承泣用 0.25 mm×25 mm 毫针,直刺 0.6～1 寸,患者感局部酸胀后留针;风池用 0.25 mm×40 mm

毫针直刺 0.7～1.2 mm，使针感达到眼睛周围；余穴用 0.25 mm×(25～40) mm，毫针直刺 0.8～1.4 寸，患者得气后行平补平泻手法，对患者的眼周穴位加强刺激(每穴提插捻转 15 次左右)留针。第二组穴及配穴，取 0.35 mm×(40～75) mm 毫针。穴位处常规皮肤消毒后，垂直刺入，得气即止。上穴均留针 30 min，期间每 10 min 行针 1 次。每日或隔日针刺 1 次，1 个月为一疗程。

(3) 疗效评价

共治疗 148 例，其中 115 例中，显效 50 例，有效 37 例，无效 28 例，总有效率为 75.7%。另 33 例：视力较治疗前较明显提高，眼底微血管瘤减少的有效率为 3.0%，眼底出血量疗效为 45.5%，眼底渗出量疗效为 60.6%。

3. 穴位注射

(1) 取穴

主穴：①睛明、攒竹；②太阳、球后。

配穴：阳白、丝竹空、瞳子髎。

(2) 操作

药液：①普罗碘铵注射液 2 ml(400 mg/2 ml)、2%利多卡因 1 支，②葛根素注射液 2 ml(100 mg/2 ml)。

每次取主穴一组，据证酌加配穴 1 个，穴位交替轮用。上药任取一组，第一组药物，可单独用普罗碘铵注射液，也可二者混合使用。具体方法如下：混合使用，抽取普罗碘胺注射液 2 mL，2%利多卡因 0.5 mL 混合液备用。注意此混合药液为双眼用药量。单独使用：取 2 ml 注射器抽取普罗碘铵注射液或葛根素注射液。

患者仰卧位或正坐位，局部皮肤常规消毒，快速将针斜刺入所取穴位皮下组织，然后慢慢推进或上下提插，患者自述有酸胀感后回抽回血，即可将药物缓慢注入。混合液每穴注入量眶内穴为 0.5 ml，眶周穴 0.75 ml；普罗碘铵注射液 0.3～0.5 ml 或葛根素注射液 0.2 ml，出针后，用干棉球按压，勿揉搓。隔日 1 次，10 次为一疗程，疗程间隔 5 日。

(3) 疗效评价

共治疗 109 眼，总有效率为 88.0%～91.5%。

4. 热敏灸

(1) 取穴

主穴：太阳、三阴交、睛明。

配穴：风池、足三里、太冲、神阙。

（2）操作

主穴为主，酌加配穴。先采用回旋灸法进行热敏点探查，当患者自觉施灸点不热而眼睛周围出现酸胀或痛感，该点即为热敏点，并施以温和灸，以患者自觉热灸处温热感在穴位周围扩散，温热感消失即为治疗结束。亦可在热敏点先回旋灸 2 min，再雀啄灸 1 min，循经往返灸 2 min，再行温和灸。每日 1 次，每次约 30 min。连续治疗 4 周。

（3）疗效评价

共治疗 72 例，总有效率为 76.7%～85.7%。

5. 耳压加离子导入

（1）取穴

①眼、目 1、目 2、肝、胆、脾、内分泌、迷根；②阿是穴。

阿是穴位置：眼部。

（2）操作

两组穴均取。第一组穴，用耳穴贴(王不留行籽或磁珠)贴压所选穴区，并行按压。每次一侧耳，二耳交替，每周换贴 3 次。第二组穴，利用直流电将药液经眼局部离子导入：将两层无菌纱布在丹参注射液中浸湿，置于眼睑皮肤，将直流电导入电极垫在药物纱布上，另一极置于右手腕部，双眼同时进行离子导入。电流设置为 0.3～0.5 mA。根据者耐受情况，电流可逐渐增加至 1～3 mA.。每次 15～20 min。每日 1 次。上法 7 日为 1 个疗程，连续治疗 6 个疗程。每阶段为 15 日，第一阶段每天 1 次，第二阶段隔日 1 次，最后 1 月，每 3 日 1 次。2 个月为一个疗程，观察 4 个月。

（3）疗效评价

共治疗 72 例，总有效率 92.0%～92.9%。

6. 腹针

（1）取穴

中脘、下脘、关元、气海、滑肉门、外陵。

（2）操作

上穴均取。根据患者体型及肥胖程度，分别选用 40～60 mm 长之毫针。进针时首先应避开毛孔、血管，施术要轻、缓。如针尖抵达预期的深度时，一般采用只捻转不提插或轻捻转、慢提插的手法，使腹腔内的大网膜有足够的时间游离，以避免刺伤内脏。施术时一般采用三部法，即候气、行气、催气手法。进针后,停留 3～5 min 谓之候气;3～5 min 后再捻转使局部产生针感,谓之行气;再隔 5 min 行针 1 次,加强针感,使之向四周或远处扩散,谓之催气;留针 30 min 后出针。每日 1 次连续 7 日,之后每周 2 次,4 周为 1 疗程。一般须连续 3 个疗程。

内服中药:消曚灵方:人参、麦冬、丹参、赤芍、密蒙花、白蒺藜各 15 g,法半夏、枳实各 10 g,五味子 5 g。每日 1 剂,水煎分 2 次服。疗程与腹针同。

(3) 疗效评价

共治疗 30 例,计 54 眼,配合光凝治疗,显效 12 眼,有效 18 眼,无效 24 眼,总有效率为 55.6%。

7. 穴位激光照射

(1) 取穴

太阳、阳白、鱼腰、攒竹。

(2) 操作

上穴每次均取。采用低功率激光穴位治疗仪治疗,激光源为 GaA/AS 半导体激光,激光波长为 630 nm,输出功率为 10 mW。每次每个穴位照射 15 min,每日 1 次,连续照射 5 日为一疗程,疗程间隔 2～5 日,共照射 3 疗程。

(3) 疗效评价

共治疗 9 例,配合服用复方丹参滴丸,结果表明本法能显著降低患者血糖,改善视力和视野缺损范围,眼底微血管瘤数及出血面积均明显减少,优于单纯服用复方丹参滴丸者。

8. 耳穴埋针

(1) 取穴

主穴:胰胆、肾、眼、丘脑、缘中、内分泌。

配穴:皮质下、胰腺点、口、渴点、三焦。

(2) 操作

主穴为主,配穴酌加。每次选用 4～5 个穴。将耳郭严格消毒,采用捻入法将一次性图钉式揿针快速刺入所选耳穴,把先已备好的 0.7 cm× 0.7 cm 伤湿膏,对准针尾贴紧,并稍加按压,使患者有酸、麻、胀或发热感。取单侧穴,每日自行按压 3 次,每次 3～5 min,每隔 3 日与对侧交换 1 次。

并配服以下中药方:沙参、麦冬、枸杞子、黄精、葛根、生地黄、天花粉各 20 g,三七 10 g,蒲黄、郁金、花蕊石各 15 g,丹参 30 g。每日 1 剂,水煎分 2 次服。

上法均以 60 日为一疗程。

(3) 疗效评价

共治疗 13 例,结果显效 7 例,有效 4 例,无效 2 例,总有效率为 84.6%。

(三) 张仁经验

1. 验方

(1) 取穴

主穴:①新明 1、上健明、承泣、新明 2、丝竹空;②翳明、上明、球后、太阳、瞳子髎。

配穴:①胰俞、足三里、光明;②脾俞、三阴交、光明。

(2) 操作

主穴与配穴每次均取一组,两组轮换。增生性患者,主穴均取;非增生性患者,去新明 2 和太阳穴。主穴和配穴足三里、三阴交、光明用针刺法,眶内穴用 0.25 mm×25 mm 毫针,余穴用 0.30 mm×(25~40) mm毫针。按前述之针法,针之得气后,新明 1、新明 2 及翳明穴用强行气法;眶内穴用弱行气法,余穴用平补平泻手法,留针 30 min。注意,对增生性患者,眼区穴针刺时,不可进针过深,手法宜轻,以免诱发眼底出血。留针期间,非增生性患者,可在新明 1 与丝竹空、翳明与瞳子髎接通电针仪(增生性者不用电针),连续波,强度以患者感舒适为度。取针后,配穴胰俞、脾俞及承泣、球后用穴位注射法。其中,配穴用黄芪注射液或丹参注射液,每穴注入 2.5 ml(黄芪注射液)或 2 ml(丹参注射液)。承泣、球后亦配合穴位注射,两穴交替使用,并与针刺时间相间隔,药液为甲钴胺注射液 1 ml(0.5 mg/1 ml)和复方樟柳碱注射液 2 ml,每次用一种药液。用量每侧穴分别为甲钴胺注射液 0.5 ml,复方樟柳碱注射液为 1 ml。每周治疗 3 次,3 个月为 1 个疗程。从第 2 疗程起,病情稳定者,可改为每周 2 次。

(3) 体会

糖尿病性视网膜病变,在近年来著者门诊中逐渐增多,且多为症情较重者。上方是根据上述病机,基于以下两点的考虑:一是眼底的局部病变属标,全身病情属本。宜标本兼治,以标为主。突出治标,以尽量挽救病患的视力为目标;兼顾治本,控制血糖。二是化瘀为主,兼养气阴。

不论是非增生期眼底微血管瘤，视网膜水肿，静脉迂曲扩张，深层、浅层出血，还是增生期，新生血管破裂出血、玻璃体积血，皆为离经之血。均为瘀血。清代医家唐容川在《血证论》中提出："离经之血，虽清血鲜血，亦是瘀血"。本病血瘀又因气阴两虚所致：气虚则血行滞涩，不能摄血而渗于脉外；阴虚则易虚火上炎，灼伤目络。日久而瘀留目内。

故本方取穴，选取攒竹、球后、瞳子髎、上健明等针至病所，疏通目窍经络，深刺重刺新明2、太阳及耳尖穴放血等，以达化瘀止血之效。脾俞、胰俞、光明、三阴交等重在益气养阴、调节血糖的穴位。新明1、天柱、风池，通过导气行气之法气至病所，既加重祛瘀之功；又可滋养肝肾之阴。诸穴远近配合，标本兼顾，使瘀血去而血络通畅，气阴复而眼目得养。从已观察的病例看，本方对非增生期和增生期的糖尿病性视网膜病变，都有一定疗效。

值得一提的是，早治久治在本病的治疗中，尤为重要。临床中发现在糖尿病性视网膜病变早期即非增生期介入针灸治疗，对提高患者视力，改善眼底出血、消除视网膜水肿效果显著。从下面所举的病例中也可证实。其次，对增生性患者，则须强调持久坚持。下述病案中，有一患者坚持10余年的治疗，病情稳定，疗效满意，从几近失明，须家属陪伴前来门诊，直至每年可外出旅游多次。总之，早治防变、长期坚持、规律治疗是关键所在。

2. 医案

（1）非增生期糖尿病性视网膜病变

倪某，女，64岁，退休工人。初诊日期：2016年6月6日。

主诉：双眼视力下降且出现眼前黑影一月余，左眼为重。

现病史：患者已有15年糖尿病史，近2年又查出患有高血压、冠心病。以往双眼视力正常。1周前自感双眼视物模糊，且眼前突然出现多量黑点、黑影，随眼球转动而飞舞，左眼更甚。经某三级医院眼科检查。诊断为糖尿病性视网膜病变。服用西药的同时，因女儿在著者处治疗眼病，故介绍前来要求针灸治疗。

检查：裸眼视力左眼0.2，右眼0.8；B超示玻璃体右眼轻度混浊，左眼混浊；眼底检查：双侧视网膜出血，以左侧为甚。脉弦细，舌黯紫苔白。

诊断：非增生期糖尿病性视网膜病变。

治疗：以上方去新明2和太阳，加用脉冲电刺激，每周2次。自觉双眼视力逐渐改善，眼前黑影逐步消失。3月后停用西药。2017年2月

16日检查:裸眼视力左右均为 1.0。B超示:右眼未见异常,左眼轻度混浊。眼底检查:双侧视网膜出血基本吸收,未见新出血点。继续治疗一疗程(3个月),停针。并嘱其调整生活方式,重视平时血糖控制。随访至今,未见复发。

按:本病患者属于早期非增生期糖尿病性视网膜病变,且出现症状不久即接受针刺治疗。同时,又能坚持较长的疗程。所以效果较为明显。患者平日亦能注意饮食和运动,血糖控制满意。这也是获效的一个重要因素。

(2)非增生期糖尿病性视网膜病变伴中风(脑梗)后遗症

袁某,男,62岁,退休工人。初诊日期:2011年11月17日。

主诉:双眼视物模糊2年余,加重半个月。

现病史:既往有糖尿病史16年。1年前因脑梗,致右半侧瘫痪,语言謇涩,经治疗后,虽有所好转,但行动语言仍不利。2周前,发现双眼视物较前明显模糊。需人陪同方能出门。经本市某三级综合性医院眼科检查,诊断为糖尿病性视网膜病变。药物治疗效果不明显。经人介绍来著者处治疗。

检查:视力:右 0.2,左 0.05,双眼无充血,角膜透明,前房正常深浅,房水清,瞳孔正常,晶体略混浊。眼底检查:视盘边界可,网膜血管迂曲扩张,视网膜可见微小血管瘤,大量点片状散在出血,以左侧为甚,并有硬性渗出及灰白色棉絮斑。中心光反射弥散。脉弦涩,舌暗红有瘀斑。

诊断:糖尿病性视网膜病变(非增生期)。

治疗:用上方治疗,并嘱不停用原来药物。因右侧肢体不利,加头皮针左侧运动区和体针上廉泉、曲池、合谷、阳陵泉、悬钟。第2次来诊时,患者反映视物清晰多了。治疗1个月后,患者可自行来我处治疗,自觉视力有所改善,右侧肢体功能也有一定恢复。3个月后复查视力,右0.6,左0.2。眼底检查,出血已基本吸收,渗出有所吸收,微血管瘤较前减少,中心光反射恢复。改为每周治疗2次,继续治疗2个疗程。随访至今,未见复发。

按:本例患者为伴有脑梗后遗症的非增生期糖尿病性视网膜病变患者。在取穴时著者增加了治疗中风偏瘫的穴位。临床上,糖尿病患者多伴有心脑血管疾病,在取穴时,宜相应考虑,但必须主次分明,不可喧宾夺主。依据实践,上述效方对非增生期糖尿病性视网膜病变疗效较好。

（3）增生期糖尿病性视网膜病变

尤某,女,53 岁,退休职工。初诊日期:2009 年 5 月 9 日。

主诉:双眼视物黑影反复发作伴视力明显下降 1 年。

现病史:患者于 1994 年体检时得知患有糖尿病,不久发现血压偏高,长期接受药物治疗。糖尿病、高血压均有家属史。自 2007 年起,时觉两眼视物模糊不清,视力逐渐下降,眼前时有黑影飘过,视物变形。经各大医院眼科检查,并行眼底荧光血管造影检查,确诊为"糖尿病性视网膜病变"。2008 年右眼曾行白内障手术,术后裸视力右眼为 0.9,左眼为 0.3。

近 1 年来,上述症状加重,两眼底出血反复发作,虽经西医积极治疗,网膜反复出血未见明显好转,并伴随视力明显下降。情急之中要求针灸治疗。

检查:双眼眼睑无水肿,结膜无充血,角膜明,前房清,虹膜纹理清,瞳孔圆。右眼裸视:0.15,人工晶体在位,玻璃体腔轻度混浊,可见条索样机化,视盘边界清,颜色可,后极部玻璃体视网膜增殖,局部牵引性视网膜脱离,见陈旧性激光治疗斑。左眼裸视:眼前指数/30 cm,晶体浅棕色,周边皮质见轮辐状白色浑浊,玻璃体腔少量积血混浊,眼底有红色反光,视盘周围陈旧性出血,眼底窥见欠清。眼压:右眼为 15 mmHg,左眼为 17 mmHg。脉细,舌淡紫有瘀斑,苔光。

诊断:糖尿病性视网膜病变(增生期)。

治疗:首次针刺处方为:新明 1(或翳明)、丝竹空(或瞳子髎)、上健明、球后(或承泣)。针刺得气后留针 30 min。每周 2 次。穴位交替应用。3 个月为 1 个疗程。断续治疗两年余,症状虽时有反复,但较稳定。2011 年 5 月 8 日,因其母亲病故,悲伤过度。眼病突然加重,先是右眼底出血,继为左眼底明显出血。于 2011 年 7 月 7 日在本市某三甲综合医院眼科行左眼晶体超声乳化吸除＋人工晶体植入＋玻璃体切除＋气液交换＋注硅油手术。手术后视力为右 0.08,左眼指数/10 cm。

患者仍钟情于针灸治疗。当时,因视力过差需家人陪同来。换用上述效方进行治疗。自觉症状明显好转,2 个月之后,即可单独来门诊治疗。视力提高至右眼为 0.25,左眼为 0.1。手术至今已 11 年余,视力改善明显,眼部症情稳定,未再出血,全身情况良好。可操日常家务,并多次与家人外出旅游。目前,仍坚持每周 1 次针灸治疗。

按:本例患者不仅病程长且因反复发作致症情加重。刚开始治疗时,著者亦缺乏相应经验,只是按常规眼底病针灸处方。虽有一定疗效,但因仅着眼于眼病本身,而缺乏整体考虑,所以仍难以控制病情的发展,特别是出现一些突发事件时(如本患者情绪过分悲伤激动),就可引起较大反复。也正是通过本例的治疗,逐渐摸索总结出突出眼病,兼顾整体,针药结合的处方。

【主要参考文献】

［1］吴护平.糖尿病眼病的针灸治疗[J].中西医结合眼科杂志,1986,4(1):28.

［2］邢桂霞.针药并用治疗糖尿病视网膜病 98 例[J].上海针灸杂志,2007,26(6):36.

［3］孙远征,罗义玲.针药并用治疗糖尿病视网膜病变疗效观察[J].上海针灸杂志,2010,29(7):446.

［4］呼永河,吴深涛,李静.针药结合治疗糖尿病视网膜病变 40 例临床观察[J].中国针灸,2003,23(5):25.

［5］王海彬,董微丽,张铁民,等.中药针灸治疗糖尿病性视网膜病变的临床观察[J].辽宁中医杂志,2008,35(11):1737.

［6］陈少基,李树成.综合治疗单纯性糖尿病视网膜病变的临床研究[J].中国中医眼科杂志,2005,15(2):69.

［7］李锦,李晓华,王勤,等.针刺联合中药治疗非增殖型糖尿病视网膜病变的临床观察[J].陕西中医,2015,36(2):222.

［8］杨博,邹伟,岳远更,等.眼部穴位针刺治疗糖尿病视网膜病变 10 例临床观察[J].吉林中医药,2009,29(8):688

［9］苏全德,武华清,杨玉平,等.针刺治疗糖尿病眼底出血 45 例[J].中国针灸,2013,33(5):394..

［10］魏丽娟.穴位注射治疗糖尿病视网膜病变临床观察[J].中华实用中西医杂志,2005,18(12):1764

［11］余杰为,丁春燕,周静静.热敏灸结合硫辛酸注射液治疗糖尿病性视网膜病变的临床研究[J].当代医学,2021,27(20):154.

［12］李小丽.热敏灸治疗气阴二虚症糖尿病视网膜病变的临床研究[D].广州中医药大学:广州中医药大学,2019.

［13］龙园园.耳穴压豆联合中药离子透入治疗糖尿病视网膜病变临床观察[J].光明中医,2020,35(3):379.

［14］秦霖邱,邱波,庞龙,等.腹针治疗糖尿病黄斑水肿临床观察[J].山西中医,2011,27(4):35.

［15］卢晓杰,焦守霞,梁开三,等.复方丹参滴丸联合激光穴位照射对早期糖尿病视网膜病变疗效观察[J].滨州医学院学报,2017,40(6):464.

第十二节　视网膜裂孔

【概述】

视网膜裂孔是指视网膜神经上皮的全层裂孔。一般是由于视网膜有变性区,加之玻璃体的牵拉形成。也就是说,视网膜裂孔的发生是视网膜和玻璃体两种组织变性的共同作用的结果。仅有视网膜裂孔而无玻璃体牵引,并不发生视网膜脱离,网膜下面没有积液的称为干孔。视网膜裂孔好发于中老年人,尤其是高度近视或有眼外伤史者患者。一旦视网膜裂孔进一步进展为视网膜脱离,又称孔源性视网膜脱离,患者还可出现视力严重下降、眼前固定黑影遮挡的症状。是患者视力丧失和致盲的主要原因之一。西医对视网膜裂孔包括无视网膜脱离的干孔,或手术后裂孔尚未能封闭的,多采用激光治疗。对视网膜脱离者则以手术为主。

视网膜脱离,中医学称视衣脱离,首见于现代《临床必读》。视网膜裂孔则可归属"云雾移睛""神光自现"等病中。认为多因年老体衰,肾精亏虚,难以滋养网膜;或因劳瞻竭视,过用目力,气阴两伤所致。

在古医籍中,未能查见与此相关的针灸治疗记载。

针灸治疗这方面的现代临床文献,也十分鲜见。较早的是 1997 年报道的浙江省针灸名家阮少南先生采用远道与局部取穴相结合治疗二例视网膜裂孔的病案资料。近年曾报告一华氏巨球蛋白血症伴随右眼视网膜脱离的 66 岁男性病例,应用针刺结合中药治疗,眼底表现有所改善,视网膜脱离平复,视网膜出血减少,但是视力无提高。

值得一提的是,通过对实验性单眼视网膜脱离家兔实验性视网膜脱离的观察发现,视网膜脱离后视网膜功能障碍可能与蛋白激酶 C(PKC)活性的持续下降有关。在针刺治疗后的不同时期 PKC 的活性均有不同程度的提高,表明针刺可能对视网膜功能的恢复有一定作用。从机理上对针灸治疗本病作了初步的探索。

【临床表现】

1. 症状

初起时以闪光感、眼前黑影、漂浮物和视物模糊为主。但是多数人无任何症状表现,通常在体检或者在眼科就诊时发现视网膜裂孔。随着症情的发展,如发生视网膜脱离,则可出现视力减退、视物遮挡、视野缺损甚至视力丧失等。

2. 体征

眼底检查:视网膜可出现裂孔,脱落的视网膜隆起,呈青灰色,其上可有一个或多个大小、形态各异的裂孔。裂孔呈红色,以颞侧多见。

【治疗】

(一) 古代记载(略)

(二) 现代方法

体针

(1) 取穴

主穴:百会、太冲、上星、合谷、光明、睛明、鱼腰、瞳子髎、阳白。

配穴:兼夹风阳:三阴交、太溪、风池、外关;湿痰阻遏:阴陵泉。

(2) 操作

睛明、鱼腰、瞳子髎、阳白四穴取患侧。四肢及风池均取双侧。针刺百会、太冲得气后行补法,其余各穴得气后行平补平泻,所有穴位均留针 20 min。若兼夹风阳,百会改平补平泻,三阴交、太溪行补法,留针 20 min;风池、外关两穴均行泻法,不留针,其余同前。兼湿痰阻遏,阴陵泉,得气后行补法,留针 20 min。余均同上。以上治疗每周 3 次,针刺 10 次后,间隔 1 周,再继续治疗,3 个月为 1 个疗程。眼科眼底检查每月 1 次。在治疗期间应注意休息,避免过劳、饮酒。保持心情愉悦。

(3) 疗效评价

以上法共治疗 2 例,通过 3 个月治疗后,眼底裂孔均完全闭合,视物正常。

(三) 张仁经验

1. 验方

(1) 取穴

主穴:新明 1、瞳子髎、上健明、承泣。

配穴:风池、上天柱。

(2) 操作

主穴取患侧,每次取 3 穴,其中上健明、承泣可交替应用。配穴双侧均选取,每次 1 穴,2 个穴交替。新明 1 穴和配穴均以 0.30 mm×40 mm 毫针,新明 1,按前述针法,用强行气法;风池、上天柱以徐进徐出之导气针法,但针感宜平和,不可强烈,眼区穴位用 0.25 mm×25 mm 之毫针,针之得气即可。均留针 30 min,留针期间,可运针 2～3 次,每次每穴约 0.5 min。早期每周 2 次,待症状改善后可改为每周 1 次。

(3) 体会

本方为著者近年所总结。主要适用于:视网膜裂孔而无视网膜脱离(干孔)、经视网膜手术后裂孔尚未封闭的、手术后裂隙孔已封闭而视网膜下有积液的患者。在取穴时,主要采用以颈项部的眼病效穴为主,每次取一个眼内穴,同时,在刺激量上也强调以轻缓为主,避免过强刺激造成意外事故。通过 10 余例具上述情况患者的观察,确有一定效果。主要表现在:可促使裂孔闭合,消退积液,使视力一定程度以恢复,以及改善眼前黑影、视物变形等症状等。

本方的治疗特点表现在两个方面,一是取穴少,主穴每次只用 2 个,配穴用 1 个,主要采用颈项部的眼病效穴为主,只用一个眶内穴,尽量减少对眼局部的刺激。二是在刺激量上强调以轻缓为主,不用电针,避免过强刺激造成意外事故。另外,还应注重患者情绪的疏导和整体辨证施治。以下案例中,患者素有脾胃虚弱,加用补益脾胃的穴位。效果就较明显。总之需根据病情的变化,随症治之,都获得满意的效果。当然,本方治疗病例还不多,有待进一步实践和完善。

2. 医案

荣××,男,42 岁,2002 年 12 月 8 日初诊。

主诉:视物模糊多年,视力骤降 3 月。

现病史:患者有双眼高度近视史。2001 年行右"IOL 植入"手术。2002 年 9 月 7 日,因在管教学生过程中,暴怒后,突然出现右眼视力骤降。于 11 日至某大学附属眼耳鼻喉科医院入院诊治,检查见:右 IOL 在位,全网脱,6 h—6:30 h,7 h—9 h 见 2PD、OD 后极部马蹄孔。6:30 见 1/3PD 圆孔。诊断为:右眼孔隙性网脱;IOL 眼;双高度近视。12 日行右眼玻切＋网复＋光凝＋注气术。45 天后,出现眼前黑影,至该院急诊,经查发现下方视网膜浅脱,诊断为右眼复发性孔源性视网膜脱离,再行右眼玻切、光凝术。术后患者一直感右眼视物极为模糊,眼部不适。经查,尚有 2 个裂孔未闭合。患者改用中医治疗。在某中医院就诊时,经人介绍来著者处就诊。

检查:右眼外观无异常,裸眼视力为 20 cm/指数。精神萎靡,情绪低落,面色㿠白,舌淡苔白,脉濡细。

诊断:孔源性视网膜脱离术后。

治疗:用上述验方,考虑患者面色㿠白、四肢乏力等脾虚症状,加针足三里、三阴交穴。并鼓励其一定要保持好的心态,积极配合治疗。针20次后,自觉视物较前清晰,裸眼视力 0.1,戴镜视力 0.3。重新上班工作。继续治疗六个月,裸眼视力为 0.2,带镜视力 0.5。经 OCT 检查网膜裂孔病灶部位,已基本恢复正常。因患者工作较忙,嘱每周针治 1 次,之后又减为二周 1 次,以巩固疗效。持续 5 年左右。随访至今,症状稳定,再未出现网脱,视力始终保持在原来的基础上。

按:本案是暴怒为诱因所致的视网膜脱落病例。虽经 3 次修补手术,症状仍未明显改善,来诊时网膜尚有 2 个小裂孔未愈合。之所以能获效,针刺治疗时,首先是心理沟通,因考虑发病与情绪有关,建立其信心,加上病友之间的相互激励,使他精神面貌大为改观,对待针刺治疗十分认真;其次据其个体特点,在上述验方的基础上加用补益脾胃的穴位;最后,长期坚持,前后治疗 5 年之久。

值得注意的是,包括本病在内的上述各种难治性眼底病,一般都要求患者坚持 1 年乃至数年、十数年的治疗,以维持和促进疗效。为了使患者能长期坚持,著者采用每周或二周针刺 1 次,居然确能达此目的。这就引出一个问题,即针灸 1 次其效果到底能维持多久,也就是说它的维持量是多少? 值得同行们深入研究。

【主要参考文献】

[1] 阮步青,等.阮少南针刺治疗视网膜脱离经验[J].浙江中医志,1997,32(10):469.

[2] 宋柏林,等.华氏巨球蛋白血症伴发视网膜脱离的中西医结合治疗[J].中医药学报,2010,38(5):114.

[3] 时洁,等.针刺对实验性视网膜脱离中蛋白激酶 C 的影响[J].中国中医眼科杂志,2000,10(2):66.

第十三节　视网膜脱离手术并发症

【概述】

孔源性视网膜脱离,是临床上最常见的视网膜脱离类型,手术是目前最主要的治疗方法。随着视网膜复位技术的进步,视网膜解剖复位率越来越高,但术后视功能的恢复却不尽人意。从已有的文献表明,其主要的并发症包括引起视物变形、对比敏感度下降、立体视觉损害等,出现视神经萎缩、眼压增高、眼痛不适、眼外肌功能障碍、玻璃体积血、黄斑下积液、黄斑出血等等。近年来,手术导致的眼表(结膜、角膜上皮与泪膜)的健康负面影响以及因术后要求患者长期保持被动强迫体位,而致肌肉疼痛、精神紧张焦虑也引起人们的重视。这些在一定程度上影响了患者的生活质量,降低了满意度。因此,防治视网膜脱离手术并发症,有重要的临床意义。

视网膜脱离并发症,中医学中,虽无此症记载,根据症状可分别属于"视瞻昏渺""青风内障""云雾遮睛""视岐"等范畴,与手术损伤有关。因眼珠脉道幽深精细,气血纵横贯通于目,稍有伤及,即可伤血动气,伤于血,则易致经络瘀滞;伤于气,则气机失调。治疗上,多应气血皆治,重在行气活血。

古医籍中,虽无针灸治疗此症的载述,但可按上述中医诸症候,参照前面有关章节中的相关取穴治法。

视网膜脱离手术并发症的防治,近年来已开始引起针灸界的关注,虽然所能查见的文章不多,但已经显示了针灸的潜力。20 多年来著者在临床上治疗过不同视网膜脱离手术并发症多例,积累了一定的经验。故特辟一节,予以介绍。

【临床表现】

1. 症状

包括患眼疼痛、干涩、异物感、眼红、畏光、视物模糊、视物变形、复视、飞蚊症、颈肩部肌肉酸痛及情绪焦虑等。

2. 体征

眼压增高、视盘苍白、眼外肌功能障碍、黄斑出血或积液、玻璃体混浊等。

【治疗】

(一) 古籍记载(略)

(二) 现代方法

1. 穴位敷贴

(1) 取穴

合谷、内关、足三里、太冲。

(2) 操作

敷贴药物:蒲公英 25 g、丹参 25 g、芒硝 25 g、土茯苓 25 g 等份研末,以醋调制成膏状。

上穴均取。取适量敷药,制成 8 个膏贴,面积大约 1 cm×1 cm,术后立即进行贴敷。24 h 后去除,穴位局部休息 1 h 后再更换新敷贴,共贴 2 日。

(3) 疗效评价

共观察了 32 例患者,结果提示对于视网膜脱离术后热毒血瘀型的患者,该法在缓解患者术后疼痛方面有明显的效果,同时能够明显改善患者睡眠状况。

2. 艾灸

(1) 取穴

主穴:大椎、肩井、天宗、阿是穴。

阿是穴位置:位于颈肩部之酸痛明显处。

(2) 操作

药艾条制作:将降香、高良姜、桂枝、白芷、陈皮、丹参、香附、广藿香、川生乌 9 味中药研末,混匀,过筛。取上述中药粉末 8 g 加入艾绒 20 g 中,制成药艾条。

将药艾条一端点燃,对准穴位,先施温和灸 5 min,再施回旋灸 5 min,艾灸至皮肤出现红晕为度,使患者局部有温热感而无灼痛感为宜。每次灸 2~4 穴,每日 1 次,10 d 为 1 个疗程。

(3) 疗效评价

患者行玻璃体切割联合硅油或气体填充术,术后要求患者长期低头体位,颜面部垂直向下,以促使患者视网膜复位。长期保持这种被动强迫体位,患者会出现颈部不适、肩颈部位肌肉酸痛等症状,影响情绪和睡眠。本法主要用于治疗此类症状。

疗效评定标准如下。临床痊愈:疼痛感完全消失,肩颈部肌肉无任何不适感觉;显效:疼痛感基本消失,肩颈部肌肉有酸困感;有效:疼痛感减轻,肩颈位肌肉酸痛未完全消失;无效:疼痛感未减轻,治疗前后肩颈部肌肉酸痛无改善。

共治疗 30 例,临床痊愈 6 例,显效 13 例,有效 6 例,无效 5 例,总有效率为 83.3%。

通过艾灸治疗,颈部不适感大大减轻,精神痛苦也得到缓解,增加了视网膜脱离手术后患者长期低头体位的依从性,提高了遵医行为,促进术后恢复。

（三）张仁经验

1. 验方

（1）取穴

主穴：新明1、上健明、承泣、太阳。

配穴：风池、上天柱。

（2）操作

主穴取患侧，每次取3穴，其中上健明、承泣二穴，可交替应用。配穴双侧均选取，每次1穴，二穴交替。新明1穴和配穴均以0.30 mm×40 mm之毫针，新明1，按前述针法，并行强行气手法；风池、上天柱以徐进徐出之导气手法，但针感宜平和；其余穴位用0.25 mm×25 mm之毫针，针之得气即可。均留针30 mim，留针期间，可运针2～3次，每次每穴约0.5 min。早期每周2次，待症状改善后可改为每周1次。

（3）体会

本方主要用于改善患者视网膜脱离手术后所并发的视力减退、视物变形、玻璃体混浊等症状。由于手术所致的局部损伤，致气血受阻，脉络瘀滞，取穴上重在活血利气、化瘀明目，新明1及风池、上天柱，通过行气导气，利气通经；太阳，活血化瘀；上健明、承泣则加重明目之功。在操作上，强调手法轻缓，不宜用电针，以减少对术后患眼的刺激，避免发生意外。

患者术后出现视神经萎缩、眼压增高、眼外肌功能障碍、黄斑下积液等，则可参照相应章节的治疗。

2. 医案

神野××，男，49岁，日本京都大学教师。初诊日期：2008年3月17日。

主诉：双眼（右眼为主）疼痛、视物模糊二年余。

现病史：患者有高度近视史。于1979年因双眼视网膜脱离，在日本京都府立医科大学接受巩膜扣带手术、视网膜冷凝术和激光光凝术。之后从1984～2005年间右眼又发生4次视网膜脱离，均进行手术治疗。从2006年右眼第5次手术后，出现眼压增高，继而左眼眼压亦开始增高，进行抗青光眼治疗（药物名不详），效果不显。之后，出现双眼疼痛，以右眼更为明显。疼痛性质为压榨样，位于眼眶周围和眼底部。特别是在阅读文献或进行教学时，须闭目休息15 min以上才能缓解，严重时须敷冰袋止痛。从2007年起，由于眼睛的原因，处于半休状态。因其夫人在沪从事商务工作,经客户介绍来著者处求治。

检查:双眼除结膜潮红外观无明显异常,测眼压,右眼 21 mmHg,左眼 16 mmHg。

诊断:视网膜脱离手术并发症。

治疗:患者因为是利用大学假期来沪治疗。首次,因只能短期逗留,考虑到他疼痛明显,急则治标,用上方加双太阳、新明 2(二穴交替)治疗 3 次返日。针后自觉痛减。于当年 7、8 月间特地来沪治疗,继用上法针刺一疗程(13 次)。疼痛明显减轻。之后,每年规律性来沪 3 次,行针灸治疗。症状显著好转,平时双眼已不痛,只是在用眼过度时,右眼才出现疼痛,疼痛时间和程度均大为改善,已能基本胜任教学工作。他的情况,引起他的眼科主治医师的辻俊明(京都辻眼医院院长)和森和彦医师(京都府立医科大学眼科学系讲师,青光眼专家)的重视,分别对其来沪针刺治疗前后的眼压和视野变化进行检测。结果发现,尽管疼痛症状明显缓解,但其眼压仍未能得到有效的控制,视野有不断缩窄的趋势。当患者告知著者此情况后,从 2011 年起,在上穴的基础上增加目窗,将风池也改为主穴,并征得他同意,另加穴位注射法:甲钴胺注射液 0.5 mg(0.5 mg/1 ml)和复方樟柳碱注射液 2 ml(为每次用药量)。二药同时应用:分别在取针后,双侧球后穴和太阳穴注入。结果,改用新方案治疗至今,不仅眼压完全控制在正常的范围内,视野也出现较为明显的好转。

按:本例患者,系多次网脱手术后引起的继发性青光眼,以眼压增高、眼球疼痛、阅读和应用电脑稍久即引发视物模糊不能坚持等症状和视野损伤为主,经日本多家眼科医院治疗未能得到有效控制,经介绍专程从日本京都来沪就治。每年来著者处 3 次,前后共坚持 5 年余。症情稳定,能胜任教学工作。开始治疗时考虑以修复网脱和止痛为主,加用太阳和新明 2,意在活血化瘀通络止痛。后来,患者告知用上法尚难以控制眼压增高和视野损伤,故加目窗和改风池为主穴,以增强调节眼压的作用;同时增用穴位注射甲钴胺注射液和复方樟柳碱注射液以改善眼部营养和血液供应,果然取得较好的疗效。

【主要参考文献】

[1] 冯朝晖,权彦龙,臧企.硅胶植入物治疗视网膜脱离并发症 27 例临床分析[J].中华眼底病杂志,1996,(2):2.

[2] 张冬松,赵培泉,陈钦元.视网膜脱离手术并发玻璃体积血原因分析[J].中国

实用眼科杂志,1996,14(3):185.

［3］孟自军,高永峰,王艳婷.孔源性视网膜脱离术后持续性黄斑下积液的相干光断层扫描观察与分析[J].中华眼科杂志,2013,(12):1075.

［4］高玉,景明.视网膜手术对眼表健康的负面影响[J].国际眼科杂志,9(5):932.

［5］王艳.穴位艾灸治疗视网膜脱离术后并发肌肉酸痛30例临床观察[J].江苏中医药,2016,48(4):57.

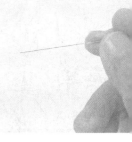

第十三章
视神经病

第一节　视神经炎

【概述】

视神经炎是指由于炎症、退变等导致视神经传导功能障碍,引起视功能改变的一类视神经疾病。临床上根据病变所在的部位不同,主要分为视盘炎(或称视神经乳头炎)和球后视神经炎二类。其中视盘炎是紧邻眼球段的视神经的一种急性炎症,多见于儿童或青壮年。球后视神经炎是指发生于视神经球后段的炎症病变,可分急慢二种,以后者多见。针灸对上述二类视神经病变均有效,而以前者更为明显。

中医学中,对视力减退较轻者,称为"视瞻昏渺";对视力下降明显者称为"目系暴盲"(程志华主编《中医眼科学》)或"火郁暴盲"(《临床必读》)。认为多因六淫侵扰、情志内伤,损及目系;或因气滞血瘀,壅阻目络;气血精亏,目系失养等,而导致本病。

在古医籍中,针灸治疗类似本病症状如"目痛"且"视物不明"甚至"无所见"等的记载,首见于《针灸甲乙经》,在《备急千金要方》和《千金翼方》,以及之后在宋明的一些重要中医针灸著作中亦有记述。取穴多用头及颈和远道穴,用针或灸以及针灸结合之法。

现代治疗视神经炎的报道首见于1954年。1956年8月10日,《健康报》还以"针灸治好了球后视神经炎"作了专题报道。但在之后,直至21世纪初,有关针灸治疗本病的报道不多。方法上虽也有用耳穴和头针治疗的文章,但总体上以体针为主。近20年来,临床资料逐渐丰富,并以球后视神经炎多见。在观察的样本量上不断扩大,有些病例还进行随机对照观察,在疗效评价上也渐趋统一。使所得结果更为客观可信。有关针灸治疗本病的机理研究,尚鲜见。

【临床表现】

视神经炎临床症状的共同特点为:病势大多急剧,视力突然下降以至失明;常伴有前额部和眼眶深部钝痛,眼球后疼痛,转动时加重;视野可出现中心暗点或视野缩小;可出现瞳孔散大,对光反射不稳定或迟钝,甚至消失。

(一) 视盘炎

1. 症状

突然发生视力模糊,一两天内视力严重障碍,甚至全无光觉。发病同时或发病之前,可有眼球后部胀痛或眼球转动时球后胀痛等感觉。少数患者感头痛、头昏,但多无恶心及呕吐。

2. 体征

瞳孔有不等程度的散大。视力严重障碍者,瞳孔的光反射明显减弱或迟钝。单眼患者,患侧瞳孔可有相对性瞳孔传入障碍。有中心暗点或视野缩小,尤以红绿色视野为最;电生理检查显示 VEP 潜伏期延长,波幅下降。

眼底检查:视盘充血、边界模糊,视盘发生水肿,但程度一般较轻。晚期视神经发生继发性萎缩时,视盘颜色转淡,动脉变细,视网膜上并可有色素沉着。

(二) 球后视神经炎

1. 症状

双眼或单眼视力迅速减退,常在数小时或 1～2 天发生严重的视力障碍,重者可以完全失去光觉。患者常感有眼球后部的轻微胀痛,特别是在向上及内侧看时更为明显。有时用手压迫眼球时也可引起轻微疼痛。

2. 体征

瞳孔可有明显的改变:单眼全盲者,患眼瞳孔直接光反射及对侧健眼间接光反射消失,但患眼瞳孔的间接光反射及对侧健眼的直接光反射存在;双眼全盲者,双侧瞳孔散大,无光反射。

眼底检查:早期眼底表现基本正常,晚期出现视盘颞侧程度不等的色淡以至苍白,少数患者可有视盘轻度充血。视野表现为中心、旁中心及哑铃状暗点。亦可见周边视野缩小。

【治疗】

（一）古籍记载

1. 取穴

阳白、上星、玉枕、风池、攒竹、中渚、照海。

2. 治法

（1）针刺。

（2）针灸结合：取中渚，先针入二分，留三呼，泻五吸；然后直接灸七壮，艾炷大如雀矢。

3. 文献辑录

《针灸甲乙经·卷之十二》：目中痛不能视，上星主之。

《备急千金要方·卷三十》：照海主目痛，视如星。

《千金翼方·卷二十六》：目䀮不明，针中渚，入二分，留三呼，泻五吸，灸七壮，如雀矢。

《铜人腧穴针灸图经·卷中》：玉枕二穴，……治目痛不能视。

《针灸资生经·卷六》：风池等主目痛不能视。

（二）现代方法

1. 体针

（1）取穴

主穴：①睛明、球后、承泣、攒竹、鱼腰、丝竹空、瞳子髎、太阳、光明；②建阳。

配穴：合谷、内关、足三里、三阴交、行间、肝俞、肾俞、膈俞、翳明。

建阳穴位置：丝竹空旁外2分、上5分。

（2）操作

二组主穴，任选择一组。第一组主穴，每次选4～7个，另加配穴2～5个。睛明针刺时嘱患者闭目，左手轻推眼球向外侧固定，右手沿眼眶鼻骨边缘缓慢刺入0.3～0.4寸，轻微捻转，不宜提插；球后针刺时轻压眼球向下，向眶缘缓慢直刺0.2～0.5寸，轻微捻转，不宜提插，用中等刺激，其他穴用强刺激。每次留针30 min。

第二组主穴，仅取一穴。进针时，针体与皮肤呈35°角进针，针刺达骨膜时即斜行于外明穴与瞳子髎穴之间方向斜刺达5分左右可获针感，如无针感，可继续向前进针往外眦角眶骨缘，绝大多数患者可获满意针感（整个眼球连同眼眶出现酸麻胀热感觉）。进针探寻时手法要轻，待获针感后，对急性失明而体质强者，以及慢性者要采取快速捻转法，频率

150～200 次/min 左右;不完全失明而体质又差者,则采取中速捻转法,频率 60 次/min 左右,如掌握不当往往会造成晕针或针后患者会出现眼前飞花缭乱及头昏感。不留针使病者闭目,体验针感 10 min 为宜,少数患者针后 24 小时内还有针感,每次留针 3～5 min。

每日治疗 1 次,15 日为一疗程。第一个疗程结束后停针 3～5 日,第二个疗程结束后停针 5～7 日,如果针刺 4 个疗程症状无改善的则配合药物治疗。

（3）疗效评价

疗效评定标准:临床痊愈:视力恢复到 1.0 或以上,症状均消失;显效:视力从光感手动指数恢复到 0.05,或视力提高到 0.5～1.0,症状基本消失;有效:视力较前恢复,或恢复至 0.5 以下,症状好转;无效:视力提高不明显或反而下降,症状无改善。

以上法共治疗球后视神经炎 135 例,结果,临床痊愈 64 例,显效 42 例,有效 14 例,无效 15 例,总有效率为 88.9%。

2. 针药

（1）取穴

主穴:太阳、攒竹、丝竹空、睛明、四白、鱼腰、风池、球后。

配穴:肝俞、肾俞、足三里、三阴交、合谷。

（2）操作

每次选主穴和配穴各 2～4 个,穴位轮流取用。睛明进针 1.2～1.5 寸,不施手法。余穴常规针法,并据患者虚实,采用补泻手法。每日 1 次,留针 30 min,10 次为 1 个疗程,疗程间歇 2～5 天。

配合服用中药:柴胡 12 g、当归 10 g、白芍 12 g、茯神 10 g、丹参 15 g、石菖蒲 10 g、决明子 10 g、菊花 10 g、茺蔚子 10 g、桑椹子 15 g。热甚者加夏枯草 15 g、制香附 10 g、丹皮 12 g、栀子 12 g;气郁者加郁金 10 g、青皮 10 g。水煎服,日 1 剂,分 2 次服。疗程与针刺治疗同步。

（3）疗效评价

治疗急性视神经炎共 148 例,总有效率 93.8%～95.7%。

3. 头皮针

（1）取穴:视区。

（2）操作

采用(0.25～0.30)mm×(40～60)mm 灭菌毫针。患者取坐位,确定进针点,常规穴区消毒,持针与头皮呈 30°角,沿头皮快速推针,不捻转,刺入帽状腱膜下层,术者拇指与食指指掌关节不断屈伸,使针体以 200 次/min 频率快速旋转,每次左右旋转各两转。捻转持续约 0.5～1 min,静留针 10 min,留针期间用上法捻转两次。每日或隔日 1 次,15 次为一疗程。疗程间歇 3 天。

(3) 疗效评价

共治疗球后视神经炎 25 例,临床痊愈 12 例,显效 8 例,好转 4 例,无效 1 例,总有效率为 96.0%。

4. 体针加穴注

(1) 取穴

主穴:睛明、攒竹、四白、光明、合谷、太冲。

配穴:风池、球后、太阳。

(2) 操作

药液:①醋酸地塞米松注射液 1 ml(5 mg/1 ml)、654-Ⅱ注射液 1 ml (5 mg/1 ml);②维生素 B_1 注射液 2 ml(100 mg/2 ml)、维生素 B_{12} 注射液 1 ml(0.5 mg/1 ml);③复方樟柳碱注射液 2 ml。

主穴针刺。均患侧取穴。患者侧卧位,穴位常规消毒后,取适当长度毫针针刺。睛明穴,直刺进针 0.8～1 寸,不提插捻转,得气后留针,每隔 10 min 轻刮针柄 1 次;攒竹穴以 15°角向鱼腰方向平刺 0.5～1 寸;四白穴以 45°角向上斜刺 0.3～0.5 寸。余穴常规针法,合谷、太冲穴施以中等强度刺激,光明施以强刺激。针刺得气后,留针 30 min。

配穴行穴位注射:每次选一穴,可交替选用,亦可用一穴,均取患侧。球后穴注射,用第一组药液,二者隔日交替使用。风池穴,用第二组药液,二药临用时混合。太阳穴用第三组药液。均选用 4 cm 长的 5 号注射针头,吸取适量药液,针刺至得气,回抽无血后,缓缓注入药物。第一组和第二组每穴均为 1 ml,第三组为 2 ml。每日 1 次,10 次为 1 疗程,疗程间隔 3 天。一般须 2 个疗程以上。

(3) 疗效评价

共治疗 51 例球后视神经炎患者,临床痊愈 3 例,显效 16 例,有效 24 例,无效 8 例。总有效率为 84.3%。

5. 耳穴贴压

(1) 取穴

主穴:肝、眼、肾上腺、脾、内分泌。

配穴:风热型加耳尖,阳亢加肝阳,痛甚加神门,炎症控制不满意加肾、皮质下。

（2）操作

主穴均取，配穴据症酌加。每次选择一侧耳，以75％酒精常规清洁耳郭，用耳穴贴（王不留行籽），对准所选穴区之敏感点进行贴压。嘱患者每日自行按压2～3次，每次按压5～8 min，候至耳郭灼热发红为度。4天换贴1次，二耳交替轮用。8次为1个疗程。一般需2个疗程以上。

（3）疗效评价

用上法治疗30例视神经乳头炎患者，结果，临床痊愈7例，显效16例，有效6例，无效1例，总有效率为96.7％。

（三）张仁经验

1. 验方

（1）取穴

主穴：承泣、上健明、上明、瞳子髎、新明1。

配穴：球后、太阳。

（2）操作

视神经乳头炎仅用主穴，球后视神经炎加配穴。主穴针刺，配穴行穴位注射。新明1，用0.30 mm×40 mm之灭菌毫针，瞳子髎用0.30 mm×25 mm毫针，余穴均用0.25×25 mm毫针。承泣、上明均直刺进针至明显得气，新明1按前面所述的针法行强行气手法。瞳子髎穴斜刺至得气后，宜反复提插以加强针感。留针时在两侧新明1与瞳子髎各连接一对电极，连续波，频率3 Hz，强度以患者可耐受为度。通电30 min。去针后，球后视神经患者，以甲钴胺注射液1 ml(0.5 mg/1 ml)和复方樟柳碱注射液2 ml，分别注于球后穴和太阳穴。每周2～3次，1～3个月为一疗程。

（3）体会

上方主穴，以眶内穴、眼周穴和耳后穴组成，体现近取和中取相结合的原则，达到通经接气、益气明目的目的。配穴用于穴位注射，采用神经营养药物与扩血管药相结合，起到针药结合、送药上门的作用。多年应用的经验表明，本法对两种类型的视神经炎均有较为明显的效果。由于视神经乳头炎患者多为少儿，为了获得其配合治疗，开始时取穴可少些，特别是眼区穴，针刺浅些、针感弱些，逐步加多加重。著者体会，只要手法熟练、进针做到基本不痛，大多数患儿都能配合。本病可复发，重新治疗的亦可获效。如一例患儿：严×，13岁，学生。无明显原因引起双眼视力下降,经上海某三级医院眼科诊断为视神经乳头炎。于 2012 年 3 月来著者处针灸治疗,因家在江苏海门,往来不便,每周周末治疗两次,一月余,视力基本恢复至正常(均为 1.0)。2013 年 4 月,因感冒发热,左眼突然出现视物模糊,右眼视力亦下降。经原诊断医院检查为视神经乳头炎复发。左眼视力为 0.06,右眼为 0.5。用药物治疗一周后,无明显效果,来我处治疗。用上方主配穴合用针药结合,每周治疗 3 次(患儿休学)。三个月后,左眼视力恢复至 0.8,右眼 1.0。双眼电生理检查正常。至 2017 年,因高三学习紧张,左眼视力又下降至 0.1,经眼科检查为第二次复发,经以上方加配穴治疗半年,视力仍恢复到 0.8,并顺利考入江苏某大学。

2. 医案

(1) 球后视神经炎

刘××,男,7 岁,学生。初诊日期:2007 年 5 月 26 日。

主诉:双眼视物昏矇 4 个月,加重 2 个月。

现病史:患儿为小学一年级学生,2006 年 10 月学校体检时,双眼视力还均为 1.2。2007 年 2 月开学不久,家长发现患儿近视,前往医院眼科就诊,方知左右眼裸视力分别降至 0.3、0.5,矫正视力为 0.8,因眼底未见异常,拟诊"近视""弱视"可能,建议 2 个月后复查。此后家长发现患儿视力继续下降,即于 4 月 16 再次请眼科专家会诊,结果双眼裸视力只有 0.1,且无法矫正,有眼球转动痛,眼底视盘色红、边尚清。瞳孔对光反应略迟。视觉诱发电位(VEP):潜伏期明显延长,振幅明显下降;视觉电生理 ERG 正常;视野正常;头颅、眼眶 CT(一);眼底荧光血管照影未见异常。第一眼位正,遮盖试验(一)。确诊:"球后视神经炎"。经激素治疗,视力未见改变。辗转于各大眼科医院,又因"球后视神经炎"多易致"视神经萎缩",而予神经营养剂等治疗,效果亦不明显,故慕名前来著者门诊求治。

检查:患儿面色微黄,外眼无异常。瞳孔略大,对光反射迟钝;左右裸眼视力分别为 0.15、0.12。眼底检查:双眼视盘尚清(未见明显异常)。舌淡苔薄腻,脉细弱。

诊断:球后视神经炎。

治疗:患儿采用上述验方,每周针刺 4 次。2007 年 6 月 4 日(即接受针治第 10 天)复查视力发现稍有进步,裸眼视力左 0.15、右 0.4。以后视力逐步好转,6 月 11 日左右裸眼视力分别为 0.6、0.7,8 月 27 日左

右裸眼视力分别为 0.9、0.8。9 月患儿开学后,改为每周 2 次针治,10
月 15 日左右裸眼视力分别为 0.9、1.0。为巩固疗效,要求每周坚持 1
次治疗,通过近 1 年的单纯针刺治疗,患儿裸眼视力保持在 1.0～1.2,
眼底无异常。2009 年 8 月,在停止针刺一年多后,患儿因感冒发烧后,
自觉视物模糊,经查左右裸眼视力分别下降为 0.5、0.7。家长即携其前
来针灸,每周 3 次,经治 3 月,视力恢复正常。之后,每周或隔周前来针
刺一次,又坚持一年余,至今未再复发。

按:本例为球后视神经炎。由于早期误诊,未能及时治疗,而致症情
加重。因家长顾虑激素治疗有副作用,所以从针灸治疗开始,就逐步停
用。在针刺同时,穴位注射除用甲钴胺注射液外,球后穴配合注射苏肽
生(鼠神经生长因子)0.03 mg,用氯化钠注射液 2 ml 稀释,每穴注入
1 ml。此药一般肌注疼痛明显且持续时间较长。但该患者注射球后穴
疼痛并不明显,还发现用氯化钠注射液稀释较用注射用水稀释更有利于
减轻疼痛感。在之后的一些患者治疗时,也有同样的情况。且小儿患者
的疼痛感较成人明显为轻。值得一提的是,针灸不仅对本病复发仍有效
果,而且长期坚持治疗对预防复发、维持疗效有一定意义。

(2)视神经盘炎

刘×,女,27 岁,空姐。初诊日期:2011 年 2 月 18 日。

主诉:双眼视力下降伴有眼眶痛 1 月余。

现病史:患者 2011 年 2 月 5 曾有发热,四肢无力、酸痛等"感冒"症
状,2 天后视力明显下降,并伴有眼眶及前额部疼痛,无眼球转动痛。因
发生在客机执勤中,遂于航班到达目的地法国巴黎的一家医院就诊。当
地医院经头颅、眼眶、脊椎 MRI 检查未发现异常占位性病变及中枢系统
病变。予以"皮质激素",冲击治疗 3 天,视力恢复明显。回国后未继续
激素口服治疗,患者又出现视力下降,2 月 14 日入住广州中山大学眼科
中心。当时,检查视力:右 0.2,矫正无提高,左 0.05,矫正无提高。眼
压:右 12 mmHg,左 13 mmHg。角膜透明,KP(—),Tyn(—)。双视盘:
C/D=0.2,边界稍模糊,水肿(++),色淡红,无明显充血。黄斑中心凹
反光清。网膜平复。玻璃体 Ⅰ 度混浊。诊断为视神经乳头炎。予口服
激素,改善微循环,营养神经,扩血管等对症治疗,视力恢复佳。出院时
视力右眼 1.5,左眼 1.5。近两天来沪因劳累又出现视力明显下降。经
亲友介绍来著者处就诊。

检查:视力右眼 0.5,左眼 0.2,眼压右 13 mmHg,左 14 mmHg。右眼

视盘边界稍模糊,色稍淡,C/D=0.3,中心凹反光存,黄斑轻度色素紊乱;左眼视盘边界清,色稍淡,C/D=0.3,中心凹反光存,黄斑区有色素紊乱。

诊断:视盘炎。

治疗:患者为首次针刺,有恐惧心理。用上方主穴减一眶内穴治疗,用轻度手法后接通电针,强度以患者感觉舒适为度,留针 30 min。去针后,即感眼前明亮,视物较针前清晰许多。针灸 3 次后,因假期已满须回广州原单位续假,给予耳穴贴压:取一侧耳之眼、目1、目2、耳中、肝、肾、神门穴,用王不留行籽贴压,嘱其自行按压,每日 3 次,每穴 1 min。一周后返沪,双眼视力均已达到 1.0,后巩固治疗一月,视力均恢复至 1.5。经向其在沪亲属随访,迄今未复发。

按:著者经验,针灸治疗视盘炎较之球后视神经炎效果更佳,尤其初发且病程较短者。本例患者,虽用西医药物治疗,效果亦十分明显,但难以控制其反复发作,且多次应用激素类药物也不可避免带来毒副作用。就本病而言,针刺治疗无论从有效、安全和经济上来说均略胜一筹。

【主要参考文献】

[1] 毛智强.球后视神经炎[J].现代针灸,1954,(3):23.

[2] 慈勤仁,等,针刺治疗早期球后视神经炎 36 例[J].中国针灸,2008,28(8):624.

[3] 李汝杰,王慧珍,许建人,等.疏肝通络法结合针刺为主治疗急性视神经炎的观察[J].江西中医学院学报,2011,23(5):26

[4] 徐大梅.针药并用治疗急性球后视神经炎 35 例临床观察[J].光明中医,2010,25(9):1667.

[5] 朱跃平.头针治疗球后视神经炎 25 例[J].山东中医杂志,1989,8(5):19.

[6] 朱兴忠.针刺结合穴位注射治疗肝郁气滞型球后视神经炎的临床观察[D].福州:福建中医药大学,2017.

[7] 李菊琦.耳穴治疗视神经乳头炎 30 例临床观察[J].江西中医药,1993,24(4):16.

第二节　外伤性视神经病变

【概述】

外伤性视神经病变,亦称视神经挫伤。损伤可发生在视神经的球后段到颅内段的任何部位,交通事故、坠落和拳击伤为最常见原因。可分为直接损伤和间接损伤两种,直接损伤源自视神经本身的撕裂或由骨折碎片或其他异物引起的撕裂伤,或出血压迫;间接损伤是最常见的形式,可发生于头颅外伤,而以前额部外伤最常见,尤其是眉弓外侧挫伤。外伤性视神经病变为严重致盲的病症之一,尤其是管内段最为常见。本病约占意外事故损害的 0.3%~0.5%,国外报道为 5%。我国近年来随着汽车普及交通事故的增多,其发病率有逐年上升的趋势。

本病相当中医的"物损真睛"(《证治准绳》),"外物伤目"(《圣济总录》)。因撞伤部位的不同尚有"振胞瘀痛""惊震外障""触伤其气"等病名。其病因病机,《证治准绳》指出,"偶被物撞打,而血停滞于睑睥之间""盖打动珠中真气,络涩滞而郁结,精华不得上运,损及瞳仁而为内伤之急。"故认为外物损眼,致伤气伤血。伤气则升降失常,功能障碍;伤血则脉络瘀滞、溢血于外,而目窍闭阻。

在古籍中,未能查见针灸治疗"物损真睛"的有关记载。

现代针灸治疗,较早的报道见于 1989 年。20 世纪 90 年代,出现了较大样本的临床观察资料。但主要的相关临床文章则集中于 21 世纪,这可能和近年来发生率不断提高有关,也表明了针灸界对本病的日益重视。从已有文献分析,治疗上以体针为主,且多配合药物治疗,尚有用穴位注射某些扩血管药物治疗的。就疗效而言,针灸有助于提高视力和改善视野。最近,有报道对继发性视神经损伤患者实施了脐血干细胞移植的同时,配合针刺治疗,也取得了满意的效果。为治疗视神经损伤开辟新的途径。机理研究也表明,针刺某些穴位,可缩短外伤性视神经病变 P - VEP 的 P100 潜时,具有改善视神经传导功能的作用。

当然,由于本病因损伤的原因、程度和部位的不同,其临床表现和预后也不相同,针灸对本病的适应范围的厘定,确切疗效的评价,尚有待进一步完善。

【临床表现】

1. 症状

视力即刻丧失,且严重,24%~86% 的患者就诊时无光感;可保持低视力。不同原因、不同位置的外伤,表现各不相同:眼内段挫伤,主要是指视盘的挫伤,伤后视力下降;眶内段挫伤,视力急剧下降或消失;管内段挫伤,伤后视力立即丧失,少数可在伤后数小时迅速下降,其预后不良。

2. 体征

外伤侧瞳孔可散大,相对传入性瞳孔障碍,直接对光反应迟钝或消失。眼底则因损伤部位或程度不同而有区别。包括视盘水肿、视网膜出血等,通常在发病时视盘正常。但眼内段挫伤,主要是指视盘的挫伤,伤后则可见视盘水肿,周围有弓状或深层出血。本病患者多在 4~8 周内会出现视神经萎缩,晚期视盘多呈苍白萎缩。

【治疗】

(一) 古籍记载(略)

(二) 现代方法

1. 体针(之一)

(1) 取穴

主穴:新明 1。

配穴:新明 2。

(2) 操作

主配穴,每次选 1 穴,两穴交替使用,取患侧,若双侧患病则取双侧;亦可以主穴为主,如针感不佳或疗效欠好时,加配穴。新明 1 穴,以前述方法进针,至针尖达下颌骨髁状突后侧面,深度约 1~1.5 寸,耐心寻找满意针感,当针感出现后即可应用强补手法,即捻转结合快插慢提。提插幅度在 1~3 mm,捻针幅度 4~6 转/次,捻针频率 180 次/min 以上,诱导针感至眼区,眼球出现热胀或闪电感,捻针 1.5~3 min,不留针。新明 2 穴进针时,针尖向颞部垂直刺入,深度为 5~8 分,找到酸、麻、沉、胀感后,应用快速捻转结合小提插手法,小幅度向前下呈弧形快速旋转式捻针,频率在 200 次/min 以上,使眼球出现热胀感,捻针 1~2 min。不留针。

每日针 1 次,10 次为 1 疗程,疗程间休针 3 天。

(3) 疗效评价

疗效评定标准:显效:视力提高≥5 行以上者,或由 0.01 以下提高为 0.1 以上,视野扩大 15°以上者;好转:视力提高 2 行或以上或视野有不同程度扩大者;无效:视力提高 1 行、无变化或继续下降者。

共治疗 180 例(240 眼),显效 42 眼,好转 128 眼,无效 70 眼,总有效率为 71.3%。以针刺早期介入和青少年患者有效率为高。

2. 体针(之二)

(1) 取穴

主穴:睛明、攒竹、承泣、球后、丝竹空、太阳。

配穴:百会、风池、肝俞、足三里、光明、三阴交、太溪、太冲、合谷、曲池。

（2）操作

主穴每次取 3~4 个,配穴依症酌加 4~5 个。采用直刺进针,捻转轻补手法,即行针时拇指向前转动,40~50 转/min,患者以有酸胀感为得气指征,得气后留针 50 min,其间每隔 10~15 min 行针 1 次,以有得气感为准。间日治疗 1 次,5 个月为一疗程。

（3）疗效评价

用上法治疗 16 例单眼无光感患者。根据我国视力残疾标准,经过治疗病损目视力达＞0.05 的有 9 例;视力≤0.05 的有 6 例。1 例仍无光感。另外 2 例单眼视神经挫伤患者,经过连续 30~40 天治疗,一例视力从 0.06 上升到 0.1;另一例从光感提高到 0.3。

3. 穴位注射

（1）取穴

主穴:阿是穴。

阿是穴位置:眉梢和外眦角划 2 条延长线之相交点。

（2）操作

药液:复方樟柳碱注射液(2 ml/支)。

患者取正坐位,医者在患眼阿是穴附近可触及颞浅动脉搏动。用一次性注射器吸取药液,针尖进入皮下后平刺送针至略有得气感(如无也不必强求),在颞浅动脉旁行皮下注射。回抽无血后缓慢注入药液 2 ml,可见隆起皮丘。拔针后用无菌小方纱布压迫 1 min 左右。每日 1 次,14 次为 1 个疗程。疗程间隔 3 日,须 2 个疗程或以上。

（3）疗效评价

共治 20 例患者,结果:临床痊愈 12 例,显效 5 例,有效 2 例,无效 1 例,总有效率 95.0%。

4. 体针加中药

（1）取穴

主穴:睛明、攒竹、球后、瞳子髎。

配穴:风池、太阳、百会、合谷、太冲、光明。

（2）操作

主穴均取,酌加配穴。垂直进针,刺入常规深度。睛明、球后穴刺入皮肤后垂直进针,然后向球后方向斜行进针 0.5~1 寸,至眼球有酸胀感后,停止进针,有经验者可施轻度提插平补平泻的手法,忌施捻转手法。

其余诸穴均施平补平泻手法。留针 30 min。每日 1～2 次,10 日为 1 个疗程。

配合中药:生地黄 15 g、赤芍 15 g、丹参 30 g、鸡血藤 30 g、当归 12 g、川芎 9 g、桃仁 10 g、红花 10 g、牛膝 10 g、细辛 2 g、茺蔚子 12 g、五味子 15 g、地龙 12 g、甘草 6 g。据症加减,每日 1 剂,水煎,分早晚 2 次服。

(3) 疗效评价

共治疗 109 例 136 眼,总有效率为 70.0%～86.1%。病程在 6 个月为佳。

5. 电针

(1) 取穴

主穴:承泣、球后、太阳(患侧);风池、行间(双侧)。

配穴:百会、足三里、合谷、三阴交、光明,视区(头皮针穴)。

(2) 操作

主穴均取,配穴酌加 1～2 个,可交替轮用。承泣、球后得气后留针,太阳宜直刺进针用泻法后留针。风池穴和行间,针至得气后接通电针仪,连续波,电流强度尽可能强,但以患者耐受为度。配穴,视区以 0.30 mm×(25～40)mm 之毫针刺入,用快速捻转法运针 1 min,捻转速度为 180 次/分;余穴用常规针法。主配穴均留针 20～30 min,每日 1 次,15 次为 1 个疗程,停针 3 日,继续第 2 个疗程。

(3) 疗效评价

以上法共治疗 13 例:显效 7 例,有效 5 例,无效 1 例,总有效率为 92.3%。

(三) 张仁经验

1. 验方

(1) 取穴

体针方:上健明、上明、承泣、丝竹空(或瞳子髎)、耳尖、新明 1、风池、天柱。

穴注方:①太阳、球后;②肾俞、肝俞。

耳压方:眼、目 1、目 2、耳中、肝、肾、神门。

皮肤针方:正光 1、正光 2。

(2) 操作

上述各方一般均取。体针方,新明 1 以前述针法,行强行气法;丝竹空,针尖向鱼腰方向与额部成水平刺入,缓慢沿皮下进针 0.8～1 寸;瞳子髎,向下斜刺 0.8 寸至得气。上健明穴直刺 1.0～1.2 寸;承泣,针尖略向上进针 1.0～1.4 寸;上明,进针 0.8 寸。上述 3 穴用弱行气法,使眼球有明显酸胀感。风池穴和天柱穴向正视瞳孔方向刺入,均用徐入徐出导气法,促使针感向前额或眼区放散。耳尖穴刺入 0.1 寸。然后新明 1 和丝竹空(或瞳子髎)接通 G6805 电针仪,连续波(也可用疏密波),频率为 3 Hz,强度以患者能忍受为度。均留针 30 min。取针时,耳尖放血 8～10 滴。

穴位注射方,每次取一组,二组交替。药物用甲钴胺注射液 1 ml (0.5 ml/1 ml)、复方樟柳碱注射液 2 ml、丹参注射液 2 ml、苏肽生 30 μg (以 0.9％氯化钠注射液 2 ml 溶解)。其中除丹参注射液不可做球后穴注射外,其余药物均可交替轮流用于各穴。每次用 2 种药物,按上述剂量,平均分成 2 份,注射 1 个穴位。一般而言,甲钴胺注射液多用于球后穴,每穴注射 0.5 ml(双眼发病)或 1 ml(单眼发病)。复方樟柳碱注射液和苏肽生可用于太阳或球后穴,每穴注入复方樟柳碱注射液 1 ml,苏肽生 15 μg。丹参注射液多用于肾俞、肝俞,每穴 1 ml。

耳压方:清洁耳郭后,取耳穴贴(磁珠或王不留行籽)贴压,令患者每日按压 3 次,每穴按压 1 min。每次取一侧,二耳轮用。

皮肤针方,用七星针叩刺,穴区 0.5～1.2 cm 范围内做均匀轻度叩打,每穴叩 50～100 下,以局部红润微出血为度。

上述方法,每周治疗 2～4 次。3 个月为一疗程。

(3) 体会

本病系外伤所致,目伤络损,气血俱伤,眼窍闭阻,神光难以发越。属急难重症,故以四方同用,合力救治。其中,体针方为主方,新明 1 为现代新发现的治眼底病之验穴,重在疏通气血;承泣为多气多血之足阳明之起始穴,与经外穴上健明、上明同位于眼区,三穴合用针治病的而均有益气活血,涵养神珠之功;风池为胆经在头部之要穴,天柱位于膀胱经上,二经通目,二穴合用有通经化瘀明目之效。诸穴相配,补泻结合,而偏重于泻,在益气基础上活血通络。配方,取经外穴太阳、球后重在活血化瘀,肝俞、肾俞重在益气生精。所用药物或有营养神经或促进神经生长作用,或有活血或供血作用,针药结合,相得益彰。皮肤针穴,活血化瘀作用相当明显。特别对于眼区局部瘀血明显者,则可在阿是穴(病灶区)采用中度叩刺,令其出血,或重度叩刺后用小型抽吸罐吸拔常能收到明显效果。数穴数法合用,共奏补气益精祛瘀通络明目之效。

上方治疗对提高视力和缩小瞳孔及改善视野均有效,以视力恢复更为明显。须强调两点:一是要早期介入,从临床观察看来,病程越短,疗效越好。二是长期坚持(一般以 3 个月为 1 个疗程),处理好速效与缓效的关系。早期针灸干预,再加上患者的积极配合,多可在较短时间内使视力迅速提高,眼部症状也明显改善。但经过一段时间治疗后,患者会有康复进程减慢甚至停滞不前的感觉。继续治疗效果又会变得明显。这就是要处理好速效与缓效的关系,使患者树立长期治疗的信心。

2. 医案

(1) 单纯性视神经挫伤

王某,女,28 岁,公司职员。初诊日期:2007 年 11 月 25 日。

主诉:左眼视物模糊一月余。

现病史:患者有近视史。于 2007 年 10 月 6 日,在公园散步时,被一孩童不慎用硬塑料飞镖击中左眉骨下眼角处,患者顿觉左眼有飞出感,疼痛难忍,左目难睁、流泪不止。急送眼耳鼻喉科医院急诊。经查,左眼球明显充血,视力下降,瞳孔明显散大,眼电图示:VEP 明显延迟。被诊断为左侧视神经挫伤,经用西药苏肽生等治疗后,症情有所控制,但效果仍不理想,故要求针灸治疗。

检查:左侧瞳孔中等度散大,对光反应迟钝。视盘色泽尚可,黄斑中心反光弥散。视力:左侧戴镜视力 0.15,右侧戴镜视力 0.4。脉舌正常。

诊断:视神经挫伤。

治疗:以上方治疗,左侧按上方取穴,右侧仅取新明 1、太阳、球后,每周 3 次,治疗 2 个月后,左侧戴镜视力提高至 0.4,眼电图示:VEP 延迟。但瞳孔散大改善不够明显。加用皮肤针叩刺眼周皮区,力度为轻度,每次叩 3~4 min。改为每周治疗 2 次。又经一个半月治疗,左侧视力(戴镜)恢复为 0.7,瞳孔亦有明显缩小,但仍略大于右侧。眼电图示:VEP 基本正常。因患者工作较忙,建议坚持每周治疗 1 次,以巩固疗效。

(2) 单纯视神经挫伤

冬某,男,19 岁,在校大学生。初诊日期:2009 年 12 月 16 日。

主诉:左眼视物模糊、畏光一月余。

现病史:患者于 2009 年 11 月 3 日左眼被足球击伤,视力突然下降。3 小时后至某院住院治疗,当时查见左眼手动/眼前,结膜混合充血,角膜水肿,角膜后沉着物 KP(+++),Tyn(+++),前房大量血细胞,瞳孔尚圆,对光反射消失,晶体及眼底看不清。入院后第 2 日眼压上升,右眼超声生物显微镜(UBM)检查,见房角开角,部分隐窝见血块填塞,给予前房穿刺术、药物等治疗。出院时左眼视力指数/眼前,结膜混合充血,角膜明,KP(+),Tyn(++),前房深,无明显凝血块,虹膜纹理不清,瞳孔区纤维渗出物吸收,瞳孔对光反射迟钝,晶体完整,眼底朦胧,视盘色界尚正常,视盘边及后极部见小出血,未波及黄斑区,黄斑中心反光(+)。右眼眼压 16 mmHg,左眼 41 mmHg。B 超示视网膜平伏。左眼视野检查示有明显缺损。同年 12 月 16 日至某医院就诊时被诊断为左外伤性视神经萎缩,于当日介绍至著者处。

检查:左眼瞳孔明显散大,眼底视盘苍白,左眼视力 0.1。余见上。

诊断:视神经挫伤。

治疗:左眼按上述效方取穴,右侧仅取新明 1、丝竹空。电针接双侧新明 1、丝竹空。用连续波,频率为 2 Hz,通电 30 min;甲钴胺注射液、复方樟柳碱和苏肽生交替注射至球后穴、太阳;耳穴用上方上法,加降压沟。皮肤针叩刺正光 1 和正光 2,微出血。每周治疗 4 次。经 1 周治疗后,左眼视力提高至 0.2。2 个月后,左眼视力提高至 0.4,左眼视野复查有明显改善(2010 年 2 月 22 日)。再经过 1 个月治疗左视野检查已基本恢复至正常,眼底视盘色泽较前改善。2010 年 5 月 5 日检查时左眼视力达到 0.9。

按:上述 2 例,均为单纯性视神经挫伤。由于损伤相对较轻,且保存一定视力,针灸干预时间较早,均在发病后一月余,加之能坚持针刺,长者达 1 年多。故治疗效果较好。

(3) 合并其他眼神经损伤

卢某,男,46 岁,外来务工者。初诊日期:2011 年 1 月 12 日。

主诉:右眼视觉模糊、畏光、复视二月余。

现病史:患者于 2009 年 10 月遭遇车祸,急至某院就诊,检查:神志尚清,格拉斯哥昏迷评分(GCS)12 分。左侧眼睑肿胀,左瞳孔 2.5 mm,对光反应存在,右上睑不能抬起,眼球固定,右瞳孔 5.5 mm,对光缺失。头颅及眼眶 CT 示右颞顶枕部幕上幕下硬膜外血肿,蛛网膜出血,颅内积气,左眼眶外壁,左侧上颌窦壁、鼻骨、蝶骨骨折。经治出院时一般情况尚可,右眼睑下垂,用力也不能睁开,瞳孔扩大等症状改善不明显,且时有头晕、头痛,眼部诊断为视神经钝挫伤,动眼神经和展神经损伤。遂前来针灸治疗。

检查:见右上睑完全下垂,不能上抬;右眼球仅能向内下斜视,不能外展及向上运动,右瞳孔 6 mm,对光反射(一);左瞳 2.5 mm,对光反应(十),眼底(一)。视力右 0.4,左 1.0。

诊断:视神经挫伤合并动眼神经、展神经损伤。

治疗:右侧以效方为主,加用攒竹和鱼尾,去丝竹空。

攒竹和鱼尾分别向鱼腰方向透刺;左侧仅取新明1、丝竹空。以风池、丝竹空(或瞳子髎)为一对,鱼尾和攒竹为一对,分别接电针仪,选疏密波,使上眼睑收缩上提,频率为 5 Hz/1 Hz,强度以患者可以忍受为度,通电 30 min。丹参注射液及维生素 B$_{12}$,分别在太阳穴和球后穴注射。配合耳穴贴压和皮肤针叩刺正光1和正光2,微出血。治疗2个月后,右上睑已抬起 1/2。3 个月后,右上睑已抬起 3/4,右瞳孔略大于左侧;右眼球外展运动自如,向上运动稍受限,右眼视力达 1.2。复视、头晕症状明显减轻。

(4)合并黄斑损伤

刘某某,男,年龄:37 岁。初诊日期:2022 年 10 月 21 日。

主诉:视力下降伴视野缺损 13 天。

现病史:10月7日患者左眼被足球砸伤,出现视物模糊,头痛。10月8日至复旦大学附属眼耳鼻喉科医院就诊,B超:左眼内异常回声,玻璃体浑浊伴后脱离可能,后极网膜水肿可能。眼科超声生物显微镜检查:左眼前房积血,房角后退可能。见前房广泛充血,眼压:右侧 10.4 mmHg,左侧:34.2 mmHg,无法检查视力及 OCT,予口服止血药、眼药水促进瘀血吸收。用药十余天,前房积血消退,左侧眼压:19.3 mmHg,但视力无改善。10 月 17 日 OCT:左眼黄斑劈裂伴黄斑中心凹神经上皮组织部分缺损(图 13.1)。B超:左眼内异常回声,玻璃体浑浊伴机化可能,后极网膜水肿可能。10 月 19 日 OCT:视网膜下积液 SRF,RPE 改变。确诊外伤后黄斑劈裂伴黄斑裂孔。患者先后就诊于新华医院、第一人民医院,均无特效治疗方案,且恐于手术。为求进一步治疗,就诊于上海市中医文献馆名医特诊部著者处。刻下:左眼视力低下,视物模糊,视野缺损,轻微视物变形。

检查:神清,精神可。眼科:角膜基本明,丁德尔(十),KP(一),前房清,晶状体正,杯盘比 0.7,黄斑区色素紊乱,视网膜上方示出血,玻璃体积血,下方视网膜窥不清。视力(矫正后):右眼 0.6,左眼 0.05。眼压:右侧 12.2 mmHg,左侧 16.7 mmHg。舌暗红,苔薄,脉略沉涩。

诊断:左眼外伤性黄斑劈裂伴黄斑裂孔。

治疗:用上述验方治疗。每周3次。11月3日复查OCT:左眼黄斑劈裂范围减小,黄斑中心凹神经上皮组织无明显缺损。11月26日复查OCT:左眼无明显黄斑劈裂和黄斑裂孔,黄斑中心凹神经上皮组织无缺损。视网膜下积液完全吸收(图13.2)。至今治疗4月余,视力、视野均略有改善,左眼视力为0.1。目前尚在治疗中。

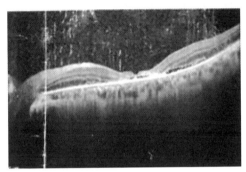

图13.1 治疗前,OCT显示左眼外伤性黄斑劈裂和黄斑裂孔

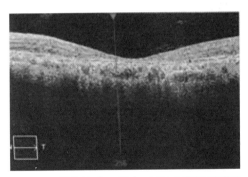

图13.2 针灸治疗1月余,OCT左眼显示黄斑裂孔和黄斑劈裂闭合,视网膜下积液吸收

(5)合并瘀血

周某,男,48岁,出租车司机。初诊日期:2009年7月11日。

主诉:左眼视物模糊异物感、左眼眶周酸胀感、睁眼困难半年。

现病史:患者于2009年3月30日被人击伤左鼻眼及面部,疼痛剧烈,视物模糊,有异物感,急至医院就诊。查右眼视力0.8,左眼0.15。左颧及面部皮肤水肿,下睑皮肤水肿及色青,左眼结膜下片状出血,高度充血,眼球各项运动可,角膜颞侧见片状上皮脱落,前房Tyn(+++),

少量血细胞沉积在角膜下方内皮处,瞳孔 4 mm,光反射迟钝,眼底视盘界清,后极部网膜色淡,眼底乳头界清,网膜平,黄斑色灰,下方网膜青灰。非接触式眼压计(NCT)示右 16 mmHg,左 29 mmHg。CT 示鼻骨骨折,左眼球及面部软组织挫伤。5 月 5 日曾出现外伤性青光眼,左眼眼压高达 44 mmHg,行左眼小梁切除术。患者一直感左侧鼻塞,并伴左侧鼻眼部胀痛不适,曾行鼻骨复位术,症状未见缓解。6 月 17 日上海某三级综合医院眼科检查:视觉诱发电位(F‑VEP)示左眼 VEP 潜伏期延迟。P‑VEP 示左眼 P100 波形潜伏期较右眼略微延迟(延迟幅度小于10%),左眼振幅较右眼下降约 50%。自觉左眼视物模糊有异物感,左鼻、眼眶周酸胀不适,睁眼困难,畏光,感左眼视力下降,已不能从事开出租车工作,病休在家。慕名至著者处就诊。

检查:外观左侧眼及鼻部暗红略肿胀,左眼张开度明显小于右眼。视力右 1.0,左 0.15。脉缓,舌暗有瘀斑,苔黄微腻。

诊断:视神经挫伤合并瘀血。

治疗:左侧以上方为主,加攒竹,右侧取新明 1、丝竹空。丹参注射液和甲钴胺注射液分别在太阳穴及球后穴注射。因其尤以左眼眉头部、鼻背部酸胀甚,且该局部皮肤色暗红,纹理增粗,加用皮肤针局部叩刺,中等量刺激,血即涌出,顺面颊流下,吸拔小号抽吸罐 3 min,去罐后顿觉酸胀缓解。以后每次就诊都要求如此治疗。2 个月治疗后,睁眼困难症状消失,左眼视物模糊、异物感及左眼眶周酸胀感均明显减轻,3 个月后复查 VEP 基本正常,左眼视力 0.8。后患者觉左眼内眦部异物感明显眼眶下部稍感酸胀不适,加针下睛明及睛明穴,并叩刺四白穴处,中等量刺激。症状消失,患者重返工作岗位。

按:上述 3 例为具有不同兼症的视神经挫伤病案。著者认为必须针对不同的病情进行必要的调整,包括取穴、针法、刺法和手法等。如合并瘀血者,就加用刺络拔罐;合并动眼神经、展神经麻痹者,用透刺配合疏密波电脉冲刺激,促进麻痹肌群恢复等。合并视网膜及黄斑损伤,除了加强手法的应用,还须要求患者坚持长期的规律治疗。

(6)合并颅脑损伤

徐某,女,30 岁,外语教员。初诊日期:2017 年 5 月 17 日。

主诉:脑部骨折致双眼视物不清,以左侧为重半年余。

现病史:患者于 2016 年 3 月 16 日因突然摔倒致脑部多处骨折。住院保守治疗效果欠佳。于 2016 年 11 月 7 日在本市某三甲医院神经外科行颅内手术(具体不详)。术后恢复不理想,记忆力明显减退,行动不便,并伴有癫痫,且多于白日发作。但以双眼视力下降更为明显,视物不清,当时左侧视力仅存光感。经多方治疗后,症状有所好转。2017 年 4 月 18 日,在上海市另一家三甲医院眼科检查示:视力右 0.4,左指数/30 cm,眼底:见左侧视盘苍白。诊断为左眼视神经萎缩。患者母亲从网上获知信息,特地来著者针灸门诊求治。

　　检查:患者精神压抑少语,面部表情淡漠。头顶、前额和右侧眼眶上部皮肤均有明显手术瘢痕,右眼球略显凹陷。左眼内斜视,外展明显受限,有代偿头位;右眼球运动正常。双眼瞳孔散大,其中左眼 6 mm,对光欠佳;右眼瞳孔 4～5 mm,对光反射尚可。双眼睑无明显下垂,无红肿,结膜无充血。视力:右 0.4,左指数/25 cm。舌质暗有瘀斑,苔白腻,脉细涩。

　　诊断:双眼视神经挫伤、左眼外展神经麻痹、癫痫。

　　治疗:上述效方为主加视区、百会、强间、脑户、臂臑、申脉、鱼尾透鱼腰(左)、上明。每周 3 次。头部穴位均以 0.30 mm×25 mm 之毫针,针入帽状肌腱下层后透刺进针 0.8 寸。上明穴以 0.25 mm×25 mm 毫针行齐刺法,即上明穴刺入 1 针,深 0.8 寸,再在其旁开 0.5 mm 处两侧各进 1 针,针深 0.5 寸。余穴常规针法。第一疗程,每周 3 次,3 个月后,左眼内斜视已消失,双眼视力:左眼指数/50 cm,右眼 0.5。双眼瞳孔及对光反射均有改善。癫痫发作减少。继续治疗半年,左眼视力 0.3,右眼视力为 0.6,癫痫未发作,记忆力逐渐恢复,特别是英语词汇大半都可回忆。每周治疗减为 2 次。经 1 年治疗,左眼视力已达 0.5,右眼视力为 0.8。改为每周治疗 1 次,继续治疗至 2 年,左眼视力 0.8,右眼视力1.0。患者恢复原来英语教学工作。癫痫未发作。经患者要求,现仍每周 1 次针刺治疗,以巩固效果,至今已治疗 5 年余,情况一直稳定。

　　按:患者系因头部严重损伤又经手术的重症患者。除了视神经挫伤造成的左眼视力丧失伴外展神经麻痹及右眼视力下降外,尚表现为记忆力基本消失、癫痫发作等症。故在组方时在原方基础上增加多个穴位。其中,头皮针视区是考虑视力损伤可能与大脑皮质损伤有关,百会、脑户、强间督脉位于头部的三穴是已故针灸名家方幼安先生用于脑病的"头三针",对改善记忆有良好的作用,上明齐刺与鱼尾透刺系用于治疗外展神经麻痹。而患者癫痫一症,系脑伤所致,著者以臂臑配申脉(白天发作为主)或照海(晚上发作为主)多有效,故用之。

　　本例之所以获得较好的效果,与患者能够坚持规律治疗二年余分不开。

【主要参考文献】

［1］曾庆广,左志高,赵宏,等.针刺新明穴治疗外伤性视神经萎缩180例疗效分析［J］.武警医学,1998,9(4):213.

［2］张永玲,李宁,吴滨.针刺治疗外伤性视神经损伤的疗效评价［J］.四川中医, 2003,21(2):70.

［3］黄家兰,钱爱华.针刺治疗视神经挫伤［J］.湖北中医杂志,2006,28(5):47.

［4］刘瑄.视神经损伤后复方樟柳碱的治疗［J］.吉林医学,2011,32(35):7486.

［5］宋慧玲.除风益损汤配合针刺治疗外伤性视神经萎缩60例［J］.国医论坛, 2011,26(5):27.

［6］马惠君.针药并用治疗外伤性视神经萎缩疗效观察［J］.河北中医,2000,22 (8):617.

［7］孙河,王玉斌.针药并用治疗外伤性视神经萎缩13例［J］.针灸临床杂志, 2007,23(6):11.

第三节　视神经萎缩

【概述】

视神经萎缩是视神经病损的最终结果。系指外侧膝状体以前的视神经纤维、视神经节细胞及其轴突,在各种病因影响下发生变性和传导功能障碍的一种病症。以视野变化,视力减退甚或丧失以及色觉障碍为主要特征。一般分为原发性、继发性二类。主要致病原因包括视神经本身及其周围相关组织结构的病变、颅内病变、外伤性病变、代谢性疾病、营养性因素、遗传因素等。本病预后较差。现代西医学对本病尚缺乏特效疗法。

视神经萎缩,相当于中医学的青盲、视瞻昏渺等。如《诸病源候论·卷二十八》云:"青盲者,谓眼本无异,瞳子黑白分明,直不见物耳。"本病病因病机较为复杂,或因肝肾两亏,精血虚少,不能上荣于目,或因郁怒伤肝,疏泄失常,气血阻滞,脉络不通,目失所荣;或因脾失健运,化源不足,目失濡养等。治疗上以补益肝肾、健脾舒肝、活血通络为主。

针灸治疗本病,早在《内经》中就开始涉及,如《素问·藏气法时论》云:"肝病者……虚则目䀮䀮无所见……取其经,厥阴与少阳"。《针灸甲乙经》明确提到青盲的取穴治疗。在众多后世医学著作中,如《备急千金要方》《针灸资生经》《针灸大成》《类经图翼》《神灸经纶》等都有载述,积累了较为丰富的临床经验。

针灸治疗视神经萎缩,在 20 世纪 50 年代后期就开始受到重视,有针灸治疗小儿早期视神经萎缩的报告,也有百例大样本的临床观察。在 20 世纪 60 年代,有的还以经络测定仪测定的数据为依据,选穴配方和运用补泻手法治疗本病。自 1970 年代后期至今的四十多年间,本病一直为针灸界所重视,并从不同方面寻求提高针灸疗效的途径。如在选穴上,经总结,应用频次前 5 位的腧穴为睛明、风池、球后、太阳和承泣;同时配合太冲、光明等远部穴位;经脉选用频次前 3 位依次为足太阳膀胱经、足少阳胆经、足阳明胃经。在方法上,以针刺为主,亦运用头针、穴位注射、电针及耳针等法。手法则强调在补法的基础上使感应到达眼区。疗效上,有效率在 55.0%～88.0%之间,主要与病因、病程、年龄、疗程、基础视力以及评定标准等有关。机理研究发现,针刺能增加部分视盘区脉络膜的厚度,从而认为其疗效的产生可能与针刺对自主神经的良性调节作用及穴位局部介质变化引起脉络膜血管管径增大有关。

【临床表现】

1. 症状

视力减退明显,可导致永久性视力障碍,甚至失明,少数患者可保留有用的视力。后天获得性色觉障碍(红绿色盲多见)。视野缩小,有中心暗点。

2. 体征

眼底:视神经乳头褪色。原发性者:视盘色淡或苍白,边界清楚,筛板可见,血管一般正常;继发性者:视盘灰白,或蜡黄,边界欠清,筛板不能见到,生理凹陷消失,视网膜动脉变细,血管伴有白鞘,后极部视网膜可残留硬性渗出或未吸收的出血。

视野:多呈向心性收缩,以红、绿色视野收缩最为明显。不同原因的视神经萎缩,可出现其特殊性改变,如出现中心暗点,扇形缺损和偏盲等。

电生理:VEP 潜伏期延长以及波幅降低。

【治疗】

(一) 古籍记载

1. 取穴

睛明、瞳子髎、巨髎、上关、光明、肝俞、胆俞、肾俞、商阳、承光、络却、中渚。

2. 治法

（1）针刺

（2）艾灸

养老、商阳，灸 5～7 壮；中渚，可灸 1 壮（小儿）。

3. 文献辑录

《针灸甲乙经·卷之十二》：青盲，远视不明，承光主之。……青盲，瞳目恶风寒，上关主之。……青盲，商阳主之。

《备急千金要方·卷三十》：商阳、巨髎、上关、承光、瞳子髎、络却，主青盲无所见。

《太平圣惠方·卷一百》：小儿目涩怕明，状如青盲，灸中渚二穴各一壮。

《神应经·耳目部》：青盲无所见：肝俞、商阳（左取右、右取左）。

《东医宝鉴·外形篇一》：青盲，灸巨髎；又取肝俞、命门、商阳。

《类经图翼·卷十一》：青盲眼：肝俞、胆俞、肾俞、养老（七壮）、商阳（五壮）、光明。

(二) 现代方法

1. 体针(之一)

（1）取穴

主穴：①新明 1、新明 2、球后、风池；②睛明、承泣、上明、风池。

配穴：内睛明、瞳子髎、翳明、攒竹、光明、百会、肝俞。

（2）操作

主穴，每次取一组，二组可交替轮用。配穴每次取 2～3 穴，其中新明 2，一般与新明 1 相配。头眼部穴一般选 0.25 mm×（40～50）mm 之毫针，肢体穴用 0.30 mm×（40～50）mm 之毫针。新明 1 针法：用常规针法获得针感后，即应用热补手法，紧插慢提结合捻转，诱导针感至眼区，以眼球出现热胀闪电感者为佳，施手法 1～2 min，出针，不留针。球后穴针法：患者取仰卧位，嘱患者向鼻上斜视。取毫针直刺 0.2～0.3寸，再转向内上方 45°角徐徐推进，深入眶内直达球后，针刺的深度最好不超过 1.8 寸。调整角度与方向，针尖恰好留置在肌肉圆锥内，在睫状神经节和眼球后壁之间，使针感向球后深层放射，甚至针感可遍达整个头部。睛明穴：进针后毫针与内眦部皮肤呈 90°角，垂直缓慢直刺 1 寸后，将针尖偏向眶尖方向，续刺 0.5～1 寸，针刺深度为 1.5～2 寸；承泣穴:进针后毫针与眼睑下皮肤约呈 70°角,向眼球的后上方缓慢刺入 0.8 寸,随后调整为约 50°角续刺入 0.4～0.7 寸,针刺深度为 1.2～1.5 寸;上明穴:将针尖稍向上刺入 0.5 寸后,转针尖于眶尖方向续刺 0.5～1 寸,针刺深度为 1～1.5 寸。针刺时以眼球底部和后部产生热感为佳,以上眼区穴均留针 30 min,其间每 10 min 刮针柄 1 次。新明 2,常规针法出现针感后先以紧插慢提结合捻转之补法运针 1 min,再以均匀提插结合捻转之平补平泻法运针 0.5 min,最后用紧提慢插结合捻转之泻法运针 0.5 min,即予出针。内睛明穴用 0.22 mm×25 mm 毫针沿眶内侧壁直刺,用压针法,轻刺缓压,徐徐进针,至出现针感留针。风池穴以左手按准穴位,右手将针速刺或捻转进穴,针尖宜朝同侧瞳孔直视方向,进针 1～1.5 寸左右,用提插捻转手法,使针感逐步向眼区或前额放射,然后向下插针 1～2 分深,拇指向前捻转 3～9 次,即可产生热感,如无热感向眼区放射,可反复进行 3～5 遍。肢体穴进针得气后,施平补平泻手法。均留针 15～30 min。每日或隔日 1 次,15 次为一疗程,疗程间隔 3～5 日。

（3）疗效评价

疗效评定标准:基本痊愈:视力恢复 1.0 以上,或在原视力基础上提高 5 行以上;或者 0.01 以下,提高到 0.2 以上;视野扩大 25°以上。显效:视力提高 3 行以上,或由原视力提高 10 倍以上;视野扩大 15°以上。有效:视力稍有提高,但不及显效。无效:治疗前后未见变化。

用以上法治疗 1 215 例,共 2 120 眼。其总有效率在 64.0%～88.8%之间。

2. 体针(之二)

（1）取穴

主穴:眶上穴、接力穴、前额中点透印堂。

配穴:太阳、率谷、风池、外关。

眶上穴位置:眶上内 1/3 和外 2/3 交点处。

接力穴位置:枕骨粗隆与耳尖连线中点。

（2）操作

主穴均取,据症配穴。眶上穴用 50 mm 长之毫针,针弯 30°左右沿眶上壁向视神经孔方向刺入 1.5 寸或 1.7 寸深,不作手法;接力穴以 60～75 mm 之毫针向风池方向刺入,进针 2.5 寸左右,用捻转法,20 min 后再捻转 1 次;前额中点透印堂用 50 mm 之毫针,进针 1.5 寸左右,手法同接力穴。配穴常规针法,留针 30 min,每日 1 次,10 次为一疗程。

(3) 疗效评价

共治 110 例 164 眼,结果,基本痊愈 12 眼,显效 71 眼,有效 39 眼,无效 42 眼,总有效率 74.4%。

3. 电针

(1) 取穴

主穴:①睛明、球后、风池、新明 1、新明 2、攒竹;②上明、承泣、风池、鱼腰、四白、丝竹空。

配穴:①手三里、足三里、三阴交;②合谷、光明、太冲。

(2) 操作

主穴配穴每次对应取一组,二组交替。眶内穴选用(0.20~0.25)mm×(40~50)mm 的毫针,沿眼眶内壁缓慢进针 1.2~1.5 寸,如遇阻力,则略退针,调整方向后再缓慢刺入;眶外穴选用 0.30 mm×(40~50)mm 的毫针,风池向鼻尖方向,新明 1 向同侧眼球,两穴均刺入 1.5~1.8 寸;余穴施以常规刺法即可。主穴针感以向眼球或眼底放射并产生热感为最佳。主穴和配穴各接一组电针,连续波,频率 1 Hz~2 Hz,强度以出现肌肉跳动,感觉舒适为度。眼部用特定电磁波治疗仪(TDP)照射,照射时,患者闭眼并以纱布遮盖眼部,以温热为度,留针 20~30 min。起针后取耳穴肝、肾、脾、三焦、皮质下、眼、目 1、目 2 以耳穴贴(磁珠)贴压。每周治疗 3 次,15 次为 1 个疗程,疗程间隔 10 日,须治疗 3 个疗程或以上。

(3) 疗效评价

以上法共治疗 171 例,总有效率为 84.3%~89.6%。

4. 穴位注射

(1) 取穴

主穴:承泣、球后、太阳(或阿是穴)。

配穴:风池、大椎、哑门。

阿是穴位置:外眦角和眉梢两条延长线相交的附近,可触及颞浅动脉处。

(2) 操作

药液:维生素 B_{12} 1 ml(0.1 mg/ml)、醋谷胺 2 ml(100 mg/2 ml)、眼氨肽注射液 2 ml,复方樟柳碱注射液 2 ml。

每次选主穴和配穴各1穴。穴位可轮流应用。主穴每穴注入维生素B_{12}0.5 ml或复方樟柳碱1 ml,配穴每穴注入醋谷胺1~2 ml。眼氨肽注射液,适用于主穴或配穴,每穴注入0.5~1 ml。注射方法:承泣或球后穴,采用5号齿科针头,应先用左手食指将眼球推向上方固定,然后快速破皮后沿眼眶下缘慢慢刺入0.7~1.5寸深,至有得气感,缓缓推入药液。太阳穴朝眼反方向45°角斜刺(阿是穴以30°角左右的角度)刺入皮下0.2~0.3寸。风池穴直刺,略斜向下,深1~1.5寸;大椎直刺,针尖微斜向上;哑门,患者头部微向前倾,针尖对准下颌骨方向,均徐徐刺入1~1.5寸。均在回抽无回血后,推入药液。隔日1次,10次为一疗程,疗程间隔7~10日。

(3)疗效评价

共治303例,结果临床痊愈62例,显效81例,有效95例,无效65例,总有效率为78.5%。并发现以血液循环障碍、外伤性、视神经炎所致的效果较好,青光眼及脑病所致者疗效欠佳。

5. 头皮针

(1)取穴

主穴:枕上正中线、枕上旁线(或视区)、百会。

配穴:睛明、承泣、上明、球后。

(2)操作

主穴用0.30 mm×50 mm之毫针,眶内穴用0.25 mm×40 mm之毫针。先对所选穴区局部进行常规消毒。主穴针法:两侧均刺,进针时针身与头皮呈30°角,由上向下、由前向后,快速刺入帽状腱膜下,进针约20~35 mm,进针后可手法运针:用拇指食指夹持针柄左右快速捻转,约200次/min,捻转2 min,间隔15 min重复捻转1次。亦可接通电针仪,连续波,频率为240次/min,强度以可耐受为度,通电20~30 min。眶内穴针法:用手轻压眼球,沿眶缘缓慢进针,进针约0.6~1.2寸,若遇抵触感,应将针稍向后退出或改变进针角度,切忌强行刺入,不捻转或轻度捻转,不进行提插手法刺激。均留针30 min,每日1次,10次为一疗程。间隔3~4日,再进行下一疗程。

(3)疗效评价

以上法治117例共172眼,包括原发性、继发性及外伤性视神经萎缩。显效32例,有效72眼,无效68眼,总有效率为60.5%。其中以外伤性视神经萎缩效果最差。多在第一、二疗程见效,于第三、四疗程效果最佳。本法有一定远期疗效。

6. 穴位激光照射

(1) 取穴

主穴:球后、翳明。

配穴:内睛明、瞳子髎、光明、三阴交。

(2) 操作

每次取 1 主穴,1～2 个配穴。用氦-氖激光针灸仪行刺入式照射,将输出功率为 2 mA 的光针,放入 75% 酒精内消毒 10 min,将针尖调整至红光集中一点,再刺入所选穴位,得气后照射 10 min。每日治疗 1 次,10 次为一疗程,疗程间隔 3 日。

(3) 疗效评价

用以上法共治疗 25 例共 39 眼,结果:显效 11 眼,有效 19 眼,无效 9 眼,总有效率为 76.9%。

7. 耳穴贴压加中药

(1) 取穴

主穴:眼、目 1、目 2、肝、肾、皮质下、内分泌。

配穴:脾、神门、肾上腺。

(2) 操作

主穴均取,酌加配穴。先将耳郭用 75% 酒精清洁,以探棒或毫针柄在所选穴区找阳性反应点,然后将耳穴贴(王不留行籽)准确贴于阳性反应点处,手指按压,使耳郭有发热胀感。嘱患者每日按压 4～6 次,每次 5 min。每次取一侧耳穴,3 日换贴 1 次,两耳交替。10 次为一疗程,3 疗程为一阶段。

配服中药。基本方:丹皮、炒山栀、当归、红花、柴胡、炒白术、薄荷(后下)、石斛、枳壳各 10 g,枸杞子、茺蔚子、女贞子各 15 g,炒白芍 18 g,石决明(先煎)24 g。每日 1 剂,煎汤内服,日服 2 次。20 日为一疗程,共服 3 个疗程。

(3) 疗效评价

用以上法共治疗 66 例计 85 眼,总有效率为 79.3%～88.2%。

8. 体针加穴注

(1) 取穴

主穴:阳白、攒竹、承泣、风池。

配穴:肝俞、肾俞。

（2）操作

药液：视明注射液。

主穴针刺，配穴行穴位注射。针刺法：患者取坐位或卧位，穴位局部常规消毒后针刺方向与皮肤呈 15°角取双侧阳白平刺 0.5～0.8 寸，捻转致局部麻胀；同时取双侧攒竹直刺 0.3 寸，双侧风池直刺 1 寸，捻转至局部麻胀，尤以针感循头前窜为佳；双侧承泣直刺 1 寸不提插捻转以有胀感为佳。每日 1 次，留针 30 min，10 次为 1 个疗程。

穴位注射：选双侧配穴。以视明注射液，每穴注射 0.5 ml，隔日 1 次，5 次为 1 个疗程。

（3）疗效评价

用以上法共治疗 83 眼，结果好转 71 眼，无效 12 眼，有效率为 85.5%。

9. 艾灸加穴注

（1）取穴

主穴：承泣、风池。

配穴：太阳、球后。

（2）治法

主配穴同取，主穴艾灸，配穴行穴位注射。灸法：患者取端坐位，将穴位定位后用记号笔定好点，取医用艾条 1 根点燃后对准穴位施灸，采用温和灸法，每穴治疗 10～20 min，灸至穴位局部皮肤微微泛红为度。每日 1 次。穴位注射法：取患侧。用皮试针抽取复方樟柳碱注射液 1 ml，斜刺入穴位得气回抽无血后缓慢注入，每穴 0.5 ml。隔日治疗 1 次。

上法均以 20 日为 1 个疗程，一般须治疗 3 个疗程。

（3）疗效评价

共治 51 例，显效 2 例，有效 40 例，无效 9 例。总有效率 82.4%。

10. 针灸

（1）取穴

主穴：①睛明、球后、上明；②肝俞、脾俞、肾俞。

配穴：百会、太阳、风池、肝俞、肾俞、合谷、足三里、光明。

（2）操作

二组主穴均取，配穴酌加，穴位轮流选用。第一组穴针刺法，直刺 0.8～1.2 寸，施以补法。第二组穴雷火灸法：取雷火灸条，点燃后置于灸具盒内,以摆阵方式放置于背部,熏灸,并以毛巾包裹束于背部。留针和施灸时间均为 30 min。每日 1 次,15 次为 1 个疗程,一般须 3 个疗程。

(3) 疗效评价

共治 23 眼,显效 8 眼,有效 11 眼,无效 4 眼。总有效率 82.6%。

(三) 张仁经验

1. 验方

(1) 取穴

主穴:新明 1、上明、上睛明、承泣(或球后)、丝竹空(或瞳子髎)。

配穴:①肝俞、肾俞;②还睛、光明。

(2) 操作

主穴必取,配穴每次一穴。均用 0.25 mm×(25~40)mm 的毫针。新明 1 针法同前;丝竹空、瞳子髎略向下斜刺,进针 0.8 寸左右,得气后快速捻转 0.5 min,留针;眶内穴直刺进针 1.2~1.4 寸,至眼球有酸胀感。每侧新明 1 与丝竹穴或瞳子髎为一对,接通电针仪,连续波,频率为 2 Hz,强度以患者能耐受为度。留针 30 min。每周 2~3 次。

配穴每次一组,用穴位注射法。肝俞、肾俞,每次取一侧穴,二侧交替。且加用穴位注射:药用丹参注射液 2 ml,黄芪注射液 4 ml。每次选一种。用 5 号齿科针头,针至明显得气后,每穴注入药液 1~2 ml。另外用甲钴胺注射液(0.5 mg/1 ml),用于承泣或球后穴(与毫针刺间隔取用)注射,以 1 ml 一次性注射器,刺至有针感(但不必强求)后,每侧穴 0.5 毫升。上法均于主穴取针后进行。

(3) 体会

上述效方用于视神经萎缩的治疗。主穴除取眼底病效穴新明穴外,均取眼区局部穴。针至病所,以通经接气、活血明目为主。肝俞、肾俞,是基于肝开窍于目,目之精气靠肾涵养;还睛穴又名见明为经外穴而近臂臑,光明为胆经络穴,用穴注之法,加丹参与黄芪,更能加重益气补精活血通络明目之功。

视神经萎缩,早期的针灸干预十分重要。著者曾治疗一名婴幼儿视神经萎缩患者,出生 46 日,为某三级专科医院确诊,应用上法主穴针刺治疗约 1 月余,视力经查,已有明显恢复。因故中断治疗。3 年之后,患儿因其他疾病来我处诊治,其母告知,此后再未作其他治疗,双眼视力已基本正常。

为了证实上方治疗的确切效果,著者团队曾收集了 2012 年 1 月 1

日至 2014 年 1 月 1 日期间由著者治疗的原发性和继发性视神经萎缩患者,合计 40 例 59 眼。男性 21 人,女性 19 人,年龄在 5～75 岁。研究结果显示:①本方治疗视神经萎缩安全可靠,相对经济,疗效肯定;②原发性与外伤性引起者的疗效明显优于青光眼所致;③疗效与患者本身年龄、病程和病情有关,患者年龄小者、病程小于 3 个月的及有一定基础视力者,疗效相对较好。

2. 医案

(1) 原发性视神经萎缩

王某,男,24 岁,职工。初诊日期:2005 年 4 月 21 日。

主诉:双眼视物模糊近 1 年。

现病史:患者系本市某大型船厂的电焊工。1 年前,感冒发热后,自觉视力急剧下降,被某医院诊断为视神经炎。用药物治疗未见好转。又改服中药,视力仍继续下降,以至无法工作。3 个月前,经某三级专科医院确诊为视神经萎缩,经用体外反搏、高压氧舱及中西药物等,均未见效。经网上了解,由其父亲搀扶,求治于著者处。

检查:双眼外观无异常,裸视力 0.01,无法独自行走,眼底:视盘苍白,边界清楚,血管变细,筛板可见。VEP 示潜伏期明显延迟,波幅降低。舌淡尖略红,脉弦细。

诊断:视神经萎缩。

治疗:以上方为主,加用新明 2、攒竹、天柱穴,新明 2 穴按前述针法,攒竹,针尖略向上睛明刺入,天柱直刺用导气法。穴位注射药物用维生素 B_{12} 注射液代替甲钴胺注射液,剂量相同,其余同效方。每周治疗 2 次。10 次后,视力上升至 0.1,复查 VEP,示潜伏期延迟,波幅降低。又经 3 个月治疗,双眼视力上升至 0.2,可自行来著者处求诊。复查 VEP,示:潜伏期轻度延迟,波幅降低不明显。继续治疗 3 个月,视力上升不明显,复查 VEP,示:潜伏期基本正常。不仅生活完全自理,且已经重新在一家餐厅找到工作。

按:本例患者,来诊时视力已差,且病程较长,但针刺仍有一定效果。著者已治疗多例此类患者,发现有两个共同点,一是开始治疗时,疗效较为显著,但随着疗程的增加,效果往往变得不明显。这种情况,不仅在本病中有,在其他的多种难治性眼底病的针灸治疗时也同样存在,是不是机体因为反复刺激而产生了调节疲劳? 与长期用药产生耐药性一样出现抗针灸刺激性? 二是,视力恢复与眼电图的改善不同步,本例 VEP 显示已基本正常,但视力并不见上升。上述原因也有待探索。

(2)原发性视神经萎缩

谭某,男,4岁。初诊日期:2015年5月12日。

主诉:发现双眼视力差近1个月。

现病史:1个月前,家长发现其看电视时喜往近处瞅,当时并不在意。5月初,幼儿园例行视力检查为低视力:右0.05,左0.3。经某三甲专科医院眼底检查,摄片显示双侧视盘变白,确诊为视神经萎缩。即从网上查知来著者处治疗。

检查:外观活泼喜动,发育正常。双眼视力:右0.05,左0.2。检眼镜示:双侧视盘色白。脉舌未见异常。

治疗:因考虑到是小儿,对上方进行化裁。仅取主穴,去上明,加大椎穴。另以皮肤针叩刺双侧正光1、正光2,轻手法,每穴叩击50下,以局部潮红为宜。每周治疗3次。开始,因患儿不肯配合,疗效不显。后经家长多次说服和著者反复沟通,并改进手法,患儿逐渐可以安静针刺。2016年1月底,双眼视力为右0.5,左0.5。嘱视力每3个月检查1次,眼底照片每年拍摄一次。2017年2月,复查右眼视力,由原0.05提高0.9;左眼视力由原0.5提高至1.0。最近一次眼底摄片示:双侧视盘已转为粉红色。视野检查不配合,但奔跑戏耍动作灵活,从未见其撞物。2017年5月散瞳复查视力,双眼均为1.0。目前,家长仍坚持每周1次的巩固治疗,情况稳定。

按:此例患者是著者治疗视神经萎缩疗效较为明显的病例之一。考其原因,可能与早期介入针刺,小儿易于恢复以及家长重视能按要求坚持治疗等因素有关。小儿针灸,有两点体会:一是,一定要争取其合作,通过家长和医者合作,进行反复说服。二是在针法和手法上下功夫,增加其依从性,如尽量做到进针无痛,用皮肤针轻叩等。三是精简用穴,特别是慎用、不用有一定风险的或针感过强的穴位。

(3)继发性视神经萎缩

谷某,女,26岁。职员。初诊日期:2015年2月17日。

主诉:视糊1年余,以右眼为甚。

现病史:患者2013年12月患急性早幼粒细胞性白血病,并发眼底出血(双侧),结膜水肿(左侧)。当时以白血病治疗为首要,病情稳定后,于2014年6月25日因双眼玻璃体积血,入院行球后神经阻滞麻醉下行右眼玻璃体切割术+气液交换术+注硅油术治疗(玻璃体腔积血右眼较左眼为重)。术后检查见:全身一般情况好,右眼视力指数/30 cm(颞侧),眼睑轻度水肿,结膜充血,角膜明,Tyn(一),瞳孔圆,晶体明,玻璃体腔清,眼底网膜平伏,眼压:18 mmHg。左眼:0.03(鼻侧),左眼睑无水肿,结膜无充血,角膜明,前房清,虹膜纹理清,瞳孔圆,晶体明。因玻璃体内积血,眼底窥不清。眼压:15 mmHg。术后视力未见恢复,经查诊断为视神经萎缩。曾经多方中西医药物治疗,视力未见改善。多经方打听后至著者处要求针灸治疗。

检查:外形较胖,脸如满月,布满痤疮。视力:右眼指数/30 cm(颞侧),左眼:0.03(鼻侧)。脉细,舌淡白边有齿痕苔光剥。

诊断:继发性视神经萎缩。

治疗:按上方,主穴均取,配穴仅取第一组。主穴针刺,配穴肝俞、肾俞以黄芪注射液穴位注射,每穴 1 ml。因其满脸痤疮,从第 2 个疗程(即3 个月后)另加取双耳尖穴,以 0.30 mm×13 mm 毫针浅刺,取针时,挤出血数滴。左右新明 1 与丝竹空(或瞳子髎)各为一对,接通电针仪,连续波,强度以患者可耐受为度。留针 30 min。每周 2 次,3 个月为 1 个疗程。

治疗 2 个月后,患者复查 OCT,视野及眼底照片,均较前有好转,右眼视力提高至 50 cm/指数。以后每 3~4 个月都重复做一次检查。每次都有不同程度进步。2015 年 9 月左眼视力提高到 0.06。2016 年 6 月右眼视力恢复到 0.02,左眼 0.1,独自前来针灸治疗,不需其父陪同。2017 年 3 月视力检查右眼 0.04,左眼 0.1。已不影响其日常生活。而面部痤疮,于耳尖针刺及放血后,也明显好转,于治疗 2 个月后全部消失,之后偶有发作,也很快消退,近半年未见发作。近因疫情患者停止治疗。

按:这是一例继发性视神经萎缩病例,症情较重。因患者有白血病史加之长期服用激素等药物,从舌脉分析属气阴两虚,故加用黄芪注射液穴位注射,以加强补益肝肾之功,促进视力提高。因患者视力基础较差,恢复情况虽还不够满意,但已不影响其日常生活。另患者满面痤疮,加用耳尖穴针刺兼放血,此为著者之经验,用以清热活血,也获得明显效果。

(4) 视神经萎缩(中心性损害)

程某,男,23 岁,无业。初诊日期:2017 年 3 月 22 日。

主诉:双眼视物模糊 17 年。

现病史:患者回忆于 4 岁时出现视力下降,当时,经当地某医院诊断为近视。随着年龄的增长,视力不断减退,且无法通过配镜矫正。曾经过本地及杭州市多家医院就诊,均无确诊。2014 年 5 月,经北京某知名眼科医院电生理测试,初步考虑为视神经萎缩(中心性损害)。进一步于 2014 年 5 月 31 日,经磁共振检查显示:视神经颅内段及视交叉萎缩。虽经多方求治,均未见明显效果。既往有糖尿病史(17 年)。从网上查知后,专程从浙江桐乡老家来著者处求治。

检查:双眼外观无异常。视力:左 0.05,右 0.01。视野检查及 OCT 检查均未见异常。脉偏细,舌尖略红苔薄白。

诊断:视神经萎缩。

治疗:用上方治疗。穴位注射药物改为甲钴胺注射液和复方樟柳碱注射液。每次二药同用。因考虑到患者离沪较远,往返不便,嘱其坚持每周治疗 2 次。从第 3 次治疗开始,加用头皮针法:视区、视联络区。自觉针后视力明显上升。5 月 19 日测视力:双眼均为 0.06。后又通过二个疗程(半年)的治疗,双眼视力分别为:左眼 0.4,右眼 0.3,因已找到工作,故停止治疗。经随访,目前视力未有下降,保持稳定。

按:本例为著者首次遇到的难治性视神经萎缩病例,一是类型特殊:为颅内段视神经及视交叉萎缩;二是病程长,有 17 年之久。故在取穴上增加头皮针穴,临床发现焦氏头皮针的视区穴与林氏头皮针的视联络区合用确有协同作用,为著者所喜用。在穴位注射上,二药合用起到营养神经和增加血液供应的双重作用。本例患者经治疗 9 月余,取得较好的效果,且远期效果亦较稳定。

【主要参考文献】

［1］郑毓佳.针灸治愈小儿早期视神经萎缩四例初步经验介绍［J］.广东医刊,1958,(1):29.

［2］赖鹏,熊坚,邹思婷,等.基于数字挖掘技术探析针刺治疗视神经萎缩规律［J］.广西中医药大学学报,2020,23(4):114.

［3］李聘卿.针刺新明穴治疗视神经萎缩 698 例疗效观察［J］.中国针灸,1989,9(2):1.

［4］刘岩,杨光,龙云生,等.针刺治疗视神经萎缩疗效观察［J］.中国针灸,2009,29(9):714.

［5］陈泽秦.针灸治疗视神经萎缩 74 例的临床观察［J］.中国中医眼科杂志,2009,19(5):282.

［6］张鸥.球后穴"五步法"针刺为主治疗视神经萎缩临床研究［J］.中国中医基础医学杂志,2011,17(10):1135.

［7］闫晓玲,韦企平,李丽,等.针刺眼周三穴联合风池穴治疗视神经萎缩的临床疗效分析［J］.北京中医药大学学报,2014,37(6):420.

［8］金廷恒,周冬辉.电针联合中药治疗视神经萎缩临床观察国医论坛［J］.2018,33(2):37.

［9］张红梅.复方樟柳碱注射液穴位注射治疗视神经萎缩的疗效观察及护理［J］.内蒙古医学杂,2017,49(4):493.

［10］天津市眼科医院新医疗法组.头针治疗视神经萎缩的疗效观察［J］.新医药学杂志,1977,(9):28.

［11］蔡萧君,王丽媛,赵晓龙.针刺眶内穴位结合头针治疗视神经萎缩的疗效观察［J］.中国中医眼科杂志,2015,25(4):236.

［12］李桂森,张晓莉,刘伟,等.刺入式氦氖激光针灸治疗视神经萎缩:附 25 例 39 眼报告［J］.吉林中医药,1990,(4):15.

［13］杨海燕.耳穴贴压配合丹栀道遥散治疗视神经萎缩［J］.中国针灸,2002,22(2):97.

［14］李健.针刺配合穴位注射治疗视神经萎缩 55 例临床观察［J］.医学信息,2011(4):1268.

［15］张保,彭力,周立志,等.艾灸配合穴位注射治疗视神经萎缩疗效观察［J］.上海针灸杂志,2012,31(11):833.

第四节　Leber 遗传性视神经病变

【概述】

Leber 遗传性视神经病变,简称 Leber 病,为目前世界上最常见的青少年致盲疾病之一。由德国学者 Leber 于 1871 年首先报道。是一种比较少见的,线粒体 DNA 突变导致的遗传性视神经病变(多由线粒体 DNA11 778、14 484 或 3 460 等位点突变引起),由于线粒体 DNA 只通过母亲传给下一代,女性为遗传基因携带和传递者,即母亲将其线粒体 DNA 传递给子女,但只有女儿能将此线粒体 DNA 传递给下一代。故本病属于母系遗传病。男性发病多于女性,我国男女比例为 6∶4(西方为 9∶1),发病年龄多在青春期(18～23 岁)。存在种族差异。本病只有少数患者视力有自愈倾向,多在半年后发生。但与原发突发位点关系密切,其中以 11 778 位点突变者恢复最少,14 484 位点突变者恢复较多,而 3 460 位点突变者介于二者之间。本病预后较差。目前,尚无有效治疗本病的药物和技术。

本病在中医学属于视瞻昏渺、青盲。有关病机主要责之于先天禀赋不足,肝肾阴亏,精血不濡于目,致目窍萎闭,神光泯灭。

针灸治疗,在古代医籍中有视瞻昏渺、青盲的记载,可参阅以上有关章节。

现代针灸治疗本病,尚未引起我国针灸界的重视。经著者查阅,仅找到两篇临床资料,且均为个案报道,共 3 例,分别发表于 2016 年和 2020 年,均为青春期男性患者,经基因检测均为 DNA11 778 位点突变者。采用眶内穴为主结合头部穴、配合肢体穴。均获良效。著者自 2015 年接触本病至今,通过 5 例的治疗,也积累了一些经验。总体来说,针灸治疗本病,还只能说是起步阶段,考虑到至今仍是眼科的难点和热点,特增加此节,供读者参考。

【临床表现】

1. 症状

二眼常同时发病或先后发病。多呈急性、亚急性、无痛性视力下降,急性期视力可急剧下降至仅见指数。视力大多数在 0.1 左右,很少有全盲者。色觉障碍,常见为后天获得性,表现为辨色困难,可累及红绿色或影响黄-蓝和红-绿,以红绿色盲多见。

2. 体征

眼底检查:早期为视盘充血,盘周有毛细血管扩张及神经纤维肿胀,视网膜动静脉不同程度迂曲扩张。至慢性表现为视盘色淡或苍白色。

视野:视野缺损、暗点(以中心暗点和旁中心暗点最多见)、偏盲。

【治疗】

(一) 古籍记载(略)

(二) 现代方法

1. 体针

(1) 取穴

主穴:睛明、球后、上明。

配穴:①风池、新明 2、目窗、四神聪、印堂,太阳、养老、三阴交、太冲,②脑户、脑空、合谷、率谷、肝俞、膈俞、肾俞、足三里、光明。

(2) 操作

主穴均取;配穴每次取一组,二组交替,每组酌选头面穴肢体穴各 4 至 5 个,轮用。用(0.25~0.30)mm×(25~50)mm 之毫针。睛明、球后、上明三穴,先以押手固定眼球,选择眶缘与眼球间隙,右手垂直缓慢捻转进针,进针后向眼球后方向深刺,至眼球出现明显酸胀感为度,若未见明显酸胀感,可再实行轻捻转手法,手法运针 0.5 min,捻转频率 60～90 次/min,幅度 150°～180°,使眼球及眼眶周围出现较强的麻胀感。风池穴用长 40 mm 毫针刺入,针尖向同侧目内眦方向进针 1～1.4 寸,反复提插捻转至有针感向前额或眼区放射。新明 2 垂直进针 0.3～0.5 寸,手法及针感同风池穴。目窗透头临泣,养老穴向内关方向,均透刺 0.7～1 寸。肝俞、膈俞向脊柱方向 70°角透刺 1～1.2 寸,脑户、脑空向下平刺 0.3～0.7 寸。其余穴均垂直进针,常规刺法。留针 30 min。眶内穴注意出针时要按压针孔,以防皮下血肿。疗效欠佳时,取针后嘱患者以俯伏坐位,在耳后头项连接处找肌紧张点和条索状阳性点针刺,针尖朝向眼球,行针以眼球有酸胀感最佳,留针 10 min。

上法隔日 1 次或 1 周治疗 2～3 次,10 次 1 个疗程,疗程间期休息 2 日。一般需治疗半年以上。

（3）疗效评价

用以上法共治疗 3 例。其中,第一例,针刺前,右眼:手动/20 cm,左眼:手动/眼前,30 个疗程后视力完全恢复正常。第二例,针前裸眼视力右眼 0.8,左眼指数/30 cm,经 7 个月左右治疗:复查双眼视力均为 0.7。第三例,视力右眼:0.01～0.2、左眼 0.01～0.09（均矫正）,治疗后恢复至右眼:0.6、左眼:0.4（均矫正）。

（三）张仁经验

1. 验方

（1）取穴

主穴:①新明 1、上天柱、风池、上健明、承泣、百会;②视区、视联络区（头皮针穴）。

配穴:球后、太阳;肝俞、肾俞。

（2）操作

主配穴均取。主穴第一组,针刺法:新明 1、上天柱、风池,均以 0.30 mm×40 mm,之毫针,新明 1 用强行气法,余二穴用导气法,尽量促进得气感向前额以至眼区放散;眶内穴,以 0.25 mm×25 mm 之毫针,刺之得气,并用弱行气法,使酸胀感扩至眼球周围,百会向后平刺 0.8 寸;第二组用电针法:视区、视联络区以 0.30 mm×25 mm 之毫针,刺入帽状肌腱下层,进针约 0.9 寸,快速捻转 180～200 次/min,持续 1 min,再接通电针仪,连续波,频率为 4～6 Hz,强度以患者可耐受为度。均留针 30 min。取针后,再取配穴,行穴位注射法:球后穴和太阳穴用甲钴胺注射液 1 ml(0.5 mg/1 ml)和复方樟柳碱注射 2 ml。以注射针头快速破皮,缓缓刺之得气后,每侧穴分别注入甲钴胺注射液 0.5 ml(球后穴)和复方樟柳碱注射液 1 ml(太阳穴)。另以黄芪注射液注射肝俞、肾俞穴,每次取一对穴,两对穴交替选用,每侧穴注入 2 ml。少年儿童患者,可酌量减少用药种类和穴区数量。

上法,第一疗程每周 3 次;第二疗程起改为每周 2 次。一疗程为 3 个月。

(3) 体会

由于 Leber 遗传性视神经病变,属于难治性眼病。本病中医病因病机为:禀赋不足、脑神闭匮、目络瘀塞及眼窍不开而致的神光不得发越。处方即针对于此:肝俞、肾俞即用以补益肝肾精气;头皮针与百会,以醒脑调神;上天柱、风池,新明 1 疏通膀胱经、胆经及三焦经三条入眼之经脉;眶内诸穴更有助开启目窍、激发神光之功。本方也符合著者中取结合近取配合远取之组方原则。在操作上,更强调体针、头皮针和电针、穴位注射等多种针法综合运用。从而达到疏通瘀阻之目络,开启郁闭之玄府,使神光得以发越的作用。

2. 医案

潘某,男,24 岁,大学生。初诊日期:2015 年 8 月 13 日。

主诉:视物模糊近 1 年,加重三月余。

现病史:患者系山东某大学在读学生。身体一向健康,双眼视力原有屈光不正(近视),但矫正视力一直保持在 1.0～1.2。2014 年 5 月 1 日,因跑步后,双眼视物突然模糊。就诊于当地医院,查视力:右 0.5,左 0.6(矫正)。之后,病情进展迅速,5 月 29 日,视力跌至:右眼 50 cm/指数,左 0.1(矫正)。2014 年 6 月经上海某三级医院诊断为垂体瘤,并行切除。术后视力有所提高:右 0.1,左 0.5(矫正)。但至 7 月,视力又复下降,双眼均为 30 cm/指数。后经上海多家医院眼科及专科医院诊治,及北京解放军总医院住院。当时诊断为双眼视神经萎缩,并怀疑 Leber 遗传性眼病。包括应用神经节苷脂等药物以及体外反搏等,效果不显。后至北京某著名眼科医院,确诊为 Leber 病。原发突变位点为 3460 型。因其父亲在沪打工,患者决定休学 1 年,前来上海诊治,经人介绍由其父亲引领来著者处治疗。

　　检查:双眼外观正常。眼底:视盘色淡,颞侧明显,边界清。视力右眼 30 cm/指数,左眼 0.1(矫正)。视野有中心暗点和旁中心暗点。脉舌无异常。

　　上方治疗,每周治疗 2～3 次,3 个月为一疗程。第 1 疗程结束,眼底症状好转,视力双眼分别为右眼 0.05,左眼 0.12(均为矫正视力,下同),可单独来门诊治疗。半年后恢复至右眼 0.12,左眼 0.2,眼底检查未见明显异常;1 年后双眼视力均为 0.5,回原大学继续上学,并完成学业。

　　按:本例为著者治疗本病的第一个病例。本处方即是在该例治疗过程中初成雏形。之后至今又治疗 7 个病例。通过逐步完善而成方案,并总结出以下几点体会,供读者参考。①针灸的疗效与基因检测的 DNA 突变位点有一定关系,如本例为 3 460 位点突变引起。而著者治疗的其他 6 位,均为 11 778 位点突变者。本例,无论在起效时间、疗效情况及预后,均较其他几位为好;②针灸疗效与年龄、病程可能有关。在 7 例中,仅有一位女性,且为 11 岁的少儿,发病时间半年左右。针刺 8 月左右,其左眼由 0.02 上升至 0.7;右眼由 0.5 上升至 0.8;③针灸疗效与疗程有一定关系,二例疗效明显的患者,一直保持有规律的坚持针刺治疗,长达 8 个月至一年。其他几位多不到 3 月,疗效就不够理想。

【主要参考文献】

［1］徐波,陈果,陈俊军,等.陈俊军教授针刺治疗 Leber 遗传性视神经病变 1 侧中医药导报[J].2016,22(15):111.

［2］周美玲,陈炜雄,张宏.针灸治疗 Leber 遗传性视神经病变病案两例[J].中国中医基础医学杂志,2020,26(3):372.

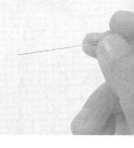

第十四章
近视、斜视、弱视

第一节 青少年近视

【概述】

近视指在调节放松的状态下,平行光线经眼球屈光系统后聚焦在视网膜之前。以裸眼远视力差,眼易疲劳,中度以上近视可出现眼底改变为主要特点,是一种最常见的屈光不正。按屈光成分分类,分为:屈光性近视(又称功能性近视、假性近视),轴性近视(又称真性近视);按近视的程度分类,分为低度近视、中度近视和高度近视(−6.00D 以上)。按病程进展和病理变化分类,又分为单纯性近视和病理性近视,前者一般进行至 20 岁左右,近视度数不再增加;后者多见于高度近视者,终生发展不停。形成近视,主要有两个因素。一是遗传因素:以高度近视更为明显,有遗传因素者,患病年龄较早,度数多在 600 度以上。二是环境因素:近视眼的发生和发展与长期过近视物关系非常密切。本病青少年多见。2019 年 5 月初,国家卫生健康委发布 2018 年全国儿童青少年总体近视率为 53.6%。目前全世界 26 亿近视患者中,我国占 6 亿多。因此近视发病形势严峻,近视防控任务艰巨。目前治疗除配载眼镜矫正视力外,尚无确切安全有效的治疗方法。

中医学中,对此又称"近视""视近怯远""目不能远视"等。"近视"一名,首见于清代医家黄庭镜之《目经大成》。但对该症的认识,则在《诸病源候论》就有记载:"劳伤肝腑,肝气不足,兼受风邪,使精华之所衰弱,故不能远视"。多因禀赋不足,肝肾两虚,目失濡养,神光衰微;或因竭视劳瞻,耗气伤精,目失濡养,光华不能远及。

针灸治疗近视,在我国古代医学文献中,始见于《针灸甲乙经》。历代医著多有载述,尤其是编撰于元明之间的眼科专著《秘传眼科龙木论》,内有"针灸经"一卷,专论治疗眼病的穴位和针法,其中包括不少有关近视的内容。在明代的针灸著作,如《针灸大成》等,亦有载述。

针灸治疗近视眼的现代报道,始于20世纪50年代,有的单位还作了百例以上大样本的观察。从20世纪60年代开始,皮肤针叩打被用于青少年近视眼的治疗。皮肤针法及所发现的正光穴,至今仍是治疗近视眼的重要方法和穴位。之后,有关文献呈波浪式曲折上升。但从21世纪初开始,临床报道有一定的下降趋势,这可能和针灸疗法远期疗效不够明显及手术和多种其他物理疗法推广有关。在取穴上,据统计以攒竹、太阳、睛明穴和"丝竹空—攒竹"配伍集使用频次最高。在方法上,以体针和皮肤针用得最多,并涉及耳针(主要用耳穴贴压)、头皮针、穴位埋线、激光穴位照射、鬃针、腕踝针、隔核桃灸法及雷火灸等各种刺灸之法。其中观察得最为深入的是皮肤针法,多项临床研究表明:皮肤针治疗可以明显提高青少年近视患者的裸眼视力,降低屈光度,可以使晶状体前后径变短,睫状体厚度变薄。

通过半个多世纪的大量的治疗实践,已在一定程度上揭示了针灸治疗青少年近视眼的初步规律:①针灸不仅对单纯性近视有效,对病理性近视也有一定效果;②疗效与疗前视力和屈光度有关,普遍认为0.1~0.3视力为一分界线;③病程增加,则愈显率下降,但都有不同程度效果;④年龄愈小,假性近视,治愈倾向越大,以10岁以下患者最为显著;⑤不戴眼镜者,治疗效果要较戴眼镜者好。另外,有遗传史者,疗效较差。

关于针灸治疗近视的机理,早在1960年代就有人探讨。近年来,国内外一些学者以皮层视区诱发电位为指标进行了实验观察,发现针刺可能是通过网状结构来发挥作用的。不过,有关基础研究尚不多。

已有的工作表明,针灸治疗近视眼,近期疗效较为确切,但远期效果尚不够满意。因此,预防仍是极为重要的一环。

【临床表现】

1. 症状

远距离视物模糊,近距离视物好;近视度数高者,常伴有夜间视力差、飞蚊症、漂浮物、闪光感等。可引起头痛、眼痛、眼眶酸等视疲劳症状。

2. 体征

屈光性近视:远视力减退,近视力正常,眼轴长度正常或基本正常。可伴有外隐斜或外斜视或眼球突出。轴性近视:眼轴变长,超出正常范围。高度近视:可发生程度不等的眼底退行性改变,如玻璃体变性、视盘近视弧形斑、豹纹状视网膜、黄斑病变等。上述三类近视,验光均为近视屈光状态,远视力可用负球镜矫正。

3. 分级:轻度近视:<-3.00D;中度近视:-3.00D;~-6.00D;高度近视:>-6.00D。

4. 分类

(1) 单纯性近视(屈光度多在-6.00D之内):近视进行至20岁左右停止。

(2) 病理性近视(屈光度超过-6.000):近视终生进行不停,常伴有后葡萄膜水肿、脉络膜变性萎缩及其他眼底改变。

【治疗】

(一) 古籍记载

1. 取穴

(1) 经穴:睛明、目窗、攒竹、瞳子髎、阳白、天府、承泣、手三里、偏历、肝俞、地仓。

(2) 阿是穴

阿是穴位置:目外眦、发际。

2. 治法

(1) 针刺:攒竹,先泻后补。

(2) 灸法:用于阿是穴。以直接灸法,每穴1壮。

3. 文献辑录

《针灸甲乙经·卷之十二》:目眽眽不可远视,水泉主之。

《备急千金要方·卷三十》:阳白主目瞳子痛痒,远视眽眽。

《太平圣惠方·卷一百)》:肝俞……目眽眽,无远视也。……牵眼眽眽不远视,灸两眼小眦上,发际,各一壮,立差。

《扁鹊心书·卷上》:三里……治两目眽眽,不能视远。

《针灸资生经·第六》:目窗,主目瞑,远视眽眽。

《秘传眼科龙木论·卷之八》:攒竹:……治目眽眽,远视不明。……瞳子髎:……远视眽眽。

《针灸大成·卷六》:偏历……睫目眽眽。

(二) 现代方法

1. 电梅花针

(1) 取穴

主穴:分2组。①正光1、正光2;②睛明、承泣。

配穴:风池、内关、大椎。

(2) 操作

主穴以第 1 组为主,如效不显改用第 2 组,亦可交替使用。配穴酌取 1～3 个。以电梅花针具,接通晶体管医疗仪通电,电源电压 9 V,电流小于 5 mA;或接电针仪,频率调至 60～120 次/min。然后在正光 1 和正光 2 穴区 0.5～1.2 cm 范围内均匀叩打 20～50 下;睛明、承泣穴,每穴叩打 5 min 左右。配穴叩打法同正光穴。每日或隔日 1 次,10～15 次为一疗程。疗程间隔半月。

(3) 疗效评价

疗效评定标准:临床痊愈:视力达 1.0 或以上者;显效:视力增加 3 级(按视力表每一行或 0.01 至 0.09 为 1 级),但未达到 1.0 者;进步:视力增加 1～2 级者;无效:无增进或增进不到 1 级者。

用以上法治疗 3 030 眼,总有效率 83.9%～99.0%。

2. 体针(之一)

(1) 取穴

主穴:承泣、睛明、球后。

配穴:翳明、风池、四白、合谷、攒竹、太阳。

(2) 操作

主穴每次取 1～2 穴,酌配 1～2 个配穴。承泣穴,取 0.25 mm×40 mm 之毫针,以 30°角向睛明方向斜刺,约刺入 1 寸左右,待眼区周围有酸胀感或流泪时,轻轻捣刺 3～5 下,注意不宜大幅度提插,留针 10 min。球后、睛明穴,直刺 1.5 寸,送针宜缓,不可捻转提插,待眼球有明显的酸胀感时留针 10 min。翳明、风池穴,宜用 0.30 mm×40 mm 之毫针,刺入 0.8 寸,获得针感,即留针 10 min。余穴进针后,施捻转手法,中强度刺激,得气即可。留针 15 min。每日 1 次,10 次为一疗程,疗程间隔 3 日。

(3) 疗效评价

共治疗 6 186 眼,临床痊愈 2 372 眼,显效 1 950 眼,有效 1 562 眼,无效 340 眼,总有效率为 94.5%。

3. 耳穴贴压

(1) 取穴

主穴:①眼、皮质下、近视;②眼(或目 1、目 2)。

配穴:肾、肝、神门、心。

近视穴位置:位于耳甲腔食道穴与口穴之间。

（2）操作

主穴取一组,二组单独用也可轮用。均结合运用配穴。第一组主穴及配穴均以耳穴贴压:先用 75％酒精棉球将患者耳郭清洁拭干,用探棒在所选穴区找出敏感点。将耳穴贴(王不留行或磁珠),贴于选定耳穴之敏感点。应耳郭内外对贴,以加强刺激。患者每日自行按压 3～4 次,每穴 1 min,每次按压以穴位处有胀痛并有灼热感为度。第二组主穴,贴压图钉型揿针,注意严格消毒,每次贴一侧耳,二耳轮替。嘱患儿每日自行按摩贴压穴位 3 次,每次 1～2 min。局部宜出现酸、麻、胀、痛、热或放射传导等感觉。每周换贴 2 次,10 次为一疗程,疗程间隔 1 周。

（3）疗效评价

用以上法共治疗 3 539 例,总有效率为 72.1％～87.5％。

4. 穴位激光照射

（1）取穴

主穴:睛明、承泣、攒竹、太阳。

配穴:风池、光明、养老、合谷。

（2）操作

每次以主穴为主,如效不显可酌加配穴。每次选 2～3 穴,穴位交替轮用。病人取仰卧位,以下列两种激光器,任选一种进行穴位照射。一为氦-氖激光器照射,波长为 632.8 nm,功率为 1.5～2 mW,工作电流强度为 6 mA。患者取正坐位,双目闭合,光束垂直照射,眼部穴每穴照射 2 min,余穴为 4 min。光斑直径小于 1.5 mm,光束发射角小于 2 mrad(毫弧度)。二为脉冲模式半导体激光器照射,波长为 650 nm,输出功率 ≤5 mW,光斑直径 1～2 mm,光导纤维垂直对准穴位照射,每次 7 min。均为每日 1 次,10 次为一疗程。疗程间隔 3～5 日。

（3）疗效评价

共治疗 468 例。其中,以氦-氖激光器照射治疗 417 例,近期有效率为 85.4％～91.5％。部分患者,于一学期(半年)后随访复查,总的有效率降为 61.2％。表明远期疗效尚不满意。以脉冲模式半导体激光器照射,治疗 51 例计 99 眼,临床痊愈 27 眼、显效 17 眼、有效 53 眼、无效 2 眼,总有效率为 98.0％。

5. 腕踝针

（1）取穴

上1穴。

(2) 操作

双侧穴均取,以(0.25～0.30)mm×40 mm之毫针,与皮肤成15°角速刺进针,然后,把针体放平,使之贴近皮肤,缓缓向近心端方向送针。应无疼痛和得气感。留针1小时。留针时,患者宜向远处眺望。每日1次,10次为一疗程,疗程间隔3～5日。

(3) 疗效评价

共治疗151例,229眼,结果临床痊愈17眼,显效97眼,有效139眼,无效46眼,总有效率为84.9%。

6. 核桃壳灸

(1) 取穴

主穴:阿是穴。

配穴:目1、目2、眼、肝、肾、神门、心、脾。

阿是穴:患眼。

(2) 操作

先特制灸用眼镜架1具,并放置经野菊花、石决明煎煮液浸泡2日之核桃壳,在距1寸处插上一寸左右艾卷段。架在患者之患眼前,点燃,令闭眼,约灸20 min左右。每日1次,2周为一疗程。为加强疗效,可选4～5个配穴,用耳穴贴(王不留行籽)贴压,每次一侧,二侧交替,嘱患者自行按压,每日3次,每次每穴2～3 min。每周换贴1～2次,2周为一疗程。

(3) 疗效评价

用以上法共治疗75例,临床痊愈9例,显效15例,有效29例,无效22例,总有效率为70.7%。

7. 头皮针

(1) 取穴

视区。

(2) 操作

双侧均取,用(0.30～0.35)mm×75 mm之毫针,沿头皮下斜刺入帽状肌层下层进针至要求深度,以200次/min的速度持续捻转2～3 min,留针20 min,出针前复行针1～2次。每日或隔日治疗1次,4周为一疗程。

(3) 疗效评价

用以上法共治疗43例86眼,结果恢复正常37眼,有效47眼,无效

2 眼,总有效率为 97.3%。

8. 体针(之二)

(1) 取穴

新明 1、新明 2。

(2) 操作

主穴均取。新明 1,按常规针法诱导针感至眼区,运针 1～2 min,不留针。新明 2,常规针法进针至得气,小幅度向前下呈弧形快速旋转式捻针,频率在 200 次/min 以上,使眼球有热胀感,运针 1 min,不留针。每日 1 次,仅取患侧。10 次为一疗程,疗程间隔 3 天。

(3) 疗效评价

共治 630 例计 1 240 眼,经三个疗程治疗,结果临床痊愈 970 眼,显效 220 眼,有效 43 眼,无效 7 眼,总有效率为 99.4%。

9. 鬃针

(1) 取穴

阿是穴。

位置:眼角内侧上、下泪小点,双侧共 4 个。

(2) 操作

鬃针制作:选择健康活黑猪,取颈上部的猪鬃,剪成 4.5～6.0 cm 长,取盐、碱各等份和醋少许,搅拌均匀后放入猪鬃浸泡 1 小时,再用手搓 15 min,然后用凉水洗净,阴干后经高压消毒,放入 75% 酒精浸泡备用。

取上、下泪小点,使其充分暴露,手持鬃针垂直刺入泪小点 1.5 mm,然后转向水平方向向泪小管进针 4～15 mm,轻轻捻转,以使患者感到局部酸麻为度,留针 5 min。起针后嘱患者闭眼 10～15 min。每日治疗 1 次,10 次为 1 个疗程,停治 3 日后行下 1 个疗程治疗。一般须治疗 3 个疗程。

(3) 疗效评价

共治疗 1 162 眼。结果临床痊愈 424 眼,显效 456 眼,有效 246 眼,无效 36 眼,总有效率 96.9%。其中对 962 眼作了为期一年的随访,发现有效率下降至 52.8%。

10. 艾灸

(1) 取穴

主穴:攒竹、鱼腰、丝竹空、瞳子髎、球后、承泣、睛明。

配穴:风池、大椎、肝俞、肾俞、光明、合谷。

(2) 操作

主穴均取,效不显时酌加配穴。可用市售药艾条施灸。医者立于患者前侧面,将点燃之药艾置于灸具中,手持灸具对准患者眼部进行悬灸,患者双眼微闭。注意随时吹掉药灰,保持红火,灸至皮肤潮红、感觉发热为度。先眼部各穴灸约 2 min,再围绕眼睛慢慢旋转各灸 1 min。待眼周皮肤微发红发热后,对准眼睛进行灸疗,两眼交替进行。药艾离眼的距离以患者自觉舒适为度。每次灸疗 20 min 左右。配穴,先灸风池、大椎,后灸肝俞、肾俞、光明和合谷。每穴灸 2 min。每日 1 次,12 次为 1 个疗程。疗程间停灸 5 日。

(3) 疗效评价

共治疗 625 眼,显效 187 眼,有效 366 眼,无效 72 眼,总有效率为 88.5%。

11. 砭石

(1) 取穴

主穴:①头面相关经脉;②睛明、攒竹、鱼腰、丝竹空、太阳、四白、承泣、阳白、风池。

配穴:阿是穴。

阿是穴位置:眼周、眼眶。

(2) 操作

主穴配穴均取,用特制之砭石治疗。患者平躺于治疗床上,自然放松、闭目,术者立于患者左侧,先行循经刮压:用砭石循经轻刮、轻按头面部相关经络,顺序为:胆经(右侧)→膀胱经(右侧)→督脉→膀胱经(左侧)→胆经(左侧)→胃经(先右侧后左侧),每条经络刮压 0.5 min,共约 4 min。其次,按揉穴位:手持砭石循序按揉睛明、攒竹、鱼腰、丝竹空、太阳、四白、承泣、阳白、风池 9 个穴位,每一穴位按揉约 0.5 min,先右侧后左侧,每穴重复 2 次;共约 5 min。再行刮揉眼周:手持砭石刮揉眼周组织,循序为先右眼后左眼,由内向外依次刮揉眉毛、上睑、下睑,令眼周肌肉放松,约 2 min。刮按眼眶:手持砭刀刮按眼眶,重点刮按眼眶内脂肪结节。上下眼眶重复操作 1 次,每次刮按 1 min,共约 2 min。最后,刮揉睛明至上迎香:自睛明穴用砭石刮揉至上迎香穴,反复操作 3 次,约 1 min。结束手法:同刮揉眼周操作,令眼周肌肉放松。每次操作共计约为 20 min。每日 1 次,10 次为一疗程,一般须二个疗程以上。

（3）疗效评价

共治疗 52 例,结果:显效 38 例,有效 11 例,无效 3 例,总有效率为 94.2%。

12. 穴位埋线

（1）取穴

太阳、晴明、翳明、承泣、足三里、风池、合谷、攒竹。

（2）操作

上穴均取。常规严格消毒皮肤后,采用改良后简易注射法,将医用羊肠线剪为约 1.0 cm 线段,浸泡于 75% 酒精中,用 7 号注射器针头将线段植入穴位,深度大约 1.0 cm。每隔半月进行一次埋线,2 次为 1 个疗程。

（3）疗效评价

共治疗 70 例(130 眼),显效 52 例,有效 11 例,无效 7 例。总有效率为 90.0%。

（三）张仁经验

1. 验方

（1）取穴

主穴:攒竹、瞳子髎、翳明、上健明(或球后)。

配穴:①正光 1、正光 2;②眼、目 1、目 2、肝、肾(耳穴)。

（2）操作

主穴为主,配穴酌加。主穴每次取三穴,其中上健明、球后可交替轮用。攒竹穴可在略向内摸到眶上孔处取穴,以 0.30 mm×25 mm 毫针刺入,略作捻转至眼眶有明显酸胀感;翳明以 0.30 mm×40 mm 毫针,直刺或向同侧瞳孔方向略斜刺 1.4 寸,行小幅度提插捻转,针感向同侧头颞部或眼区放射为佳;球后、上健明穴选用 0.25 mm×25 mm 毫针刺入,垂直缓慢用压刺法进针,即以拇指指腹将针柄用压力送针至眼球出现明显酸胀感为度,不捻转,如不出现针感,可略作提插。针后以攒竹、瞳子髎穴为一对,接通 G6805 电针仪,要求眼睑上有跳动。用疏密波,频率为 2 Hz/10 Hz,强度以患者可耐受为宜,通电 30 min。去针时非眼周穴再按上述手法操作一次。针刺结束后,对真性近视者加配穴,轻者取一组,近视明显者二组同用。配穴中正光 1、正光 2 穴采用皮肤针叩刺,即在上述穴去针后,用皮肤针在穴区 0.5~1.0 cm 范围内做均匀轻度叩打,每穴点叩刺 50~100 下,使局部微红而不出血。另一配穴为耳穴,用耳穴贴(王不留行籽或磁珠)贴压。每次一侧耳,二侧交替。嘱患耳每自行按压,每日 3 次。每周治疗 2 次,10 次为 1 个疗程,2 个疗程间一般不做间隔。

（3）体会

从已有的临床实践看,本方适用于不同年龄的青少年假性近视患者,对真性近视也有一定效果。且在针后即刻,视力多可提高。著者认为,据中医理论,本病在青少年多因劳瞻竭视,眼区气血阻滞,精血不足以充养双目。治疗上以疏调局部气血为主,故重点取眼区穴。配穴之正光 1、正光 2 为 20 世纪 60 年代发现之用于近视弱视的效穴。耳穴贴压,易为儿童所接受,且持续刺激时间长。上述针刺、脉冲电和皮肤针叩刺、贴压四法,达到机械刺激、电刺激、深部点刺激和浅部面刺激相结合,故能起效。

但本法从长期追踪观察看,近期效果显著,而远期疗效不太理想。这可能与不重视用眼环境的改变有关。因此,在治疗同时,必须要求患儿改变用眼习惯和环境。

2. 医案

（1）假性（屈光性）近视

宗某,男,9 岁,学生。初诊日期:2005 年 7 月 11 日。

主诉:双眼视物模糊 4 个月。

现病史:自今年 3 月以来,发现注视黑板上的小字模糊不清,每于阴雨天或光线不足时为甚,但近距离看书,小字依然清晰可见。上月学校体检方知视力下降。故要求针灸治疗。既往体健,视力一直良好。父母均有近视史,其父为高度近视。查:双眼裸视力,左 0.8,右 0.5。屈光度数,左 -0.5D,右 -1.25D。眼底正常。

治疗:以上方第一次针后,患者就诉眼前发亮,即测视力,右眼升至 0.7。但尚不稳定,第二次来诊时,视力又回到原位。经 1 疗程的针治,视力稳步上升,左 1.0,右 0.8。2 个疗程后,视力左右均为 1.0。经过 2 个月的针灸治疗,视力左 1.2,右 1.0。嘱其家长注意督促其用眼卫生。以后患者每隔 1~2 周来针治 1 次,半年后复查,视力左 1.2,右 0.9。1 年后随访,裸眼视力仍保持左 1.0+,右 0.9。

按:本例患儿是著者治疗的诸多患者中,远期效果仍稳定的一例。一般而言,父母有近视,特别是高度近视者,因为遗传的原因,子女容易近视。本案就是一例。之所以有较好的近期和远期效果,除了针灸因素外,与早期治疗,裸视力基础好及父母亲重视等都密切有关。

(2) 真性(轴性)近视

李某,女,7 岁 5 月。初诊日期:2020 年 8 月 3 日。

主诉:双眼视力下降半年余。

现病史:患儿原视力基本正常。今年(2020 年)年初因疫情影响,在家上网课,用电脑时间较长,逐渐出现喜眯眼视远物的现象,且不断加重。但未引起家长重视。不久前,学校体检发现双目轻度近视。因父母均有高度近视史,于 7 月 29 日,带其去本市某三甲专科医院诊治。经扩瞳检查发现视力:右侧 0.6,左侧 0.8(均裸眼视力);眼轴:右侧 23.30,左侧 23.06.显示眼轴增长,考虑为轴性近视。曾给予用阿托品液滴眼做眼保健操等防控,效果不显。经邻居介绍,特来本人特诊部,要求针刺治疗。

检查:患儿体健稍胖,神情活泼。裸眼视力:右 0.5,左 0.7$^+$。脉舌无异常。

治疗:取主穴,加耳穴:眼、神门、肝、肾,采用王不留行籽压丸。针刺与压丸合用,每周 2 次。结果:于 10 月 4 日查视力。右 0.8,左 1.0(均裸眼视力),眼轴:右侧 23.00,左眼 22.94。有所改善。因患儿学校距门诊较远,再加其业余课程多,建议其在附近社区卫生服务中心继续针灸治疗。据其母微信告知,效果亦佳。

按:与近视相关的主要发病原因之一是遗传。本患儿的父母均为高度近视,所以尽管属于早期发现,但已成轴性近视。针灸能否改善眼轴的变化,一直有争议。从本例患儿实践表明,应该是有可能的,当然,还有待更多的病例来证实。

由于当前学生课业较重,每周 3 次针灸治疗很难坚持,多数只能 1~2 次,为了维持和提高疗效,采用耳穴贴压也是一个较好的辅助疗法,既能延长刺激时间,又能为患儿所接受。

【主要参考文献】

[1] 汪宝麟.针术对近视眼疗效的初步观察[J].哈医学报,1958,4(1):34.

[2] 张守康,邓晓辉,张丽霞,等.电梅花针治疗青少年近视多中心临床观察[J].中国中医眼科杂志,2011,21(2):74.

[3] 葛书翰,徐苯人.针灸治疗近视眼 1 100 例疗效观察[J].中国针灸,1986,6(1):12.

［4］陈朝明,严金保.针刺治疗青少年近视眼1866例临床疗效观察［J］.中级医刊, 1986,(4):48.

［5］陈作慎.耳穴埋药治疗青少年近视眼(905眼)近期疗效观察［J］.中国针灸, 1986,6(3):9.

［6］王利华,刘薇,杨慧英.揿针针刺耳穴治疗青少年近视635例临床分析［J］.青岛大学医学院学报,2006,42(12):294.

［7］康敏,吴志红.He-Ne激光穴位照射治疗青少年近视眼198例疗效观察［J］.激光杂志,1995,16(3):139.

［8］傅甜,易敬林.半导体激光穴位照射治疗青少年近视疗效观察［J］.江西医药, 2011,46(4):312.

［9］江洋.腕踝针治疗近视眼151例［J］.上海针灸杂志,1987,(4):11.

［10］赵博嘉.核桃壳眼镜灸治疗青少年近视的临床观察［D］.长沙:湖南中医药大学,2021.

［11］成定满.头皮针矫治中学生假性近视43例效果观察［J］.陕西中医,1988,9 (2):562.

［12］聂晓丽.针刺新明穴治疗青少年近视眼630例［J］.中国针灸,1997,17(1):47.

［13］赫群,朱宁云.鍉针治疗青少年近视511例［J］.中国民间疗法, 2003,11(11):8.

［14］李杜军.药艾灸治疗青少年近视241例［J］.上海针灸杂志,2004,23(11):26.

［15］江洁慈.砭石疗法治疗青少年假性近视临床疗效观察［J］.辽宁中医药大学学报,2011,13(6):48.

［16］黄艳,莫春燕.穴位埋线与传统针刺治疗青少年近视对比观察［J］.中国继续医学教育,2019,11(32):149.

第二节　外展神经麻痹

【概述】

麻痹性斜视是指由于神经核或神经支或眼外肌本身的病变而引起的单条或多条眼外肌完全或部分麻痹所致的眼位偏斜,同时伴有不同程度的眼球运动障碍。以外展神经麻痹和动眼神经麻痹最为常见,本节讨论前者。

外展神经麻痹,又叫展神经麻痹,是眼科常见疾病之一。外展神经的主要功能是控制眼外直肌的运动。本病表现为眼球外展运动障碍。与糖尿病、外伤、占位性病变等多种疾病有关。多单侧发病。现代西医学除针对原发病外,主要是采用营养神经、扩血管、B族维生素、糖皮质激素等药物对症治疗。在药物等治疗效果不佳或无效 6 个月以上者一般建议手术治疗。

中医学中,本病称风牵偏视。又名目偏视、坠睛等。坠睛之记载,首见于《太平圣惠方》。在《证治准绳.杂病.七窍门》中曾作形象的描述:"瞳神反背,其珠斜翻侧转,白向外,黑向内也。"。其病因病机,或因气血不足,风邪乘虚入络,致目中筋脉弛缓;或因脾胃失调,聚湿生痰,复感风邪,风痰阻络致眼带转动不灵;或因头面肿瘤或外伤,眼络瘀阻等,引发本病。

针灸古医籍文献中,将斜视列为晌目,在晋代的《针灸甲乙经》中即有所载,并有"引目外眦而急"的针刺穴方。之后,在《备急千金要方》和《针灸资生经》都提到目系障碍的针灸穴方,虽不一定指的是本病,但可供参考。

现代用针灸治疗外展神经的早期临床文章,见于 1958 年。但之后的近 20 年,有关资料不多。自 1970 年代末开始,本病逐步引起针灸界的重视。有关临床报道激增,不过,相当一部分以麻痹性斜视命名。近 10 年来,本病仍是针灸界在眼病中重点关注的病症之一。在取穴上,以局部取穴为主,其中,攒竹、太阳、睛明、合谷是选取频次最多的穴位,另外还发现了一些具有独特疗效的经外穴。方法上以体针和电针疗法为多见,尚用头针、穴位贴敷、穴位注射、磁电疗法以及传统的隔核桃壳灸、火针等。

外展神经麻痹的治疗,著者发现对不同病因所致的本病,都有相当好的效果,但疗效与病程长短和损伤程度大小等相关。

【临床表现】

1. 症状

复视,表现为内斜视、眩晕等。

2. 体征

第一眼位表现为内斜,且内斜度数在向患侧注视时加大。患眼外转功能减弱,严重时外展不能超过中线,可出现代偿头位,面转向患侧眼的方向。视远的斜视度＞视近的斜视度。

【治疗】

(一) 古籍记载

1. 取穴

阳白、上星、攒竹、玉枕、额厌、水沟、三间。

2. 治法

针刺。

3. 文献辑录

《针灸甲乙经·卷之十二》：目眩无所见，偏头痛，引目外眦而急，颔厌主之。

《备急千金要方·卷三十》：玉枕主目系急、目上插入；……申脉主目反上视。

《针灸资生经·卷六》：阳白、上星、本神、大都、曲泉、侠溪、三间、前谷、攒竹、玉枕，主目上插。

睛目：水沟。

(二) 现代方法

1. 体针(之一)

(1) 取穴

主穴：①睛明、上明、承泣；②球后、瞳子髎、攒竹。

配穴：风邪袭络加风池、太阳、外关；肝肾亏损加肝俞、肾俞、三阴交、太溪；外伤气滞血瘀加膈俞、血海；气血不足加脾俞、胃俞、足三里。

(2) 操作

主穴每次取一组，二组交替，配穴据症酌加。嘱患者仰卧位，常规消毒后取头部及患眼眼周相应穴位，选用 0.25 mm×(25～45)mm 之毫针，在所选的穴位处快速进针。针眶内穴时应将眼球压向一侧，然后向眶内直刺 0.6～1 寸，针感以眼内酸胀为度，不提插、不捻转。眶外穴用透刺法：攒竹透睛明，太阳向丝竹空方向斜透，阳白向鱼腰方向透刺 1 寸，瞳子髎透向太阳。配穴针法：足三里、三阴交用 0.30 mm×40 mm 毫针，直刺施提插捻转补法加温针灸；肝俞、肾俞向脊椎方向斜刺 1 寸。针用补法加温针灸；膈俞、血海，针用泻法，余穴常规针法，施平补平泻。留针 50 min，每日 1 次，10 次为一疗程，疗程间隔 3 日。一般须治疗 5 个疗程以上。

(3) 疗效评价

疗效评定标准：临床痊愈：眼肌运动恢复正常，自觉各方位视野无复视；显效：眼肌运动基本恢复正常，正前方复视消失，次要或周边视野尚存在复视；有效：眼肌运动部分恢复或无明显障碍，自觉复视距离缩小，主要视野尚存在复视；无效：眼肌运动未见进步，复视无改善。

共治疗 459 例，结果临床痊愈 331 例，显效 33 例，有效 74 例，无效 11 例，总有效率为 97.6%。

2. 体针(之二)

(1) 取穴

①阿是穴 1、阿是穴 2、阿是穴 3；②眼肌穴。

阿是穴 1 位置：眼外眦角上 2 分，眶上缘内方。

阿是穴 2 位置：眼外眦角与球后连线中点，眶下缘内方。

阿是穴 3 位置：位于眼外眦角。

上述三个阿是穴又称外展经筋点，均处在眼外眦边缘。

眼肌穴位置：眼外肌眼球壁起点后 1 mm 处之肌腹上。

(2) 操作

任取一组主穴。均取 0.25 mm×40 mm 之灭菌毫针，常规消毒穴区。第一组穴：先针阿是穴 1，嘱患者向下内斜视，术者以手指向下内方轻压眼球，针向眶内成弧形刺入 0.8～1 寸。针刺阿是穴 2 时，嘱患者向内上斜视，术者以手指向上内方轻压眼球，针向眶内成弧形刺入 0.8～1 寸。针刺阿是穴 3 时，嘱患者向内视，术者以手指向内轻压眼球，针向眶内成弧形刺入 0.8～1 寸。以上三穴均以刺到外直肌为度。每日 2 次。第二组穴，先以 1% 丁卡因注射液充分表面麻醉，取准穴区后针刺，进针方向与眼球壁成 10°～15° 夹角，用力宜轻，进针深度约为 1 mm。在"眼肌穴"处柔劲快速小幅度推动眼球来回运动，频率为 120 次/min，行针时间为 1 min。行针后以抗菌眼液滴眼，预防感染。每日针 1 次。以 28 日为一疗程。

(3) 疗效评价

共治疗 70 例，临床痊愈 12 例，显效 22 例，有效 30 例，无效 6 例，总有效率为 91.4%。

3. 电针(之一)

(1) 取穴

主穴：①健明 3、上明；②瞳子髎、球后。

配穴：丝竹空、太阳、风池、光明、合谷。

健明 3 位置：球后外上 3 分，眶外侧缘内方。

(2) 操作

主穴每次取一组，二组可交替也可单独应用，配穴酌加。取第一组主穴时，患者取坐位或仰卧位，头稍后仰，穴位皮肤常规消毒，选用 0.25 mm×40 mm 灭菌毫针，先针健明 3 穴，医者以左手拇指向内上方固定眼球，针尖沿眼眶下缘稍偏向耳壳向眶尖刺 1～1.5 寸；针刺上明时，以左手拇指向下方固定眼球，针尖沿眶上缘向眶尖刺 1～1.5 寸，进针要缓慢，当遇到阻力时调整方向，到达要求深度后，不做提插捻转。针

第二组主穴,取同样体位,相同手法进针 1.2～1.5 寸。配穴,丝竹空向
鱼腰方向平刺,其余穴位均为直刺,得气后平补平泻。然后接通电针治
疗仪,健明 3 与上明相连.瞳子髎与球后相连,丝竹空与太阳相连,波型
为连续波,第一组主穴及配穴频率 100 Hz,第二组主穴用低频 30 Hz～
40 Hz,接通电源后患者能感觉到眼球周围有比较强烈的麻胀感,有的患
者甚至感到半个面部有麻胀感,强度以患者能耐受为度。每日治疗 1
次,每次治疗 30～50 min,10 日为一疗程。疗程间隔 5 日,一般要求 3
个疗程以上。

（3）疗效评价

共治疗 164 例,结果临床痊愈 135 例,有效 25 例,无效 4 例,总有效
率为 96.8%。

4. 电针（之二）

（1）取穴

主穴:①外直肌穴 1;②外直肌穴 2、丝竹空;③太阳。

配穴:风池、外关。

外直肌穴 1:外直肌肌腹的体表投影位点。

外直肌穴 2:外直肌眼球附着点后 1～3 mm 处。

（2）操作

每次取一组主穴,可交替取用,亦可仅用一组。配穴酌加。均取患
侧穴。第一二组主穴用 0.20 mm×25 mm 灭菌毫针,第三组主穴及配穴
用 0.30 mm×40 mm 灭菌毫针。穴区局部常规消毒。主穴每组针法:医
者左手轻轻将眼球向内侧推移,右手持毫针从眼球和眼眶之间沿着外直
肌肌腹走行方向斜刺入眼眶内 4 针,同时相对应的眼眶外平刺 4 针,针
刺深度 15～20 mm。眶内、眶外相邻两针连同一组电极,给予电流强度
1.5 mA、电压 9 V、频率 1.5 Hz,电刺激 40 min,治疗结束后,取下电极,
轻轻取出毫针,同时用消毒棉球按压 2 min。

第二组主穴:患者取仰卧位,嘱其闭目,医者一手轻按患侧眼球并固
定,一手持针采用指切进针法直刺丝竹空、外直肌穴 2,进针约 10 mm,
不可向内斜刺。进针后,采用顺时针单向慢捻转法行针约 1 min,并使针
身被肌纤维缠绕。取电针仪,用一组导线连接丝竹空（负极）、外直肌 2
（正极）,选择连续波,密波,强度视患者承受能力而定,通电时间 30 min
后拔针,需反向旋转后,轻轻拔出。

第三组主穴:选取太阳穴的穴位中心处,向曲鬓穴方向平刺一针,行

针使患者得气后,分别在第一针上下距离 2 mm、4 mm 处进针。与第一针的针刺方向平行刺入,进针深度约 0.4~0.5 寸,共计 5 针。并选取其中两组穴位,接通电针仪,其中上两穴为阳极,下两穴为阴极,疏密波,强度以患者可耐受程度,留针 30 min。

配穴:外关直刺、风池向鼻尖方向斜刺,针刺深度约 20 mm。留针时间同上。

上法每日 1 次,周末停针,10 次为一疗程,共观察 8 个疗程。

(3) 疗效评价

共治疗 242 例;临床痊愈 99 例,显效 17 例,有效 88 例,无效 38 例,总有效率 84.0%。

5. 穴位注射

(1) 取穴

主穴:阳白、丝竹空、承泣、瞳子髎。

配穴:肝俞、风池、脾俞、膈俞。

(2) 操作

药液:复方当归注射液,复方樟柳碱注射液。

主穴每次取 2~3 穴,一般仅取患侧。所选穴位常规消毒后,用 2 ml 一次性无菌注射器配 5 号齿科针头,抽吸复方樟柳碱注射液 2 ml,快速破皮,缓慢送针,至有针感时回抽无血后缓慢注入药液,每穴注入 0.5 ml,取针后,用消毒干棉签轻压局部以以防出血。配穴酌加,同法每穴注入复方当归注射液 1 ml。每日 1 次,10 次为 1 个疗程。疗程期间停针 3 天,一般治疗 3 个疗程。

(3) 疗效评价

共治疗 127 例,临床痊愈 97 例,好转 26 例,有效 4 例。总有效率 96.9%。

(三) 张仁经验

1. 验方

(1) 组成

主穴:丝竹空、瞳子髎、上明、攒竹。

配穴:风池、(足)光明。

(2) 操作

主穴均取,酌加配穴。均选患侧穴。丝竹空、瞳子髎两穴针刺时,宜采用 0.25 mm×40 mm 的毫针,丝竹空向鱼腰方向透刺,进针 1.2 寸左右;瞳子髎先用深刺、强刺激手法,一般垂直进针 0.8～1.0 寸,反复提插捻转直至局部出现明显酸胀感,并有针感向眼眶内或外眼角放射,之后向下透刺 1.2 寸,使二穴针柄相交。上明穴用齐刺法,取 0.25 mm×25 mm 毫针 3 枚,上明直刺 1 针,深 0.8 寸,左右旁开 0.5 mm 各进 1 针,针深 0.5 寸。攒竹穴,用 0.25 mm×25 mm 毫针向上健明透刺;风池向同侧眼外眦方向进针,使针感向前额部放射。光明穴取对侧或患侧,针刺得气后,提插捻转 0.5 min。然后以攒竹与丝竹空和瞳子髎针柄交叉点为一对,接通 G6805 电针仪,用疏密波,频率为 1 Hz/10 Hz,使眼睑出现跳动,强度以患者可耐受为宜,通电 30 min。每周治疗 2～3 次。不计疗程,以愈为期。

（3）体会

本方主要用于展神经麻痹。应用上明穴齐刺、丝竹空、瞳子髎二穴交叉透刺、攒竹深透法等不同刺法结合是著者从实践中摸索总结出来的。上明穴齐刺,意在增强活血疏经,祛风散邪之效。瞳子髎、风池、(足)光明同为胆经穴,而病灶所在恰为胆经循行之处。取之以疏经脉之气。操作上,除了双穴深刺、透刺外,本案加用电针,特别是用疏密波治疗多种眼肌麻痹(如动眼神经麻痹等),有助于麻痹肌群的恢复,且对眼肌痉挛也有显著效果。

以本方治疗不同原因引起的展神经麻痹性斜视和外直肌麻痹多例,多数获痊愈,且多不再复发。关键在于早期治疗。

2. 医案

（1）外直肌麻痹性斜视

陈某,男,52 岁,职工。初诊日期:2003 年 8 月 11 日。

主诉:左眼视物模糊、有双影一月余。

现病史:患者既往有高血压史 10 年,并伴发作性头痛。于 2003 年 7 月初,因劳累后突然出现视物模糊且有双影,到附近医院治疗未见效果。后因头晕、复视加重,7 日后又前往某军医大学附属医院求治,曾做头颅磁共振,除发现"双侧皮质下梗死灶",脑内未见异常。红玻璃试验示:左眼外直肌麻痹。经该院眼科会诊,诊断为:左眼外直肌麻痹。收住入院。住院 28 日,症情未见明显改善,自动要求出院。由家属陪同,前来著者处治疗。

检查:神清语利,双侧瞳孔等大,对光反射灵敏,双侧鼻唇沟对称,额纹对称,舌伸唇中,咽反射存在。双眼视力 0.9,左眼外展不全,内转

(一),外转受限。左眼外侧视野轻度缺损;右眼活动正常。调节、辐辏反射存在,无眼球震颤。血压 160/100 mmHg。舌淡红、苔薄白,脉弦细。

诊断:外直肌麻痹,高血压。

治疗:用上述效方,考虑有高血压加双侧曲池。因家在上海远郊,建议每周针治 2 次。首次针刺后,即觉头晕减轻,复视好转。1 个月后复视消失,不用他人陪同,单独前来就诊。12 次后眼球能外展活动,针 15 次后眼球活动如常。嘱再巩固治疗,每周 1 次继治 1 个月,而获痊愈。患者逢人便说针刺之神奇。

按:本例患者,尽管病因不明但因治疗较为及时,所以疗效较好。本病症的疗效与病情和病程关系较为密切。对症情重而病程长者,疗效往往不够理想。如一例因车祸所致的左侧外直肌损伤的老年女性患者,于发病一年后来就治,著者在上方的基础上,曾采用多法治疗数月,终告无效。相反,而另一例因摔伤所致的少年患者,视神经挫伤合并外直肌损伤,于伤后 14 日来就治,结果,因损伤较轻而又治疗及时,仅针 1 次就明显好转,针 5 次而痊愈。

(2) 带状疱疹致外展神经麻痹

陈某,男,83 岁,退休职工。初诊日期:2018 年 10 月 31 日。

主诉:右眼复视 3 周。

现病史:患者 2018 年 9 月 24 日无明显诱因下右侧头面部出现水疱,伴疼痛,无发热,至本市某区中心医院就诊。检查:右侧额上眼睑可见群集的小水疱,基底绕以红晕,呈带状排列,不伴淋巴结肿大、触痛。结膜充血(＋),角膜明,前房清,瞳孔圆,对光反射可。诊断为带状疱疹眼病。2018 年 10 月 10 日患者出现复视。查头颅 MRI(一)。红玻璃试验:右眼外直肌麻痹。诊断为右眼外直肌不完全麻痹。予更昔洛韦抗病毒,甲钴胺营养神经等治疗,2 周后未见明显好转。须遮盖患眼始能正常视物。经同行介绍由家属陪同,前来著者处就诊。

检查:神清,精神可,额纹对称,双侧瞳孔等大,对光反射灵敏,双侧鼻唇沟对称,伸舌居中。右眼视力 0.6,左眼视力 0.7。右眼内转(一),右眼外展不全,外转受限。左眼活动正常。调节、辐辏反射存在,无眼球震颤。舌淡红、苔薄白,脉细弦。既往史:高血压,否认药敏史。

诊断:右眼外直肌不完全麻痹。

治疗:以本验方治疗,操作同上。每周治疗 3 次。患者治疗至第 3 次后,自诉在回家路上,突感复视明显好转,查右眼球向外侧活动度改善。治至第 4 次,患者复视症状完全消失,眼球活动恢复正常。又巩固治疗 2 次,前后共治疗 6 次,临床痊愈。随访至今未见复发。

按:本病例因带状疱疹损伤导致右眼外直肌神经麻痹。临床较少见,目前药物疗效不甚理想,恢复慢,预后差。本病治疗上以活血通经疏风祛邪为取穴和治疗原则,在较短时间内获效。

(3) 病毒性脑炎所致外展神经麻痹

唐某,男,45 岁左右,初诊日期:2010 年 12 月 8 日。

主诉:复视 2 个月。

现病史:患者两月前不明原因发热,体温 $38 \sim 39℃$,伴右侧头痛,1 周后出现视物重影。头颅 CT 未见异常。被本市某三级甲等医院诊断为中枢神经系统感染(病毒性脑炎),左展神经麻痹。经抗感染治疗 7 日,体温恢复正常,头痛症状消失,但仍有复视,予以泼尼松、腺苷钴胺等治疗未见好转。经介绍来著者处治疗。

检查:左眼内斜视,眼球外转明显受限。脉浮略数,舌质偏暗苔黄腻。

诊断:外展神经麻痹(左侧)。

治疗:以上方加球后穴治疗,仅取左侧。每周治疗 3 次。2 周后,查:左眼珠外展活动明显改善,双眼同时凝视物体时协调性仍较差。加针右眼,取穴与左侧同。并以甲钴胺注射液,分别注于左侧球后和瞳子髎穴,每穴 0.5 ml(0.5 mg/1 ml)。治至 27 次,查:外展活动基本恢复,直视时无叠影,左侧斜视时尚有叠影。共治疗一疗程(3 个月),恢复正常。

按:本患者系病毒感染所致,虽发病已 2 个月,但还比较及时,疗效亦可。值得一提的是,为了改善复视的情况,著者发现,患眼与健眼同针,效果更好,在以后的实践中也得以证实,这也相当于针灸治法之一:缪刺法。另外,加用穴位注射也有利于病症的康复。

(4) 糖尿病所致外展神经麻痹

韩某,女,55 岁,退休职工。初诊日期:2021 年 1 月 5 日。

主诉:左眼球活动受限伴视物重影一个半月。

现病史:患者糖尿病史 10 年,虽规律服用降糖药,血糖控制仍不够理想。2020 年 11 月 26 日因劳累出现视物成双,次日就诊于本市某三乙医院,查头颅 MRI、CT 均无明显异常,诊断为糖尿病性外展神经麻痹。住院治疗,并予胞磷胆碱、甲钴胺、维生素 B_1、倍他司汀等用药后,症状无明显改善。出院后,经介绍就诊于著者处。刻下:双眼同时视物成双影,视物久后有眩晕感,单眼视物正常,左眼球内固定,不能外展,视力略微下降。平时需以物罩盖左眼始能行走。

检查:神志清楚,语言流利。左眼球内斜明显,外展不能越过中线,有代偿头位。向内、向上及向下运动均未受限,无眼球震颤。右眼各方向活动自如。双侧眼睑均无下垂,双侧瞳孔等大等圆。空腹血糖8~10 mmol/L。舌质瘦淡紫尖偏红。

诊断:糖尿病性外展神经麻痹,糖尿病。

治疗:以上穴为主,加脾俞、胰俞(第8胸椎旁开1.5寸)。操作同上。脾俞、胰俞双侧均取,每次取1穴,二穴交替,注入黄芪注射液,每侧穴2 ml。每周3次。1月21日(针刺治疗16日后)复查,患者左眼球稍能外展,已过中线,仍有视物双影。继续以上法治疗。治疗1个月,左眼外展基本正常,但取下眼罩,复视尚在,较前好转,无头晕等症。复治1周,复视症状消失。巩固1周后,停治。空腹血糖维持在7 mmol/L左右。

按:本例为糖尿病所致的外展神经麻痹,而患者血糖控制不够理想。所以在处方上增加了脾俞、胰俞,并以黄芪注射液行穴位注射,重在健脾益气、生津养液,辅助调节血糖,此为兼顾治本之举。著者认为,针灸治疗,一定要有整体概念,以上述效方治疗眼睛局部病症的同时,不可忽略对全身相关病症的调节。

另外,著者发现,针刺治疗外展神经麻痹有个起动过程,就如汽车发动一样,通常开始治疗时眼肌改善不明显,但一旦出现眼球有轻微外展迹象时,效果可变得越来越明显。供读者参考。

【主要参考文献】

[1] 胡铮.针刺治疗眼球内斜视二例报告[J].中医杂志,1958,(9):27.

[2] 欧阳应颐.针刺治疗外展神经100例疗效观察[J].云南中医杂志,1998,19(3):31.

[3] 秦嘉.针刺治疗麻痹性斜视59例[J].中国针灸,2002,22(8):542.

[4] 田风胜,杨卫国,宋惠丽,等.针刺治疗糖尿病麻痹性斜视:随机对照研究[J].中国针灸,2008,(2):84.

[5] 任留江,杜雅俊,李新刚,等.分型透刺法治疗麻痹性斜视85例临床观察[J].中国针灸,2000,20(4):213.

[6] 蒲宁,庞菲,汤志刚,等."靳三针"结合体针治疗外展神经麻痹的临床疗效观察[J].中国中医眼科杂志,2021,31(1):22.

［7］梁敏.针刺眼部经筋治疗外展神经麻痹临床疗效观察[J].医药科学,2017,(7):59.

［8］相永梅,王健,郝长宏,等.以健明 3.上明穴为主电针治疗外展神经麻痹 126 例[J].中国针灸,2011,31(8):753.

［9］刘音.电针结合辨证针刺治疗外展神经麻痹 38 例[J].中国中医药现代远程教育,2021,19(6):120.

［10］段春晓,刘铁镌,栗雪梅,等.眶内电针治疗缺血性脑卒中后外展神经麻痹的疗效分析[J].神经损伤与功能重建,2021,16(4):195-198.

［11］栗雪梅,周凌云,刘铁镌,等.眶内电针治疗糖尿病性外展神经麻痹 65 例[J]中国针灸,2018,38(7):700-702.

［12］刘斌,栾瑛,高雁,等.复方樟柳碱穴位注射治疗后天性麻痹性斜视[J].吉林医学,2009,30(15):1601.

第三节　动眼神经麻痹

　　动眼神经麻痹为常见的麻痹性斜视。动眼神经系眼球的运动神经中最主要的一对。与滑车神经、外展神经共同支配眼球运动。动眼神经麻痹可引起内直肌、上直肌、下直肌和下斜肌麻痹,同时可引起提上睑肌和瞳孔括约肌麻痹。本病多由糖尿病、颅脑外伤、颅内占位、手术等原因所致。西医主要是针对病因行药物治疗,如 3～6 个月后病情不能恢复,则多采用手术治疗以调整眼位。但手术一般仅能恢复第一眼位,患者仍存在眼球运动障碍和复视现象。

　　根据动眼神经麻痹临床症候,中医学属于目偏视、上胞下垂、视一为二、睑废、视歧或瞳神散大等范畴。其病因病机较为复杂。可因禀赋不足,脾阳不振,难以濡养目系;或因脾胃失调,聚湿生痰,复感风邪,风痰阻络;或因头面损伤、肿瘤压迫,瘀阻眼络目系等,致上胞提举乏力,眼带转动不灵,发为本病。

　　本病在古代针灸医学文献中,应当包含在"眲目""睢目"之中,所谓"眲目"参见前述;"睢目",原作仰视貌,此指眼睑下垂,其针灸治疗则见于《秘传眼科龙木论》。动眼神经麻痹的症状,兼有二者。古人所积累之经验,可供借鉴。

　　现代针灸早期报道多包含在眼肌麻痹或麻痹性斜视的文献中。据著者查阅,最早明确使用本病名的针灸资料,见于 1980 年。总之,20 世纪 80、90 年代,针灸用于本病尚不多,不到全部眼肌麻痹针灸治疗的相关文献的十分之一,而 2010 年后则超过 70%,表明本病已成为针灸界重视的眼科病症之一。在取穴上,经统计以使用攒竹、睛明、丝竹空、鱼腰等眼周穴位以及太冲、足三里、三阴交等四肢穴位为主;在治法上,体针应用最多,但也广泛使用穴位注射、电针、眼针、灸法、腹针等各种腧穴刺激之法。在体针中还强调不同刺法的应用如透刺法、蝶腭神经节刺法、温通针法、醒脑开窍针法等,以提高治疗效果。从疗效看,结合著者经验,以单纯性、缺血性、糖尿病性等所致的效果明显;外伤性(包括手术)所致或先天性的疗效较差。

【临床表现】

1. 症状

复视、患侧眼睑下垂、视物模糊。

2. 体征

受累眼眼睑下垂,睑裂变窄,眼球位置向外下方偏斜,眼球内转明显受限,眼球向上、向下的运动也受限。瞳孔可正常,但在眼内肌麻痹的时候可出现瞳孔散大以及对光反射消失等等症状。

眼底无异常。

【治疗】

(一) 古籍记载

1. 取穴

阳白、上星、攒竹、水沟、手五里、本神、三间、曲泉、玉枕。

2. 治法

(1) 针刺。

(2) 艾灸:手五里,左侧患病灸右侧;右侧患病灸左侧。

3. 文献辑录

《针灸甲乙经·卷之十二》:睊目,水沟主之。

《针灸资生经·第六》:阳白、上星、本神、大都、曲泉、侠溪、三间、前谷、攒竹、玉枕主目系急,目上插。

《秘传眼科龙木论·卷之八》:睊目,肮肮少气,灸五里,右取左,左取右。

(二) 现代方法

1. 体针(之一)

(1) 取穴

主穴:睛明、攒竹、承泣、球后、太阳、瞳子髎、阳白、申脉、照海。

配穴：脾俞、风池、光明、足三里、合谷。

（2）操作

每次选2～3个主穴和2～3个配穴交替使用。取(0.22～0.25)mm×(25～50)mm之灭菌毫针。选好穴位后令患者平卧，皮肤常规消毒。针刺睛明穴时可令患者闭目，医者将其眼球轻推向外固定，进针后，沿目眶鼻骨边缘缓缓刺入约0.8寸深，不宜捻转和提插或施以小幅度平补平泻捻转手法，以局部酸胀或扩散至眼后及周围为度；攒竹与皮肤呈15°角，紧贴眶上切迹提捏进针，用左手拇指将眼球推向外，针尖向睛明穴方向平刺，进针0.8～1.2寸，使酸胀针感至整个眼眶；四白向眶下孔方向平刺，进针0.5寸，以眼部出现酸胀为度，不宜过深，以免刺伤眼球；太阳穴向颧髎方向斜刺，进针1.5～2寸，针感以同侧嘴角抽动为度；申脉、照海、足三里，垂直刺入0.8～1寸，得气后施以平补平泻。其他穴位，常规针法。上穴均留针30 min。眼部穴位易出血，出针后应局部按压针孔2～3 min。每日1次，15次为一疗程。

（3）疗效评价

疗效评定标准：临床痊愈：平视时，上睑下缘位于瞳孔之上，瞳孔大小正常，无复视及斜视；显效：平视时，上睑下缘位于瞳孔之上，复视距离缩小，眼球偏斜度小；有效：较治疗前上睑下缘略有抬高，主要视野复视存在，斜视存在；无效：与治疗前无变化。

共治疗243例，结果临床痊愈146例；显效47例，有效37例，无效13例，总有效率为94.7%。

2. 体针（之二）

（1）取穴

主穴：阳白透鱼腰，阳白透攒竹、丝竹空透太阳。

配穴：内直肌麻痹配睛明；上直肌麻痹配上明；下直肌麻痹配四白；下斜肌麻痹配瞳子髎；久治难愈者，加刺头维（患侧）、百会及足三里（双侧）。

（2）操作

主穴均取，配穴据症而取。患者取坐位，皮肤常规消毒后，选用0.30 mm×40 mm之毫针（睛明和上明用0.25 mm×25 mm之毫针）。主穴均用透刺法：平刺0.5～1.0寸，平补平泻至得气后，改用搓针手法（将针体向一个方向连续转动，如搓绳状，用力要均匀）使患者自觉麻胀感，然后应用飞针法（在搓针的基础上，用拇、食指沿针柄向下向上旋飞,两指一捏一放,如飞鸟展翅状)调整气血,使眼部自觉清凉为度。配穴用常规针法,平补平泻。头维、百会、足三里予补法。每日针刺 1 次,每次留针 30 min,其间行针 1～3 次。30 次为 1 疗程,疗程之间停针 3 日。

(3) 疗效评价

共治疗 110 例,结果:临床痊愈 81 例,好转 19 例,无效 10 例。总有效率90.9％。

3. 温针

(1) 取穴

主穴:①阳白、鱼腰、丝竹空、太阳;②脾俞、肾俞、膈俞、足三里、下关。

配穴:三阴交、太冲、四白、合谷、翳风。

(2) 操作

主穴每次取一组穴,交替选用。配穴酌加。采用 0.30 mm×40 mm灭菌毫针。穴区皮肤消毒后,先取坐位,针视区。再嘱患者取仰卧位。第一组主穴及配穴,快速刺入所选穴位后,以郑氏温通法(过眼热针法)进行温补手法操作,每隔 10 min 行温通针法 1 次;亦可丝竹空、太阳或鱼腰、攒竹接 G6805-1 型电针仪,采用疏密波,强度以患者耐为度。留针时间均为 30 min。第二组,即患侧实施温针灸:刺入穴位得气后,在留针过程中,取长约 2 cm 的艾条套在针柄上(距皮肤 2～3 cm),再从其下端点燃施灸。在燃烧过程中,如患者觉灼烫难忍,可在该穴区置一硬纸片,以稍减烫感。共灸 2 壮。配穴,常规针法。每日 1 次,15 次为 1 个疗程,一般须连续治疗 3 个疗程。

(3) 疗效评价

共治疗 66 例,结果临床痊愈 35 例,有效 25 例,无效 6 例,总有效率90.9％。

4. 电针(之一)

(1) 取穴

主穴:①攒竹、鱼腰;②阳白、太阳;③四白、瞳子髎。

配穴:睛明、印堂、眉冲、申脉、照海。

(2) 操作

主穴均取,配穴酌加。选用(0.25～0.30)mm×(25～40)mm 之毫针。患者采取仰卧位,使用碘伏常规消毒。瞳子髎、攒竹、鱼腰、太阳平刺 0.3 寸；阳白、印堂，向下平刺 0.5～0.8 寸，以有酸胀感为度；睛明穴，将眼球用拇指向下按压，毫针沿眼眶内缘缓慢进针约 0.3 寸，得气为度，行针时手法应轻柔，以小幅度捻转为主；四白、申脉、照海穴直刺 0.5～0.8 mm，使出现酸胀感为度。睛明、印堂、眉冲、申脉、照海穴行平补平泻手法，其余穴位不行针。然后，将主穴之 3 组，每组穴位连接电针治疗仪，采用疏密波治疗，频率 2 Hz/10 Hz，其中攒竹、阳白、瞳子髎连接正极，其余连接负极。每次留针治疗 30 min，每 10 min 行针一次。每日 1 次，10 次为一疗程。

（3）疗效评价

共治疗 112 例，临床痊愈 67 例，显效 25 例，有效 13 例，无效 7 例，总有效率为 93.8%。

5. 电针（之二）

（1）取穴

主穴：①眼外肌穴；②攒竹、睛明、阳白、鱼腰、丝竹空。

配穴：合谷。

眼外肌穴：根据动眼神经所支配的眼外肌肌腹生理解剖位置在体表的投影位置取穴。分内直肌穴、上直肌穴、下直肌穴和下斜肌穴 4 穴。

（2）操作

二组主穴，可合用也可交替取用，配穴酌加。患者仰卧位，术者在患眼侧，嘱患者放松精神。采用 0.25 mm×25 mm 毫针。消毒穴区皮肤。眼外肌穴刺法：左手将眼球轻轻推向反方向，右手将针身长沿眼球和眼眶之间缓慢刺入约 0.8～1 寸深，如手下突然有真空感立即停针。眼周围穴位用透刺法：眼部相邻的穴位平刺相透，攒竹透睛明、阳白透鱼腰、鱼腰透丝竹空。得气留针 10 min 后，均接通 G6805-1 型电子脉冲仪，连续波，频率为 50 Hz。注意：眼内针电流强度为 5 mA 微电流（不可过强），透刺针电流强度为 10 mA，持续通电 20 min。每日 1 次，15 次为 1 个疗程。一般须 2 个疗程以上。

（3）疗效评价

共治疗 46 例，临床痊愈 28 例，显效 8 例，有效 7 例，无效 3 例，总有效率为 93.5%。

6. 电针加头针

（1）取穴

主穴：①睛明、阳白、鱼腰、攒竹、丝竹空、承泣、四白、风池、完骨；

②视区、眼球协同运动区(头皮针穴区)。

配穴:养老,光明。

眼球协同运动区位置:前额入发际2cm,中线旁开2cm。

(2)操作

主穴均取,配穴酌加。均选用0.25mm×40mm之毫针。依据症状,行下列透刺法:眼睑下垂:阳白透鱼腰,攒竹及丝竹空上1寸分别透攒竹及丝竹空;上直肌、内直肌麻痹:攒竹透睛明,鱼腰透睛明;下直肌、内直肌麻痹:承泣透四白,眶下缘内1/4与外3/4交界处向下透刺约1寸;下直肌、下斜肌麻痹:承泣透四白,眶下缘内3/4与外1/4交界处向下透刺约1寸。风池向鼻尖方向刺入1.0~1.2寸,小幅度提插捻转使针感向眼部扩散;完骨、养老、光明用均直刺0.8~1寸,平补平泻法以出现酸胀感为度。头皮针用0.30mm×50mm之毫针,视区向后,眼球协同运动区向眼区方向,均刺入达到帽状腱膜下层。除配穴外均连接电针仪:眼睛内上、内下、外下、头针视区、眼球协同运动区各接一组导线,风池与完骨接一组导线,频率为50~100Hz,强度以患者能忍耐为度,眼周穴尽量使局部肌肉出现跳动,留针30min。

眼睑下垂加用多针浅刺(用5支25mm长之毫针整齐并排使用腕力在上眼睑进行浅刺)。太阳穴处皮肤常规消毒后,用2mL注射器抽取复方樟柳碱注射液2ml,以30°角快速进针刺入皮下,行提插手法,回抽无血后缓慢注入药液,出针后用消毒棉棒轻压2min。

每日1次,每周治疗5次,10次为1个疗程,一般须治疗3个疗程。

(3)疗效评价

本法治疗32例,结果:临床痊愈18例,好转14例,有效率为100%。

7. 穴位注射

(1)取穴

主穴:睛明、阳白、四白、瞳子髎、肝俞。

配穴:风邪袭络型,加风池穴;脾虚气弱型,加脾俞;肝阳化风型,加太阳穴;气滞血瘀型,加膈俞穴。

(2)操作

药液:复方当归注射液,柴胡注射液,黄芪注射液,天麻素注射液,复方丹参注射液。

主穴均取,配穴据症而加。肝俞与配穴取双侧,其余主穴取患侧。主穴均穴位注射复方当归注射液。方法:穴位皮肤常规消毒后,用5ml

注射器,0.45 mm×16 mm 针头,分两次抽取复方当归注射液 6 ml,缓慢进针约注射针头长度之 2/3,有针感时回抽无血后缓慢注入药液,肝俞穴每穴注入 2 ml,其他穴位每穴注入 0.5 ml。

配穴,风池,用柴胡注射液;脾俞,用黄芪注射液;太阳,用天麻素注射液;膈俞用复方丹参注射液。操作方法同上,每穴注入相应药液 2 ml。治疗每日 1 次,10 次为 1 个疗程,疗程间停治 3 日,一般治疗 3 个疗程。

(3) 疗效评价

共治疗 228 例,临床痊愈 46 例,显效 94 例,有效 69 例,无效 19 例,总有效率 91.7%。

8. 眼针

(1) 取穴

主穴:上焦区、肝胆区、肾膀胱区、脾胃区(眼针穴区)。

配穴:上睛明、阳白。

(2) 操作

主穴均取,酌加配穴。均为患侧取穴。眼针穴区使用 0.25 mm×13 mm 灭菌毫针,配穴用 0.25 mm×25 mm 之针具。常规碘伏消毒后,上焦区、肝胆区、脾胃区均采用眶外平刺法。肾膀胱区则采用眶外平刺和眶内直刺联合刺法。眶外平刺法即在距眼眶内缘 2 mm 的眼眶上从穴区的一侧斜刺向另一侧,刺至真皮皮下,并保持针体在穴区内。眶内直刺法是指在穴区中心,紧靠眼眶内缘垂直刺入。以上针刺均不采用提插、捻转等补泻手法,针刺到达穴区,局部有酸麻胀重针感后即行留针,留针 30 min。起针时,手法要轻柔,肾膀胱区眶内直刺和上睛明穴起针后,用干棉球按 5 min 以上,以防止皮下淤血。针刺每日 1 次,1 周连续治疗 5 日,停针 2 日,10 次为 1 个疗程。一般须连续治疗 2 个疗程。

(3) 疗效评价

共治疗 69 例,显效 39 例,有效 24 例,无效 6 例,总有效率 91.3%。

9. 针灸

(1) 取穴

主穴:承泣、睛明、上明、阳白、瞳子髎。

配穴:百会、风池、足三里、三阴交、合谷、太冲。

(2) 操作

主穴均取,配穴酌加。患者采取仰卧位或者坐位,选用 0.25 mm×

40 mm 的毫针,局部皮肤消毒,进针得气后留针 30 min,每 10 min 行捻转提插手法一次。留针期间用艾条在眼球及眼眶周围采用雀啄灸及回旋灸 5～10 min。每周连续治疗 5 次,停治 2 日,10 次为 1 个疗程。一般须治疗 2 个疗程以上。

共治疗 31 例,临床痊愈 21 例,好转 6 例,无效 4 例,总有效率 87%。

(三) 张仁经验

1. 验方

(1) 取穴

主穴:上健明、上明、承泣、阳白、阳内、丝竹空。

配穴:风池、天柱。

(2) 操作

主穴均取患侧,配穴取双侧。主配穴每次均取。取 0.25 mm×(25～40)mm 毫针。上健明及承泣均直刺 0.5 寸,至有轻度酸胀感;上明穴用齐刺法(具体操作请参阅上节);阳白与阳内穴用于上睑下垂明显者,阳白穴用平刺法透向鱼腰,阳内平刺法透向眉部,二针成平行状;丝竹空先直刺至得气,再退针至皮下,向攒竹方向透刺。天柱针尖向同侧瞳孔正中,风池针尖向同侧目外眦,均用导气法,使针感向前额或眼区放散。针后加用电针,其中,阳白与阳内为一对,患侧风池与丝竹空为一对,用疏密波,频率 2 Hz/10 Hz,强度以患者可耐受为度。注意,阳白与阳内一对,通电后应当出现额肌有节律的上提现象,如不出现,可适当调整针刺的方向和深度。留针 30 min。每周 3 次,一般 3 个月为 1 个疗程。

(3) 体会

本方主要用于动眼神经麻痹治疗。其中操作的关键有二,一是眶区穴用针较多,上下共刺 5 针,尤其是上眼眶内占 4 针,一般浅刺,轻微得气即可。在针刺时要注意避开血管,以防止造成前房积血的事故(见本书有关章节)。其二是阳白和阳内的平行透刺,要求进针 1.2～1.4 寸,手法要熟练,否则易引起疼痛。二穴接通电针后,宜用疏密波,此时要求额肌及上眼睑出现有节奏的上提感,取针后患者多反映下垂的上睑即时轻松。

著者近年来接触大量此类患者,临床证实针灸对本病的疗效确切,但与以下四个因素密切有关:一是及早就治,只要掌握好时机,通常数次即可见效。二是与病因,也就是与损伤程度有关,损伤程度越轻疗效越好。三是,坚持规律治疗,不半途而废,特别对难治性本病患者。四是与心理状态有关。

另外,在著者临床过程中发现,本病在恢复过中,往往最快改善的是上睑下垂症状,其次是眼肌麻痹,而以瞳孔恢复最慢。

2. 医案

(1)外伤性动眼神经麻痹伴视神经萎缩

朱某,男,45 岁,职员。初诊日期:2013 年 12 月 12 日。

主诉:右眼外伤失明、眼睑下垂、眼球转动受限 1 月余。

现病史:患者原双眼视力正常。于 2013 年 11 月初,外出时,右眼被钝物击伤,有短暂昏迷,急送至本市某三甲医院眼科急诊。查见右眼视力无光感,结膜混合充血,角膜透明。左眼视力为 1.0,无明显异常。诊断为右眼视神经挫伤。收住入院,接受抗炎及对症支持治疗(用药具体不详),10 日后,症状稳定,出院。出院后因右眼视力仍为无光感,且出现右眼睑下垂和眼球活动受限。曾到某三级专科医院眼科门诊,检查诊断为视神经萎缩、动眼神经麻痹,经药物治疗,无明显效果。通过网上查找,来著者处求治。刻下:纳呆、脘腹坠胀,少气懒言,寐差,小便可,大便溏。

检查:面黄无华,神疲乏力。右眼视力无光感,左眼 0.8。右眼上睑不能上抬,睑裂变窄,眼球位置向外下方偏斜,眼球活动受限,不能向上、内、下 3 个方向运动。右眼角膜透明。右瞳孔 6 mm,对光反射消失。晶状体及玻璃体透明,眼底颞侧视盘色淡,余正常。左眼检查未见异常。舌淡红,苔白腻有齿痕,脉细弱。

诊断:右眼动眼神经麻痹,视神经钝挫伤。

治疗:效方均取,按法操作。因患者系视神经钝挫伤且并发视神经萎缩,故在上方基础上加新明 1、肝俞、脾俞、球后、太阳。其中,球后、太阳取患侧,余穴均取双侧。新明 1、肝俞、肾俞用常规针法。球后、太阳行穴位注射:球后穴每次注入甲钴胺注射液 1 ml(0.5 mg/1 ml),太阳穴同时注入复方樟柳碱注射液 2 ml。耳穴:肝、肾、眼、神门、目 1、目 2,用耳穴贴(磁珠)贴压,嘱患者每日自行按压 2～3 次,每穴按压 1 min。并以皮肤针叩刺患侧正光 1 和正光 2,在 2 个穴区 1 cm 范围内轻度叩打,每穴点叩刺 100 次,以局部潮红为宜。每周治疗 3 次。3 个月后,右眼睑可上抬,但未至正常位置;右眼球运动明显改善,内转稍受限,看远物时,尚有复视,右眼视力恢复至 0.4。全身症状亦明显改善。又续治 3

个月,每周2次。各项眼部症状体征,除视力未见提高外,余基本正常。巩固1月后停治。

按:本例患者为视神经挫伤合并动眼神经损伤,是较为严重的眼病。在取穴上,增加多个穴位,其中新明1和球后是现代发现治疗眼底病的效穴。因背俞穴可调节、振奋脏腑功能,眼与肝脾肾关系尤为密切,脾为后天之本,气血生化之源,双目依赖于气血的濡养,李东垣曰:"五脏六腑之精气,皆禀受于脾,上贯于目。"肝开窍于目,肝受血而目能视,针刺肝俞、脾俞,重在益精补气明目。因本病症是外伤所致,必有瘀血留内,取太阳,加强活血之功。

(2)眼玻璃体切割术后动眼神经麻痹

陈某,男,70岁,大学教授。初诊日期:2018年9月4日。

主诉:右眼上睑下垂、眼球转动困难29日。

现病史:患者1个月前因右眼视物模糊、视力下降而前往本市某三甲医院眼科就诊,经检查确诊为右侧玻璃体积血,双侧老年性白内障。既往有右侧视网膜中央静脉阻塞,右侧视网膜中央动脉阻塞,高血压,双侧颈动脉狭窄,脑血管畸形史。并于2018年8月2日局麻下行右眼玻璃体切割术,手术顺利。术后,于8月6日出现右眼上睑下垂完全遮盖瞳孔伴疼痛。当时检查:右上睑下垂完全遮盖瞳孔,右眼内收、上下转动均受限,角膜明,前房清,右侧瞳孔直径3.5 mm,直接对光反射消失,间接对光反射可,虹膜未见异常,晶体混,视盘界清,色苍白,血管呈白鞘样改变,周边网膜大量陈旧性激光斑;左眼角膜明,前房清,瞳孔圆,左侧瞳孔直径3 mm,对光反射可,虹膜未见异常,晶体混,隐见视盘界清,网膜平伏。经眼眶CT及头颅CT、MRI等检查,神经内科会诊,诊断为右侧动眼神经麻痹。先予以静脉滴注甲泼尼松龙,后改为口服泼尼松,并予以营养神经、护胃、补钙等治疗,疼痛好转,余症同前。因西医缺乏有效治疗方案,慕名前来求治。

检查:右上睑下垂完全遮盖瞳孔,右眼内收、上下转动均受限,角膜明,前房清,瞳孔圆,直径3.5 mm,直接对光反射消失,间接对光反射可,虹膜未见异常,晶体混,视盘界清,色苍白,血管呈白鞘样改变,周边网膜大量陈旧性激光斑。视力:右眼手动,左眼1.0。

诊断:右动眼神经麻痹。

治疗:以上述处方治疗。结果如下:患者于2018年9月4日接受初次治疗(图14.1),每周治疗3次。国庆7日停诊,至2018年10月8日复诊时见其右眼睑下垂症状基本消失,但稍有复视症状(图 14.2)。2018年 11 月 12 日前来就诊时述复视症状完全消失(图 14.3)。继续针灸,开始治疗眼底病变。

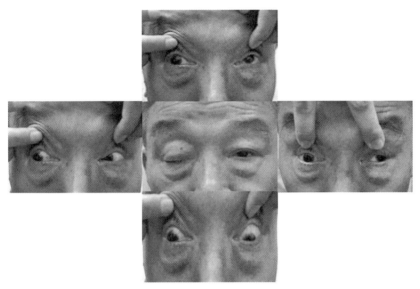

图 14.1 2018 年 9 月 4 日首次接受针刺治疗前

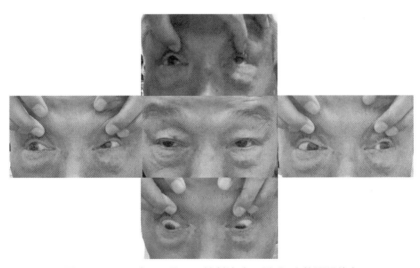

图 14.2 2018 年 10 月 8 日针刺治疗一月后,症状明显恢复

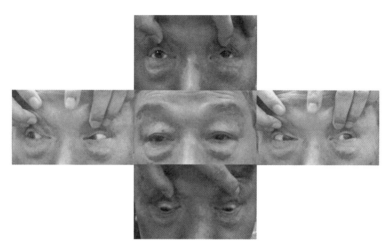

图 14.3　2018 年 11 月 12 日,针刺治疗二月余,完全恢复

（3）三叉神经痛热射频术后动眼神经麻痹

陈某,女,65 岁,退休职工。初诊日期:2017 年 10 月 13 日。

主诉:右眼上睑下垂、视物困难 21 日。

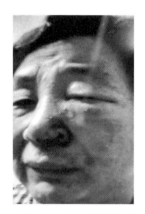

图 14.4　患者发带状疱疹时

现病史:患者 2016 年 5 月 1 日发带状疱疹(图 14.4),痊愈后出现带状疱疹后三叉神经痛,药物治疗无效。因疼痛剧烈 2017 年 9 月 26 日在本市某三甲医院接受 CT 引导下三叉神经半月节热射频治疗术,术前眼球运动不受限制,术后面部疼痛缓解,随即出现左侧眼睑下垂,上抬受限。左侧瞳孔收缩受限,较右侧瞳孔扩大,瞳孔对光反射减弱。左侧眼球向内、向下、向上运动受限,眼球向外、外上、外下不受限。头颅 MRI 及 MRA 检查未见脑血管损伤。经神经内科和眼科会诊后,诊断为动眼神经麻痹。用营养神经、改善循环、眼避光等对症治疗,效果不明显,经眼科医生介绍前来著者处治疗。

检查:左侧眼睑下垂遮盖瞳孔,上抬受限,左侧瞳孔收缩受限,较右侧瞳孔扩大,瞳孔对光反射减弱。左侧眼球向内、向下、向上运动受限,眼球向外、外上、外下不受限。

诊断:左侧动眼神经麻痹。

治疗:以上述效方治疗。每周治疗 3 次。结果:2017 年 10 月 16 日初诊(图 14.5),11 月 23 日复诊时见右眼睑下垂症状及眼球向内、向下运动明显改善(图 14.6),稍有复视,12 月 28 日前来治疗时,症状完全消失(图 14.7)。

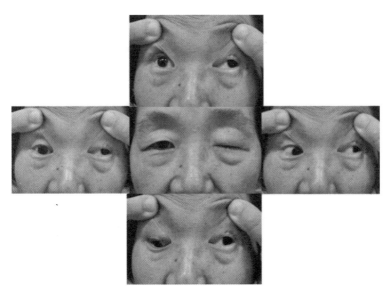

图 14.5　2017 年 10 月 16 日初次接受针灸时

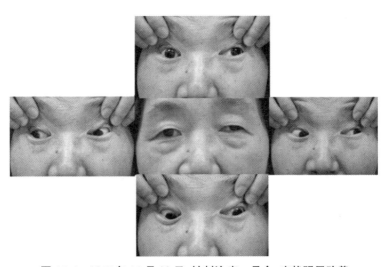

图 14.6　2017 年 11 月 23 日,针刺治疗一月余,症状明显改善

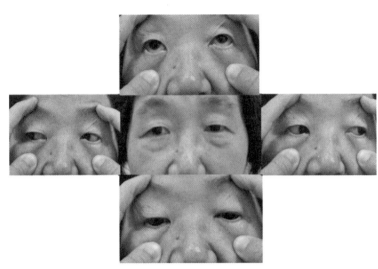

图 14.7　2017 年 12 月 28 日。针刺治疗二月余,痊愈。

　　按:案 2、案 3,均是西医手术后遗的动眼神经麻痹。术后动眼神经麻痹是个难治病。但由于两个患者分别在发病 29 日和 21 日前来接诊,为恢复赢得了宝贵的时间,二者病程均较短,从治疗到痊愈 2 个月左右,针刺二十余次。表明及早治疗是关键。其次,与损伤程度有关,二者均是局部的较小的手术,相对损伤程度要小一些。治疗难度相对较小。三是二者均坚持规律性的治疗,每周 3 次,从不缺席。故坚持规律性治疗也是动眼神经麻痹的针灸治疗要取得长期稳定的效果的另一关键因素。

【主要参考文献】

[1] 龚金海,李素芳.针刺治愈动眼神经麻痹一例报告[J].湖北医学院学报,1980,(2):38.

[2] 陈芳.针刺治疗动眼神经麻痹 100 例[J].针灸临床杂志,2007,23(11):10.

[3] 邹丹,关东旭,张莹莹,等.灸治疗动眼神经麻痹 50 例患者的临床效果观察[J].中医临床研究,2018,10(20):129.

[4] 苏云海,蔡岩松.透穴针刺治疗动眼神经麻痹的临床观察[J].针灸临床杂志,2007,23(6):31.

[5] 苏云海.搓、飞针刺手法治疗动眼神经麻痹 38 例临床观察[J].中国中医药科技,2013,20(3):291.

[6] 牛相来,景福权,李婷婷,等.温补针法配合药物治疗糖尿病性动眼神经麻痹疗效观察[J].上海针灸杂志,2016,35(11):1293.

[7] 曾继平.温针灸电针联合治疗动眼神经麻痹 46 例分析[J].中国误诊学杂志,

2011,11(25):6217.

[8] 路岩,景伟.电针疏密波治疗脑卒中后动眼神经麻痹65例临床疗效观察[J].航空航天医学杂志,2021,32(5):521.

[9] 刘龙彪,冯祯钰,张滨农.电针治疗动眼神经麻痹34例[J].上海针灸杂志,2000,19(4):47.

[10] 吴宁霞,马俊玲.针刺配合电针仪治疗动眼神经麻痹15例的疗效观察[J].世界最新医学信息文摘,2017,17(93):185.

[11] 陈肖云,朱英,黄小珊.电针治疗动眼神经麻痹32例[J].南方医科大学学报,2009,29(8):1747.

[12] 任红,陈强,马林.中药穴位注射治疗动眼神经麻痹228例临床观察[J].中医杂志,2011,52(18):1558.

[13] 滕金艳,胡少勇,潘红玲,等.眼针联合甲钴胺穴位注射对外伤性动眼神经麻痹的疗效观察[J].世界中医药,2019,14(8):2158.

[14] 陈敏,张华琳,张燕.动眼神经麻痹的患者应用针灸治疗的效果观察[J].山西医药杂志,2020,49(22):3144.

第四节 共同性斜视

【概述】

共同性斜视,又称共转性斜视,是指眼位偏斜,眼球运动无障碍,斜视角度不随注视眼别不同和注视方向不同而改变的一种斜视。其眼外肌及其神经支配均无器质性病变。共同性斜视会严重影响双眼视觉的发育和形成,致斜视眼成为弱视。共同性斜视根据眼偏斜方向而分共同性内斜视和共同性外斜视两大类,前者是最常见的斜视。共同性斜视多在幼儿期发病,此时正是视觉发育的关键期。斜视的发生,不仅有碍于外观,更重要的是严重影响幼儿的视觉发育。目前,除屈光性调节性斜视可应用戴镜等法矫治外,一般主张手术治疗。

中医学中,本病称通睛眼。又名小儿通睛外障、双目通睛、睊目、偏视等。其中,通睛是指双眼同时注视时目珠偏于内眦的眼疾,类似于西医学的共同性内斜视,此病名见于《幼幼近编》。《诸病源候论·二十八卷》指出:"睛不正则偏视,此患亦有从小而得之者,亦有长大方病之者,皆由目之精气虚,而受风邪所射故也"。斜视的病因病机,或因先天不足,筋脉失养,眼带发育不良;或因后天逼近视物,致筋络拘急,牵转眼珠。治疗上以补益肝肾、舒筋通络为主。

中医古籍文献中,针灸治疗瞑目,最早见于《针灸甲乙经》,至唐代《千金翼方》,不仅仅增加了穴位,而且还详细介绍了针刺和艾灸之法。《秘传眼科龙木论》和《针灸资生经》等,虽有记载,但多承袭《针灸甲乙经》之说。后世的医籍,查见其少。

现代用针灸治疗共同性斜视的早期临床文章的出现,晚于麻痹性斜视。据著者查阅,较早见于1980年钟梅泉发表于《北京医学》用皮肤针治疗本病的较大样本观察。值得一提的是作者此后直至20世纪90年代,一直钟情于本病的临床研究,并发表了一系列有价值的文章。由于本病多为青少年患者,皮肤针治疗,方法简便,易为患者所接受,适宜推广。可惜,自进入21世纪之后,再未见到这类报道。针刺治疗也较集中于20世纪80年代至90年代,且多为百例以上的观察。进入21世纪之后,有关资料亦不多。在取穴上,皮肤针法多用正光二穴;体针则多分为内、外斜视二组,且各地用穴多较一致;在操作上,皮肤针有电梅花针法和皮肤针法之别。

据著者长期临床体会,针灸不同类型的共同性斜视虽都有一定效果,但较之麻痹性斜视难治,一般多需较长时间的坚持。

【临床表现】

(一)共同性内斜视

先天性内斜视多在出生后或出生后6个月出现斜视,其斜视角偏大,相对稳定。后天性内斜视发病年龄平均在二岁半,合并或不合并弱视,眼球运动无明显限制。其中,屈光性调节性内斜视,多有中度或高度屈光不正;非屈光性调节性内斜视:多为轻度远视眼。看近时内斜明显加大。

(二)共同性外斜视

先天性外斜视多在生后至1岁出现眼斜,外斜度偏大,多为恒定性外斜视,有不同程度和不同性质的屈光不正,可伴弱视。间歇性外斜视:为外斜视中最常见类型,在1~4岁发病,外斜程度不稳定、变化大,当注意力集中,视近物时外斜可被控制表现为正位;当视远、精神不集中或遮盖一眼时可诱发显性外斜视。多无明显屈光不正。

【治疗】

(一)古籍记载

1. 取穴:承泣、上关、水沟。

2. 治法

(1)针刺:其中,承泣,入针二分半,得气即泻;上关穴,其针法为:侧卧张口取之,入一分,久留之,得气即泻。

（2）灸法：上关,取艾炷如细竹筋大,行着肤灸。

3. 文献辑录

《针灸甲乙经·卷之十二》：瞳目,水沟主之。

《千金翼方·卷二十六》：视眼㖞不正,……皆针承泣。……入针二分半,得气即泻。忌灸。

通睛……针客主人,一名上关,入一分,久留之,得气即泻,亦宜灸,炷如细竹筋大,侧卧张口取之。

（二）现代方法

1. 皮肤针

（1）取穴

主穴：正光1、正光2、风池。

配穴：据辨证分型取穴。肝血不足型：眼斜,目干畏光、急躁多梦,脉细稍弦或小数,苔薄白。肝俞、胆俞、内关、百会。脾气虚弱型：眼斜,面色㿠白,神倦体瘦,纳少便溏,脉细弱或缓,苔薄白。脾俞、胃俞、中脘、百会、内关、足三里。肾虚型：眼斜,多自幼发病,视力较差,面㿠发枯,常有遗尿,苔薄或净,舌质淡或尖红。肾俞、肝俞、胆俞、大椎、腰椎两侧、内关。调理巩固：眼位已正或基本恢复,视力未达到正常。胸椎8～12节,腰椎两侧、百会、大椎、肝俞、胆俞、脾俞、肾俞、中脘。

（2）操作

主穴每次均取。配穴据证型酌加。在具体选穴时,则分三阶段,第一阶段为有屈光不正者,先增进视力,配穴之内关必加；第二阶段是在上述基础上纠正斜视,则百会或肝俞、胆俞每次必加；第三阶段为巩固阶段,则均酌取最后一组配穴。

采用普通皮肤针或电梅花针叩刺。如为电梅花针,则将特制的电梅花针针具接通晶体管治疗仪,用直流电,电压9V,电流强度小于5mA,以患者耐受为度。然后在每一穴区之0.5～1.5cm直径内作均匀叩打,计20～50下。胸腰椎两侧,由上至下各叩打3行。第1行距脊椎1cm,第2行距脊椎2cm,第3行距脊椎3～4cm。如用普通皮肤针,叩打方式同上,力求用腕力弹刺,力量以中等强度为宜,至局部出现明显潮红为度。隔日1次,15次为一疗程。停针半月后,继续下一疗程。患者在治疗期间坚持自我按摩两侧之正光1和正光2,每次50～100周,每日早晚2次。

（3）疗效评价

本法主要用于治疗共同性斜视,对象以 20 岁下的青少年为宜。疗效评定标准:临床痊愈:眼位复正,视力增加到 1.0 以上。显效:眼位复正或基本复正,视力增加 3 行,但未到 1.0;或斜视程度减少一半,视力增加到 1.0 以上。有效:眼位基本复正,视力增加 1～2 行;或斜视程度减少不到一半,但视力增加 2 行以上。无效:无改善或改善未达到有效标准。

治疗共同性斜视 246 例,共 444 眼。临床痊愈 155 眼,显效 232 眼,有效 51 眼,无效 6 眼,总有效率为 98.6%。内斜视比外斜视疗效好,斜视程度在 15°效果较好。

2. 体针

（1）取穴

内斜视:分 3 组。①瞳子髎、风池、四白、太冲;②球后、太阳、目窗、外关;③丝竹空、鱼腰、头维、光明。

外斜视:分 3 组。①睛明、眉冲、鱼腰、后溪;②攒竹、风池、四白、太冲;③下睛明、光明、曲差、京骨。

（2）操作

据症而取,每次取 1 组穴,3 组穴轮用。双眼斜视取双侧,单眼斜视取单侧。眶内穴位宜慢慢刺入,不作大幅度捻转。风池穴进针时,针尖对准对侧眼球,行气法,促使针感达到眼部。小儿速刺入,捻转 0.5 min 左右即出针。其余进针得气后施平补平泻手法,留针 30 min,15 min 行针 1 次。每日或隔日 1 次,12 次为一疗程。疗程间隔 5～7 日。

（3）疗效评价

共治疗 338 例,临床痊愈 236 例,显效 53 例,有效 29 例,无效 20 例,总有效率 94.1%。

（三）张仁经验

1. 验方

（1）取穴

主穴:内斜视:丝竹空、球后、上明、鱼腰;外斜视:攒竹、上健明、承泣、鱼腰。

配穴:①正光 1、正光 2;②风池、天柱。

（2）操作

主穴按症均取;配穴第一组,每次必取;第二组用于症情较重、病程较长者。每次均取,主穴球后和上健明二穴交替选用。先以皮肤针叩刺正光 1 和正光 2,每穴视不同年龄的患儿 50～100 下,叩刺面积如黄豆大,轻刺激,以局部红润为宜。继而针刺,眼区均用 0.25 mm×25 mm 毫针。丝竹空和攒竹穴均向眉中方向平刺透向鱼腰;球后、上明、承泣和上健明直刺 0.5 寸左右,以有酸胀针感为宜。鱼腰穴,在穴上 5 分处,向下透至穴区,略加提插捻转至有酸胀感。风池和天柱,进针 0.8 寸左右,至得气,施导气法,不强求针感传导。对配合的患儿,可在两侧之攒竹与鱼腰或丝竹空与鱼腰。各接一对电极连电针仪,用疏密波,频率 2 Hz/10 Hz,强度以患儿感舒适并出现局部肌肉抽动为度。留针 20～30 min。取针后,对合并有弱视患者,可在两侧球后穴,加用甲钴胺注射液 0.25～0.5 ml(0.5 mg/1 ml),行穴位注射。

开始治疗宜每周 3 次。待症情改善后,可改为每周治疗 2 次。3 个月为 1 个疗程。对临床症状已消失之患儿,改为每周 1 次,再治疗一个时期。

(3)体会

本方适用于不同类型的共同性斜视的治疗。由于本病患者多为儿童,取穴少,刺激轻是其特点。在应用时,如患儿较小,初针时眶内穴可减至 1 穴,以后再逐渐增加。因小儿不易配合,针眶内时宜嘱其放松双眼,同时手法熟练,速刺一针到位,刺之不可过深,不强求针感。著者经验,首次针刺,患儿多有恐惧心理,只要减少用穴特别做到针刺不痛,往往第二次就能合作。配穴正光 1 和正光 2 用皮肤针叩刺,是借鉴他人经验,此法在使用时,可逐步由轻微至稍重,令患儿逐步接受。并可教会家长,嘱其每日自行叩刺 1～2 次,以提高疗效。本病治疗时间较长,特别是有屈光不正和弱视者,更要求家长和患儿能坚持。因为,著者发现在治疗过程中,往往斜视的好转和屈光不正与弱视的改善并不同步,不少患儿,在斜视纠正后,仍然存在着屈光不正与弱视,因此,不宜过早停止治疗。

2. 医案

(1)共同性内斜视

王某,女,11 岁,学生。初诊日期:2012 年 10 月 12 日。

主诉:(家长代诉)双眼内斜 8 年,加重半年。

现病史:(家长代诉)患儿于 3 岁时不明原因出现双眼内斜,当时以为是患儿喜双眼注视灯光所致,不以为病。自上小学之后,由于用眼过多,斜视现象日趋明显。曾至眼科医院检查,诊断为共同性内斜视,轻度屈光不正。配镜治疗未见明显效果。近半年来因学业紧张,内斜症状更为明显,前来著者处就诊。

检查:外观双眼内斜,以低头时更为明显。查双眼裸眼视力左0.8,右0.7。远近注视斜视角相等,双眼球活动不受限双眼屈光间质清。眼底及脉舌正常。

诊断:共同性内斜视。

治疗:用上方加新明1治疗,因患儿学业时间安排较紧,每周治疗2次。增加耳穴贴压,取:眼、肝、肾、神门,用磁珠贴压,其中眼穴,内外侧对贴,以加强刺激,嘱患儿每日自行按压2~3次。每次取一侧耳穴,双耳交替,于下一次针刺治疗时换贴。经2个月治疗后,患儿内斜症状已不明显,惟双眼向下注视时,尚有轻度内斜现象。经3个月治疗,症状消失,经查视力双侧均达到1.0(裸眼)。后又以每周治疗1次,巩固2个月。半年后随访,症情稳定。

按:本例患儿病程长又较为配合治疗,故加新明1,以促进恢复。从已有经验看,针刺治疗本病的间隔,以每周3次为佳,但本患儿,因学习紧张难以抽出时间,为不影响效果,加用耳穴贴压,以维持针刺的作用时间,结果也取得了满意疗效。另外,对于有中高度近视或伴弱视的患者,可增加眼区的穴位。

(2)共同性外斜视

唐某,男,10岁,学生。初诊日期:2016年12月4日。

主诉:(家长代述)右眼外斜视伴复视近1年。

现病史:(家长代述)患儿从半岁开始,发现右眼视物时有轻度外斜,当时并不在意。之后,发展缓慢。从2016年年初起,患儿告知,视同一物常出现两个相同的物体。而进入三年级后,症状加重,已至辨不清老师在黑板上写的字,这才引起家长重视。经本市某三级医院眼科诊断为"恒定性外斜视",建议手术治疗。家长和患儿均对手术有顾虑。故辗转找到著者,希望采用针灸进行保守治疗。

检查:右眼斜视,视远斜视度明显大于视近(>15°),眼球活动度正常;左眼正常。双眼视力:右(矫正)0.9,左(矫正)1.2。双眼屈光间质清。眼底正常。脉舌正常。

治疗:右眼主配穴均取,左眼仅用配穴。右眼取针后,以甲钴胺注射液1ml(0.5mg/1ml)分别注入球后、瞳子髎,每穴0.5ml。每周2次。6

次后,因患儿来自江苏常熟往返不便,加之功课繁多,改为每周 1 次。3
个月后,自述复视消失,检测:斜视不明显,视远斜视度与视近基本一致。
视力:右(矫正)1.0,左(矫正)1.2,近视度数,由原 325°(右)、300°(左),
分别下降至 275°(右)和 250°(左)。嘱其继续治疗,以巩固疗效。

　　按:本例患儿属于先天性共同性外斜视,伴屈光不正,右眼只能矫正
至 0.9。采用上方加穴位注射甲钴胺,疗效明显。值得一提的是,本病
如能在幼儿期治疗,效果更佳。不久前,曾治一例 2 岁女孩,左眼外斜异
常明显,以上方针刺 1 个月,眼位基本正常。

【主要参考文献】

[1] 钟梅泉.梅花针治疗共同性斜视(附 71 例报道)[J].北京医学,1980,(8):28.
[2] 钟梅泉,程鸣明.电梅花针治疗共同性斜视 143 例[J].针灸学报,1989,
　　　(4):39.
[3] 高万祥.针刺治疗斜视 176 例疗效观察[J].山西中医,1985,1(1):48.
[4] 苗茂,李琳.针刺治疗斜视 102 例疗效观察[J].中国中医药信息杂志,
　　　1999,7(6):73.
[5] 张树森.针治斜视 70 例[J].中国民政医学杂志,1995,7(5):295.

第五节　弱　　视

【概述】

　　弱视是视觉发育期内由于异常视觉经验(单眼斜视、屈光参差、高度
屈光不正以及形觉剥夺)引起的单眼或双眼最佳矫正视力低于相应年龄
的视力,或双眼视力相差两行或以上,而眼部检查无器质性病变的一种
病症。弱视是眼科临床常见病症之一。根据病因分为:斜视性弱视、屈
光不正性弱视、屈光参差性弱视及形觉剥夺性弱视等。我国弱视发病率
约为 2%~4%。传统的观点认为超过视觉发育敏感期的弱视较为难
治,人类视觉发育的敏感期大约从出生到 12 岁,因此,弱视治疗的关键
在于早期发现、早期治疗。但是,尽管目前对大龄患儿仍然在使用矫正
屈光不正、遮盖和增视训练等综合方法。但也带来视力受损及影响方位
辨别、立体视等问题。因此,寻求安全而有效的疗法仍是当前的重要
任务。

　　中医学中,对本病的论述散见于小儿通睛、能远怯近、胎患内障等眼

病中。认为其发病机制是先天禀赋不足,肝肾精血亏损,神光发越无力,或后天失养以至或脾胃虚弱,气血生化乏源,而目失精血濡养使视力减退。

在历代医籍中,从晋代《针灸甲乙经》至清代江上外史所撰《针灸内篇》均可查见针灸治疗"目眡眡不可远视"及"小儿青盲"的有关条文。可查阅有关章节。

现代针灸治疗弱视的临床资料,较早见于 1983 年,但直至 20 世纪 90 年代末,有关报道并不多。从 21 世纪初开始,本病才引起针灸界较大关注。在选穴上,多用睛明、承泣、四白、攒竹、鱼腰、瞳子髎、太阳、翳明等;在治法上,以体针及皮肤针多见,亦包括艾灸、耳针、穴位注射、眼针、穴位激光照射、穴位电脉冲、穴位经皮电刺激等多种穴位刺激之法。已有的工作表明,针灸疗法不仅对不同类型的弱视,诸如斜视性弱视、屈光不正性弱视、屈光参差性弱视及形觉剥夺性弱视均有较好的疗效,而且有明显的远期效果。

机理研究也得到了重视,分别从视觉微循环、视觉电生理、神经递质及因子、视觉中枢等角度观察针刺对弱视的影响,取得了一系列成果。但针灸治疗弱视的确切机制和分子通路目前尚不明确,而搞清这些问题,将为针灸预防及定向治疗弱视提供理论支持。

【临床表现】

1. 症状

多为单眼,亦可双眼。患者视力减退,对排列成行的视标的分辨力较单个视标差(称为拥挤现象或分开困难);多有屈光不正;常伴有斜视及异常固视;可有眼球震颤。

2. 体征

屈光矫正后远视力低于 0.9,眼部检查无器质性病变。临床上根据弱视分级来判断疾病严重程度分级:轻度弱视:视力 0.8~0.6;中度弱视:视力 0.5~0.2;重度弱视:视力≤0.1。

【治疗】

(一)古籍记载

1. 取穴

目窗、睛明、肝俞、足三里、水泉。

2. 治法

针刺。

3. 文献辑录

《针灸甲乙经·卷十二》：目瞑，远视肮肮，目窗主之。

《太平圣惠方·卷一百》：肝俞，……目肮肮无远视也。

《扁鹊心书·卷上》：三里……治二目肮肮不能远视。

《针灸则·七十穴》：睛明……远视肮肮，昏夜无所见。

《针灸内篇·足少阴肾经络》：水泉……目肮，不能远视。

(二) 现代方法

1. 体针

(1) 取穴

主穴：睛明、承泣、球后、下关、风池、翳明、攒竹、太阳。

配穴：光明、合谷、三阴交、足三里、肝俞、肾俞、臂臑。

(2) 操作

主穴每次取 3～4 穴，酌加配穴，双侧均取。眶内穴均用 0.25 mm× 25 mm 之毫针。睛明、承泣、球后三穴，进针 0.8 寸，送针要慢，切勿提插，得气即可留针；下关穴，用 0.30 mm×50 mm 之毫针直刺 1.5～2 寸左右（视年龄大小酌短），患者局部出现有放电、喷水或齿痛感并向周围放射等针感时，行捻转及震颤刺激后，即可出针，不留针。风池穴施以"过眼热"手法，即术者左手拇指紧按穴位，右手持毫针进针，待气至，左手重按，右手拇指向前连续捻转 3～5 次，要求针感柔和、医者针下沉紧且患儿无明显胀痛感，将针尖固定在得气层内针尖略向上，重插轻提 3～5 次，再以拇指向前连续捻转 3～5 次，针尖顶着产生感觉的部位守气，同时左手拇指向上推压，若无热胀感，则重复上述操作，待患儿描述有热胀感自风池穴沿后头部上行至眼部、眼部有温热感时，反复操作 1 min，不留针，出针时紧按针孔；翳明穴针尖向同侧眼球方向进针 1 寸，捻转补法；攒竹穴缓慢进针，获得针感即可，太阳穴直刺进针 0.5 寸，捻转泻法。配穴常规针法。除风池穴，均留针 20 min。肝俞、肾俞、足三里，可于针后，严格消毒后，再埋入灭菌图钉形皮内针，并行按压固定，每次取一侧穴，二侧轮用。

针后，可配合按摩：开天门 30～50 次，推坎宫 30～50 次，分推额阴阳 30～50 次，按揉眼眶及上述针刺穴位，每穴 30～60 秒，按揉背腰部，滚背腰部，弹拨背腰部诸俞穴；施以掌按法及拇指推背部膀胱经 3～5 遍，拍打结束。

上法每日 1 次，10 日为 1 个疗程，间隔 3 日，一般治疗 3～10 个疗程。针刺治疗同时,可配合其他疗法,以增强疗效。

(3) 疗效评价

疗效评定标准:基本痊愈:视力恢复到 0.9 以上;进步:视力增进 2 行及 2 行以上者;无效:视力退步、不变或仅提高 1 行者。

以上法共治疗 1 056 例,总有效率 82.8%～93.5%。

2. 皮肤针

(1) 取穴

主穴:正光 1、正光 2、睛明、风池、大椎、百会、翳明。

配穴:肝肾两虚型:自幼发病,屈光度高,偏食遗尿,发枯目干、盗汗心烦。正光穴有结节及压痛,颈椎及胸椎两侧可摸到条索状物,腰、骶部可摸到泡状软性物。舌质淡苔薄,脉细弱。加:肝俞、肾俞,颈椎 1～4 及胸椎 5～12 两侧和腰、骶部阳性物处。

心肝血虚型:视物模糊,眼斜,目干怕光,急躁偏食,面㿠眠差。苔薄光红,脉细稍弦。加:心俞、肝俞、内关、胸椎 5～12 节两侧阳性物处。

脾肾虚弱型:视物模糊,病程较长,面色㿠白,体瘦神倦,偏喜甜食,有时腹胀,便溏自汗。舌质淡苔薄,脉细弱或沉细。加:脾俞、肾俞、中脘、印堂、颈椎 1～4 节和胸椎 5～12 节两侧及腰部阳性物处。

巩固调理期:上述各型病证经治后,症状基本消失,或尚有一些余症。加:中脘,腰部两侧。

(2) 操作

主穴每次取 4～5 穴,双侧均取,正光 1 和正光 2 必取,余穴轮用。配穴据证而取。可用一般皮肤针法也可用电梅花针法。

皮肤针法:要想获得良好的临床疗效,须掌握以下操作要领:首先,肘关节相对固定,灵巧地运用手腕部弹力,落针时依靠腕关节活动的冲力垂直刺激皮肤,针头接触到皮肤的瞬间(约 1/10 秒),随着皮肤的反作用力顺势迅速扬腕抬针,仅在表皮上一击而起,急刺速离。其次,弹刺的线路要尽量直或成弧,落针要平稳、准确,针尖与皮肤呈垂直接触,针刺点间距要尽量均匀。弹刺速度要均匀,连续而有节律,要打出一轻一重的节奏,防止快慢不一、用力不匀,这样才能获得最佳疗效。注意,弹刺的轻、中、重主要依靠手腕的弹力和惯性,不能使用手臂的压力。在叩刺正光 1 及正光 2 穴位时应采用轻度刺激,使用腕力要轻,冲力要小,患儿稍有疼痛感,皮肤略有潮红,但不出血。在叩刺内关、大椎及风池穴时应采用中度刺激,腕力使用稍大,冲力亦较大,患者有轻度疼痛感,皮肤有潮红、丘疹,但不出血。

电梅花针法:电梅花针输出脉冲连续波频率60 Hz,电源电压用9 V直流干电池,电流强度<5 mA,以患儿耐受为度。打开电源,调好频率、电流,让患儿一手握住连接导线的一端,另一端接在皮肤针针头部,患儿双眼自然闭合,在穴位的体表1~1.5 cm直径范围(正光1、正光2穴叩击以穴位为中心体表0.5 cm直径范围),以90~100次/min的频率叩打,用腕力弹刺,每穴均匀叩击50下。正光1、正光2,轻度刺激(局部皮肤略有潮红)以局部皮肤潮红为度;余穴中度刺激(局部皮肤明显发红)。具体叩刺法同皮肤针法。

(3) 疗效评价

共治疗790眼,总有效率为91.6%~99.1%。对停诊后1月至14年共随访观察148眼。其中疗效巩固,视力、眼位均保持有133眼,占89.3%;视力稍减、眼位保持者16眼,占10.7%;未发现视力退回治疗前水平或斜视度回升的病例。

3. 艾灸

(1) 取穴

主穴:翳明、足三里、四白、攒竹。

配穴:阿是穴。

阿是穴位置:眼区周围。

(2) 操作

先取主穴,效不显时改用配穴。也可主穴、配穴交替应用。主穴双侧均取,将点燃的艾条距离皮肤3 cm左右,先对翳明、足三里施温和灸,每穴各2~3 min;继在双侧四白、攒竹区施雀啄灸各2~3 min,每次治疗时间约20~30 min。

配穴可在以下二法中任选一法。灸器灸法:把长约4 cm灸炷点燃固定在灸器内,置于眼前1 cm,患儿闭目接受治疗。随着灸炷的燃烧,眼周温度逐渐升高,调节灸器距离,以患儿感到双目温热为度,直至灸炷燃尽。雷火灸法:令患儿取坐位,头直立勿仰,将雷火灸条火头距离皮肤2~3 cm处,行双眼闭目灸;平行移动上下灸额部、眼区各60次;再用划圈法灸:顺时针从内到外每眼灸60次;在眼周穴鱼腰、四白、睛明、瞳子髎顺序重点行雀啄灸。上法均为每日1次,7日为1个疗程,停灸3日。后做下一个疗程,达到基本治愈后,行巩固治疗,改为每周3次治疗,连续1个月。之后,改为每周1次,连续3个月逐渐停止治疗。在灸治同时可配合佩戴矫正眼镜,遮盖健眼及精细视力训练法等。

(3) 疗效评价

共治疗 351 眼,基本治愈 189 眼,进步 105 眼,无效 57 眼,总有效率为 83.8%。

4. 穴位激光照射

(1) 取穴

主穴:上明、承泣、瞳子髎、太阳、阳白、四白、睛明。

配穴:眼、肝、脾、心、神门、目 1、目 2(均为耳穴)。

(2) 操作

主穴为主,如效不显,改用配穴。用氦-氖激光治疗仪,激光输出波长为 632.8 nm。主穴每次治疗共选择 4 个穴位,穴位可轮用。将激光双光纤末端垂直放置患眼部穴位上,输出功率 0.5~2.5 mW,每穴位照射治疗 5 min,双侧穴位同时治疗共 20 min。配穴,输出功率≥20 mW,照射距离为 80~100 cm,光斑直径为 5 mm。每穴每次照射 3~5 min。上法均为每日 1 次,可连续治疗 30 日为一疗程,亦可 10 日为一疗程,一个疗程后隔 3~4 日行第 2 个疗程,3 个疗程为一阶段。

(3) 疗效评价

共治疗 5 905 例,按上述标准评定总有效率 91.7%~93.8%。以 7 岁和 7 岁以内儿童治愈率最高,13 岁以上者治愈率明显下降。

5. 耳穴贴压

(1) 取穴

主穴:肝、肾、眼、目 1、目 2、心、肾上腺。

配穴:脾、胃、耳尖、内分泌、耳背肝、耳背肾、耳背脾。

(2) 操作

主穴为主,酌加配穴。耳郭皮肤用 75% 酒精棉球清洁后,找准上述穴位,以耳穴贴(王不留行籽)贴压,并用手轻轻按压,使之产生疼痛、酸胀或发热感,每次贴 1 侧耳穴,3 天后换对侧耳穴。嘱患儿或患儿家属每天按压所有穴位 4 次,每次每穴按压 50 下、力度以产生疼、胀、热感为宜。连续治疗 20 日为一疗程,停贴 3~7 日继续治疗,共治疗 4 个疗程或以上。

(3) 疗效评价

共治疗 471 眼(部分病例配合中药治疗),结果基本痊愈 359 眼,进步 81 眼,无效 31 眼,总有效率为 93.4%。

6. 穴位电刺激

（1）取穴

主穴：攒竹、玉枕、承光、络却、阳白。

配穴：昆仑、光明、足三里、三阴交。

（2）操作

取主穴（头面穴）与配穴（四肢穴）相配。均在双侧取穴。患者取坐位，使用电刺激仪。治疗时将刺激片置攒竹、阳白、玉枕、承光等头部和眼周围穴位。负极置远端足三里、光明、昆仑等足部穴位上。用白绷带布固定，频率5 Hz，电流强度以患者能承受为度，每次 20 min。每日 1 次，周日停治。1 个月为 1 个疗程，2 个疗程为一阶段。

（3）疗效评价

共治疗 37 眼，基本痊愈 15 眼，显效 10 眼，有效 10 眼，无效 2 眼，总有效率为86.7%。

7. 眼针

（1）取穴

主穴：1 区、2 区、3 区、4 区、5 区、7 区。

配穴：风池、太阳、承泣、球后、睛明、合谷、太冲、肝俞、肾俞。

（2）操作

主穴为主，酌加配穴。主穴眼针刺法：找准穴位，按紧眼睑，保护眼球，轻轻刺入，可直刺或沿皮横刺或斜刺达皮下组织直刺到骨膜即可。横刺不得过区，一般不用手法，刺入 2～3 分深即可。未得气可提起再刺，一般留针 15～30 min。针刺靠近内眦右 4 区时，不宜过深。以防刺伤血管。

配穴体针法：除睛明、球后用压针法缓进针 1.0～1.5 寸外，余穴进针至常规深度后，平补平泻捻转手法，得气后留针 20～30 min，期间可行针 2～3 次，每日 1 次，5～10 次为 1 疗程，停针 3 日，再行第 2 个疗程。

（3）疗效评价

共治疗 66 例，基本痊愈 36 例，显效 18 例，有效 9 例，无效 3 例，总有效率95.5%。

8. 穴位注射

（1）取穴

主穴：①内斜视：瞳子髎；外斜视：睛明；复视：睛明；②太阳。

配穴：内斜视：太阳、合谷；外斜视：风池、合谷；复视：风池、翳明。

(2) 操作

药液：①眼明注射液(牛眼前房组织液眼氨肽注射液,含提纯物 1 g/L)；②复方樟柳碱注射液 2 ml。

两组主穴,任取一组,对应不同注射药放。第一组主穴,根据患眼症选取一主穴两配穴。取坐位,头微后仰,闭目待术,术前所选穴位常规二次消毒法后施术,取高压灭菌 1 ml 兰芯针管 4 只,接 4.5 号眼科针头每支吸取 0.6 ml 药液,刺入所选穴区,回抽无血后,注入药液。每次注入药量：主穴 0.6 ml,配穴 0.3～0.5 ml。主穴隔日 1 次,配穴每日 1 次。穴位轮用。第二组主穴,用复方樟柳碱注射液。嘱患儿仰卧位,正确选取太阳穴,碘伏常规消毒后,用 2 ml 注射器抽取复方樟柳碱注射液 2 ml,垂直刺入太阳穴,抽吸无回血,再缓慢推注药液 2 ml,拔针后干棉签压迫 5 min。每日 1 次。

均以 14 日为一疗程,疗程间隔一周,一般须 2～4 个疗程。

(3) 疗效评价

以眼明注射液治疗 1820 眼,基本痊愈 490 眼,显效 410 眼,有效 670 眼,无效 250 眼,总有效率 86.3％。8 年追踪检查,保持对数视力表 5.0 以上视力者有 115 例,表明有一定远期疗效。以复方樟柳碱注射液治疗 60 例,临床痊愈 41 例,有效 14 例,无效 5 例,总有效率为 91.7％。

(三) 张仁经验

1. 验方

(1) 取穴

主穴：新明 1、上健明、攒竹、球后(或承泣)、瞳子髎。

配穴：正光 1、正光 2。

(2) 操作

主穴配穴每次均取,新明 1 用 0.25 mm×40 mm 毫针,针法同前述,手法宜轻缓。上健明、球后(或承泣)穴,用 0.25 mm×25 mm 毫针,快速破皮,以压刺法,缓慢进针 0.8 寸左右,至得气,用弱行气法。攒竹,由上向下刺入 0.5 寸,略作提插至得气；瞳子髎,在找得凹陷部后,直刺进针约 0.5 寸,以局部有明显酸胀感为度,退至皮下向外下方透刺 1 寸。针后以新明 1 和瞳子髎为一对,接通 G6805 电针仪,使眼睑上有跳动,用疏密波,频率 2 Hz/6 Hz,强度以患者适宜为度,通电 20～30 min。起针后,用皮肤针在正光 1、正光 2 行轻度叩刺,每穴 50 下,双侧 200 下,以局部潮经为度。每周 2 次,3 个月为一疗程。

（3）体会

本法亦为著者多年所总结。因本病多为小儿,穴宜少而精。故多取眼区穴,以疏经通络,益气补血为主。操作时,由于不少患儿不能正确表达针感性质和位置,其中一个较客观的标志是通电时应当看到眼睑有规律的抖动。刺激量具体则按患者年龄长幼、承受能力、病情缓急而定。对年长的、承受能力好、病情重者,针刺刺激强度可略重,留针时间略长;而年幼的、承受能力差、病情轻者,针刺刺激强度则宜轻,留针时间宜短。但总的来说,应考虑到小儿脏腑经络娇嫩,形气未充,一般针刺操作时手法相对较轻,刺激强度较弱。治愈后至少随访 3 年,如果复发,再予以针治。在弱视的针灸治疗上,要重视以下三条:一是时机,患者年龄越小,疗效越好,成年后就难以治愈。不过,一般所说的 12 岁作为界限并不绝对,据我们观察,一些超过此年龄的患者也有一定效果。最近,著者曾治疗一名弱视兼斜视的中年患者,已 40 多岁,针灸治疗半年左右,症状亦有较明显的改善。二是,要求患儿包括患儿的家长树立信心,坚持打持久战。重症弱视,有的要针灸一两年,因此,长期有规律的治疗十分必要,不要半途而废。从我们临床所见,凡能坚持的患儿,多能获愈。三是强调中西医结合,西医的遮盖法、精细目力训练法等,可以配合应用,以进一步提高和巩固疗效。

2. 医案

（1）弱视（轻度）

徐某,男,5 岁,学生。初诊日期:2003 年 7 月 21 日。

主诉:(家长代诉)发现双眼视远物不清 1 年多。

现病史:(家长代诉)2002 年幼儿园体检时,得知患儿双眼近视,裸视力 0.3,前往市眼病防治中心检查,确诊为双眼弱视(兼有散光)。而予以戴眼镜,遮盖疗法等措施,经过一段时间的治疗,双眼矫正视力提高到 1.0、0.8。但近半年来,矫正视力不再提高,故转来求治。

检查:眼球向各方向运动不受限,眼位正。裸视力,右眼 0.4,左眼0.3,矫正视力右 1.0,左 0.8,散光右眼＋1.25 度,左眼＋2.00 度。舌淡苔薄白,脉细弱。

诊断:弱视(轻度)。

治疗:基本参照以上效方操作。第 1 次针后,右眼裸视力就达到0.6,矫正视力 1.0,左眼无变化。第 4 次针后,右眼裸视力就达到 1.0,矫正视力 1.2,左眼裸视力达到 0.6,矫正视力 0.8。第 7 次针后,右眼裸视力就达到 1.2,矫正视力 1.5,左眼裸视力达到 1.0,矫正视力 1.2。基本治愈。后每周一次继续巩固治疗 5 次。随访至今,未见复发。

按:弱视和青少年近视在临床表现上十分相似,常常容易被混淆忽视。临床上必须明确诊断。本例则为双眼发病,曾经西医治疗获得改善。本例之所以获效明显,可能和前述近视的例子一样,与年龄小、基础较好及前期的西医治疗等因素都有关。

(2) 近视性弱视(重度)

胡某,男,6 岁。初诊日期:2014 年 3 月 18 日。

主诉:(家长代诉)视物模糊 2 年,加重 1 年。

现病史:(家长代诉)患儿自上幼儿园后,教师即发现视力较差。1 年前,在体检时,左眼视力为 0.1,右眼为 0.08。家长即前往上海市眼病防治中心就诊。经检查,确诊为近视性弱视。经多种中西医方法治疗,未见明显好转。经病员介绍,前来著者处要求针灸治疗。

检查:患儿体形瘦小,双眼矫正视力:左眼 0.12,右眼 0.1。脉舌无异常。

治疗:以上述穴方针刺,取针后在双侧承泣或球后交替(即针球后穴注承泣,针承泣穴注球后)行穴位注射。以甲钴胺注射液 1 ml(0.5 mg/1 ml)分注于两侧穴。要求患儿每周坚持治疗 2 次。3 月后,视力左眼(矫正)0.25,右眼(矫正)0.2。继续用同法。通过近 1 年治疗,2015 年 2 月,测得左眼矫正视力 1.0,右眼矫正视力 0.9^+,基本痊愈。但尚存在近视,经检测,左眼 450 度,右眼 625 度。其母希望继续治疗。遂改用青少年近视针刺效方。至 2016 年 2 月,左眼近视 250 度,矫正视力 1.2;右眼 400 度,矫正视力 1.0。因学校功课较忙,未能继续坚持治疗。

按:本例是较严重的弱视患者,所以在处方上,增加了一项眶内穴的穴位注射。同时,要求较长时间的针刺治疗。本例患者前后共治疗近 2 年,最终获得较为满意的效果。另外,本例属于近视性弱视,在弱视基本痊愈后,近视又成了突出的矛盾,此时,宜改动处方,继续治疗,同样可以获效。

(3) 远视性弱视

吴某,女,6 岁。初诊日期:2020 年 6 月 12 日。

主诉:(家长代诉)双眼视物不清,且左眼外斜 1 年多。近加重。

现病史:(家长代诉)1 年多前,发现患儿看东西时,喜欢眯眼,且易歪斜脑袋。拍照时,左眼球常斜向外侧。当时未加重视。最近,幼儿园体检,显示患儿视力减退,斜视。于 2020 年 5 月 6 日,去本市某三级专科医院检查。以 1% 阿托品扩瞳验光,示:右眼球镜+4.5,柱镜-0.50,轴位 15,矫正视力 0.6;左眼球镜+4.0,柱镜 0,轴位 0,矫正视力 0.6。诊断为双眼远视性弱视,左眼外斜。给予配镜,并建议以手术治疗斜视。因惧怕手术。从网上获知,慕名前来,要求针灸治疗。

检查:患儿双眼活动灵活正常,正视时,左眼偏向外侧。矫正视力双眼均为 0.6。

诊断:双眼远视性弱视,左眼共同性斜视。

治疗:取上方,左侧加丝竹空。操作:新明 1 用 0.25 mm×40 mm 毫针,余穴均用 0.25 mm×25 mm 毫针。丝竹空采用透刺法,向鱼腰方向针入 0.9 寸左右。得气后,用疏密波,强度以患儿可接受为度。留针 30 min。每周 3 次。3 个月为 1 个疗程。

结果:9 月 15 日,经原医院以 1% 阿托品扩瞳验光,示:右眼球镜+3.75,矫正视力 0.9;左眼球镜+4.0,矫正视力 0.8。弱视已改善,斜视亦明显减轻。

继用上方。因患儿上小学加之离诊所较远,改为每周治疗 1 次。

按:远视性弱视是指在离观察物较远的情况下,眼球内外经过检查未见有器质性病变,而视力不能矫正到正常者。多见于早产儿,以及有吸氧经历的其他新生儿群体。据统计,儿童是远视性弱视的主要患病者,发病率在儿童中占 2.83%。本例在处方上未做较大改动,因左眼斜视,故增加左侧丝竹空透刺,用以改善斜视。

(4)弱视伴斜视

凌某,男,3 岁。初诊日期:2014 年 6 月 11 日。

主诉:(家长代诉)双眼视力差及左眼斜视加重近 1 年。

现病史:(家长代诉)近 1 年前,家属发现,患儿每当观看电视时,总喜欢往前凑,且脑袋歪向一侧,初不以为意,因后来此现象越来越明显,始引起父母注意。经某三级医院眼科检查,左眼视力 0.1,斜视;右眼视力 0.4。诊断为双眼弱视,其中左眼为弱视性斜视。即采用右眼遮盖法及光学、药物疗法等治疗数月。未见明显效果。从网上查知,来著者处治疗。

检查:患儿发育正常,配合检查。左眼正视时,偏向外侧。裸眼视力:左眼 0.12,右眼 0.4,矫正不应。脉舌正常。

治疗:上方为主,左眼加针丝竹空,并用透刺法刺至鱼腰穴。左侧以瞳子髎、丝竹空为一极加攒竹为一对,右侧以瞳子髎加攒竹为一对,接通电针仪,疏密波,以患儿感舒适为宜。留针 30 min。取针后,在双侧承泣或球后穴交替行穴位注射。以甲钴胺注射液 1 ml(0.5 mg/1 ml)分注于两侧穴。经半年余针刺结合西医遮盖法等治疗,左眼斜视消失,双眼视力:左眼 0.6,右眼 0.7。因患儿父母赴澳大利亚工作,故中断治疗。2016 年 4 月,患儿外婆将其带回国内,继续来著者处治疗。查双眼视力略有减退:左眼 0.5,右眼 0.6。仍用上法治疗,视力一直保持在 0.6~0.7。

按:弱视患者中,二眼裸视力相差较明显,俗称"跷足眼",往往可诱发其中视力较差的眼斜视。本例就是较典型的一例。在治疗上,著者经验,在斜视眼采用加穴透刺法,有助于斜视和弱视的改善。此例病情较重,所以也采用穴位注射。值得一提的是,据著者经验,弱视的治疗宜一鼓作气坚持长期治疗,本例患儿,因中间出国,中断治疗大半年,回国检查虽退步不大,但再次治疗疗效似受影响,是否与中断有关,值得进一步研究。

【主要参考文献】

[1]邹本宝,王玉华,牟善钦.针刺疗法治疗远视、弱视[J].眼科研究,1983,1(4):243.

[2]陈美清,毕爱玲,马先桢.针刺治疗弱视的取穴现状及理论分析[J].吉林中医药 2017,37(8):858.

[3]葛惠玲,刘素清.针刺治疗弱视患儿 90 例[J].光明中医,2010,25(11):2066.

[4]张秋雨,周红军.深刺下关穴治疗儿童弱视 64 例[J].现代中西医结合杂志,2010,19(30):3303.

[5]宋忠阳,秦晓光,孙润杰,等."过眼热"手法为主针刺治疗儿童弱视[J].中国针灸,2017,37(11):1183.

[6]曹中兵,胡卫东,柯一琼.针药结合治疗儿童弱视 62 例[J].时珍国医国药,2006,17(2):251.

[7]张琴,吴文远.针刺配合耳压为主治疗儿童弱视 193 例[J].上海针灸杂志,2001,20(2):26.

[8]武丹蕾,刘雅,杨华,等.电梅花针治疗儿童弱视规范化研究及疗效分析[J].北京中医药,2011,30(11):834.

[9]王雁.电梅花针叩刺疗法治疗儿童弱视的临床观察[J].北京中医药大学学报,2012,35(2):136.

[10]沈媛,张小林,董丽洁,等.艾灸联合综合疗法治疗大龄儿童弱视疗效分析[J].

中国斜视与小儿眼科杂志,2013,21(1):28.

[11] 何雪姣.雷火灸治疗弱视疗效观察[J].新中医,2013,45(6):132.

[12] 孙佳英,杨中伟,杨宝绩,等.超低功率激光穴位照射对儿童弱视治疗的观察[J].中国激光医学杂志,2012,21(5):338.

[13] 费传统,徐英杰,徐淑清,等.耳穴贴压结合同视机治疗儿童屈光不正性弱视[J].中国针灸,2008,28(4):270.

[14] 杨孝芳,崔瑾,邵万福.穴位经皮电刺激对弱视小儿的图形翻转视觉诱发电位的影响[J].江苏中医药,2007,39(8):52.

[15] 朱国芹.眼针疗法为主治疗弱视66例[J].辽宁中医杂志,2005,32(3):251.

[16] 李萍,孙淑媛,乔德成,等.眼氨肽注射液穴位注射治疗弱视1 000例远期疗效临床观察[J].中国城乡企业卫生,2007,(5):40.

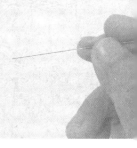

第十五章
其他眼病

第一节 皮 质 盲

【概述】

皮质盲又称皮质性失明或中枢盲、大脑盲等，是指大脑外侧膝状体、内囊后肢、视辐射或枕叶视皮质病变而引起的一种中枢性视功能障碍。常见病因有外伤、炎症、中毒、发热、脑血管意外、肿瘤及颅脑外伤或手术等。以血管痉挛性损害较为常见，脑组织缺氧是致病的根本原因，多见于2～6岁小儿。本病目前尚无特殊治疗方法，一般采用维生素类药物、能量合剂、皮质激素、血管扩张剂、高压氧等，但效果不甚理想。它是眼科重要致盲疾病之一。

在中医学中，一般归入"青盲"范畴。如发生在小儿，又称小儿青盲。《医宗金鉴·眼科心法要诀》曰："小儿青盲，因胎受风邪，生后瞳人(仁)端好，黑白分明，惟视物不见"，认为本病与先天禀赋不足、肝肾亏虚有关。

针灸治疗本症，在古籍文献中也归属于小儿青盲证治之中。如《太平圣惠方·卷一百》提到的："小儿目涩怕明，状如青盲，灸中渚二穴各一壮。"

现代的最早报道，见于1959年。20世纪80年代至今的大部分年度都有临床文章出现。有学者将其列为眼和附属器系统西医症状中第二大针灸病谱。从本节所收的近400例患者看，针灸对本病的疗效是确切的。在取穴上，除了应用一般的眼病常用穴外，发现经外穴内睛明有较为独特的效果，结合头皮针穴视区更可提高疗效；在方法上，以体针为主，但提倡二种或以上穴位刺激方法结合，穴位注射也有一定效果。就著者经验而言，针灸对包括视路及视中枢病变所致在内的多种中枢性视功能障碍的效果均较明显。

【临床表现】

1. 症状

双眼视觉明显下降,甚或消失(无光感或黑矇)。

2. 体征

眼底无异常。强光照射或外界的各种刺激均不能引起眼睑的闭合放射反应。瞳孔大小及对光反射、调节反射正常。

【治疗】

(一) 古籍记载

1. 取穴

睛明、肝俞、中渚。

2. 治法

艾灸法:睛明、中渚二侧穴各灸一壮。肝俞,灸可一二七壮。

3. 文献辑录

《千金翼方·卷二十六》:肝俞主目不明,灸二百壮。小儿寸数斟酌,灸可一二七壮。

《太平圣惠方·卷一百》:小儿目涩怕明,状如青盲,灸中渚二穴各一壮。

《针灸资生经·卷六》:睛明治小儿……眼暗、雀目、冷泪。

(二) 现代方法

1. 头皮针加体针

(1) 取穴

主穴:①视区(头皮针穴),内睛明、风池;②阿是穴,头临泣。

配穴:分3组。①水沟,百会;②合谷、太冲、承泣、攒竹;③瞳子髎、球后、太阳、肝俞。

阿是穴位置:取矢状缝与两眶上缘向后的平行线在枕后的交点为第1进针点,与第1点平行向两侧每隔1cm为1点,各取2点,共5个进针点。

(2) 操作

二组主穴,单独选用。第一组主穴,每次必取,配穴选1组,酌取2~3穴,3组穴交替轮用。第二组主穴,不加用配穴。均用0.25 mm×25 mm灭菌毫针。视区针法:双侧进针,至所需深度后,快速捻针,频率为180~240 次/min,每次为1 min,留针15~30 min,间隔5 min用同样手法1次。能配合的患儿,可以二侧视区为一对,接G6805型电针治疗仪,连续波,频率5Hz,输出强度以患儿(者)能耐受为度,通电20min。内睛明针法:令患儿睁开眼睛,术者右手持毫针,左手固定眼球,于目眦红肉迅速垂直刺入0.5~1.0寸深;或翻开眼睑,针从目内眦红肉上垂直刺入同样深度,不作提插,不留针。风池进针1.2~1.5寸、针尖向鼻尖方向,行导气手法,使针感向前额或眼区放散。配穴第一组,患者仰卧位,先针刺水沟,向鼻中隔方向斜刺3~5mm,单向捻转产生滞针,施雀啄手法,以眼球湿润为佳,不留针。继让患者取俯卧位。百会:针尖与皮肤呈30°角向前斜刺,深度约20~25mm,行捻转补法,频率200次/min。其余穴位,邻近取穴者,均捻转加小提插1min,不留针;远道穴位,视患儿合作情况留针20~30min,施平补平泻手法。

第二组主穴,毫针与头皮成15°角,进针至帽状腱膜下,由上向下刺。迅速捻转100~200次/min。隔15min捻转1次,留针1小时。

每日或隔日1次,10次为一疗程,疗程间隔3日。

(3)疗效评价

应用儿童视力表检查法检测视力,1岁以下婴幼儿用选择观看检查法,6月以下婴儿应用视动性眼球震颤检查法。

疗效评定标准:应用对数视力表。基本痊愈:患儿视力恢复,达4.0~5.0;显效:患儿视力部分恢复,达3.0~4.0,能数指;有效:患儿视力有进步,达1.0~2.0,能看到手晃,或有光感;无效:治疗前后无明显变化,患儿视力为0,仍呈黑矇状态。

共治疗291例,按上述或类似标准评定的252例中,基本痊愈188例,显效27例,有效24例,无效13例,总有效率为94.8%。余均有程度不等的效果。

2. 体针

(1)取穴

主穴:睛明、球后、风池。

配穴:光明、太冲、四白。脑炎所致者加百会、水沟、大椎;脑血管病所致者加曲池、合谷、阳陵、环跳;脑外伤所致者加膈俞、血海;一氧化碳中毒者加足三里、太渊、百会;尿毒症者加太溪、肾俞、关元。

(2)操作

患者取侧卧位,或侧俯坐位。睛明、球后用0.22mm×40mm之毫针直刺入1~1.2寸,针感应传至眼后方;风池穴向同侧外眼角针刺,使针感放射至前额。余穴用 30 号针刺入,均用平补平泻手法,留针 30 min。针后可在上述穴位按摩,每次 10～25 min,每日或隔日 1 次,10 次为一疗程,疗程隔间 3～5 日。

（3）疗效评价

上法共治疗 98 例,基本痊愈 43 例,显效 41 例,有效 10 例,无效 4 例,总有效率为 95.9％。

3. 综合法

（1）取穴

主穴:分 3 组。①心、肾、神门、皮质下、肝、眼、目 1、目 2、缘中、枕、太阳、额、交感(耳穴);②视区(头皮针穴);③太阳、光明、风池、足三里。

配穴:中枢性面瘫加水沟、迎香、颊车、地仓;偏瘫加肩髎、曲池、外关、合谷、阳陵泉、三阴交、太冲。

（2）操作

三组主穴同时取用,其中耳穴每次取一侧,体穴取 2 穴(一头部穴、一下肢穴),均交替取用。耳穴,用 0.25 mm×13 mm 之毫针快速刺入,针刺手法为补法;头皮针穴二侧均取,选 0.30 mm×25 mm 毫针,沿头皮帽状腱膜下层刺入 0.8 寸左右,手法为小幅度高频率强刺激 0.5～1 min。耳针和头针,均留针 1～3 小时,其间行针 3～5 次。体针快速针刺,得气后不留针。配穴据症酌取,亦强刺激不留针。以上耳针、头针、体针三种疗法,均同时进行,每日 1 次,10 次为一疗程,疗程间隔 3～5 日。

（3）疗效评价

共治疗 23 例,基本痊愈 14 例,显效 1 例,有效 5 例,无效 3 例,总有效率为 83.3％。

4. 穴位注射

（1）取穴

主穴:①太阳、阳白、睛明;②视区(头皮针穴)。

配穴:光明、肾俞、肝俞。

（2）操作

药液:精制脑组织注射液 2 ml,丹参注射液 2 ml。

第一组主穴每次取 2 穴,配穴取 2 穴,共 4 对穴,双侧同取。穴位轮用。取两支 2 ml 一次性无菌注射器.分别抽取精制脑组织注射液及丹参注射液各 2 ml,常规消毒后,快速破皮缓慢进针至得气后,每穴推注

0.5 ml 药液。去针后,用消毒干棉球压迫针孔防止出血和药物渗出。第二组主穴视区,选用 0.25 mm×25 mm 毫针,头部穴位快速斜刺至帽状肌腱下,平刺进针约 0.5 cm,快速捻转 1 min 左右。留针 1 h。上述方法,每日 1 次,每周 5 次,20 次为 1 个疗程。疗程间可不停针。为加强疗效,平时可配合对眼周穴位施行推、按、揉及点穴等手法,手法由轻到重、由浅至深,每次 20 min。

（3）疗效评价

共治疗 38 例,基本痊愈 16 例,有效 20 例,无效 2 例,总有效率为 94.7%。

(三) 张仁经验

1. 验方

（1）取穴

主穴：①视区、视联络区（头皮针穴）,新明 1。②球后、太阳。

配穴：百会、新明 2、上天柱、风池、丝竹空（或瞳子髎）、上健明、承泣。

（2）操作

主穴二组均取,配穴酌加 2～3 个,轮用。第一组主穴及配穴用针刺法：头皮针穴取双侧,均用 0.30 mm×25 mm 毫针。针法：视区,直刺；视联络区斜刺,向内下方和外上方交叉刺入 2 针。快速刺入,用指力将针尖冲入头皮下,以进入帽状腱膜与骨膜之间为好,然后将针体放倒呈抛物形进针,针深 0.8 寸左右。亦可采用进气法：针体进入帽状肌腱下层,针体平卧,用拇示指紧捏针柄,用爆发力迅速向内进插 3 次,然后再缓慢退回原处。接电针仪,连续波,频率为 5 Hz,以患者感舒适为度。新明 1 及配穴均用前述刺法。一般留针 30 min（头皮针穴可留针 1～2 小时）。

体针去针后,取第二组主穴行穴位注射：药物为甲钴胺注射液 1 ml（0.5 mg/ml）、复方樟柳碱注射液 2 ml。每次取 2 穴,药物取 1 种,1 ml 或 2 ml 一次性注射器抽取药液,快速破皮缓慢进针至有针感（但不必强求）后,将药物徐徐注入。甲钴胺注射液多用于球后,每穴注射 0.5 ml；复方樟柳碱注射液多用于太阳,每侧穴位注入 1 ml。

可取耳穴缘中、神门、肝、肾、眼、目 1、目 2。用耳穴贴（磁珠或王不留行籽）贴压,令患者每日按压 3 次,每穴按压 1 min,力度以有胀痛感而不损伤皮肤为佳。每次一侧耳穴,左右两侧交替。用皮肤针在正光 1、正光 2 穴区 3～5 mm 范围内行均匀轻度叩打,每穴点叩刺 50～100 下,以局部红润不出血为度。

上述方法。每周治疗 2~3 次,3 个月为 1 个疗程。据病情,一般需治疗 2~4 个疗程或以上。症情稳定后,维持治疗可改为每周治疗 1 次。

(3) 体会

皮质盲,中医学多认为与先天禀赋不足,或后天热毒伤及阴精,致肝肾亏损等有关。著者认为气血瘀滞为其主要病机,多采用益气化瘀法针刺治疗本病,同时由于眼部的特殊生理及病理,单一疗法又很难达到较好的治疗效果,故在长期临床中总结出了上述综合治疗方法。该综合疗法所选用的穴位共分头皮针穴、颈项部穴、眼区附近穴和眼区穴 4 个部分,以中取、近取、直取病区穴位配合为用,通过多种不同针法的综合运用,以起到濡养神珠、化瘀开窍的作用,从而达到较好的治疗效果。

本方也是著者在眼病针灸治疗中唯一以头皮针穴区为主穴,配合体穴治疗的病症。主穴中将焦氏头穴的视区与林学俭氏的视联络区结合一起,其中视联络区是林学俭医师所发现的一个用于治疗皮质性视力障碍和弱视的新区。视联络区位于视区两侧,与视区同高,宽约 50 mm 的长方形区域,左右各一。该刺激区具有分析物体形状、识别物体的功能,并与眼球高精度的运动有关。主治皮质性视力障碍(皮质盲、偏盲等),弱视等。配穴以疏通并补益眼目经气,促进眼目气血运行流畅,达到明目利窍之功效。

操作上,强调要重视综合方术、协调运用。所谓综合,既包括了多种针法如电针、穴位注射、耳穴贴压、皮肤针等法,又包括了多种独特操作手法如捻转提插法、导气法等;所谓协调,就是有机配合,针刺与药物的结合、局部皮肤针叩刺与耳针整体调节的结合等。重视气至病所的针刺手法并结合脉冲电刺激,促进眼底和眼球周围的气血运行;配合穴位注射,起到活血益气之功;皮肤针叩刺即是通过"皮肤-孙脉-络脉-经脉"调整局部气血;耳针法则用于加强整体调节,可疏通全身之经气。

本病以早期治疗且有一定基础视力者效果较好,如无光感或病程长者较差。本方亦可用于功能性失明的治疗。

2. 医案

(1) 皮质盲

李某,男,2 岁 7 个月。初诊日期:2001 年 3 月 14 日。

主诉:双眼视力丧失四月余。

现病史:患儿自幼体弱。2000 年 11 月底,因高热不退送本市某三级儿科医院急诊,诊断为病毒性脑炎。经抢救后脱险,住院 1 月余。身体康复情况良好,但出现双目视力丧失。经神经科和眼科会诊,确诊为皮质盲。家长曾辗转多家医院,采用多种中西医治疗措施,均未见效果,慕名前来著者处,一试针灸。

检查:患儿身体瘦弱,双眼仅有光感。地图舌,脉细。

诊断:皮质盲。

治疗:按上述效方操作。考虑到患儿体质差,有厌食症,加点刺四缝,挤出黄白色黏液。每周治疗 2 次。经针刺 6 次后,患儿已可在室内行走,能躲避障碍物。治疗 20 次后,能辨别玩具的颜色。治疗半年后,患儿已能自由在室外行走。后改为每周治疗 1 次。又治疗半年,视力基本恢复。

(2) 功能性失明

Edenbung,男,58 岁。初诊日期:1993 年 2 月 23 日。

主诉:双眼失明 8 年。

现病史:患者于 1985 年,因患脑部感染性疾病后,视力骤然下降。近视时视力已为 0,远视亦只能见物体之模糊影子。曾在荷兰多家大医院经眼科及神经科专家检查,均未查出病因,用各种方法(包括心理治疗)医治亦无效果,要求试用针灸治疗。

检查:神志清楚,精神正常,外眼及眼底均未见异常。在距双眼1.10 米内视力为 0,1.10 米之外可读出指数。舌淡略胖,苔白微腻,脉弦略细。

诊断:功能性失明。

治疗:取新明 1,光明,视区(头皮针穴)。

操作:上穴均取双侧。新明 1 穴,斜向上刺入 1.2 寸左右,以提插加小捻转法,提插幅度为 1～2 mm,捻转频率为 120 次/分。每侧运针1 min。结果患者连称强烈的温热感直达眼底;光明穴,针尖向上,以气至病所手法,使其针感亦向上放射,有时甚至接近双眼。视区用捻转手法感应也十分明显。针毕,视区接通 G6805 电针仪,连续波,频率为5 Hz,电流强度以患者可耐受为度,通电 30 min。

首次针后,即给予检查视力,发现在距眼 1.0 m 之处,已能分辨指数。视远物亦感清晰。每周针治 2 次。每次治疗后,视力都有提高,至第 7 次,可戴镜阅读报纸上较大字体。至第 15 次,已能看清报上最小号字体。又治疗5次以巩固疗效。著者回国后,患者曾来信一封,告知一切良好。

按:上面两例,第一例为皮质盲,因其能坚持规律治疗,用上述效方效果显著。曾治一例类似的女性患儿,双眼仅有微弱光感,由于家长过分娇惯,小儿又哭闹不休,每次针刺操作难以进行。加之治疗没有规律,或每周1次,或半月1次,结果无效。

第二例是著者在荷兰工作期间所遇到的一名病因不明,症状特殊而病程达八年的患者。因其有脑部感染史,故将其亦附于此。在取穴上,本例未用眼区穴,因在国外,为了避免可能引发眼部血肿而带来的医疗纠纷。在取穴上考虑到其脉弦,而肝又主目,故取胆经之光明,因肝胆互为表里,又寓上病下取之意。新明1穴为治眼病之效穴。视区,是治疗中枢病变引起视力障碍的要穴,该患者有脑病史,所以取之。仅用三穴,竟获良效。值得一提的是在手法操作过程中,该例患者循经感传现象明显,可能也是取效的原因之一。

(3)脑膜瘤所致皮质盲

孙某,男,46岁。初诊日期:2016年6月6日。

主诉:言语障碍伴双眼视力进行性下降9个月。

现病史:2015年4月起患者无明显诱因时常出现嗜睡,遂至本市某三甲医院就诊。查头颅CT平扫示:左侧额叶占位伴周围大片水肿,中线结构右移。遂长期服用中药(具体不详)。症状尚平稳。至2016年1月,患者出现视物模糊,自以为近视加深,未予重视。至3月初,患者视物模糊加重,前往眼科验光配镜,验光师检查时发现患者眼底视盘水肿,建议进一步检查。于3月8日至某三级部队医院行头颅MRI增强示:左额叶脑膜瘤可能,病灶约4.4cm×3.0cm大小。3月中旬,患者双眼视力急剧下降,仅存光感。故3月25日于某三甲医院,于全身麻醉下行"左额、前颅底脑膜瘤切除术"。术后给予营养神经药物及高压氧治疗。术后1周,患者左眼光感,右眼失明。经中西药物治疗,视力略有改善但不明显。后于同年6月慕名前来治疗。

检查:神志清醒,情绪低落,家人搀扶行走,左眼10cm/指数,右眼光感。舌淡,苔薄白。

治疗:应用上方。头皮针穴操作用抽气法,体针刺激略强。除针刺外,穴位注射,除甲钴胺注射液和复方樟柳碱注射液外,加用鼠神经生长因子(苏肽生)30μg(以生理盐水注射液2ml溶解),每次二种药液,交替选用。每周治疗3次,不计疗程。

2016年10月复查,患者已可在家中独立行走,左眼1m/指数,右眼10cm/手动。至2016年12月复查,左眼视力0.15,且可以辨别颜色,右眼视力30cm/指数,可以自行发送微信。2017年6月复查,左眼0.4,右眼0.05。可以从车站独自回家,在小区散步。继续治疗,病情稳定,2018年初因故停治。之后情况不详。

按:本例为左侧额叶脑膜瘤压迫视觉中枢致患者双侧视觉受损,而行左额、前颅底脑膜瘤切除术后,进一步加重损伤而致视力基本丧失。所幸至著者处就诊时,为术后1个月余,正处于恢复期,考虑到患者机体气血虚弱尚未恢复,不能濡养受损处的组织器官,属气虚血瘀。故在治疗时,以补益气血、活血化瘀为法而获效。患者能及时又能坚持规律的长期接受针灸治疗,正如《黄帝内经》所云:"谨候其时,病可与期。"也是获效的另一关键。

(4)脑膜瘤术后所致皮质盲

张某,男,4岁。初诊日期:2014年10月13日。

主诉:双眼视物模糊近2年。

现病史:患儿自幼体质较弱,但视力正常。2012年11月间,无明显诱因下出现呕吐,当时视力未受影响,家属以为胃肠炎,未予重视,当地诊所治疗1周未见好转,并出现意识模糊遂紧急转诊至某三级医院急诊,经磁共振等确诊为脑膜瘤。行脑膜瘤切除术。术后因水肿压迫,致患儿双眼视力急剧下降,仅存光感。经高压氧逾百次及鼠神经生长因子、中药汤剂等药物治疗,视力仍未明显好转。遂慕名至著者处求治。

检查:患儿形体瘦弱,精神尚可,颅骨膨大,目光迟钝,双眼视力均为光感。舌淡苔少,脉细。

治疗:上方为主,加四神聪。头皮针用进气法,体穴用补法。均以0.25mm×25mm毫针针刺。留针30min。起初,因患儿家在远郊,每周治疗2次。持续2个月后,至2015年初,患儿偶然能辨别出玩具的颜色,家长喜出望外,信心大增,遂改为每周3次,继续治疗,视力逐步提升。至2015年10月,患儿可分辨报纸上1cm² 大小的字。2016年6月,患儿双侧视力均达到0.25,进入普通幼儿园。2017年6月,双侧视力为0.4。进入普通小学。2021年,右眼视力为0.5,左眼为0.6,表明视力还在不断提高中。目前,尚在继续每周2次坚持治疗中,视力已达双眼 0.7。学习成绩优异。

按:本例患儿为脑膜瘤术后因水肿压迫所致的皮质盲,脑膜瘤术前并无视力改变情况。在接受著者益气化瘀综合针刺法治疗 2 个月后,视力即可由光感提升为可辨认颜色,在接下来的治疗中,此患儿的视力提升情况也比较理想,治疗效果较好。这可能与患儿的视力丧失是因脑膜瘤术后水肿压迫所致有关。术后气滞血瘀,而《金匮要略·水气病脉证并治第十四》中张仲景提出"血不利则为水",故采用益气化瘀法治疗,可使气旺血行,血水同治,促进血脉通畅,从而有利于水肿的吸收,起到提升视力的效果。值得一提的是,患儿针灸治疗至今已 8 年余,而双眼视力一直处于恢复之中,表明针灸对视神经特别是对视觉细胞的良性调整作用,具有长效性和累积性。

(5) 星形细胞瘤术后所致皮质盲

郑某,男,12 岁。初诊日期:2014 年 2 月 20 日。

主诉:双眼视物模糊 3 个多月。

现病史:患儿既往有近视,双眼矫正视力 0.8。2013 年 9 月家属偶尔发现患儿阴毛发育异常,遂带其在某儿童医院就诊,检查发现颅内鞍上占位。因畏惧手术辗转北京、上海多家医院行保守治疗。期间病情未能控制,尤其患儿视力逐渐下降,至 2013 年 11 月,左眼视力 0.2(矫正),右眼 0.6(矫正)。家属决定在北京某三级医院对脑部病变行手术治疗。术后病理提示"星形细胞瘤"。后经多次放疗,患儿视力不断下降,低至 10 cm/指数。并伴有明显视野缺损。遂返沪由其母陪同前来著者处,求以针灸治疗。

检查:双眼 10 cm/指数,双眼颞侧视野缺如,各方向眼动充分,双瞳孔等大等圆,D＝2.5 mm,对光反射(＋＋)。脉略细,舌淡红苔薄。

治疗:以上方治疗。头皮针针法用进气法,体针中等刺激量,平补平泻。每周治疗 3 次。治疗 3 个月后,患者双眼视力、视野未见明显改变。治疗 5 个月,检测患者视力,左 0.2(矫正),右 0.15(矫正),左眼视野逐渐好转,右眼视野缺损未见明显改变。治疗 1 年后,右眼视野缺损逐渐好转。至 2015 年 11 月,患者双眼视野均出现明显好转。2016 年 6 月,患者左眼视力 0.8(矫正),右眼 0.6(矫正),双侧视野基本正常。

按:本例患儿为星形细胞瘤压迫视神经、视交叉所致的皮质盲,不仅有视力的改变,也有视野缺损症状。小儿素体娇嫩柔弱,经历手术、多次放疗等治疗,元气大伤,气血虚弱甚或气脱。《灵枢·决气》云:"气脱者,目不明",即是指元气亏虚至极,脏腑精华不能上荣于目,目失濡养。故在治疗时应以益气养血为主,辅以活血化瘀。

上述(3)、(4)、(5)三则病案有一个共同特点,即视力障碍均因脑部肿瘤或因肿瘤手术损及视觉中枢或视路等原因所致,术后来诊。在治疗思路上,著者认为他们在气滞血瘀的基础上,都有不同程度的气血虚弱,故在治疗时以气血论治,采用益气化瘀综合针刺疗法,都起到了较好的治疗效果。3位患者的视力都得到了较大的提升,且第3位患者的视野缺损得到了极大的改善。前2例患者均为脑膜瘤术后视力下降,针刺治疗2~4个月后,视力即有明显的提升,可见益气化瘀综合针刺疗法可提升皮质盲患者的视力情况。同时,著者在临床上采用针刺治疗黄斑水肿,取得了较好的疗效,而此2例患者都有水肿压迫的情况,类至推此,可见针刺对因水肿所致的视力下降确有明显效果。第3例病例为星形细胞瘤,患儿之前既有视力损害和近视,又有视野缺损症状。但患儿在坚持治疗5个月后,左眼视野逐渐好转,并于治疗1年后右眼视野也开始好转,说明益气化瘀综合针刺疗法不仅可以提高皮质盲患儿的视力,也可以改善视野。同时说明,针对患儿的视力下降和视野缺损的针刺治疗效果,视野的改善较之视力的提升会慢一些,需要患儿的长期配合治疗。

在针刺手法上,三案有所不同。如案3,因是成年人,且发病急属实证,故用头皮针用泻法(抽气法),强调得气感强烈;案4,是小儿,体质较弱,病程长(2年),又欠配合,所以,头皮针用补法(进气法),体针得气即止,针感轻微;案5,为少儿,病程短,虽经多次化疗,体质尚可,属虚中有实证,因而头皮针用补法(进气法),而体针则施以平补平泻法。

总之,临床上应有同有异,同中有异,根据体质症情,分别对待。

【主要参考文献】

[1] 徐绍纬. 针灸治愈脑膜炎后遗视神经萎缩失明症[J]. 黑龙江医刊,1959,(1):101.

[2] 崔萍. 针刺治疗皮质盲40例[J]. 浙江中医杂志,1988,(10):450.

[3] 郭健. 针刺治疗小儿皮质盲120例临床观察[J]. 中国针灸,2003,23(6):332.

[4] 袁清顺. 针刺内睛明治疗皮质盲50例疗效观察[J]. 陕西中医,1988,9(11):519.

[5] 何剑炜. 针刺治疗中风后皮质盲11例[J]. 实用中医药杂志,2011,27(7):467.

[6] 焦开. 通督开窍针刺法配合头皮针治疗卒中后皮质盲[J]. 山西中医,2018,34

(8):38.

[7] 李玲,宋剑涛,施土生.针刺治疗皮质盲疗效观察[J].中国中医眼科杂志,1997,7(3):155.

[8] 董玉梅.针刺治疗皮质盲12例疗效观察[J].中国针灸,1992,12(3):13.

[9] 权弋.穴位疗法治疗婴幼儿皮质盲38例疗效观察[J].中国临床康复,2002,6(5):705.

第二节 色觉障碍

【概述】

色觉障碍,是指由于视网膜视锥细胞中的光敏色素异常或不全所导致的色觉紊乱,所造成的缺乏辨别一种或多种颜色的能力。分色盲和色弱二类,色盲是缺乏或完全没有辨色能力,色弱为辨色力不足。色盲包括红色盲、绿色盲及蓝色盲、全色盲,后两种少见;色弱也包括红、绿、蓝色弱,亦以前两种常见。导致色觉障碍的原因,多为先天性遗传所致,少数为视路传导系统障碍所致。其中常见的红绿色觉障碍,是一种连锁隐性遗传病。一般是女性传递,男性表现。根据统计,男性色盲发病率为5%,而女性则为1%。现代西医学对色觉障碍尚无特效疗法。

本病在中医学中称为视物易色,视赤如白。明·王肯堂所撰之《证治准绳》中,对其症状、病因、病机都有较为详细的描述。目前认为本病发病多因禀赋不足,或肝气失和,清气不能上承于目,则目不能辨色。治疗上主张用滋阴和肝之法。

针灸治疗视物易色者,古代医学著作中未见载录。

现代治疗色觉障碍的最早报道,见于1959年。之后,就不断有临床文章出现,包括百例以上的病例分析,并开始探索一些有效的新穴。在20世纪80年代至90年代中,临床文章较为集中,在穴位刺激方法上进行了较多的尝试,除体针、电针外,耳针、头皮针、声电针、光针以及穴位注射等,都有较好的效果。与此同时,日本、美国、西德等国也陆续有文章发表,用针灸为主,所选穴位亦和我国相似。综合国内外的情况,针灸疗法对常见的红绿色盲或色弱都有较好的效果,色弱疗效更优于色盲,对全色盲的效果较差。由于各地所定的疗效标准不一致,加之采用穴位刺激方法有别,所报告的近期疗效差别较大,在52%~100%之间。远期疗效尚不够理想,但对于疗效不巩固者,再予针灸,仍可减轻。

值得注意的是,从 20 世纪 90 年代后期开始至今,有关文献甚少,继承以往经验,进一步加强这方面的临床研究显得十分必要。

【临床表现】

1. 色弱

正常人锥细胞三种感光色素对三种原色均发生兴奋,也称三色视。色弱者也为三色视,只是其锥细胞内感光色素合成不足,对色觉的辨别功能较差。

2. 色盲

分为二色视与一色视:前者是指缺少一种感光色素,对一种原色缺少辨别能力,它可以是红色盲、绿色盲或蓝色盲;后者则指缺少二种感光色素,对两种原色均缺少辨别能力,即为全色盲。

【治疗】

(一) 古籍记载(略)

(二) 现代方法

1. 体针

(1) 取穴

主穴:天牖、风池、瞳子髎、攒竹、睛明、臂臑、四白、承泣。

配穴:丝竹空、阳白、合谷、足三里、鱼腰。

(2) 操作

主穴每次取 2～3 个,配穴 1～2 个。可轮流选用。眼区穴,用 0.25 mm×40 mm 的毫针,缓慢深刺 1～1.5 寸,直至眼球有明显的胀感。风池穴向同侧眼外眦方向进针,促使针感向前额或眼区放射,不留针。余穴直刺至得气后,行平补平泻手法,尽量使针感向头、眼方向放射。留针 15～20 min。每隔 5 min,眼区穴位轻刮针柄 20 次,余穴运针 1 次。如条件许可,针后可嘱患者静坐或静卧 1 小时,闭目体会眼部感觉。第一疗程,每日 1 次,共 10 次,间隔 3～7 日后,行第二疗程,改为隔日 1 次。尚可配合服用杞菊地黄丸,每日 2 次,每次 9 g。

(3) 疗效评价

疗效判别标准:近期痊愈:能识《色盲检查图》(俞自萍编)所有版面的图示,自然光下 10 秒钟内读出每个版面图字和颜色,并能准确描绘。显效:有 1～5 个版面图或字识别不清。好转:有 6 个以上版面图或字认辨不清,但较治前改善;无效:治疗前后无变化。

共治 944 例,总有效率为 95.0%～98.0%。在近愈病例上,红绿色弱疗效明显优于红绿色盲。

2. 穴注加电针

(1) 取穴

主穴:分 3 组。①上明、睛明、风池;②阳白、攒竹、四白、瞳子髎;③球后(或承泣)、臂臑(或光明)。

配穴:合谷、足三里。

(2) 操作

药液:维生素 B_{12} 注射液(0.1 mg/1 ml～0.5 mg/1 ml)。

每次取主穴一组,配穴酌加。第一组穴和配穴均为针刺,第 2 组穴则为电针,第三穴为穴位注射。其操作如下:先取第一组穴,睛明及上明沿眼眶边缘直刺进针,不提插不捻转待有针感或眼球湿润后出针,并用消毒干棉球按压穴孔 1 min,以防出血。风池穴快速进针后,针尖向对侧眼眶下缘方向,得气后留针,配穴常规针法。第二组穴,4 穴针至得气后,分为以阳白、攒竹和四白、瞳子髎各为一对,接通电针仪,断续波,强度以患者可耐受为度。第三组以一次性 1 ml 注射器,吸入药液,刺入穴区,缓缓送针,直至穴区有得气感,缓缓推入药液,开始每穴 0.5 ml(0.1 mg/ml)。如效欠佳,可增加浓度和注射量,每次最大量为 0.5 ml(0.5 mg/1 ml)。穴位注射和电针均为隔日 1 次,互相交替。14 日为一疗程,停 4～6 日再作下一疗程。

(3) 疗效评价

共治疗 824 例,近期痊愈 336 例,显效 342 例,有效 146 例,总有效率达 100.0%。曾对部分患者作了随访,远期疗效也较满意。

3. 电针

(1) 取穴

主穴:分 2 组。①睛明、丝竹空、瞳子髎、上关;②球后、攒竹、翳明、阳白。

配穴:天牖、鱼腰、太阳、风池、合谷、臂臑、足三里、光明。

(2) 操作

主穴每次取 1 组,选 2～3 穴,2 组交替。配穴 1～2 穴,轮流选用。进针得气后,眼区及邻近穴,用平补平泻;四肢穴位用补法。针眼区穴时,要求针感能达到眼球。施手法 0.5～1 min 后,接通电针仪,用断续波,强度以患者能耐受为度。每日 1 次,10 次为一疗程。疗程间隔 3～

5日。

(3) 疗效评价

共治疗381例,近期痊愈205例,显效84例,有效80例,无效12例,总有效率为96.8%。

4. 耳穴贴压

(1) 取穴

分2组。①眼、缘中、肾;②目1、目2、肾上腺、皮质下。

(2) 操作

每次选1组,双侧均用。耳穴贴(白芥子或王不留行籽),贴于所选耳穴,内外耳郭对贴,以加强刺激。嘱患者每日自行按压3次,每次按压5min。每周贴敷2次,两组穴位交替轮用。10次为一疗程,疗程间隔一周。

(3) 疗效评价

共治疗61例,近期痊愈25例,显效11例,有效21例,无效4例,总有效率为93.4%。

5. 头皮针

(1) 取穴

主穴:枕上正中线、枕上旁线。

配穴:足三里、光明。

(2) 操作

以主穴为主,酌加配穴。主穴以0.30mm×50mm之毫针,快速进针,并刺至所需深度,用拇食指持续捻转1min,频率180~200次/min,留针15min,每隔5min作同样手法1次,或不捻转留针30min。亦可接通电针仪,连续波,频率为5Hz,持续15~30min,强度以患者能耐受为度。配穴,进针得气后,施平补平泻手法,留针15~30min。每日或隔日1次,10次为一疗程,疗程间隔3~5日。

(3) 疗效评价

共治疗62例,近期痊愈42例,显效12例,有效5例,无效3例,总有效率为95.2%。

6. 穴位激光照射

(1) 取穴

主穴:瞳子髎、睛明、丝竹空、攒竹、天牖。

配穴:足三里、合谷。

（2）操作

每次选主穴 2～3 穴,配穴 1 穴。以氦氖激光仪进行穴位照射。波长为 632.8 nm,功率 40 mW,电流量 15 mA。每穴照射 5 min。每日 1 次,20 次为一疗程。如疗效不佳,继续照射,不作间歇。

（3）疗效评价

共治疗 21 例,近期痊愈 10 例,显效 3 例,有效 5 例,无效 3 例,总有效率为 85.7%。

（三）张仁经验

1. 验方

（1）取穴

主穴:上健明、承泣、攒竹、四白。

配穴:肝俞、肾俞。

（2）操作

主穴均取,配穴取一穴,二穴交替轮用。主穴针刺,取 0.25 mm×(25～40)mm 毫针针刺。上健明,直刺进针 1.0～1.4 寸,承泣,针尖略向上进针 1.4 寸左右,均要求针至眼球有胀感。攒竹,针尖略向下直刺约 0.8 寸;四白直刺 0.5～0.8 寸,均以局部有明显酸胀感为宜,留针 30 min。配穴行穴位注射:取针后,以一次性灭菌注射器抽取黄芪注射液 2 ml,任选一配穴(二穴轮用)两侧同取,行穴位注射,刺入得气后,每侧穴注入药液 1 ml。隔日 1 次或每周 2 次。

（3）体会

依据著者经验,针灸以对色觉障碍中症状较轻的且以色弱为优。本方曾治疗多名色弱患者,均取得近期和远期效果。本方也按著者治疗难治性眼病的思路,即主穴重在治标,以近取、中取为主,配穴重在治本,以远道取穴为主。主穴重在激发眼区的功能,配穴则从补益肝肾着手。症状较轻者,则配穴可改为耳穴:眼、目 1、目 2、肝、肾。用王不留行籽或磁珠贴压,每周换贴 2 次。

色弱一般要求坚持治疗 3 个月左右,在治疗期间,应不断考核其辨色能力,可采用《色盲检查图》。让患者在自然光线下,在规定的时间内认出每个版面的图字和颜色。既可了解疗效也有助于改进操作。

2. 医案

王××,男,18 岁,学生,2005 年 3 月 7 日初诊。

主诉:红、绿色分辨不清 2 年余。

现病史:患者为本市某美术中专学生,准备报考艺术类院校。2年多前在学绘画时,发现个别图案的红、绿颜色有时难以辨清,不以为意。此次在报考体检时经医院眼科色觉检查,诊断为色弱。怕被取消报考资格,到处急于求治,因西医无特殊疗法,故经人介绍来著者处诊治。

检查:身强体健,营养良好,思维敏捷,语言流畅。双眼外观(一),眼底(一),左右裸视力0.9、1.2,色觉检查:红、绿色弱。舌质淡红,舌苔薄白,脉弦有力。

诊断:红绿色弱。

治疗:以上方治疗,每周3次。经过10次治疗,以《色盲检查图》自行复查,视觉辨色力明显提高。继续针刺治疗,至15次时,仅有两幅复杂的图案在规定的时间内仍分辨不清。治至第21次时,他兴奋地告知,体检复查色觉检查已顺利通过。但患者要求继续巩固治疗,于是将穴位注射改为耳穴贴压,又治疗10次。后来考取本市一所重点师范大学的艺术系,进校体检复查,未发现色觉障碍。

按:类似本例的艺校学生色弱患者,著者共诊治过6例。以上述验方为主,略作加减进行治疗,均获近期痊愈。其中4例,进行过为期一年半至二年的随访,未见退步。不仅表明针刺是有效的,而且效果是稳定的。另外,著者还发现,配合心理治疗也十分重要。本例患者,由于其平时成绩优秀,一心想进理想大学,结果因体检受阻,情绪颇为波动。开始时对针灸也不太相信,疗效也不显,中途打算放弃。经著者劝导,并给他看有关针灸治疗色觉障碍的临床资料,才建立信心,配合治疗。

【主要参考文献】

[1] 郑静候.针刺治疗色盲症的初步经验介绍[J].中医杂志,1959,(7):58.

[2] 李奋豪.针刺治疗色盲515例疗效观察[C].上海:中医药国际学术会议论文集.1987.377.

[3] 孙清云,叶增桂,窦慧芳,等.针刺治疗色觉障碍86例疗效观察[J].中医杂志,1984,25(9):64.

[4] 徐振华,邹瑞平,王晓梅.针刺为主治疗色盲100例[J].上海针灸杂志,1997,16(1):27.

[5] 黄学礼,徐德正,符美琴,等.针刺结合维生素B12球后注射治疗先天性色觉障碍804例疗效观察[J].中国针灸,1989,9(4):1.

[6] 刘杭华.电针治疗色觉障碍200例临床观察[J].新中医,1983,(7):40.

[7] 刘森亭,张争昌,吴淑珍,等.耳穴贴压治疗先天性色觉障碍61例[J].陕西中

医,1986,7(10):456.

[8] 王仰文,赵淑珍.头皮针治疗色盲 62 例[J].陕西中医,1988,9(5):232.

[9] 汪一琦.氦氖激光穴位照射治疗色盲 21 例[J].江西中医药,1984,(5):35.

第三节　Graves 眼病

【概述】

Graves 眼病又称甲状腺相关眼病。既往有很多名称,如,Graves 眼病症、眼型 Graves 病、内分泌突眼、内分泌性肌病、突眼性眼肌麻痹等。它是一种与甲状腺疾病相关的危及视力且损伤外观的特异性自身免疫性疾病,是引起成年人单眼和双眼眼球突出的最常见原因,占成年人眼眶疾病的 20%～25%,因此也是成人患病率最高的眼眶疾病,大多数患者有甲状腺功能亢进病史,偶有以眼肌麻痹为首发症状,而甲状腺功能正常者。本病女性患者多于男性。其发病机制不完全清楚,尚无特效治疗方法,严重影响患者的生活和工作,更有部分患者可因而失明。现代西医学主要应用激素治疗、眶周放射治疗及手术治疗,能一定程度改善眼部症状,但很少有恢复正常者。

中医学中,本病称为鹘眼凝睛,病名首见于元代危亦林之《世医得效方》。以《证治准绳》描述较为形象"目如火赤,绽大胀于睥间,不能睑行转动,……犹鹘鸟之珠。"又因其双侧目珠外突,如花缸变鱼之目,凸而定凝,故又名鱼睛不夜。其病因病机,多因情志郁结,久而化火,上犯于目;或系素体阴虚或劳伤过度,暗耗阴血,阳邪亢害,上壅于目;或气阴二虚,不能上荣于目,目络涩滞,致目睛暴出。而本病多见于甲状腺功能亢进症者,甲亢在中医学中属"瘿病"范畴,具体则可归于"瘿气"。隋代《诸病源候论·瘿候》则明确指出其病因主要与情志内伤及水土因素有关。瘿气的病机可归结为忧喜郁怒,情志内伤,痰气壅结,郁久化火,火旺伤阴。

针灸治疗本病在古籍文献中,首见于清代廖鸿润之《勉学堂针灸集成》,留下治疗瞳子突出的多穴穴方。而针灸治疗瘿病的,则从晋代的《针灸甲乙经》直至明清的针灸书籍,都有程度不同的载述。特别是孙思邈在《备急千金要方》中记载用艾灸治"瘿恶气"的穴方,更接近甲亢病患者。

现代针灸治疗最早报道,发表于 1934 年。但自此之后整整间断了30 年,到 20 世纪 60 年代中期,才出现以针刺加穴位注射治疗甲状腺功能亢进症的个案。但以 Graves 眼病症作为治疗的主要对象的多样本资料则直到 20 世纪 80 年代初期才出现，当时还成为针灸临床研究的一个热门。在继承前人针灸经验的基础上，以多种指标进行观察，进行了反复的、大量的研究。之后，又沉寂了一个时期，进入 21 世纪之后，本病的治疗又开始重新获得针灸界的重视。通过 40 多年来的工作，特别是近年来以有条件盲法、随机对照和多中心验证等较为严谨的观察方法表明，针灸不仅能在一定程度上改善 Graves 眼病症状，对原发病中的甲状腺亢进的高代谢、高循环动力症状同样有良效；不仅有较为显著的近期效果，也有较稳定的远期疗效。在穴位刺激方法上，以针刺为主，并强调针刺结合中西药物来提高疗效；还应用穴位激光照射、穴位注射等，也都有不同程度的效果。

在机理研究方面，也做了不少工作。对针刺前后体内多种激素含量的测定、血液流变学、甲皱微循环、眶血流图等多种指标的观察，初步证实针刺是通过调整整个机体，主要是内分泌系统的功能而达到治疗目的的。除此之外，由于本病可引起病人视功能损害、容貌毁损和不适体验，严重影响患者的生活质量。因此，关于本病患者生活质量的研究，近年也引起重视。

从已积累的经验看，对轻中度突眼症患者，可以针灸为主配合适量药物，效果确切；而著者临床也观察到，对于重症本病，如能长期坚持规律的针灸治疗，也有较好的疗效。

【临床表现】

1. 症状

起病可缓可急。眼球突出，多为双侧性或先后发病。可发生眼部疼痛、畏光、流泪、视力减退、视野缩小或有病理性暗点等。患者自觉复视，多为垂直性。伴有甲状腺功能亢进者尚有全身症状，如急躁、基础代谢率增高、脉搏加快、消瘦、食欲增加、手震颤等。

2. 体征

眼睑和结膜红肿，角膜上缘和上部巩膜暴露，眼睑裂增宽，瞬目运动减少，眼睑回缩和上睑迟落。眼球突出，多为双侧性，但可先后发病。病程早期多为轴性眼球突出，后期由于眼外肌的纤维化、挛缩，使眼球突出并固定在某一眼位，影响外观。复视及眼球运动障碍：患者有不同眼位或多眼位的复视。表现为眼球向病变肌肉运动相反的方向转动障碍。较常见的是上转障碍，其次为内转障碍。患眼有斜视但斜度不大。晚期患者眼球活动受限,当眼闭合不全时,出现角膜干燥、溃疡,甚至失明等严重并发症。可伴有眼压增高。

【治疗】

(一) 古籍记载

1. 取穴

经穴:主穴:涌泉、然谷、太阳、太冲、合谷、百会、上髎、次髎、中髎、下髎、肝俞、肾俞。配穴:风池、臂臑、天窗、气舍、膻中、云门、天突、肺俞。

经外穴:大椎横三寸间、两腋上文(纹)头、耳上发际。

2. 操作

(1) 针刺:主穴用于鹘眼凝睛、瞳子突出者,均用针刺法。配穴用于瘿气者,其中天窗、臑会、气舍,用针刺法。

(2) 针灸:风池、大椎、臂臑针灸兼施。

(3) 艾灸:余穴用灸法,三十壮至三百壮。

3. 文献辑录

《勉学堂针灸集成·卷二》:瞳子突出,涌泉、然谷、太阳、太冲、合谷、百会、上髎、次髎、中髎、下髎、肝俞、肾俞。

《针灸甲乙经·卷十二》:瘿,天窗及臑会主之。瘤瘿,气舍主之。

《备急千金要方·卷二十四》:瘿上气短气,灸肺输。瘿恶气,灸天府五十壮。

《针灸资生经·第七》:瘿恶气,大椎横三寸间寸灸之。风池、耳上发际、大椎各百壮。大椎两边各寸半小垂下各三十。又臂臑随年壮。凡五处,共九穴。又垂两手两腋上文头三百壮。针亦良。

《神灸经纶·卷四》:中封,治气瘿,兼灸膻中七壮。

(二) 现代方法

1. 体针(之一)

(1) 取穴

主穴:上天柱、风池、间使、内关、太冲、合谷。

配穴:①上睑收缩、眼睑闭合不全者,加攒竹、阳白、丝竹空;②眼结膜充血者,加太阳、蠡沟;③畏光、流泪者,加睛明、三阴交;④上睑下垂、眼睑肥厚者,加足三里;⑤复视者,加睛明、太溪。

(2) 操作

主穴均取,据症状酌加配穴。患者取坐位。主穴针法:上天柱和风池,针尖向鼻尖作75°角内斜,进针1.3~1.5寸左右,用徐入徐出导气手法力求使针感到达眼区。余穴进针得气后,太冲、合谷以拇指后退为主的捻转泻法结合重提轻按的提插泻法;间使、内关,则采用拇指前进为主的捻转补法结合重按轻提的提插补法。配穴:攒竹、丝竹空、阳白,三针齐刺,透向鱼腰。睛明穴,宜轻捻缓进,刺至得气。足三里、三阴交用平补平泻手法。余穴,按常规针刺至得气。注意:对甲亢患者不宜大幅度捻转或提插。留针均为 30 min,取针后即予棉球按压 1 min。每日或隔日针刺 1 次,30 次为 1 个疗程,疗程间歇 3~5 日,3 个疗程为一阶段。

(3) 疗效评价

疗效评定标准:临床痊愈:眼部自觉症状(眼胀、流泪、畏光、异物感、刺痛和眼睑肿胀)消失,眼球明显回缩,眼球突出度<18 mm,或较前减少 3 mm 以上者;显效:症状明显好转,球后间隙减少>2 mm;有效:症状有一定程度好转,球后间隙减少 1 mm~2 mm;无效:眼部自觉症状改善不明显,突眼度无变化或增加或减少<1 mm。

治疗突眼症患者计 457 眼,其中 349 眼按上述标准评定,临床痊愈 42 眼,显效 90 眼,有效 146 眼,无效 71 眼,总有效率为 79.7%。

2. 体针(之二)

(1) 取穴

主穴:人迎、膈会。

配穴:突眼加攒竹、睛明、丝竹空;心率快加内关、神门;易饥消瘦加三阴交、足三里;便溏加天枢、公孙;失眠加胆俞、心俞;潮热加大椎、劳宫;盗汗加阴郄、后溪。

膈会穴位置:肩髃穴后方凹陷中下 3 寸,三角肌后缘。

(2) 操作

本法着重于在治疗甲状腺功能亢进症的基础上改善突眼症状。

主穴人迎穴相当于甲状腺体中心,膈会为效穴,二穴每次必取,配穴据症而加。人迎穴刺法:左手将甲状腺体抬起,右手持针呈 25°角刺入中心部位,如腺体肿大局部隆起,可据肿大情况选择刺入最佳点,可稍向下或左、右移动一些均可,但无论从哪个位置刺入,针尖必须刺到肿大腺体或结节的中心。若肿大腺体结节坚硬如石,则须运用指力才行。进针后施提插补泻手法,平补平泻,一般针刺入后提插 6 遍即可出针。配穴应轻刺浅刺,平补平泻,不重刺不留针。每日或隔日 1 次,10~15 次为一疗程。

(3) 疗效评价

主要针对高代谢、高循环动力症状、突眼症状、甲状腺肿大及实验室指标的改善。

共治疗 174 例,临床痊愈 108 例,显效 54 例,有效 12 例,有效率达 100％。

3. 穴位激光照射

（1）取穴

主穴:睛明、球后、四白、承泣、上明、攒竹。

配穴:百会、耳门、足三里、肝俞、光明、三阴交、扶突。

（2）操作

主穴为主酌加配穴,每次取 3～5 穴,双侧均取。穴位可轮用。以下三法任选择一法:①氦-氖激光仪。接触照射,末端输出功率为 4～6 mW,波长 632.8 nm,光纤直径 1 mm,输出电流 5～6 mA。患者取坐位,光束接触穴位,垂直照射,每穴 5 min;②以氦-氖激光仪。聚焦照射,功率为 25 mW,波长 632.8 nm,光斑直径 2 mm,主穴每天照射 5～7 min,配穴照射 3～5 min;③以半导体激光仪照射,仅取睛明、球后二穴。其中心波长 810 nm,最大输出功率 500 mW,电源 QW^{-200}。光斑直径 3 mm,功率 300 mW。每穴照射 15～20 min。

每日照射一次,10～15 次为一疗程,停治 1 周后,再重复 1 疗程。

（3）疗效评价

共治疗 53 例 Graves 眼病患者,其中 24 例,临床痊愈 6 例,显效 6 例,有效 8 例,无效 4 例(但无加重表现),总有效率达 83.3％。另外 10 例症状明显减轻,突眼改善的有效率 90.0％～95.3％。余 19 例,治疗前后畏光、流泪、眼胀痛、眼异物感、结膜充血和眼睑水肿有显著性差异,而复视改善无显著性差异;突眼度下降≥2 mm 者 7 例(占 36.8％),无突眼度增加的患者。

4. 穴位注射

（1）取穴

主穴:上天柱、风池。

配穴:①阴虚火旺型:眼球突出,眼胀畏光,心悸失眠,多汗善饥,烦热手颤,舌质红少苔,脉弦细数。间使、太冲、太溪、太阳、攒竹;②气阴两虚型:眼突目涩,视力减退,口干多汗,便溏气短,舌淡少苔或舌胖大有齿痕,脉细数。内关、足三里、三阴交、复溜、阳白、丝竹空。

（2）操作

药液:透明质酸酶 1500 u、地塞米松磷酸钠 5 mg 加 0.1％盐酸利多卡因 0.5 ml;透明质酸酶 1500 单位加醋酸可的松 25 mg。任选一种,均为 1 次注射量。

主穴用穴位注射法,配穴用针刺法。主穴,每次选 1 穴,二穴轮用。将药液吸入注射器,以 5 号齿科针针头速刺破皮,逐步向前送针至 1～1.5 寸深,用慢提慢插导气手法,待针感向同侧眼部或头部放射,回吸无血时,缓慢推入药液。配穴,据症而选择,针法同上述体针法,阴虚火旺者用补中有泻法,气阴二虚用补法。留针 30 min。隔日 1 次,10 次为一疗程。停治 10 日后,再重复下一疗程。

可配合服用下方:白蒺、漏芦、石斛、菊花、枸杞子、密蒙花、谷精草、千里光、石蟹各 12 g,黄芪 30 g。心悸、多汗加五味子、浮小麦、柏子仁;头晕目眩,手指震颤加龟甲、钩藤;消谷善饥加玉竹、生石膏。每日 1 剂,水煎分 3 次服。

(3) 疗效评价

共治疗 155 例甲亢突眼症计 297 眼,结果:临床痊愈 164 眼,显效 74 眼,有效 44 眼,无效 15 眼病例,总有效率为 94.9%。本法还对甲亢全身症状有改善,且有一定远期疗效。

5. 体针加按摩

(1) 取穴

主穴:①上天柱、睛明、球后;②承泣、上明。

配穴:①阳白、鱼腰、攒竹、丝竹空、太阳、合谷、曲池、太冲、光明;②风池、颈夹脊、翳风、翳明、眶周穴。

(2) 操作

先行针刺,两组主穴交替使用,辅以第一组配穴 3～4 穴。主穴选用 0.25 mm×(25～40)mm 之毫针,取仰卧位嘱患者闭目,针上明时左手将眼球推向下方固定,沿眼眶上缘方向上缓慢刺入 3～5 mm,然后使针尖朝眶底直刺 25～30 mm。针睛明时左手将眼球推向外侧固定,沿眼眶边缘缓缓刺入,针球后时左手将眼球推向上方固定,沿眶下缘从外下向内上方向缓缓刺入;针承泣时左手将眼球推向上方固定,沿眶下缘缓慢直刺,均进针 15～20 mm;配穴,用 0.30 mm×(25～40)mm 之毫针,阳白透向鱼腰,攒竹透向丝竹空,太阳刺透向目外眦。以上各穴均捻转进针,不提插;合谷、曲池、太冲、光明均用提插补泻法。5 min 行针 1 次,留针 20 min,眼区穴出针后用干棉球压迫 3～5 min,以防皮下出血。

取针后进行穴位按摩,取穴为第二组配穴,其中眶周穴指眼眶周围及眼区各穴:睛明、攒竹、鱼腰、丝竹空、瞳子髎、承泣、四白等。操作:先分别揉压眶周诸穴各1min、按摩眼球8～10次,注意用力应轻柔和缓,以患者舒适为度;再用拇指揉压风池、上天柱、翳风、翳明等穴各1min,尽可能使气感传至眼部,最后用拇指紧贴两侧颈夹脊自上而下拨揉至第7颈椎,反复3次。

以上操作均每日1次,15次为一疗程,连续治疗3个疗程作为一阶段。

(3) 疗效评价

共治疗48例计88眼。其中48眼(25例),显效28眼,有效12眼,无效8眼,总有效率为82.6%～83.3%。

6. 体针加耳针

(1) 取穴

主穴:①风池、翳明、上天柱、太阳、瞳子髎、四白、合谷、丰隆、太冲;②肝、肾、内分泌、脾、目1、目2、耳背(均耳穴)。

配穴:阴虚火旺加内关、三阴交、行间,颈肿加水突、臂臑,眼外突明显加阳白、丝竹空、球后。

耳背穴位置:耳背血管暗影区。

(2) 操作

先取主穴第一组,每次取3～5穴,据症加配穴。用0.30mm×40mm之毫针,风池、翳明、上天柱,朝对侧眼球方向进针,针深1.2～1.4寸,要求针感向前额或眼区扩散;水突穴可向肿块中心斜刺。太阳穴出针后可少量出血。球后穴,用0.25mm×25mm之毫针于眶壁与眼球之间垂直刺入约0.5～0.8寸,并向内、向后探刺直达球后,针刺过程中.如遇针下有抵触感即停止进针,不宜大幅度捻转或提插,以防止皮下出血。余穴即按常规针刺。每次留针30min,隔10min行针1次。

去针后取主穴第二组穴,先取耳背穴,用放血法:寻准耳背血管暗影区,用碘伏严格消毒后,用12号一次性无菌注射针头快速点刺3～5个部位,然后用酒精棉球擦拭,使其出血,擦拭10个酒精棉球后用无菌干棉球压迫止血,涂上莫匹罗星软膏消炎。其他耳穴,用耳穴贴(王不留行籽)贴压,每次一侧耳,二耳轮换。嘱患者每日按压3次,每次每穴按压1min。针刺每日或隔日治疗1次;耳背穴放血,每周一次;耳穴贴压,3天换贴1次。针刺10次为一疗程,疗程间可停针3～5日(耳穴贴压不停),一般须治疗6个月以上。

（3）疗效评价

共观察 74 例,总有效率为 81.1%～91.7%。

7. 体针加药物

（1）取穴

主穴:睛明、四眶、上明、承泣、球后、风池、上天柱。

配穴:三阴交、足三里、太冲穴。甲状腺肿大者加气瘿穴、合谷、丰隆。

四眶穴位置:对应受损眼肌体表投影。

气瘿穴位置:颈前近水突穴处,甲状腺肿块偏外方(视肿块大小、位置可稍有差异)。

（2）操作

主穴每次取眼区穴 2～3 穴,风池、上天柱必取,配穴酌加。风池、上天柱作导气法诱导针感传至眶区。眼区穴针刺 1～1.5 寸,得气后留针,不作手法;足三里、三阴交、太冲得气后作提插捻转平补平泻法,均留针 30 min,隔日 1 次。每周 3 次。连续治疗 6 个月。

药物:任选一组可配合服用:①甲巯咪唑(他巴唑)15～20 mg,甲状腺片 25～50 mg;②甲巯咪唑每天 10 mg,优甲乐 25 g。以上均为日服量,6 个月为一个疗程。

（3）疗效评价

以上法治疗 94 眼,其中 67 眼,结果:显效 33 眼,有效 23 眼,无效 11 眼,总有效率为 83.6%。另外 27 眼,上睑痉挛后缩和眼睑闭合不全,治疗前后评分差值针药组均优于西药组(均 P<0.01)。

8. 体针加中药

（1）取穴

主穴:攒竹、鱼腰、丝竹空。

配穴:眼(耳穴),大间、小间、木穴、眼黄、火膝,一重、二重、三重穴。

大间穴位置:掌心向上,食指掌面第一节正中央偏外侧三分处。

小间穴位置:大间穴上二分半处。

木穴位置:掌心向上,食指一节中央尺侧三分,上、下二分半处的两个穴位。

眼黄穴位置:小指第一节正中央处为一穴,小指第二节正中央处为二穴。

火膝穴位置:手背小指第二、三节横纹桡侧端处。

（2）操作：主配穴均取，针刺得气后，留针 45 min，每周 3 次。12 周为 1 个疗程。

配服中药：平目汤：生黄芪 30 g、淫羊藿、丹参、白芥子、制鳖甲、车前子各 15 g。制成冲剂。每次 1 袋，早晚各冲服 1 次。12 周为一疗程。

（4）疗效评价

共治疗 22 例，结果：显效 5 例，有效 12 例，无效 5 例，总有效率为 77.3%。

9. 电针加中药

（1）取穴

主穴：①阿是穴；②上明、承泣。

配穴：上天柱、风池、太冲、合谷、足三里、三阴交、光明、太溪。

阿是穴位置：动眼神经支配的眼外肌肌腹周围处。

（2）操作

主穴为主，每次取一组，配穴酌加。主穴电针法：眼部常规消毒后，取 0.20 mm×25 mm 之灭菌毫针，沿眼球和眶壁间动眼神经支配的眼外肌肌腹周围垂直缓慢进针约 0.7 寸，进针后向眼球后方透刺，以眼外肌出现明显酸胀感为宜，注意避开眼球及视神经。配穴，取 0.35 mm×40 mm 之毫针，垂直缓慢进针 0.7~1.2 寸，至得气后留针。主穴接通电针仪，电流强度 1 mA，连续波，以患者感舒适为度。每次通电 40 min，每日 1 次，每周治疗 5 d，2 周为 1 个疗程，连续治疗 6 个疗程。

中药：益气养阴方：炙黄芪、生地黄、白芍各 20 g，玄参、钩藤、五味子、生牡蛎、夏枯草 10 g。每剂水煎，分早晚二次温服。

（4）疗效评价

共治疗 59 例，显效 27 例，有效 29 例，无效 3 例，总有效率为 94.9%。

10. 电针加穴注

（1）取穴

主穴：①承泣、攒竹、鱼腰、丝竹空、四白；②上明。

配穴：上星、百会、风池、太冲、复溜。

（2）操作

药液：曲安奈德注射液 2 ml（20 mg/2 ml）。

主穴为主。酌加配穴。第一组穴及配穴，用电针法。眶内穴采用 0.25 mm×25 mm 毫针，余穴采用 0.30 mm×40 mm 毫针。眶内穴位，进针时要轻而准，避免提插；肢体穴得气后用泻法，复溜穴用补法。选取眼周穴,接通 G6805 低频脉冲治疗仪,疏密波,频率 4 Hz/20 Hz,电流强度 1～3 mA,留针 30 min。每日或隔日 1 次,10 次为 1 个疗程,共治疗 4 个疗程。

上明穴行穴位注射:以 2 ml 一次性灭菌注射器抽吸曲安奈德注射液 2 ml。常规消毒眶周部位皮肤后,医者撑开患者眼睑,嘱患者向下方注视,并将上睑拉起以便充分暴露上穹窿结膜,紧贴眶上缘中央顺眶上壁进针,进针深度不要超过 1 寸,回抽无血,将 1 ml 曲安奈德注射到患者的上穹窿结膜深部,注意防止刺破眼球和球后出血等并发症。在注射完毕后轻柔注射部位,从而使药物更好地扩散,并嘱咐患者适当仰卧片刻。每 3 周治疗 1 次,共治疗 4 次。4 次为 1 个疗程。

(3) 疗效评价

共观察 49 眼,显效 36 眼,有效 11 眼,无效 2 眼,总有效率 95.9%。

(三) 张仁经验

1. 验方

(1) 取穴

主穴:上天柱(或/和天柱)、上健明(上明)、球后(承泣)、四白、丝竹空、太阳。

配穴:甲状腺肿大或结节加人迎;眼压增高加目窗;结角膜炎加耳尖;甲状腺功能亢进加内关、足三里、间使、三阴交。

(2) 操作

主穴每次均取;配穴据症而取,伴甲亢者,一般取上下肢各一对,四穴轮用。上天柱和天柱,症情轻者,仅选一穴,二穴交替;症情重者,二穴同用。用 0.30 mm×40 mm 的毫针,针尖朝鼻尖方向成 75°进针 1.4 寸,以徐入徐出的导气手法,使针感往眼区放射。眶内穴,以 0.25 mm×(25～40)mm 毫针直刺至得气,症情轻者,取上健明和球后,各进 1 针;症情重者,取上明、承泣,采用齐刺法,上下眼眶,共针 6 针,形成包围刺法,以有轻微酸胀感为度。丝竹空穴,向鱼腰平刺 0.8 寸,得气留针。配穴,人迎穴刺法:约成 25°角向甲状腺中心方向刺入。如腺体肿大或有结节,进针点可略作变动,以针尖能刺中腺体肿大或结节中心为宜。针至得气后,用提插加小捻转手法运针 0.5 min 后取针。目窗,向后平刺 0.8 寸;耳尖穴放血 5～8 滴;肢体穴,均采用针尖略向头部方向直刺,以得气为度。留针时,上天柱与丝竹空,上、下肢穴分别接通电针仪,连续波,频率 3 Hz,强度以患者感舒适为宜。留针 30 min。去针后,用甲钴胺注射液 1 ml 在双侧球后或/和太阳穴各注射 0.5 ml,复方樟柳碱注射液 2 ml 在双侧球后或太阳穴各注射 1 ml。两种药物在球后、太阳穴交替注射。每周 2～3 次。一般半年为 1 个疗程。

（3）体会

本方是著者在汇集有关现代文献的基础上并通过临床验证而总结出来的。

在组方上,一是选确有效验的经外穴与经穴进行有机组合。上天柱属经外穴,为上海已故针灸名家金舒白首用于本病,并经其学生反复验证。眶内诸穴,多为经外穴,是著者喜用之穴,重在疏通眼部气血,形成包围之势,对突眼明显且涉及多条眼肌增粗麻痹者,多能起效。配穴人迎穴相当于甲状腺体的中心,具有疏通局部气血的功效;目窗为胆经穴,能平肝胆风火而降眼压;内关、间使,分属心包经之络穴和经金穴,可宁心安神而缓解甲状腺功能亢进之高循环高动力症状;足三里、三阴交分别为足阳明之下合穴和足三阴之交会穴,均为调理脾胃、促进运化,从而达到化解痰瘀胶结之要穴,对甲状腺功能亢进之高代谢症状有效。二是在实际操作时,也不可拘泥,虽是同一个疾病,所处病理阶段不同,证候也就各异,或是同一疾病,病情持续时间的不同,用穴也不一,这就要求同中有异,据症而用。在以下所述的案例中,同为甲状腺相关眼病而应针对不同病变程度和不同发展阶段,在效方的基础上,选穴上有加减。如对重症患者,仅用上天柱力度尚嫌不够,著者多加用天柱,操作方法同上天柱,四穴点合刺,针感明显,使气至病所,增强化痰祛瘀之功。如出现眼肌增粗,近年临床体会,用穴上应当分轻重之症分别对待,轻者取上健明和球后二穴即可,重症者则用上明、承泣二穴上下 6 针形成围刺之势。

在操作上,一是重视运用各种不同的刺法,如齐刺、扬刺、围刺、项丛刺等应用。在本病中,针对眼肌麻痹时,在上明,承泣穴采用齐刺法,对眼区形成围刺,可加速得气,增加局部针感。如遇病情复杂、治疗难度大的患者,采用扬刺法,即同时针上天柱、天柱,类似于扬刺四针同刺,增强穴位刺激。二是手法的应用,治疗本病时有无针感,能否产生"气至病所"至眼区与疗效密切相关。在临证时多采用行气法和导气法。如上天柱对初学者有一定困难,要达到气至病所,首先是掌握针刺方向,其次是用缓进缓出,反复探寻之法。眶内诸穴,用弱行气法,强调针至病所,注意细针慢进,手法要轻柔,避免刺破血管或损伤眼内组织造成意外事故。三是穴位注射,针药结合,起到既益气又活血的作用,可促进眼区的瘀滞消散,加强治疗效果。四是注重调神,情志内伤为本病主要诱发因素之一。当患者出现思虑过度、情绪不宁时,著者不仅加用百会、印堂调畅情志,镇静安神,还应用语言稳定患者的情绪,建立信心,坚持治疗。

2. 医案

(1) Graves 眼病合并复视及高眼压

陈某,女,43 岁,银行职员。初诊日期:2015 年 5 月 11 日。

主诉:双眼外突、转动困难伴复视近 2 年,加重 3 个月。

现病史:患者于 2012 年 11 月,无明显原因出现双眼轻度红肿,结膜潮红,被某医院眼科诊断为结膜炎。半年后,症状加重,双眼逐渐显现外突,且眼球转动似有牵掣,性格有所改变,患者一向待人接物脾气温和,变得情绪急躁,难以控制。经某三级医院内分泌科诊为:甲状腺功能亢进,双侧多发性甲状腺混合结节,Graves 眼病。采用激素等药物治疗。甲状腺功能亢进指标及某些症状得以控制,但 Graves 眼病的改善并不明显。2013 年 3 月球后注射甲泼尼松龙,突眼症状无改善。2013 年 9 月使用激素冲击疗法及 MTX 免疫抑制剂治疗仍无效,并出现眼压升高;视力也开始下降:右眼从 1.0 降至 0.6,左眼从 0.8 降至 0.2。用适利达、贝他根、阿法根等四药连用眼压不能控制,后用甘露醇静脉滴注,眼压得以控制,但不稳定。通过一年多治疗,因长期服用激素,在常规骨质疏松检查已提示有"骨量减少"的情况,这是使用激素的副作用之一,只好服用钙尔奇和阿仑膦酸钠等药物对症治疗骨质疏松。近 3 个多月来,病情有所加重,突眼度仍有所增加,而眼球活动度变小,眼压增高,斜视明显。并出现目胀疼痛、左目赤、闭目露睛、畏光、流泪、视力减退等。患者通过其他医师介绍,来著者处求治。

检查:双眼明显外突,左眼＞右眼,突眼度分别为左 25 mm,右 24 mm;眼睑裂增宽,瞬目运动减少,眼睑回缩和上睑迟落。双眼活动度右眼＞左眼,眼球运动,上转障碍明显,并有内转障碍。眼压:左眼 46 mmHg,右眼 39 mmHg。左眼视神经萎缩,视盘变白,右眼可;视力左 0.2,右 0.3。脉细,舌尖红苔薄微腻。

诊断:Graves 眼病。

治疗:患者双眼外突较明显,且伴有眼球活动度差和眼压高等症状。在上方的基础上,加风池、攒竹。左右上天柱,行导气法,促使针感往前额眼眶放散;上明和承泣均用齐刺法刺入,上下六针形成围刺之势,刺至眶内眼球有沉重酸胀感。目窗,向头顶方向平刺,进针 1 寸左右,提插至有胀重感;风池穴向同侧瞳孔方向进针1.3寸,用提插加小捻转之法,促使针感向前额放散;太阳穴直刺;丝竹空向鱼腰方向透刺1.2寸,攒竹向下平刺,二穴接通电针仪,疏密波,强度以患者可耐受为度。6个月为1个疗程。治疗6个月后,突眼度:左眼24 mm,右眼23 mm;眼压:左眼15.8 mmHg,右眼15.3 mmHg,眼球活动度明显好转,复视基本消失,控制眼压的眼药水由3种逐渐调至1种以维持疗效。

因突眼度改善不明显,加天柱穴,天柱、上天柱共四个穴点,进针后同时进行徐进徐出之导气法,促使针感往前额部运行。同时改电针仪连接上天柱、瞳子髎,连续波,频率为2 Hz。6个月后,突眼度:左眼22 mm,右眼21.5 mm;闭目露睛也由原来的3 mm降至1 mm。眼压:左眼13.8 mmHg,右眼11.1 mmHg,眼球活动度,仅在外展时略感牵掣,已无复视。后因故停针,电话随访二年,症状未见加重。

按:本例患者,症情较为严重,不仅突眼度高,且伴有多条眼肌麻痹和眼压增高等。故对处方加以改动,首次改动,着眼于降眼压和治疗眼肌麻痹上,其中风池和目窗一样均属胆经穴,重在降肝胆风火,调节眼压;丝竹空和攒竹,是著者用于治疗眼肌麻痹的常用穴,一为透刺,一为平刺,通以电刺激,多可取效。经半年治疗,果然眼压降至正常,眼肌麻痹亦明显改善。但突眼度改变不明显,经考虑后,复加天柱穴,与上天柱4个穴点同时运针,以加强气至病所的作用,经一疗程的治疗,效果较前明显。著者体会,治疗突眼,上天柱确是关键的穴位,而用导气手法,促使"气至病所",即使针感向前额甚至眼区放散,更是关键的关键,但对初学者来说,有一定难度;同时,由于针灸患者个体差异较为明显,不少患者都难以引出满意针感,因此,对重症患者或不易"气至病所"者,采取上天柱和天柱穴同时针刺同时采用徐入徐出之导气手法,通常能取得较好的效果。

值得一提的是,这一患者,在坚持每周2~3次在著者处针刺治疗同时,尚定期在某著名三级医院复诊应用西药治疗和定期检查内分泌指标。通过针灸的介入,内分泌检查结果也全部正常,其激素用量逐步减少,缓解了她因长期服用激素所带来的副作用。

(2) 单纯性Graves眼病

崔某,女,29岁,全科医生。初诊日期:2011年12月8日。

主诉:两眼胀痛、突出1年8个月。

现病史:患者因双下肢水肿,平时偶有心悸和手抖,于2009年10月前往本市某部队三甲医院就诊,经查确诊为甲亢。后转诊至本市某知名三甲医院,予以西医药物治疗(赛治＋优甲乐)。半年后发觉左眼微突,渐渐加重,后右眼也开始突出。经同仁介绍转诊龙华医院,开始中西医结合治疗。每月监测血常规和 T3、T4、FT3、FT4、TSH,定期复查TRAb。经过 2 年左右的治疗,指标尚可,可是无论如何调整药量都无法缓解眼部胀痛和多泪,以及突眼症状,为此给生活带来不少困扰。后经同事介绍前来著者处求诊。

检查:双眼外突,眼球活动度尚可,各项甲状腺相关指标均在正常范围内。脉略数,舌尖略红苔薄。

治疗:以上方为主,主穴每次均取,配穴去人迎、目窗。坚持每周针治两次,经过 3 个多月(约 30 次)首个疗程的治疗,眼部胀痛消失,泪出明显减少,不再像以前那样离不开餐巾纸。突眼症状不明显。

患者信心大增,坚持每周两次的针灸。经过将近 5 年的漫长治疗,患者于 2014 年 9 月第一次停服西药,但中药继续,每 3 个月复查指标。后于 2015 年 3 月停服中药。由于指标波动,于 2015 年 8 月再次开始服用西药。后于 2016 年 7 月彻底停药至今。由于患者的工作离不开电脑,偶尔会觉得眼睛有轻微胀痛,休息后可自行缓解。在注意力不被其他事物分散的时候,仍能感到眼角微微湿润。目前仍保持每周 1 次的治疗节奏。

按:与上例相比,本例患者,症状较轻。不仅突眼度较轻,且无明显眼球及周围软组织受累的表现。所以仅用上方,就获得较为明显的效果。本例治疗也表明,本方配穴具有标本兼治的特点,在消除突眼、眼痛、流泪等症状的同时,对甲亢各项指标的改善也有明显效果。本病是难治病,应当指出的是患者坚持治疗、打持久战,是获得疗效和维持疗效的主要因素之一。

(3) Graves 眼病合并复视

刘某,女,58 岁、财务员。初诊日期:2018 年 7 月 8 日。

主诉:双眼外突伴复视 1 年余,加重月余。

现病史:2016 年 4 月自觉全身无力。进食后有呕吐感,检查发现T3,T4,TSH 异常,本市某三甲医院诊断为甲状腺功能亢进症。口服赛治,指标好转后逐渐减量,甚至停药。2016 年 12 月再次反复发作,出现双眼肿胀眼球外突,劳累后肿胀感明显,睡眠欠佳,渐出现复视。该院内分泌科诊断为甲状腺相关眼病,继续服用赛治并服用中药控制甲亢,但效果不显。近一月来复视明显,慕名前来著者处求治。

检查:双眼轻度外突,眼睑闭合尚可,左眼活动正常,右眼球活动度变小,向上及向内活动明显受限(图 15.1)。舌红少苔,脉细。

诊断:甲状腺相关性眼病。

治疗:取上方主穴,加配穴肢体穴。除基本手法外,因考虑到患者复视,眼球活动受限,故在右眼区上明穴用齐刺法,毫针刺入上明,在左右0.5 mm 处分别再刺入一针,电针仪连接上天柱和瞳子髎,连续波,频率为 2 Hz,强度以患者可耐受为度。每周治疗 2 次。三个月后眼球向上活动明显改善,复视症状减轻,但仍不能长时间用眼。仅有向内活动略受限,故改为 1 周 1 次,经一疗程治疗,诸症消失,停治(图 15.2)。

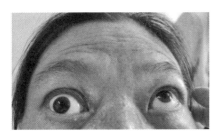 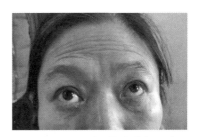

图 15.1　治疗前右眼球上转不能　　　图 15.2　治疗后基本恢复正常

按:本例患者是甲状腺功能亢进后以眼肌增粗麻痹为主,眼球运动受限,在治疗时,强调要重视刺法,在上明采用齐刺法,对病变范围小、部位深的神经肌肉麻痹疾病能增强针感,加强刺激,促进恢复。

【主要参考文献】

[1] 卢觉愚.突眼性甲状腺肿针效之研究[J].针灸杂志,1934,4(2):18.

[2] 吴泽森,金舒白,郑祖同.内分泌性突眼的眼征、症候及针刺治疗—附 50 例资料分析[J].广西中医药,1984,7(5):23.

[3] 张晓东,沈中顺,任丽平.针刺治疗甲亢突眼症临床观察[J].中国地方病防治杂志,2008,23(5):394.

[4] 沐榕,陈美爱,邱登科.针刺为主治疗甲状腺功能亢进稳定期浸润性突眼症的临床观察[J].中国中西医结合杂志,2000,20(3):227.

[5] 粟蕊.针刺治疗甲状腺功能亢进 112 例临床疗效分析[J].黑龙江中医药,1983,(3):57.

[6] 王悦新.针灸治疗甲状腺功能亢进症的疗效研究[J].中国地方病防治杂志,2007,22(2):34.

[7] 王海燕,等.He-Ne 激光穴位照射治疗 Graves 眼病的研究[J].中国医学物理学杂志,1999,16(1):18.

[8] 张建德,白耀,郭芝生.半导体激光治疗 Graves 眼病[J].中国激光医学杂志,

1997,6(2):69.

[9] 朱慧宝.穴位注射治疗内分泌突眼 50 例临床观察[J].中国针灸,1987,7(3):7.

[10] 张利多.针刺结合推拿治疗轻-中度 Grves 眼病的临床疗效研究[D].长沙:湖南中医药大学,2019.

[11] 罗明.针刺治疗内分泌突眼症 50 例[J].针灸临床杂志,2002,18(2):14.

[12] 夏勇,舒适,李艺.针药结合治疗甲亢性突眼症疗效和副反应分析[J].中国针灸,2010,30(10):806.

[13] 朱丹,李良长,欧阳丽,等.电针联合曲安奈德治疗甲状腺相关眼病上睑退缩临床观察[J].湖北中医杂志,2020,42(11):36.

附：眼眶炎性假瘤案

张某,男,29 岁,2022 年 6 月 24 日就诊。

主诉:双眼胀痛,眼球突出伴视力下降 4 月。

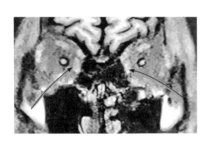

图 15.3 治前核磁共振检查示,双侧眼肌增粗

现病史:患者发病前有长期熬夜、工作疲劳病史。2022 年 3 月初突发左眼疼痛,肿胀,伴视力下降,随即就诊于上海某三甲医院,B 超检查提示双眼上直肌、内直肌增粗,眼眶 MRI 增强检查提示双眼内直肌增粗(图 15.3),诊断为"双眼眶炎性假瘤"。予以甲强龙冲击疗法,后口服泼尼松(强的松)片予以减量治疗。治疗过程中症状反复,随后出现右眼疼痛和双眼球明显突出,以及视物重影等症。经介绍,来著者特需门诊就治。刻下:双眼胀痛,视物重影严重,甚则影响正常行走,视物下降,双眼睑轻度红肿,眼球向正前方突出(图 15.4)。时有情志不畅,心烦,夜寐尚可,二便调。否认相关疾病家族遗传史。

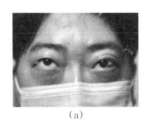
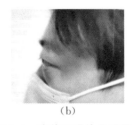
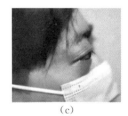

| (a) | (b) | (c) |

图 15.4 治前双眼外凸明显

检查:面部浮肿。球结膜轻度充血,矫正视力双眼 0.6,双眼球突出度检查,右眼 17.5 mm,左眼 18 mm。眼压:右眼 22 mmHg,左眼 24 mmHg。右眼外转轻度受限,下转显著受限;左眼上、外转显著受限(如图 15.5)。双眼屈光间质透明,眼底未见明显异常。舌暗红,苔黄腻,脉滑略涩。

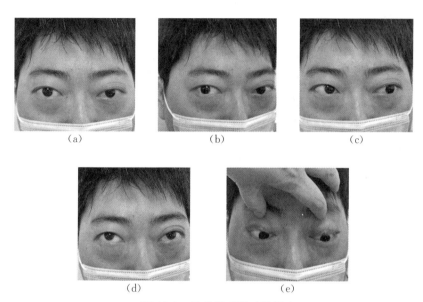

图 15.5　治前眼球活动障碍

诊断:双眼眶炎性假瘤伴复视。

治疗:按上述 Graves 眼病针刺处方化裁。主穴加目窗、耳尖;配穴改为:丰隆、光明。主穴和配穴均取。主穴操作同上,配穴用常规针法。穴位注射的取穴、用药及操作亦相同。首月每周治疗 3 次,症情好转改为每周 2 次。针刺治疗期间口服激素减量,每周减量 1 粒,直至停药。

复诊:7 月 3 日复诊,患者诉复视改善,重影症状减轻,双眼肿胀感晨起时略减轻,白天肿胀感仍明显,继续原法治疗。8 月 1 日复诊,患者双眼肿胀感已完全消退,复视仍未完全消失,但已不影响行走,遂继续针刺治疗。8 月 22 日复诊,主诉,晨起时尚有双眼轻微肿胀感。查眼压:右 23 mmHg,左 24 mmHg。复视检查,视左下方时有轻微重影,余症状均无。9 月 19 日(治疗 3 月)复诊,患者主诉无眼部肿胀感,复视症状基本消失,面部浮肿完全消退。检查见眼球向各方位运动正常(图 15.6),矫正视力双眼 0.8,右眼压 21 mmHg,左眼压 20 mmHg,眼球突出度检查:右眼 15.5 mm,左眼 16 mm,已恢复正常。

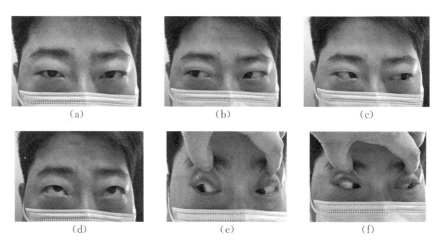

图 15.6 治后眼球活动恢复正常

按:眼眶炎性假瘤因在眶周可触及肿块,病变外观类似肿瘤,故称之为炎性假瘤,是一种特发性、非特异性的炎症。病因目前尚不明确,多认为与自身免疫反应相关。本病常见于青壮年患者,高发年龄为 40～50岁。患者常有自身免疫力异常,或长期睡眠不足、缺乏锻炼、嗜酒嗜烟等不良生活习惯。临床表现主要为眼球突出、疼痛、眼底病变、视力下降、眼球运动障碍、复视等。西医一般首选药物治疗,经激素治疗后大多数患者的症状可得到缓解。

本案患者经激素治疗 4 月,眼胀、复视症状反复,未能得到满意疗效,且恐于激素的副作用,遂选择针灸治疗。

鉴于本病与 Graves 眼病,在主要症状上相似,中医学中同属鹘眼凝睛症。按著者异病同治的治则,故在主穴取穴和操作上相同。考虑到本病病机或为痰瘀胶结,加配穴丰隆,属足阳明胃经,可化痰助开目窍;光明穴是足少阳胆经的络穴,为祛瘀明目要穴。针刺 3 次后,患者即觉肿胀感减轻,复视症状缓解,无需遮盖一眼即可自由行走。治疗 3 个月后情况已基本恢复正常。本病易于复发,但本例获愈至今已经 5 月,未见复发。

第四节 眼型重症肌无力

【概述】

眼型重症肌无力又称眼肌型重症肌无力。重症肌无力是一种神经-肌肉联结点传递障碍的自身免疫性疾病。其主要临床表现为受累的骨骼肌极易疲劳,经休息后有一定恢复。本病女性多见,且多发于20～30岁。而以眼外肌受累为主的眼型重症肌无力者最为常见,其特征为横纹肌疲劳,且有晨轻暮重的显著特点。其中,儿童肌无力,几乎均为眼肌受累,成人重症肌无力约占90%以上是以眼睑下垂为首发症状。本病的病因和发病机理,目前仍不完全清楚,现代西医学亦无特效疗法。

眼型重症肌无力,中医称上胞下垂,又名睢目、侵风、眼睑垂缓、胞垂等,严重者称睑废。睢目病名首见于《诸病源候论·目病诸候》"其皮缓纵,垂覆于目,则不能开,世呼为睢目,亦明侵风"。其病因病机,或因气血不足,荣卫不和,致肤腠开疏,感受风邪,客于上胞而低垂;或因脾虚气弱,筋脉失濡养,而致眼肌无力不能抬举。

在古文献中,《内经》中提到之"䐃"病,与重症肌无力颇为相当,并提出"因其所在,补分肉间"(《灵枢·口问》)的针灸之法。针灸治疗睢目,见于《秘传眼科龙木论》,采用灸法。但之后古籍,鲜见载述。

针灸治疗重症肌无力的现代报道,始于20世纪50年代,特别是1958年8月13日《健康报》以"针灸治愈不治之症(重症肌无力)"为题,作了专题介绍之后,陆续有以治疗眼肌重症肌无力为主临床文章发表。20世纪70年代,有人报告用耳针配合药物治愈本病的案例。1980年以来的40多年,临床报道不断增加,从文献分布看,从20世纪90年代中期和2004年至今是两个高峰期。随着临床的积累和研究的深入,对针灸治疗本病的某些规律已有一定的认识,在取穴上,多取眼周头面部为主,配以全身穴,常用穴有攒竹、阳白、丝竹空、睛明、太阳、合谷、足三里、三阴交、百会、光明等;在治法上,虽体针、电针、灸法、穴位注射以至耳针、眼针都有应用,往往多种刺灸之法综合运用,以提高疗效。近年在针灸作用机理上也作了一定探索,动物实验初步表明,电针相关穴位有提高模型大鼠神经肌肉接头传递的作用。

当然,本病是现代难治病,一般要求配合中西药物。本节主要介绍目前比较成熟的针灸治疗眼肌重症肌无力的方法。

【临床表现】

1. 上睑下垂:为常见的初发症状。可突然发病,一般先一眼起病,经过一段时间,另眼也可发病,重者双眼发生上睑下垂,但可有程度不同。晨轻暮重,疲劳后加重,休息后部分恢复。可伴有上睑退缩,多为暂时性,通常在长时间向上注视后发生,而且仅持续数秒钟。

2. 眼球运动障碍:多与上睑下垂同时出现,其中以上转障碍为多。由于眼珠偏斜、活动受限,造成视物不清、斜视和复视。严重者眼球固定不动,眼睑不能完全闭合。尚有瞳孔运动障碍、辐辏和调节异常等。

【治疗】

(一)古籍记载

1. 取穴

手五里。

2. 治法

艾灸,左侧患病灸右侧,右侧患病灸左侧。

3. 文献辑录

《秘传眼科龙木论·卷之八》:睢目,眗眗少气,灸五里,右取左,左取右。

(二)现代方法

1. 针灸

(1)取穴

主穴:攒竹、阳白、丝竹空、鱼腰、风池。

配穴:①百会、脾俞、肾俞、三阴交;②足三里、合谷;③面颊区、眼、皮质下、缘中、脾、肝、肾(耳穴)。

(2)操作

每次取主穴均取,配穴取1组,二组交替。眼周穴常规消毒.取0.25mm×(40~50)mm毫针,沿皮向下斜刺入阳白穴,针尖透刺鱼腰1寸,捻转加提插之法得气,用轻雀啄法行针半至1min后留针10min,然后将针缓慢退至皮下,调整刺入方向,透刺攒竹1.5寸,用上述手法后留针10min,再依上法透刺丝竹空1.5寸,行捻转补法3min,留针10min。注意刺激宜轻。风池,选用0.32mm×25mm灭菌毫针,左手拇指或示指切按穴区,右手将针刺入穴内,得气后,左手加重压力,右手拇指用力向前连续捻按9次,使针下沉紧,针尖拉着有感应的部位连续小幅度重插轻提9次,拇指再向前连续捻按9次,针尖顶着有感应的部位推努守气,使针下继续沉紧,同时押手施以关闭法,以促使针感传至病所,产生热感,守气1min,缓慢出针,按压针孔。配穴第一组,用灸法:以米粒大艾炷无疤痕着肤灸3壮,亦可用艾条灸15min。配穴第二组用针法,紧插慢提,前重后轻的补法,得气后留针30~45min。配穴第三组用耳穴压丸法:先在穴区寻得敏感点,再用75%酒精棉球行全耳郭清洁,耳穴贴(王不留行籽)贴压,嘱患者每天自行按压3~4次,按压至耳郭发热或有烧灼感为度。每周换1~2次,两耳交替。

以上针灸法均每日1次,10日为一疗程,疗程间隔3~5日。

(3)疗效评价

疗效评定标准:临床痊愈:上胞下垂消除,双侧者平视睑缘遮盖黑睛不超过2mm,单侧者与健侧眼睑位置基本对称,疲劳试验及新斯的明试验阴性,随访3个月未见复发者。好转:上胞下垂有不同程度的改善。无效:上胞下垂无改善。治疗前后症状、体征无变化。

共治眼型重症肌无力275例,临床痊愈165例,好转96例,无效14例,总有效率为94.9%。

2. 温针

(1)取穴

主穴:①攒竹、丝竹空、阳白、四白、鱼腰;②足三里、隐白、曲池、合谷。

配穴:合谷、上星、百会、大椎、脾俞、三阴交。

(2)操作

主穴取一组,可交替选用,也可单独取一组,每组穴均取。配穴酌选3~4对。患者取坐位,穴位常规消毒后,取0.30mm×(25~40)mm之毫针。第一组主穴,斜刺入攒竹、丝竹空、阳白、鱼腰0.5~1寸,四白直刺0.5~0.8寸,针尾以艾条温灸之,时间约20min。第二组主穴,先针隐白穴,得气后转针尖向上顺着足太阴脾经循行方向平刺0.5~1寸左右,用捻转补法,尽量让针感向上窜行。行针的同时嘱患者反复用力睁眼。然后再刺余穴,采用补法,得气后均留针,中间行针3~5次。留针期间在上述穴位用艾条温和灸15~20min,见局部皮肤红晕为度,亦可于针柄加用帽状艾炷进行温针法。配穴针刺至局部有酸胀感或麻胀重滞感为度,得气后,施平补平泻法1min左右。均留针20~30min。

出针后用皮肤针自上而下,自内而外弹刺患侧头部足太阳、足少阳经脉及眼轮匝肌,反复 3～5 遍,以局部潮红为宜。每日 1 次,10 次为一疗程,疗程间隔 3 日。

(3) 疗效评价

以上法共治疗 557 例眼型重症肌无力患者,其中 120 例配合服用中药。结果,临床痊愈 372 例,显效 117 例,有效 59 例,无效 9 例,有效率 98.4%。

3. 电针灸加中药

(1) 取穴

主穴:攒竹、太阳,丝竹空、阳白、鱼腰、夹阳白。

配穴:气海、百会、中渚、足三里、光明、申脉、照海。

夹阳白位置:平阳白穴而齐眉内、外眦处。

(2) 操作

主穴每次取 2 对透穴,配穴每次取 3～4 个穴位。穴位常规消毒,透穴为阳白透鱼腰,太阳,夹阳白分别透攒竹与丝竹空中任取二对,轮流应用。选用 0.30 mm×25 mm 毫针,进针得气后,眼周围穴位接上 G6805 型电针治疗仪,用疏密波,频率为 2 Hz/5 Hz,强度以局部肌群随电针频率明显跳动而患者自觉轻度舒适感,通电 20 min。阳白、攒竹、丝竹空穴取针后配合温和灸,每穴 5 min。配穴,百会、气海穴施以温和灸,时间不少于 30 min,在不烫伤患者皮肤的前提下,要求施灸部位出现明显潮红且温热感分别在头部及下腹部扩散;余穴施针刺法,其中照海、足三里用补法,其他穴位平补平泻。

以上操作均每日 1 次,12 次为 1 个疗程,疗程间歇 3 日,一般须 3 个疗程以上。

配服中药补中益气汤:生黄芪 15 g、炒白术 12 g、茯苓 12 g、益智仁 9 g、柴胡 6 g、升麻 6 g、佛手 9 g、红景天 12 g、黄精 12 g、陈皮 9 g、鸡内金 6 g。每日 1 剂,水煎取汁,分早晚 2 次温服。疗程同上。

(3) 疗效评价

共治疗眼型重症肌无力 158 例,临床痊愈 89 例,好转 64 例,无效 5 例,总有效率为 96.8%。

4. 眼针加穴位注射

(1) 取穴

主穴:分二组。①脾区、肾区、上焦区(均眼针穴);②攒竹、阳白透鱼腰、丝竹空。

配穴：三阴交。

（2）操作

主穴每次仅选一组，二组交替应用。第一组，先以 0.22 mm×13 mm 毫针直刺眼穴，深 0.1～0.2 寸，不用手法；再针配穴，得气后行三进一退的烧山火手法。均留针 20 min。三阴交可加艾条灸 5 min，左右交替。上法每日 1 次。第二组穴行穴位注射。每次取 2 穴，以维生素 B$_{12}$ 注射液(0.5 mg/1 ml)注入，每穴 0.25 mg。隔日 1 次。均以 12 日为一疗程，疗程间隔 3～5 日。可配合服用上述补中益气汤。

（3）疗效评价

共治疗 42 例，临床痊愈 11 例，有效 30 例，无效 1 例，总有效率为 97.6%。

5. 穴位注射

（1）取穴

主穴：①脾俞、肾俞、足三里、三阴交；②太阳。

配穴：睛明、鱼腰、承泣。

（2）操作

药液：①甲强龙注射液；②黄芪注射液、柴胡注射液。

主穴，每次选一组，单独使用，用于穴位注射。配穴均用，用于穴位按摩。第一组主穴，用第一组药液。采用一次性注射器吸入药液后，成 20°～30°斜角进针，刺入深度为针头的 1/2～2/3，抽无回血后缓慢推药液。第二组穴，用第二组药液。15 岁以下患者，首选脾俞、肾俞，成人患者首选足三里、三阴交，若兼有肾虚症状者，可四个穴位交替取用。

配穴行穴位按摩：患者取卧位，医者双手腕关节微屈或伸直，以拇指螺纹面着力按压在穴位，以酸、胀、痛明显处定穴位。拇指主动做环形运动带动皮肤和皮下组织做环形运动的手法，每穴 1～2 min，频率 120～160 次/min，操作时要求用力柔和、均匀、持久，以局部酸胀、皮肤微红为度。

上述方法均为每日 1 次。每一疗程为 7～10 日，疗程间歇 3 日。第一疗程为每日 1 次，第二疗程隔日 1 次，第三疗程隔 3 日 1 次。一般须治疗 3 个疗程。

（3）疗效评价

共治疗 90 例，其中 58 例，临床痊愈 23 例，显效 25 例，有效 7 例，无效 3 例，总有效率为 94.8%。余 32 例，治疗前后症状改善有明显差异。

6. 火针

(1) 取穴

主穴:百会、攒竹、鱼腰、丝竹空、阳白、太阳。

配穴:手三里、外关、合谷、关元、中脘、足三里、三阴交。

(2) 操作

主穴均取,配穴酌加。嘱患者取仰卧位,术者立于患者右侧,将所选穴位常规消毒后,右手持直径 0.30 mm 的毫针,将针尖部约 1 cm 长的针身在酒精灯外焰处烧透红亮后,快速准确地刺入以上所选穴位,得气后,施平补平泻手法,留针 20 min。每隔 3 日治疗 1 次。不计疗程,以症情改善为期。

可配合服用归芪健力丸(组方:黄芪、红参、龟甲、鸡内金、当归、牡蛎、珍珠母、虎杖、五味子、枳实),日服 3 次,每次 5 g。

(3) 疗效评价

共治疗 30 例,结果:基本痊愈 2 例,显效 9 例,好转 14 例,无效 5 例,总有效率为 83.3%。

7. 隔姜灸

(1) 取穴

阳白、足三里、肝俞、脾俞、肾俞。

(2) 操作

上穴均取,采用隔姜灸法。令患者先取仰卧位,穴位常规消毒,将鲜姜切成 5 分硬币大小厚约 0.3～0.4 cm 之薄片,上以针刺若干个孔,分别置于阳白穴(只取患侧,双眼受累者取双侧)和双侧足三里穴上,然后放上标准小艾炷点燃;阳白穴灸 3 壮,足三里穴灸 5 壮。灸毕令患者取俯卧位,如前法将生姜片分别置于双侧肝俞、脾俞、肾俞穴位上,取中等艾炷,每穴灸 5 壮。每日 1 次,10 次为 1 个疗程,停治 3～5 日,一般须 3 个疗程。治疗期间不服任何药物。

(3) 疗效评价

共治疗 34 例,结果基本痊愈 18 例,显效 10 例,好转 3 例,无效 3 例,总有效率为 91.2%。

8. 耳针

(1) 取穴

主穴:眼、皮质下、脾。

配穴:肝、内分泌、肾、缘中。

（2）操作

主穴每次选 2～3 穴，配穴 1～2 穴。第一疗程，采用毫针刺法。在双侧耳穴寻得敏感点后，严格消毒，快速捻转刺入，并运针至出现胀、热、痛感，留针 30 min，每隔 5 min 捻转 1 次，以强化刺激。每日 1 次，10 次为一疗程。第二疗程起视症情改善，可改为耳穴埋针或耳穴贴压（王不留行籽），每日自行按压 3 次。每周 2 次，10 次为一疗程。

（3）疗效评价

用上方治疗 6 例，其中 4 例为眼肌重症肌无力，全部有效，而另外 2 例非眼型重症肌无力者均无效。

（三）张仁经验

1. 验方

（1）取穴

主穴：鱼尾、攒竹、阳白、阳内、上明。

配穴：脾俞、肾俞。

（2）操作

主穴均取，病程长者加用配穴。用（0.25～0.30）mm×25 mm 灭菌毫针。先分别从攒竹和鱼尾横透鱼腰，要求持针沿皮平刺，然后将针缓慢透刺至鱼腰，轻快捻转得气后留针；再自阳白透鱼腰，阳内透至攒竹，亦用提捏法，沿皮缓缓向下平刺，二针宜保持平行，同法捻转得气后留针。透刺时，可令患者张口呼气，放松肌肤，送针时要轻巧，遇有阻力不可硬进，可略变方向后再进。上明穴直刺，进针 0.5～0.8 寸，以眼内发胀为度，不作手法，症状重者可用齐刺法（参见上节）。留针期间，同侧鱼尾与攒竹为一对，阳内与阳白为一对，接通 G6805 电针仪，用疏密波，频率 2 Hz/10 Hz，通电时，使出现上眼睑阵发性向上牵拉，强度以患者可耐受为宜，留针 30 min。脾俞、肾俞，一般每次选一侧穴，以黄芪注射液和丹参注射液交替使用，每次用一种药液，以 5 号齿科针头，刺至得气后注入。每周治疗 2 次，10 次为 1 个疗程。

（3）体会

本病中医归属上胞下垂，与脾气虚弱、气血不足有关。取眼周局部四穴及眼区的上明藉以疏导眼区经气、调畅血脉；脾俞、肾俞，则重在益气生精，濡养眼目。此方采用局部近取与辨证远取相结合，标本兼顾，以标为主，使下垂之眼睑得以升提。

操作上，以透刺、电针和穴位注射三法共用，意在形成合力。值得一提的是电针,据著者体会,眼病治疗对电针的波形和强度选择颇为讲究。波形中,眼肌病(如眼肌痉挛、眼肌麻痹及本病)应多选疏密波;眼底病则应当选连续波。电针强度,一般分二种,对病程短、成人,多以患者可耐受为度,对病程长、小儿,则以感舒适为宜。

上方只是针对眼型重症肌无力而言,对于重症肌无力,著者曾经治疗过两例,均以失败告终,尚无经验可谈。

2. 医案

陈××,男,11 岁,学生,2000 年 7 月 10 日初诊。

主诉:左侧上眼睑下垂 1 月。

现病史:患者于上月不明原因出现左侧上眼睑下垂,左侧眼肌无力睁开,妨碍视物晨轻暮重,劳累后加重。曾在他院经多方治疗,用西药后只可收一时之效,过后发作如常。今慕名前来门诊求治。

检查:左上眼睑抬举困难,双目平视时,左上眼睑遮盖黑睛上缘约 0.3 cm,影响视觉。疲劳试验(+),新斯的明试验(+)。舌质淡,苔薄白,脉细弱。

诊断:眼型重症肌无力。

治疗:按上方主方治疗,每周 2 次。首次针后,即感患侧眼睑上抬自如,但半小时后,又恢复为原状。嘱其暂不停用西药。针一疗程后患者上眼睑下垂明显好转,已能抬起上睑,可睁开视物,但效不持久。又按上法续针 2 个疗程,患者左上眼睑下垂基本缓解,睑裂增宽为 0.8 cm,自觉症状已消失,但学习疲劳后,仍觉左眼睁开乏力。其母因惧怕副作用,拟自动停用西药,嘱西药逐步减量。再予针治 2 个疗程,西药停用而愈,症状完全消失。继针一疗程巩固。随访至今未发。

按:本例患者是著者治疗过的疗程较长的一例,可能与其学习较繁重有关。不久前,曾治一例 3 岁患儿,亦为左侧发病,病程也是 1 月左右,仅治不到一疗程即获痊愈。在刚开始时,建议不停用西药,一旦见效,亦宜逐步停用。

【主要参考文献】

[1] 蔡凤英.针刺疗法对眼重症肌无力症疗效的初步报告[J].中华眼科杂志, 1960,(4):218.

[2] 陈朝明.针刺治疗眼肌型重症肌无力 24 例[J].山东中医杂志,1984,(2):21.

[3] 齐锡森.针刺治疗眼型重症肌无力[J].浙江中医杂志,1986,(8):375.

［4］冯起国,崔红,林立泉,等.合谷刺法为主治疗眼肌型重症肌无力 47 例[J].中国针灸,1998,18(1):33.

［5］刘萍.针灸配合耳穴贴压治疗眼肌型重症肌无力 159 例[J].实用中医药杂志,2007,23(5):314.

［6］徐兴华,代东良,方晓丽."温通针法"针刺风池穴为主治疗眼肌型重症肌无力 30 例[J].中国针灸,2016,36(9):939.

［7］佟书贤.针刺治疗眼肌型重症肌无力 365 例临床观察[J].针灸学报,1990,6 (1):17.

［8］胡军勇,黄涛陈,金亮,等.参茸强力散配合针灸治疗眼重症肌无力 120 例临床研究[J].河北中医,2011,33(5):691.

［9］徐化金,高学军.温针合梅花针治疗重症肌无力眼肌型 36 例[J].河北中医,2001,23(1):47.

［10］李少芳,林卓鹏,林浩.针药结合治疗眼肌型重症肌无力 100 例观察[J].新中医,2004,36(9):43.

［11］胡文静,杜旭,李銛鋆,等.电针结合补中益气汤治疗眼肌型重症肌无力的临床观察[J].中国中医眼科杂志,2021,31(8):561.

［12］姚维琪.眼针结合补中益气汤治疗脾虚型眼肌型重症肌无力临床观察[D].沈阳:辽宁中医药大学,2018.

［13］费敏,乐文蔚,冯静.眶周穴位按摩结合甲强龙穴位注射在提高眼肌型重症肌无力患者眼肌疗效的应用研究[J].护士进修杂志,2018,33(16):1446.

［14］黄再军,吴碧辉,景小琴.归芪健力丸配合火针治疗眼肌型重症肌无力的临床研究[J].中医临床研究,2017,9(5):90.

［15］朱趐.穴位隔姜灸治疗眼肌型重症肌无力 34 例[J].北京中医,2004,23 (4):239.

第五节　视神经脊髓炎

【概述】

视神经脊髓炎,又称 Devic 病,属视神经脊髓炎谱系疾病,是以累及视神经和脊髓为主,同时也可以包括延髓、丘脑、脑室、脑白质等区域,以高复发率,高致残率为特征的一类中枢神经系统脱髓鞘疾病。首发症状以视力减退为最多见并伴有脊髓受累。本病好发于青壮年,男女之比达 1:3～1:9。现代医学的药物治疗常因副作用、经济因素等使得部分患者无法承受,疾病预后差。

本病属中医"痿症""视瞻昏渺""暴盲""青盲"等范畴。认为病位在脑与目系,与肝、脾、肾密切相关。因肝藏血,脾统血、肾藏精,肝肾亏虚,肝血不足、肾水枯竭无以营养目窍,神光不足;脾虚生化乏源,精虚则不能灌溉四末,血虚则不能营养筋骨,筋骨经脉失于濡养致成痿证。

针灸治疗本病,在古医籍中,虽无明确记载。但可从针灸治疗痿症、视瞻昏渺、暴盲、青盲的历代条文中进行借鉴。

现代针灸治疗的本病的较早记载,见于1986年,是在我国治疗的两例日本国患者亚急性视神经脊髓病后遗症的病案报告。1987年,出现国内患者针灸治验病例。20世纪年代,曾发表一定样本量的多例观察的临床资料。21世纪以来,有关报道增多,在治疗方法上也作了多方面的探索。可惜的是,由于本病是少见病,加之针灸参与率迄今仍不高,所以除了上面提及的一篇资料外,就著者所及,几乎均为个案报告。总体上看,针灸治疗视神经脊髓炎,以调神为要,补益肝肾为本,贯穿疾病始终,多取阳明经、督脉之穴及华佗夹脊穴配伍。而康复期针灸对患者肢体功能的恢复意义较大,可显著提高生存质量。方法上,以体针为主,特别是有较多医者提倡用醒脑开窍针法,并取得较好的效果,另外也有用头皮针获效的病案。鉴于本病的难治性,根据已有的实践,著者认为针灸之法既可作为本病急性期的辅助治法,更应成为缓解期的主要疗法之一。

【临床表现】

1. 症状

多数呈急性或亚急性起病,病程中常有缓解和复发,发病前可有头痛、咽痛、低热、周身不适等上呼吸道感染症状;或有腹痛、腹泻等消化道症状;或有疫苗接种史。首发症状以视力减退为最多见,多为双眼受累,亦可先累及一眼,在几天或数周内加重;急性者视力迅速减退,数小时或数日内即可完全失明。脊髓受累表现为急性或亚急性横贯性损害症状,以胸段最易受累,亦有累及颈胸段者,起病时下肢麻木、无力、排尿困难,继之双下肢完全或不完全麻痹。

症状可完全或部分缓解,间隔不同时间后又再次或多次单独或同时复发。劳累、发热、呼吸道感染等常为复发诱因。

2. 体征

早期眼底无异常,提示为视神经炎;晚期视盘颞侧苍白。有中心或哑铃状暗点、视野向心性缩窄或两颞侧偏盲、色觉障碍等。脊髓症状常表现为急性或亚急性脊髓横贯性损害,以胸段最易受累,亦有累及颈胸段者,引起截瘫。

【治疗】

（一）古籍记载

1. 取穴

主穴：上关、承光、瞳子髎、肝俞、肾俞、巨髎、目窗、络却。

配穴：足三里、光明、环跳、绝骨、冲阳、飞扬、阳辅、中封、京骨、涌泉。

2. 操作

主穴以治眼病为主；配穴以治疗肢体症状为主。

（1）针刺

（2）艾灸

肾俞、肝俞、养老、商阳，3～7壮。

3. 文献辑录

《针灸甲乙经·卷之十》：痿厥，身体不仁，手足偏小。先取京骨，后取中封、绝骨，皆泻之。

《针灸甲乙经·卷之十二》：青盲，瞳目，恶风寒，上关主之。

《备急千金要方·卷三十》：商阳、巨髎、上关、承光、瞳子髎、络却，主青盲无所见。

《针灸资生经·第五》，三阴交疗不能行。……三里、冲阳、仆参、飞扬、复留、完骨，主足痿失履不收。

《类经图翼·卷十一》：青盲眼，肝俞、胆俞、肾俞、养老（五壮）、商阳（七壮）、光明。

《针灸聚英·杂病》：有湿热，有痰，有无血而虚，有气弱，有瘀血。针中渎、环跳（停针待气一、二时方可）、灸三里、肺俞。

《神灸经纶·卷四》：痿症：涌泉、阴谷、阳辅。

（二）现代方法

1. 体针（之一）

（1）取穴

主穴：睛明、球后、攒竹、四白、瞳子髎、太阳、风池、大椎、肝俞、肾俞。

配穴：下肢麻木无力：足三里、伏兔、环跳、阳陵泉、悬钟、太冲、血海、三阴交、太溪。尿闭：关元、气海、水道；便秘：大肠俞、天枢、上巨虚。眠差：配合神门、内关。

（2）操作

主穴每次均取，配穴依据症状而加。患者取坐位或卧位，取坐位时，头向后仰；取卧位时，可先仰卧再伏卧。先针刺睛明，球后两穴，选用

0.25 mm×25 mm 的毫针,直刺 1.0～1.5 寸,轻提慢插,捻转,待眼区出现酸胀感后出针,压迫针孔 1～2 min,以防出血。针风池穴时,针尖向对侧眼眶内下方斜向上刺 1.2～1.5 寸深,有酸胀感后留针,留针期间每 5 min 行针 1 次,用泻法。针肝俞、肾俞穴时,针尖微斜向脊柱刺 0.5～1 寸,不宜过深,防伤内脏,用补法。针刺环跳、足三里等穴,针刺入得气后留针 20～30 min,留针期间每 5 min 行针一次,用平补平泻法。

配合康复训练:根据患者病情配合翻身训练、下肢力量功能训练、站立训练、盆底肌收缩训练、憋尿训练等。

以上治疗每日 1 次,12 次为一疗程,停针 2 日再进行下一疗程。

(3) 疗效评价

疗效评定标准:显效:临床症状及体征恢复正常或基本消失,视力恢复在 1.0 以上,肌力达 4 级以上。好转:临床症状及体征有所好转,视力恢复在 1.0 以下,肌力在 4 级以下。无效:临床症状及体征无改善,视力、肌力无变化。

用以上法治疗 41 例,其中 28 例按上述疗效标准评定,显效 21 例,好转 7 例,总有效率 100.0%。10 例重点观察了肢体运动和感觉的改善情况,均较治疗前有明显的好转。另 3 例为个案,获显效。

2. 体针加中药

(1) 取穴

主穴:睛明、球后、攒竹、四白、阳白、丝竹空、太阳、风池。

配穴:合谷、外关、足三里、光明、复溜、太溪、太冲、华佗夹脊。

(2) 操作

主穴均取,主要针对本病以急性视神经炎为主要表现者;配穴据症酌加。采用压针缓进法进针刺入。睛明、球后,针深 0.5～1.2 寸,得气后不提插捻转;四白向上斜刺,攒竹交叉斜刺,复溜穴行提插补法,激发窜动抽感 1～2 次,不留针。深刺华佗夹脊穴至棘突和横突的夹角上 1.0 寸左右。余穴常规刺,合谷和外关,接通电针仪,疏密波,强度以可耐受为度。均留针 20 min。每日 1 次,连续 6 次,停治 1 日,4 周为一疗程。

中药:可选择下列方剂,配合治疗。①地黄饮子加减或地黄饮子合补中益气汤加减;②早期:逍遥散加减;中期:杞菊地黄汤化裁;后期:杞菊地黄汤及桃红四物汤。

每日一剂,分二次煎服,疗程同上。

（4）疗效评价

上法共治 24 例。其中 21 例计 24 眼,显效 12 眼,稳定 12 眼。总有效率为 100%;其他 3 例,均为个案,亦获显效。

3. 体针(之二)

（1）取穴

主穴:睛明、瞳子髎、太阳、球后、四白、阿是穴。

配穴:水沟,内关、极泉、合谷、委中、三阴交、足三里、风池、完骨、天柱、委中、光明。

阿是穴位置:相应脊髓损伤平面上下 1～2 椎体夹脊穴。

（2）操作

主穴均取,配穴多少据症而定。睛明、球后操作时将眼球推向一侧,直刺进针 0.3 寸,不捻转提插;瞳子髎、太阳、四白直刺 0.3～0.5 寸,平补平泻手法;华佗夹脊穴,在相应病损脊髓上下 2～4 椎体棘突旁 5 分进针,针向棘突斜刺 1.0 寸,施平补平泻手法,得气即可;水沟向鼻中隔方向斜刺 0.3～0.5 寸,雀啄泻法,以患者眼球湿润或流泪为度。内关进针 0.5 寸,施捻转提插泻法,持续 1 min,针感向指尖放射。极泉为原穴沿经下移 2 寸,避开腋毛,肱二头肌内侧缘向下向内斜刺,进针 1.0 寸,用提插泻法,有触电感直达手指,并见前臂、手指抽动为度,不留针;合谷直刺 1.0～1.5 寸,行提插泻法;委中仰卧抬腿取穴,直刺 1.0～1.5 寸,提插泻法,令下肢抽动为度。三阴交、足三里直刺 1.0～1.5 寸,行提插补法。风池向对侧目内眦方向,完骨、天柱直刺,均进针 1.0 寸,施小幅度、高频率捻转补法,每对穴分别施手法 1 min。光明提插捻转补法。除内关、极泉、三阴交、委中外,诸穴均留针 30 min。

每日 1 次,待症情稳定后,改为每周 3 次。3 个月为一疗程。

（3）疗效评价

共以本法治疗 4 例,均为个案,获显效。

4. 头皮针

（1）取穴

主穴:百会至太阳连线。

配穴:肩髃、曲池、手三里、外关、合谷、中脘、气海、关元、中极、髀关、风市、中渎、血海、阳陵泉、足三里、三阴交、悬钟、太溪、太冲、大椎、心俞、至阳、肝俞、脾俞、腰阳关。

（2）操作

主穴必取,百会至太阳连线接力式刺入 4 针,沿线向下透刺。方法:常规消毒,以 0.25 mm×40 mm 毫针首先垂直刺入皮下,达帽状腱膜下后,以 15°角沿取穴方向轻微、快速进针,刺入 25 mm 后快速捻转,频率为 200 转/min 以上,持续 1 min,使患者产生酸、麻、胀、重感为宜,间隔 10 min 捻转 1 次,重复 3 次,共计 30 min,即快速出针。配穴据症而加,可轮用。方法:常规消毒,使用 0.25 mm×40 mm 毫针进针,按照常规针刺,留针 30 min。每日 1 次,6 日为一疗程,每个疗程完毕停针 1 日,继续下一疗程。

(3)疗效评价

用以上法配合药物治疗 1 例,获临床痊愈。

(三)张仁经验

1. 验方

分针刺方和穴位注射方。

针刺方

(1)取穴

主穴:上健明、上明、球后(或承泣)、攒竹、新明 2、瞳子髎(或丝竹空)、新明 1(或翳明)、风池(或安眠)、大椎→至阳、足三里(或阳陵泉)、太溪(或太冲)。

配穴:尿潴留加秩边、水道、中极;便秘(便溏)加天枢、大横。

(2)操作

主穴均取,配穴据症面加。头面部穴位均用 0.25 mm×(25~40)mm 毫针。眶内穴位,快速破皮后缓慢送针至 1.2~1.4 寸,至眼球有明显得气感,若无,可略加提插(幅度切忌过大),不可强求,以防意外,行弱行气法。攒竹穴,在攒竹上 0.5 寸处进针,向上健明方向透刺,针入约 0.8~1.0 寸。瞳子髎、丝竹空先直刺得气再退至皮下,与水平呈 45°角斜向下方刺入 0.8 寸,并反复提插至明显得气。新明 1 穴和新明 2 穴,用快速捻转结合小幅度提插的强行气法使针感在颞区或眼内放散。大椎采用平透刺法,取 0.30 mm×75 mm 毫针 2 根,以 15°角自大椎穴平透刺至身柱穴,再从身柱穴平透刺至阳穴,患者常有酸胀针感沿着督脉向下循行,注意不可针入太深,伤及脊髓。下肢穴用 0.30 mm×40 mm 之毫针,刺至有明显得气且出现向足部放射感。秩边穴取 0.30 mm×100 mm 毫针针尖略向内而成 85°角,缓缓进针至酸胀感传至会阴部,以雀啄法略运针半 min 左右取针;继取仰卧位,水道和中极以

0.30 mm×50 mm 毫针,针尖略向下,缓慢提插探寻,使得针感亦向小腹部或生殖器方向放射。天枢、大横以 0.30 mm×50 mm 毫针直刺得气。腹部穴位均以用小幅度提插结合捻转的平补平泻法运针 1 min,留针期间运针 2 次。留针期间在新明 1(或翳明)与瞳子髎(或丝竹空)之间、足三里(或阳陵泉)与太溪(或太冲)之间。连续波,频率为 3 Hz,强度以患者可耐受为度。注意,通电后应观察一下,眼区肌肉是否有节律性跳动和足部是否出现向上节律性背屈的现象,如无,要适当调节针尖的深度和方向。留针 30 min。

穴位注射方

(1) 取穴

主穴:球后、太阳。

配穴:肝俞、脾俞、肾俞。

(2) 操作

药液:①甲钴胺注射液 1 ml(0.5 mg/1 mg)、复方樟柳碱注射液 2 ml;②黄芪注射液 5 ml、丹参注射液 5 ml。

取针后,行穴位注射。主穴均取,用第一组药液;配穴每次取 2 穴,三穴轮用,用第二组药液。均取双侧穴。球后、太阳两穴,交替使用甲钴胺注射液(每穴 0.5 ml)和复方樟柳碱注射液(每穴 1 ml)注入。背部穴位每次取 2 穴,使用黄芪注射液或丹参注射液,每穴 1 ml。

上述治疗方法,隔日 1 次,3 个月为 1 个疗程。后可依据病情,改为每周 2 次持续治疗。

(3) 体会

上方是著者多年治疗本病总结而成。本病属中医"暴盲""痿证"范畴。病位在脑与目系,而又与肝、脾、肾密切相关。由于本病涉及脏器较多,难治程度较高,治疗上主张局部和整体相结合。在选穴上,著者突出眼区和治疗眼病的穴位。眶周及眶内的穴位均为局部取穴,也是治疗眼病常用要穴,有疏通局部经气,通滞明目的功效。同时,也注重整体治疗。因患者下肢麻木乏力明显,故取阳明经之足三里,寓治痿独取阳明之意;阳陵泉系八会穴之筋会;三阴交调补肝、脾、肾三脏以滋化源。《黄帝内经·灵兰秘典论》云"主明则下安,主不明则十二宫危",而《素问·至真要大论》又云:"诸髓皆属于脑。"故取风池、安眠以调神醒脑,养血补髓。督脉为阳脉之海,总督诸阳,督脉循行于脊里,入络于脑,与脑和脊髓关系密切,督脉所行之处正是本病累及的主要部位即脊髓、大脑等区域。体腔内的脏腑通过足太阳膀胱经背部的腧穴受督脉经气的支配,大椎是督脉和手足三阳经交会处,故取大椎透刺以通阳化气,再配合脐下诸穴,标本兼治。

在针刺操作上,著者强调三点:一是针至病所,即适度深刺。如眶内穴,一般要求针深 1.2~1.4 寸,至眼球有明显酸胀感。其二,要求气至病所:下腹部深刺时,要求针感向生殖器放散,且送针宜缓,针尖不宜穿透腹膜。秩边穴操作时要掌握好针尖的方向,出现针感向会阴部或小腹部放散,疗效才会满意。其三,强调透刺。体现在大椎穴,本穴是督脉与六阳经之会,进针后缓缓沿脊椎中线向下深透 2.5~2.8 寸,使得针感沿着督脉,直达腰骶部,起到升阳益气的功效。在药物的使用上中西结合,眼部以复方樟柳碱注射液和甲钴胺注射液为主。背俞穴使用黄芪注射液和丹参注射液具有补气升阳、活血通络的作用。

著者曾治疗过本病 9 例。虽然,症情表现有所不同,病程长短各不一样,但均有不同程度的效果。值得指出的是,此病与 Graves 眼病眼肌型重症肌无力等都是难治性、全身性疾病。西医常规的治疗此类疾病时都用到激素抑制免疫、炎症反应,但都暴露出短期抑制、减轻了病情,远期易复发,且每次复发病情进一步加重的特点。单一的西医治疗在这类难治病上确有所短。结合针灸治疗,就能取长补短。另外,本病病程迁延难愈,易于复发,患者不仅要坚持治疗,更要谨慎起居,防止疲劳,尤其需避免外感,感冒对普通的免疫系统只是一次小小的考验,但对于此病患者可谓是一场灾难,往往会将取得的疗效化为乌有。

2. 医案

(1) 视神经脊髓炎

徐某,女,66 岁,退休职工。初诊日期:2003 年 3 月 24 日。

主诉:视力下降伴双下肢麻木无力加重 2 个月。

现病史:患者于 1993 年 9 月 30 日首发双下肢麻木无力,视物模糊,在本市某医院住院诊断为"视神经脊髓炎"经激素治疗痊愈出院。后来相继于 1998 年 11 月和 2000 年发作 2 次,虽经激素治疗,双下肢麻木乏力症状好转,但遗留双眼视物模糊,尤以右眼视力下降明显,右眼曾因"视神经炎"导致失明。2003 年 1 月 12 日再次发病,除双下肢麻木无力外,左眼视力突然下降伴眼球转动痛,而拟左眼视神经炎入住眼科病房治疗。经治疗稍有好转,但因双眼视物模糊,不能看清报纸和电视画面,慕名前来求治。

检查:神清,精神可,对答切题,言语清,检查合作。伸舌居中,唇沟对称,双上肢肌力Ⅴ级,右髂腰肌肌力Ⅲ级,左髂腰肌肌力Ⅳ级,右股四头肌Ⅳ级,左股四头肌Ⅳ级,右股二头肌肌力Ⅳ级,左股二头肌肌力Ⅳ级,双侧足背屈肌力Ⅳ⁺级,肌张力正常,上肢肱二、三头肌反射(＋＋＋),膝反射(＋＋),针刺觉 T6 以下减退,双侧巴宾斯基征(－),脑膜刺激征(－)。

右眼视力为光感,角膜透明,前房清、浅,瞳孔中大,瞳孔直接对光反射迟钝,右眼内收不全外斜约20°,虹膜纹理清,晶状体尚透明,眼底网膜平伏,乳头界清,色泽苍白,黄斑中心反光不见。左眼裸视力为手动/50cm,角膜透明,前房清、浅,瞳孔中大,光反射存在,虹膜纹理清,晶体尚透明,眼底网膜平伏,乳头界清,色泽苍白,黄斑中心凹反光欠清晰。

诊断:视神经脊髓炎。

治疗:以上方治疗。每周2次,经3个月治疗后,查视力:右眼眼前指数30cm,左眼0.2。右髂腰肌肌力Ⅲ⁺级,左髂腰肌肌力Ⅳ级,右股四头肌Ⅳ级,左股四头肌Ⅳ级,右股二头肌肌力Ⅳ级,左股二头肌肌力Ⅳ⁺级,双侧足背屈肌力Ⅴ⁻级。后改为每周治疗1次,以维持疗效。

按:本例患者,因症情重、病程长,也取得一定疗效,尽管不甚理想。一方面表明,针灸治疗应当在病情轻时及早介入;另一方面显示,针灸对本病确有显著效果,即使对上述这样较为严重的患者,也不能放弃治疗。

(2)视神经脊髓炎

屠某,女,35岁,职工。初诊日期:2008年5月12日。

主诉:双眼视力下降十年余,伴四肢乏力麻木2周。

现病史:2005年7月,患者无明显诱因出现左眼转动时疼痛伴视物模糊,当地医院诊断为"视神经炎",后因不规则口服激素治疗,左眼仅存光感。至2007年底,患者右眼视力无诱因下突然下降至光感,经当地某三甲医院确诊为"视神经脊髓炎",并予规律使用激素、鼠神经生长因子治疗后,左眼仍为光感,右眼裸眼视力维持在0.2~0.3。2008年5月起,至著者处就诊,予以针刺综合治疗2年余不曾复发,后右眼裸眼视力逐渐提升至0.6,遂中断治疗。2016年4月27日,患者感冒后出现右眼视力下降至光感,伴有双下肢乏力麻木,胸背部皮肤蚁行感。至当地医院就诊,磁共振(2016年5月3日)示:颈胸髓多发异常信号。脑脊液:抗NMO抗体IgG阳性。考虑视神经脊髓炎复发,予激素联合硫唑嘌呤治疗后,视力较前好转,但胸背部皮肤仍有感觉异常,四肢麻木且双下肢乏力。遂再次接受针刺综合治疗。

刻下：情绪低落，左眼失明，右眼视物模糊，胸背部有蚁行感，四肢麻木，下肢为重，行走因乏力而拖步，胃纳一般，夜寐欠安，二便尚可。无法单独出门须家属陪扶来诊。

检查：右眼视力 5 mm/手动，左眼无光感，左侧瞳孔约 6 mm，直接对光反射消失；右侧瞳孔约 5 mm，直接对光反射存在，双侧躯干第 4 胸椎以下针刺觉减弱，四肢肌力及肌张力正常，腱反射正常，病理征未引出。舌淡，苔少，脉弦细。

诊断：视神经脊髓炎。

治疗：上方为主，加用头皮针：视区、视联络区，留针 4～8 小时。由患者自行取针。建议针灸治疗的同时，西药不停。泼尼松初起 60 mg，每日 1 次，口服，根据情况逐渐减量；硫唑嘌呤 50 mg，每日一次，口服。因患者居住杭州，离沪较远，但仍坚持每周 2 次来诊。治疗 1 个月后，视力好转，可单独来沪诊治。1 个疗程（3 个月）后右眼裸眼视力 0.1，左眼仍失明。胸背部蚁行感较前减轻，四肢麻木明显好转，双下肢行走时力气增大，长距离行走，甚至逛街已无碍。嘱其再坚持针灸治疗一段时间。后因疫情停治。

按：本例患者系多年在著者处治疗的老患者。首次发病后坚持配合针刺综合治疗 2 年，坚持每周 1 次，视力恢复良好，并已参加幼儿教育工作。2014 年复发后，及时再次接受针刺综合治疗，亦获好转。后因自杭州来沪针灸路途遥远，且家事及上班工作，时间紧张等诸多原因中断治疗。此次因工作劳累加之感冒致病情复发，症情较之以前更为严重，嘱其在西医基础治疗同时每周 2 次治疗，又获好转。

表明对于本病，要及早治疗，还要坚持长期治疗。患者病情稳定后，每周应坚持 1 次治疗以维持治疗量。同时，要注意预防复发。值得一提的是，针刺不仅对初发有效，对复发也有一定效果。

（3）视神经脊髓炎

褚某，女，46 岁，职员。初诊日期：2010 年 3 月 17 日。

主诉：右眼疼痛伴双眼视力下降一月余。

现病史：3 周前患者因劳累出现右眼转动疼痛，且双眼视物模糊。患者自 2007 年 1 月起，左眼于当地医院诊断为视神经炎，且 3 年内反复发作 9 次，视野及视力严重受损，为减少复发故长期服用泼尼松及吗替麦考酚酯。3 周前患者发病后于上海市第六人民医院就诊，查头颅及脊髓 MRI 均为阴性,血清抗 AQP4 抗体 IgG(+)。遂确诊为"视神经脊髓炎谱系疾病",住院期间予以甲泼尼松龙冲击治疗后视力较前好转,但仍有视物色淡、视野缺损及眼球转动时疼痛、板滞感,且畏惧频繁复发致盲,故而求诊。刻下:视物模糊,右眼视物呈灰黄色,且转动疼痛,板滞,神疲乏力,肢冷畏寒、纳寐可、二便可。

检查:形体偏胖,面色㿠白,左眼视力 0.03,右眼视力 0.3。视野检查:左眼视野严重缺损,右眼视野缩小,视敏度下降。OCT:双眼神经纤维层厚度变薄。血清抗 AQP4 抗体 IgG 阳性(滴度 1∶3 200)。舌淡边有齿痕、脉沉细。

西医诊断:视神经脊髓炎。

治疗:以上方行针刺治疗(主穴联合配穴)及穴位注射治疗。同时泼尼松龙 20 mg 顿服,逐步减量。嘱每周治疗 3 次。

治疗 1 个月,患者自觉视力逐次清晰,1 个月后测得左眼视力 0.08,右眼视力 0.5。眼球转动疼痛和板滞感减轻,乏力好转。西医眼科医师建议可将泼尼松龙药量由七日递减改为三日递减。治疗 3 个月后,患者自觉眼球疼痛不适感基本已无,右眼视力恢复至 0.6,左眼视力未再提高。嘱其按时服药,坚持针灸治疗。随访并治疗至今近 10 年,复发 4次,频率明显减少,目前视力恢复至左眼 0.06,右眼 0.6。

按:本例以反复发作的视神经炎为主要表现,患者发病 10 余年来,虽正规服用激素及免疫抑制剂预防复发,但 3 年内 9 次的复发频率不仅造成患者视觉严重受损,更加重了患者的精神及经济负担。在针灸治疗后患者视觉质量明显改善。本例患者坚持针灸治疗 10 年,其复发频率较治疗前明显降低。

(4)视神经脊髓炎

于某,女,40 岁,文员。初诊日期:2020 年 2 月 28 日。

主诉:反复双下肢麻木无力 12 年,伴右眼视物模糊 4 年。

现病史:患者 2008 年妊娠时出现双下肢麻木无力,于上海市瑞金医院诊断为"脱髓鞘疾病"。后反复发作 4 次,均予以甲泼尼松龙冲击治疗后症状可完全恢复。2013 年 3 月复发,AQP4 抗体阳性,多个脊髓节段受损,故确诊为"视神经脊髓炎谱系疾病"。行甲泼尼松龙联合丙种球蛋白、环磷酰胺治疗,仍复发 4 次。至 2016 年 10 月,患者须得搀扶方可行走,且出现尿潴留。同年 11 月,患者出现右眼视力模糊,仅可见鼻侧上方视野范围内物体,经甲泼尼松龙 1 000 mg 冲击联合丙种球蛋白治疗,症状无明显好转。神经内科考虑患者对激素不敏感,建议以利妥昔单抗(美罗华 600 mg)治疗后视力逐渐恢复(双眼 1.0)、视野部分恢复。至2019 年 6 月,患者又复发 2 次,治疗后除视力较前稍差(左眼 1.0,右眼0.6),双下肢已无法行走。同年 11 月,患者因长期使用免疫抑制剂,感染肺结核。于肺科医院抗结核治疗期间,尿潴留复发,并伴有胸部束带感,经激素治疗后症状较前缓解,但需导尿管维持。2020 年 2 月 24 日患者右眼视力突然下降至光感,于上海市瑞金医院住院,行甲泼尼松龙冲击治疗 10 日后,右眼视力无明显改善,遂求针灸治疗。

刻下:右眼视物模糊,胸部以上多汗并伴有束带感,少气懒言,纳眠一般,尿潴留(导尿管维持中),便秘。

检查:满月脸,面白无华,右眼瞳孔直径约 3.0 mm,对光反射稍迟钝,视力:手动/10 cm,双下肢肌力 1 级,双侧 T_4 以下感觉减退,腱反射(++)、双侧 Chadock 征阳性,余病理征未引出。舌淡嫩,脉细弱。

诊断:视神经脊髓炎。

治疗:按上方行针刺(主穴、配穴均取)及穴位注射治疗,患者便秘故加用天枢、大横;尿潴留加用秩边、水道、中极。患者仍在急性期,故每日行针刺治疗。泼尼松 60 mg 口服,顺序递减。

1 周后,患者右眼视力较前提高(指数/40 cm),便秘好转,已有排尿感,胸部束带感减少,余症如前,故继续治疗;3 周后,患者右眼视力恢复到 0.4,排便基本正常,且已拔除导尿管,胸部偶有束带感,但双下肢肌力因病程过长,未有明显改善。嘱其维持每周 2 次治疗,随访至今,症情稳定。

按:本例患者由杨伟杰医师主治。患者患病十余年,虽经免疫抑制剂、丙种球蛋白等积极治疗,仍频繁复发,残疾程度逐次严重。又因长期使用免疫抑制剂引起感染肺结核,造成制订治疗方案较为棘手:如抗结核药物本身(如乙胺丁醇)对视神经的损伤;大剂量免疫抑制剂可能诱发肺结核复燃;患者对大剂量激素不敏感,即出现激素抵抗现象;长期留置导尿增加感染风险等,均给治疗带来困难。本例患者发病急、症情重、病程长,对激素不敏感,而针灸治疗在此次发作的急性期也起到了明显的作用。

由于本病涉及脏器较多,难治程度高。以上四例患者处在不同时期,症情表现不同,病程长短不一,但均起到不同程度的疗效。针灸治疗对第 2 例、第 3 例患者不仅提升视觉质量,更具有远期效果,在复发后治之仍有效,且坚持治疗有利于减少复发的频率。本例患者急性期出现对大剂量激素冲击疗法的抵抗现象,而联合使用针灸治疗后很快获效,也避免了不断增加激素及免疫抑制剂用量引起的不良反应。

附:多发性硬化视神经炎案

吴某某,女,34岁,白领。初诊日期:2012年10月15日。

主诉:双眼交替性视物模糊4月余,加重1月半。

现病史:2012年5月中旬,患者在英国留学期间,因学习压力大,乘船后出现呕吐,以为是晕船所致肠胃不适,未加重视。两天后,突发左眼视物模糊,自觉视野中心有白色云雾遮盖,眼痛不适,无肢体麻木无力,无大小便障碍。在英国当地预约就诊,治至6月中旬,上述症状自行好转。7月1日,右眼亦出现视物模糊,当地诊所眼科查眼底无明显异常,建议休息,予抗疲劳眼药水治疗。

学业结束同年回国后,患者症状突然加重,左眼黑矇,不能视物,眼痛并伴上肢无力麻木、便秘等。于9月4日就诊于上海市某三甲专科医院,查眼底无明显异常,予口服甲钴胺治疗,症状无改善。9月26日,就诊于另一三甲综合医院神经内科,经查头颅MRI,拟诊为:多发性硬化。住院后予强的松激素和丙球蛋白免疫治疗,补充维生素、营养神经等治疗,患者眼部症状无明显改善,且继发激素性高眼压,予降眼压眼药水。经朋友介绍,来著者处就治。

刻下:左眼视物模糊,视野中心有黑色暗影,有转眼痛,双手发麻无力。面色黄萎,眼圈青暗,体倦乏力,胃纳欠佳,夜寐一般,大便秘结。患者有慢性肠胃炎多年史。食用海鲜等海产品容易导致肠胃不适。

检查:神清,精神可,人体消瘦。视力:左眼前手动,右眼1.0(矫正)。眼动充分,双侧瞳孔等大等圆,直径3.5 mm。四肢肌力及肌张力正常。头颅MRI示:双侧半卵圆中心、颞叶、侧脑室旁、额叶多发异常信号,结合临床提示脱髓鞘病变。舌淡,边有齿痕,脉细弱。

诊断:多发性硬化视神经炎。

治疗:以上述视神经脊髓炎验方为基础,进行化裁。其中穴位注射方、耳穴压丸方、皮肤针方同上不变。针刺方之主穴,加百会、率谷、视区、视联络区。配穴加内关、上巨虚、太溪。针法:头穴用0.25 mm×40 mm之灭菌毫针,均用平刺法,百会向强间、率谷向角孙方向、视区与视联络区向下透刺 1.2～14 寸;配穴常规针法,余穴针法同视神经脊髓炎验方。针后双侧率谷、视区分别连接电针仪,连续波,频率 5 Hz,强度以患者可耐受为宜。每周 3 次。治疗 2 个月后,视力明显提高,中心黑影完全消失。眼科检查左侧视力恢复至 1.0(矫正)。改为每周治疗 2 次,巩固治疗 1 月。停诊。

2018 年 6 月初,患者因过食冷饮海鲜,出现呕吐,左眼再次发病,症状同前。即刻就诊于同一三甲综合医院,诊断为多发性视神经炎复发,予丙球蛋白治疗,为避免激素引发的高眼压,未用激素。同时来著者处,应用上法治疗一月,症状获得控制,双眼视力恢复正常。因工作忙而停治。

2019 年 5 月,患者第三次发病,左眼症状同前,即刻来著者处针灸并结合丙球蛋白治疗,2 月后,症状基本消失,眼科检查无异常。停止治疗。

2021 年 9 月 10 日,患者因工作劳累且心理压力过大。发现右眼(原一直以左眼为主)视物模糊及有中心暗影,因当时情绪不佳,未及时就诊,右眼视力急剧下降以致无法视物,左眼亦有影响。于 5 天后再次就诊同一医院,确诊为本病复发。同日来著者门诊治疗,查视力:右眼为指数/10 cm,左眼 0.6(矫正);检眼镜检查示:右眼颞侧视乳头略淡。继以上法针刺配合丙球蛋白和中药治疗。9 月 20 日复诊,患者诉针刺后双眼部视力改善且原有不适感明显减轻。10 月 29 日复诊,患者诉右侧中心暗影明显变浅,转为一层薄雾,胃口也较前好转。建议继续巩固治疗。2022 年 2 月 8 日,查视力为右眼 0.4,左眼 1.0(均为矫正)。后因本市疫情暴发而停治。

按:多发性硬化是最常见的以中枢神经系统特发性炎性脱髓鞘病变之一。本质上是一种自身免疫性疾病。其中遗传易感性是本病发病的内因,而环境因素作为外因,也在本病发病中扮演重要角色。病灶常累及视神经、脑室周围白质、胼胝体、脑干、小脑和颈段脊髓白质。具有空间多发性和时间多发性的易复发的特点,本病致残率高。其中,空间多发性决定其临床表现多种多样,如视力异常、肢体无力、共济失调、感觉障碍、自主神经功能异常、精神症状和认知功能障碍等。时间的多发性指本病易反复发作。其中,以急性视神经炎为最常见的症状之一,通常为急性起病,单眼受累多见。表现视力减退、色觉缺失,复视、眼球活动时疼痛及眼前黑影遮挡等。本病发病年龄,多在 20~40 岁。

古代中医无此病名,现代多依据不同临床症状归入不同病证,以视力异常为主的患者可被归于"目系暴盲"的范畴。如本例即是。中医认为本病发病涉及六淫、七情、劳倦等因素,病机系五脏气偏,功能失调。曾报道针灸治疗以平肝潜阳、化瘀通络为治则,结合激素治疗 10 例(12 眼),取得较为满意的效果。

本案为较一典型病例。首先,具有空间多发性。患者以眼部症状为主,急性单眼起病,发展至双眼,视力下降明显。同时,还表现为全身倦怠乏力、上肢麻木、便秘等胃肠功能不调,形体消瘦,面色萎黄,眼圈青灰、畏寒肢冷,脉细舌淡等,以及食海鲜或冷物等多可诱发。从中医辨证,其病机应为素体虚弱,脾肾不足,脾失运化,肾精亏耗,目系失养所致。所以,其本在脾肾亏虚,其标为目系暴盲。在处方上,著者结合了中医辨证和西医辨病:鉴于本病和视神经脊髓炎均属于中枢神经系统炎性脱髓鞘疾病,处方基本相同。但在关键之针刺方上则加以增删。一是本例以眼部病变最为突出,主方不变,为急则治标之意;二是病位在脑,所以加用头皮针相关穴区和头穴率谷、百会以益气血通脑络而达疏目系明眼目之功;三是病机在脾肾,故配穴重在治本,加内关,除通经除麻木外,该穴为八脉八穴之一,具健脾和胃的作用;加上巨虚,太溪结合原方之足三里、三阴交,达到调补脾肾,益血生精,开窍明目的作用。

其二是,时间多发性。本例在首次发病后的 9 年间,先后复发 4 次。每次针刺治疗均参与。著者体会,一是针灸对控制本病病情,缩短病程效果确切。同时对再次发作也同样有效果。二是,针灸采用标本兼治,不仅能消除眼部症状,而且也有助于全身状态的改善。三是,本病患者居住远郊,平时工作又较忙,往往一旦病情控制即停止治疗。如能再巩固一个时期可能对预防复发有一定帮助。

除了本例外,著者尚治疗过一例多发性硬化急性脊髓炎的患者,表现为偏瘫和共济失调等症状主。经一年左右治疗,完全恢复,并胜任原来工作。但 7 年后复发。因患者生活在江苏省北部,路程遥远,加之疫情。未能继续在著者处治疗。

【主要参考文献】

[1] 江永生.针灸治疗日本国亚急性脊髓视神经病后遗症二例报告[J].四川中医,
1986,4(1):50.

[2] 杨仁青,张桂兰.针刺治疗视神经脊髓炎 28 例[J].中国针灸,1994,14(2):13.

[3] 解越,李军,傅立新,等.醒脑开窍针刺法治疗视神经脊髓炎的临床科研思路与
难点对策[J].中国中医急症,2004,13(3):173.

[4] 杨伟杰,钱家骅,张仁,等.张仁教授针刺治疗视神经脊髓炎谱系疾病经验[J].
World Journal of Acupuncture-Moxibusion,2022,32(2):178.

[5] 祝丽松,洪恩四.针刺治疗视神经脊髓炎 1 例[J].江西中医药,2014,45
(10):61.

[6] 韩梦雨,苑维,邓辉,等.针药联合治疗视神经脊髓炎致视神经萎缩的临床疗效
观察[J].海南医学院学报,2021,27(18):1374.

[7] 解越,李军,傅立新,等.视神经脊髓炎案例讨论[J].中国针灸,2004,24
(3):222.

[8] 汪节,燕炼钢,江六顺,等.针灸治疗视神经脊髓炎 2 例[J].中医药临床杂志,
2012,24(8):767.

[9] 陈思卉,王凡,东贵荣,等.视神经脊髓炎案[J].中国针灸,2012,32(5):422.

[10] 苏莉,刘永民,刘永红,等.中西医结合治疗多发性硬化相关视神经炎疗效观察
[J].西部中医药,2016,29(6):82.

第六节　偏　　盲

【概述】

偏盲是指一侧或双侧眼睛在正常视野中有一半的缺失(通常是左侧
或右侧)的现象,是神经内科和眼科常见症状之一。偏盲主要由神经系
统疾病引起,也见于眼部疾病及其他系统疾病。偏盲可根据视野缺失部
位进行分类,可分为同侧偏盲、颞侧偏盲以及上下偏盲。

在针灸临床中,以同侧偏盲较为多见。同侧偏盲又叫同向性偏盲,
是指两眼的视野缺损区同在右侧或左侧。常表现为一眼鼻侧视野缺失,
而另一眼颞侧视野缺失。这是由脑部病变引起的视束或外侧膝状体以
后通路的损害,导致的视野缺失。多因脑部肿瘤、脑血管病、感染或者脑
外伤引起。

中医学中,偏盲又称目眇或眇目。见于隋朝巢元方所撰之《诸病源
候论》:"其经络有偏虚者,翳障则偏覆一瞳子,故偏不见物,谓之眇目。"
目前认为,本病症,多因脑部受损,伤及目系,致脉络瘀阻,目窍闭塞,神

光泯灭,而偏于一侧。

针灸治疗目眇,首载于《针灸资生经》。认为其发病与脑风有关,所取脑空一穴,至今仍有借鉴价值。但在之后的古代文献中,再未查到有关目眇的记述。

现代,针灸治疗本病症,较早的并具有一定样本的临床资料见于1990年末。而进入21世纪之后,虽有多篇文章,但均为个案。在取穴上,多以头部穴结合眼部穴配用肢体穴,亦有主张以肢体为主配用眼穴的;在治则上,或主张调神疏肝,或强调醒脑开窍;在针法上,多用毫针刺,亦有用电针获效的。总之,关于本病症的针灸治疗尚在探索之中。著者及其团队,曾治疗多例,并取得不同程度的疗效。因此,特辟一节,希望能引起同道对本病的重视。

【临床表现】

视野缺损发生于视野的一半。包括同侧偏盲、异侧偏盲和上下性偏盲。

同侧偏盲:两眼的视野缺损区均在右侧或左侧者即均为一眼鼻侧视野缺失,而另一眼颞侧视野缺失,同时伴有偏盲侧眼瞳孔直接对光反应消失。

异侧偏盲:两眼的缺损区均在颞侧者称双颞侧偏盲,均在鼻侧者称双鼻侧偏盲。

上下性偏盲:缺损发生于上半或下半者。

由于视野缺失,患者因看不清前方视野范围内的物体而常容易跌倒。可同时伴有头晕、头疼、呕吐、偏瘫等症状。

【治疗】

(一)古籍记载

1. 取穴:脑空、百会、外关、阳陵泉、临泣。

2. 治法:针刺。

3. 文献辑录

《针灸资生经·卷六》:脑空,治癫风引目眇。

《济生拔萃·卷三》:治中风,手足不遂,百会。

《循经考穴编·足少阳经》:阳陵泉,主瘫痪痿痹。

(二)现代方法

1. 体针

(1)取穴

主穴:百会、四神聪、睛明、球后、承泣。

配穴:内关、水沟、三阴交、风池、太冲。

(2)操作

嘱患者仰卧位,穴位常规消毒,以 0.30 mm×25 mm 之毫针,百会、四神聪,毫针呈 15°角斜向后方平刺。以 0.25 mm×25 mm 之毫针,针睛明、球后、承泣穴,眼部穴位针刺时,嘱患者闭目,放松,用左手食指轻轻拨开眼球,右手持针沿眼眶缘缓缓向内推送,直刺 0.5～0.8 寸,仔细体会针下阻力感,如阻力感增大,宜变换方向或停止进针,以有酸胀感为度,不宜捻转及提插,得气后静留针。配穴,用 0.30 mm×25 mm～40 mm 之毫针,先针刺双侧内关,进针 0.8～1 寸,施捻转提插复式泻法,施术 1 min;水沟进针 0.4～0.6 寸,采用雀啄泻法,以眼球湿润或流泪为度。余穴用常规针法,一般留针 30 min。每天 1 次,10 日为 1 个疗程,2个疗程间停针 1 日。

(3)疗效评价

疗效评定标准:临床痊愈:无视力障碍,视物清楚,无同向偏盲、象限盲,视野检查恢复正常;显效:视力障碍明显好转,视物明显清楚,同向偏盲、象限盲范围明显减小,视野检查恢复明显。有效:视力障碍好转,视物较前清楚,同向偏盲、象限盲范围减小,视野检查较前有所扩大;无效:治疗前后症状和体征无变化,视野检查亦无变化。

共治疗 41 例,其中同侧偏盲 18 例,象限盲 23 例,经过 15～30 次治疗,临床痊愈 10 例,其中同向偏盲 4 例;显效 16 例,其中同侧偏盲 7例;有效 14 例,无效 1 例,总有效率为 97.6%。其余 4 例均为个案,均获愈。

2. 电针

(1)取穴

主穴:百会、睛明、太阳、四白。

配穴:合谷、养老、光明、足三里、太溪、太冲。

(2)操作

上穴均取。针刺得气后在太阳、四白穴接电针治疗仪,选用连续波,刺激量以患者能耐受为度。留针 30 min,每日 1 次,不计疗程,以愈为期。

(3)疗效评价

以上法治疗 1 例同向偏盲。治疗 3 次后患者自感双眼视野较前扩大、头晕、眼胀症状有所改善;12次后偏盲范围显著减小,视物逐渐清晰,可自行外出、读报等;续针12次,复查视野已恢复正常。

(三) 张仁经验

1. 验方

(1) 取穴

主穴:①百会、风池、攒竹、瞳子髎、球后;②视区、视联络区,新明1、上健明、承泣。

配穴:①血海、足三里、合谷、太冲;②太阳、阳池、太溪、光明。

(2) 操作

每次取一组穴,主配穴对应,交替轮用。患者取坐位,除百会外诸穴双侧同取,攒竹、球后、瞳子髎、上健明及承泣均选用0.25 mm×25 mm毫针,余穴均选用0.25 mm×40 mm毫针。百会穴,平刺0.8寸。风池穴,向同侧外眼角针刺1.2寸,行导气手法使针热感向眼区或前额放射。视区,速进针帽状肌腱后向下平刺0.8寸;视联络区,同法向对侧斜刺0.5～0.8寸,头皮针操作时每穴需快速捻转2～3 min,捻转速度为200次/min,以产生局部酸胀感。攒竹,向上健明方向透刺0.8寸。瞳子髎、太阳,向后平刺0.5寸。球后、上健明、承泣直刺0.5～0.8寸,针感向目眶内放散。新明1,斜向上刺入0.8～1寸,加以小幅度捻转提插强行气法,促使针感向太阳穴或眼区放散。阳池透向外关,平刺1～1.2寸。余穴常规针刺,以提插捻转补法为主。针毕,主穴①中取风池、瞳子髎,主穴②中取新明1、视区,接G6805-2低频脉冲治疗仪,连续波,频率为5 Hz,强度以患者舒适为度。每日治疗1次,每次留针30 min,每治疗5日后休息2日,14日为1个疗程,每1个疗程后休息10日,一般须3个疗程以上。

(3) 体会

偏盲治疗,由于本病涉及脑与眼,在取穴上著者主张头穴(包括体针的头穴和头皮针穴)与眼穴、肢体穴相结合,即中取结合近取配合远取。在操作上,考虑到本病的难治性,强调刺法、手法与低频脉冲电刺激相结合。同时,要求能早治、坚持规律治疗。

2. 医案

患者,女,65岁。初诊日期:2019年8月5日。

主诉:双眼视物模糊伴视野减少一年余。

现病史:患者2017年10月13日无明显诱因下突发步态不稳,次日左侧肢体肌力下降至 0 级,送至上海市第十人民医院急诊。查头颅 MRA 提示:右侧颞叶、基底节区、放射冠区急性脑梗死灶;两侧中动脉 M1 段中段以远部分闭塞;左侧大脑中动脉 A_1 近段、右侧大脑后动脉 P_1 段管径中、重度节段性变窄。经系统治疗后,仍遗留左侧肢体活动欠利。出院后,患者自觉双眼视物较前模糊,双侧视野较前减小,书写出现患侧忽略,步态不稳,时常不能躲避患侧障碍物,时未引起重视。患者因外院康复疗效不理想,为求进一步中西医结合康复治疗,2019 年 8 月 5 日遂至上海中医药大学附属岳阳中西医结合医院针灸科就诊,收住入院。

检查:患者对光反射右侧存在,左侧稍迟钝,双眼睑无下垂,眼裂大小正常,眼球各方向活动正常,眼震正常,双侧瞳孔 3 mm,调节及辐辏反射正常。角膜明,前房清,瞳孔圆,晶体轻度混浊,眼底视盘色红界清,C/D=0.4,黄斑区中心反光存在,动脉稍细。遂予以完善相关检查:(2019.8.7)右眼视力 0.5,左眼视力 0.6;眼压:右眼:17.4 mmHg,左眼 14.9 mmHg。OCT 提示:双眼黄斑区结构反射清晰。视野检查:右眼: MS[dB]13.4,MD[<2.0 dB]13.1,sLV[<2.5 dB]9.6;左眼:MS[dB] 13.6,MD[<2.0 dB]12.9,sLV[<2.5 dB]9.9,提示右眼颞侧、左眼鼻侧视野缺损(见插页图 15.7)。头颅 MRA:①右侧颞顶枕叶、基底节、放射冠区陈旧性梗死灶;脑桥小腔梗死灶;②脑萎缩;③双侧大脑中动脉狭窄、闭塞,右侧大脑前动脉 $A_2 \sim A_3$ 段、右侧大脑后动脉狭窄。刻下:神清,精神可,双眼视物模糊伴双侧视野减少,左侧肢体活动欠利,书写及行走有患侧忽略,胃纳可,二便调,夜寐安。舌淡红,苔白腻,边齿痕,脉细涩。

诊断:脑梗死后同向性偏盲;双眼白内障。

治疗:按上方治疗 2 个疗程后,患者自觉视野较前增加,视物模糊较前减轻,续治。治疗 3 个疗程后,患者自觉视野范围较前明显增大,视物较前清晰,书写时无明显患侧忽略,行走时可避让患侧障碍物,眼科复查:(2019.10.9)右眼视力(VOD)0.5,左眼视力(VOS)0.6;眼压:右眼: 15.4 mmHg,左眼:13.7 mmHg。OCT 提示:双眼黄斑区结构反射清晰。视野检查:右眼:MS[dB]15.7,MD[<2.0 dB]10.9,sLV[<2.5 dB] 11.0;左眼:MS[dB]18.7,MD[<2.0 dB]7.9,sLV[<2.5 dB]8.3(图 15.7)。患者后因出国探亲中止治疗,随访 1 个月,患者告知视力及视野同末次出院时,无明显患侧忽略,行走较前平稳。

按:脑卒中后同向性偏盲是卒中常见并发症,既往国外文献显示 20%~80%的卒中患者会出现视野缺损,我国国内尚无相关流行病学数

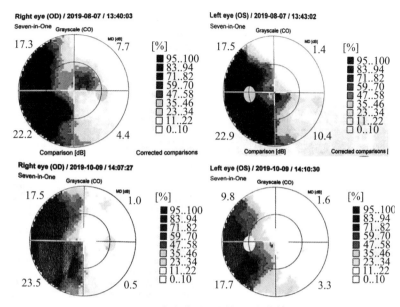

图 15.7　治疗前后双侧视野改善情况

据。同向性偏盲会造成书写、阅读、行走及其他活动障碍,使得患者康复效能降低,影响患者的生活质量,治疗上常以营养神经、行为康复训练或借助外用设备补偿视野缺损,但目前有限的循证证据均质量低下,尚无标准有效的治疗手段,我国脑卒中康复治疗指南中亦未纳入视觉障碍功能的康复治疗策略。本案患者是脑梗死后导致的同向性偏盲,病程已超过 1 年余,为慢性视觉损害。四诊合参,属中医学"目眇　气虚血瘀证",治以益气活血,通络明目之法,以头穴与眼穴为主,同时配合体穴治疗。百会,乃一身之宗,百神之会,《证治准绳》认为神失是青盲的原因之一,取百会意治神振阳,以益气血。胆涩,乃《证治准绳》认为青盲的另一原因。胆涩,则神膏衰,目不明,故取胆经风池、瞳子髎及光明以通胆经之气。风池为足少阳与阳维之会,有通窍明目、疏导眼部气血之功。目之精华在瞳子,故目珠为瞳子,瞳子髎位在目外眦骨隙中,为胆经之源,手太阳及手足少阳三脉之会,是眼周要穴,可行气益睛。取胆经络穴光明,以疏胆气明目,又寓上病下取之意。攒竹、球后、上健明、承泣、均位于眼区,可疏调局部气血,通经明目。太阳,经外穴,重在活血通窍。视联络区位于视区两侧,与视区同高宽约 2 寸之长方形区域,左右各一,著者多喜与视区联用以刺激视觉中枢,尤适于因脑血管意外后引起的视觉障碍。新明 1 为眼病效穴。本案基础疾病乃中风,故配体穴时重升阳补虚,祛滞逐瘀:阳池储三焦气血,又可热化生阳,阳池透外关可促三焦阳气通散脏腑,又可助脏腑之精上注养目。又取脾经血海、胃经足三里、肾经太溪以养气血、补脏虚,从本论治。本案辅以四关穴,思合谷主气,太冲主血,此对穴可调阴阳、畅气机、活血行,使目明。虑及该案患者病程已长,眼病难治,仿明清治眼病之法备及两套处方,两方并行,多经多穴,以促疗效。同时患者长期服用抗血小板聚集药物,两方轮替又可避免反复频繁刺激眼区相同穴位而增加眼部血肿及其他针刺意外的风险,提高患者的依从性。

该案患者为老年女性,基础疾病多,脑血管病变范围广、血管条件差且病程较长,基于良好的循经感传效应,短期针刺治疗便使患者视野较前明显增加,同时纠正了患者的书写及行走患侧忽略,增加了患者进一步康复的效能,让患者对康复治疗重拾信心。值得关注的是,该案提示脑卒中后遗症期(即使病程超过 1 年)合并同向性偏盲的患者视野仍有进一步改善或恢复的潜能。

备注:本案为黄馨云主治医师等所主治和撰写。根据本书体例稍作修改。

【主要参考文献】

[1] 包烨华.针刺治疗脑梗塞枕叶盲 41 例临床观察[J].浙江中医学院报,1999,23(4):85.

[2] 李东怡,李岩.疏肝调神针法治疗中风后偏盲验案 1 则[J].湖南中医杂志,2021,37(9):83.

[3] 于坷鑫,姚靖.针刺治疗同向偏盲 1 例[J].中国中医眼科杂志,2019,29(3):237.

[4] 温晓妮,葛宝和.针刺治疗中风后偏盲验案 1 则[J].江苏中医药,2014,46(7):81.

[5] 徐韬,张晓彤.针刺治疗中风后偏盲 1 例[J].上海针灸杂志,2011,30(11):782.

[6] 刘海辞,葛宝和.电针治疗脑卒中后同向偏盲[J].山东中医杂志,2015,34(7):554.

[7] 黄馨云,顾侃,王慈,等.脑梗死后同向性偏盲案[J].中国针灸,2021,41(2):175.

第七节　眶上神经痛

【概述】

眶上神经痛是眼科的常见症状之一。以眶上神经分布范围内（前额部）持续性或阵发性疼痛为特征。因眶上神经是三叉神经第一支的末梢支，较表浅，故易受累。病因与吹风受凉、感冒、外伤等因素有关。起病多急性。本症多见于成年人，女性多于男性。

本症在中医学中被称为眉棱骨痛。该病症名首见于清代马化龙所撰的《眼科阐微》，但在此之前就有记载，不过名称有别，如金元之《儒门事亲》称攒竹痛，明代的《审视瑶函》载为眉骨痛。其病因病机，或因外感风寒，循太阳经上扰目窍；或因风痰上扰，阻塞目窍脉道；或因肝火上炎，攻冲目窍等所致。采用散风寒、化痰湿、泻肝火等法，达到消除疼痛之目的。

在古代医籍中，针灸治疗本症，在《内经》中已涉及，如"足太阳有通项入脑者，正属目本，名曰眼系，头目苦痛，取之项中二筋间。"（《灵枢·寒热病》）二筋间，指玉枕穴。但明确载述的则首见于成书于两汉之际的《黄帝明堂经》："攒竹，主眉头痛，目如欲脱，目系急。目眩眩不明。"有学者对《针灸甲乙经》《备急千金要方》直至《审视瑶函》《针灸逢源》等从晋唐直至明清的主要中医针灸古籍中对应用针灸治疗本病的取穴进行统计，发现用穴共 13 个，涉及 7 条经脉。穴位中以攒竹、肝俞、头维、合谷使用频率最高，而经脉中以足太阳膀胱经上所取经穴最多。

现代针灸治疗较早的具有一定样本的临床报道，见于 1981 年。近四十多年来，公开发表的有关文献颇多。其中，相当部分进行了较大样本的观察。取穴上，经穴为主也用经外穴，应用频次较高的有攒竹、合谷、鱼腰、太阳、阳白、丝竹空、印堂、太冲、头维、曲池等；方法上，针刺为主，也用穴位注射、穴位激光照射、穴位电磁疗法、穴位埋针、耳穴压丸、小针刀及第二掌骨侧针刺等，可谓形式多样。从已积累的古今经验表明本症应属针灸的优势病种。

【临床表现】

1. 症状

一侧或两侧前额部、眼球或眼眶周围阵发性或持续性针刺样痛或烧灼痛，也可在持续痛时伴阵发性加剧。疼痛时轻时重，疼痛重点在眶上缘。

常伴眼球胀痛,并有不耐久视,畏光,喜闭目,以及阅读后和夜间加重。可合并发生眩晕、恶心、呕吐等。

2. 体征

眶上神经出口处眶上切迹有压痛、眶上神经分布区(前额部)呈片状痛觉过敏或减退。局部不红肿,眼球及其附属器无器质性病变。

【治疗】

(一) 古籍记载

1. 取穴

主穴:攒竹、阳白、头维、风池。

配穴:肝俞、合谷、侠溪。

2. 治法

针刺:攒竹沿皮透;刺头维入一分,沿皮透两额角。疼痛者用泻法,眩晕为主者用补法。可留针十呼。

艾灸:侠溪。

3. 文献辑录

《黄帝明堂经》:攒竹,主眉头痛,目如欲脱,目系急。目眈眈不明。

《针灸甲乙经·卷之十二》:目眩无所见,偏头痛,引目外眦而急,额厌主之。

《铜人针灸腧穴图经·卷三》:阳白……头目痛,目眵背腠寒栗。

《针灸聚英·卷一下》:东垣曰,先师洁古病苦头痛,发时两颊青黄,眩晕,目不欲开,懒言,身体沉重,兀兀欲呕,此厥阴、太阴合病,名曰风痰,灸侠溪,服局方玉壶丸愈。

《针灸大成·卷二》:眉间疼痛苦难当,攒竹沿皮刺不妨;若是眼昏皆可治,更针头维即安康。(攒竹宜泻。头维入一分,沿皮透两额角,疼泻,眩晕补)

《针灸逢源·卷五》凡头目苦痛,取睛明、玉枕。

《针灸集成·卷二》:偏头痛目眈眈不可忍:风池、头维、本神。患左治右,患右治左,皆留针十呼,神效。

(二) 现代方法

1. 体针

(1) 取穴

主穴:阳白透鱼腰(或印堂)、攒竹(或眶上穴)、太冲(或丰隆)。

配穴:合谷。眼球疼痛、流泪:睛明;头痛:太阳。

眶上穴位置:眶上切迹压痛点或眶上孔。

(2)操作

主穴可合用,也可根据病程长短和病情轻重,单选一穴,或交替使用。配穴,合谷一般选用,它穴据症状而加用。阳白穴:嘱患者取仰卧位,常规消毒后用 0.25 mm×25 mm 毫针快速刺入皮肤,用平刺法透穴,达到透穴要求后,采用重刺激捻转泻法使整个眼眶部产生酸、胀感为度,留针。眶上穴针法有二种,一是选用 0.22 mm×25 mm 之毫针,先用左手拇指自眶上缘向下轻推眼球,再用右手拇、食指持针,针尖朝上刺透皮下直达切迹骨壁,刺入眶上孔穴 1～1.5 cm,出现胀重、麻木等感觉,且反射到眼眶与前额部时,采用轻捻转与雀啄法相结合,上、下提插捻转数次,迅速将针拔出。注意避免刺入眶后,甚至更深部位。取针后立即用左手拇指将无菌干棉球压迫针孔 1～2 min。二是选用 0.35 mm×40 mm 规格的毫针,与皮肤呈 30°～45°角进针,进针达眶上缘骨壁,避开眼球,呈放射状向五个方向各进行捣法针刺治疗 5～10 秒后出针,待针孔少许出血后用无菌棉球按压针孔 5 min 止血。太冲穴:先针患侧,痛除则已,痛不止再针健侧。采取直刺进针 5 分许,得气之后用震颤法,行气 1 min,以出现向足背方向的感传为佳。丰隆穴:取双侧,运用中强刺激泻法。余穴常规刺法,单侧疼痛针单侧穴位,双侧均痛取双侧。应用泻法。

除了眶上穴,均留针 30～60 min,留针期间用手法 1 次,

每日 1 次,5～10 日为一疗程,间歇 3 日。

(3)疗效评价

疗效评定标准:临床痊愈:疼痛消失,随访 1～3 年无复发者。显效:疼痛消失,1～3 年内仍有复发者。好转:疼痛明显减轻,发作次数减少,疼痛时间缩短。无效:治疗后疼痛及发作情况无明显改善者。

以上法共治疗 404 例,328 例基本按上述标准评定,结果,临床痊愈 228 例,显效 41 例,好转 53 例,无效 6 例,总有效率 98.2%。另 76 例,或独刺太冲穴,或以眶上穴为主治疗,均获不同程度疗效。

2. 电针

(1)取穴

主穴:阳白、攒竹。

配穴:内庭、合谷。

（2）操作

针刺前先用皮肤针叩击眼眶疼痛区域至局部潮红。然后局部皮肤常规消毒后，单侧疼痛取痛侧穴位，双侧疼痛取双侧穴位，用 0.30 mm×25 mm 毫针。攒竹穴和阳白穴进针后均向鱼腰穴透刺，内庭、合谷穴直刺约 0.8 寸，行提插泻法。如疼痛引至头部可加刺同侧头维穴。以上各穴针刺得气后，接通 G6805 治疗仪，连续波，强度以患者可忍受为宜。通电 30 min。每日 1 次，10 次为 1 疗程。

（3）疗效评价

共以上法治疗 63 例。结果，临床痊愈 50 例，有效 10 例，无效 3 例，总有效率为 95.2%。

3. 穴位注射

（1）取穴

①中渚、合谷；②眶上穴。

（2）操作

药液：1%～2% 利多卡因注射液、维生素 B_1 注射液（100 mg/2 ml）、维生素 B_{12} 注射液（0.5 mg/1 ml）、腺苷钴胺粉剂 0.5 mg 与注射用水1 ml 用时混匀成注射液。

每次选一组穴。二穴均取，单侧病变取对侧穴位，双侧病变取双侧穴位。第①组穴，用 10 ml 注射器，6 号注射针头，吸取药液 1% 利多卡因注射液 6 ml、维生素 B_1 注射液 2 ml、维生素 B_{12} 注射液 1 ml 并混匀。在局部皮肤消毒后，针头对准穴位快速刺至皮下，垂直进针至有得针感后，回抽无血即可注药，推药速度宜缓慢，等分注入两个穴位。注药后数分钟内，穴区局部会有轻度的麻木感和胀感。

第②组穴，先找到眶上切迹的压痛点用 75% 酒精或安尔碘皮肤消毒，以 1 ml 一次性注射器抽取维生素 B_{12} 0.5 ml 和 2% 利多卡因少许混匀，或腺苷钴胺液 0.5 ml、2% 利多卡因 0.5 ml，混匀，进行穴位注射。穴注时，左手拇指自眶上缘向下轻轻推开眼球，右手拇、食指持针筒，避开压痛点处肉眼所能见到的血管，针尖朝上刺透皮肤，慢慢推进至切迹骨壁，然后提插数次，待针下有"得气"感后，回抽无回血，将药液推入。每日 1 次，3 次为 1 个疗程。

（3）疗效评价

共治疗 371 例。按第①组穴治法，共治 168 例，其中 139 例注射 1次，余 29 例，注射 2 次，均获临床痊愈。另外 203 例，按第②组穴治疗，临床痊愈及显效 151 例,有效 45 例,无效 7 例,总有效率为 96.6%。

4. 体针加穴注

(1)取穴

阿是穴 1、阿是穴 2。

阿是穴 1 位置:手掌面向下,按压无名指和小指掌骨间处,如果胀痛即为阿是穴。

阿是穴 2 位置:眶上切迹胀痛点。

(2)操作

药液:2%利多卡因与维生素 B_{12} 注射液混合液(1:1)。

每次只取一个阿是穴。阿是穴 1,按左病取右,右病取左法取穴。并按先针刺后行穴位注射之法。首先用针刺:穴区常规消毒后,用 0.30 mm×40 mm 之毫针,采用捻转补泻法,使"气至病所",得气后留针 30 min。留针期间每 10 min 行针 1 次。拔针后,行穴位注射:用聚维酮碘溶液(碘伏)局部消毒,取 2%利多卡因 1 mL 及维生素 B_{12} 500 μg(1 ml),吸入 5 ml 一次性注射器,用封闭长针头进针,针尖快速刺入皮下,然后缓慢刺入,行提插补泻法,得气后,回抽无血即将药液缓慢注入穴位,每穴 1.5~2.0 ml,拔针后用消毒干棉球压迫刺入点 5 min 防止出血。

阿是穴 2,亦为先行针刺:患者仰卧位,取患侧阿是穴,碘伏消毒皮肤,取 0.35 mm×40 mm 的灭菌毫针,与皮肤呈 30°~45°角进针,进针达眶上缘骨壁,避开眼球,呈放射状向五个方向各进行捣法针刺,治疗 5~10 秒后出针,待针孔少许出血后用无菌棉签按压针孔 5 min 止血。后行穴位注射,可隔日进行:患者仰卧位,碘伏消毒穴区皮肤,以 1 ml 注射器抽取维生素 B_{12} 0.5 ml,2%利多卡因 0.2 ml 混合,避开肉眼可见的血管,与皮肤呈 45°角,针刺入皮后推药使皮肤呈小皮丘,然后垂直行进至骨壁切迹,回抽无回血时将药液推入。注射完毕拔出针头,用棉球压迫 5 min,防止出血。

上述针刺穴注均为每周 1 次,治疗 3 次为 1 个疗程。

(3)疗效评价

以阿是穴 1 共治疗 124 例 156 眼。结果:经过≥6 个月的观察随访,治疗 1~3 次后,均获临床痊愈。以阿是穴 2 共治 46 例 73 眼,结果临床痊愈 44 眼,有效 25 眼,无效 4 眼,总有效率 94.5%。

5. 耳穴贴压

(1)取穴

主穴:眼。

配穴:肝、胃。

(2) 操作

可仅取主穴,效不显时加配穴。一般取一侧耳穴。首先以 75% 酒精清洁耳部,用耳穴贴(王不留行籽或磁珠),粘贴于穴区,每穴按压 1 min,使患者感胀重痛等,至穴区皮肤潮红、发热为度。嘱患者每日自行按上法按压 3 次,或于疼痛发作时按压。每周换贴 2 次,二耳穴区交替选用。不计疗程,以愈为期。

(3) 疗效评价

共治疗 44 例。经贴压 1～5 次,全部止痛。

6. 穴位激光照射

(1) 取穴

主穴:①攒竹、鱼腰、阳白;②眶上穴。

配穴:合谷、内庭;神门、肾、心、肝、额、颞(耳穴)。

(2) 操作

每次取一组主穴。第①组主穴,一般加用配穴(包括体穴和耳穴)。主穴和配穴(体穴)均取双侧。治法,采用两台 80-2 型激光仪,功率 25 mW,输出功率均为 10 mW,光斑直径 0.2 cm,功率密度 318.5 mW/cm²,能量密度为 95.5～191 J/cm²,距离 50 cm 左右。主穴每穴照射 10 min,配穴(体穴)每穴照射 5 min,每次共照射 40 min 左右。每日 1 次,5 次为一疗程。耳穴,每次取一侧,以耳穴贴贴压所选穴位,并指压局部至酸胀发红为止。每日于晨起及睡眠前半小时各自行按压 1 次。两耳交替。每日换贴,5 日为一疗程。

第②组,仅取主穴。治法:国产氦-氖激光治疗仪,波长 632.8 nm。光纤输出功率 15～20 mW。患者取坐位,在眶上缘中内 1/3 交界处触及眶上神经孔或切迹,末端输出功率为 1 mW,光斑直径为 0.2 cm。将光针尖端置于眶上切迹处,轻轻压迫切迹有明显疼痛反应处,行垂直照射,每次照射 10 min。每天 1 次,10 次为一疗程。

(3) 疗效评价

共治疗 179 例,总有效率为 98.2%～100%。

7. 穴位埋针

(1) 取穴

攒竹。

（2）操作

选用一次性无菌圆钉型皮内针（揿针）。取双侧穴，严格局部消毒后。用消毒镊子夹住针圈，将针尖对准穴位直刺进针，并行按压至局部产生酸、麻、胀感为度，要求环状针柄平整地固定在皮肤表面。埋针时间16 h（夏季12 h），起针后间隔6～8 h再行埋针。

（3）疗效评价

共治疗80例，全部病例疼痛消失。其中治疗1次止痛者达72例。复发再治疗亦有效果。

8. 小针刀法

（1）取穴

阿是穴。

阿是穴位置：眶上敏感点或压痛点，多在眶上内侧缘。

（2）操作

选择患侧穴位，点甲紫为标志，常规消毒后，术者带外科消毒手套，铺洞巾，右手持小针刀，左手拇、食指固定局部皮肤，嘱患者眼球向下看，刀口线与矢状线平行刺入，直达骨面，左右横拨1次。然后针尖向上潜行0.2～0.5 cm，左右横拨各1次。将针退至皮下，针尖朝下潜行0.2～0.5 cm，左右横拨各1次。出针刀，挤出少许血液，以消毒棉签压迫针眼，术毕。1次施术无效者，1周后可重复1次。

（3）疗效评价

以上法共治疗30例，结果临床痊愈23例，有效5例，无效：2例，总有效率为93.4%。

9. 穴位磁电

（1）取穴

攒竹（或阿是穴）、鱼腰、阳白、太阳。

阿是穴位置：眶上压痛点。

（2）操作

穴位均取，二穴为一组，阿是穴和攒竹交替用。用直径1.0 cm，厚0.5 cm的圆形磁片两枚，表面磁强为300 mT，用胶布紧贴固定穴区，以两个穴位为一组，接通G6805电针仪，用疏密波，强度以有针刺样感且能耐受为宜。每次通电20～30 min，每日1次，7次为一疗程。

（3）疗效评价

共治疗30例，结果临床痊愈25例，显效3例，有效2例，总有效率100%。

(三) 张仁经验

1. 验方

(1) 取穴

主穴:眶上穴、上健明、阳内。

配穴:风池。

(2) 操作

主穴均取,症状较重或疗效不显加配穴。均针患眼。主穴选用0.25mm×25mm之毫针,先针眶上穴,找到攒竹穴附近的眶上孔,按压到痛点,快速破皮进针入孔内,缓缓送针0.5寸左右,以小幅度提插捻转之法,使之出现酸胀重等得气感,留针。上健明,常规针法,用弱行气法后留针。阳内穴平刺进针向眶上穴透刺0.8寸。风池穴,取0.30mm×40mm之毫针,针尖指向同侧目外眦,进针1.2寸左右,用徐入徐出的导气之法,使针感向前额或眼区放散。均留针30min。发作期,可每日1次,缓解期每周2次。不计疗程,以愈为期。

(3) 体会

上述验方,是在临床实践中总结出来的。眶上穴,直取病所,属以痛为腧,意在止痛除疼;上健明,位于病所之侧,又本病除了眉骨疼痛之外,还有诸多眼部症状,故针此以通络明目,消除眼部诸症;阳内穴,为加强止痛之功,三穴合用,属于治标之举;配穴,属足少阳胆经,与病所相通,且具有清泻肝胆火之功,实为治本所在。本方还具有著者近取结合中取的特色。曾以此方治疗多例本病,均获不同效果。

2. 医案

李某,女,35岁,银行工作人员。初诊日期:2020年11月22日。

主诉:双眼眶及额部痛反复发作2年余,加重1周。

现病史:二年余前,无明显原因出现双侧眼眶及额部疼痛,时轻时重。曾多次到本市多家三甲医院求治,经眼科检查及神经科会诊,诊断为原发性眶上神经痛,先后经过中西药物及针灸治疗,虽然症状有所缓解,但常因工作紧张或情绪变化而发作,月经期前后疼痛尤剧。此次因持续加班,一周来双眼眶及额部持续疼痛,不能久视,恶心欲呕,又适逢月经期,自觉全身疲乏,烦躁不安,夜不能眠。经介绍前来著者针灸门诊治疗。

检查:患者情绪低落,双眉紧皱,呈痛苦状。两眼视力均为1.0(矫正),眼压正常,结膜无充血,屈光间质透明,眼底正常。双眶眉弓部内 1/3 处、额部、上眼睑皮肤有明显压痛。舌淡边红,苔微腻,脉细弦。

诊断:眶上神经痛。

治疗:用上方为主,加印堂、百会。印堂穴向下贴骨刺,百会刺至帽状肌腱下层向后透 1.4 寸。首次针后,自觉疼痛霍然而消,双目为之一亮,有神清气爽之感,当晚安眠。之后,每周治疗 2 次,前后五次,在此期间疼痛再未出现。嘱其注意休息、营养,尽量少用眼。至今一年有余,未见来发。

按:本例患者,症情较重、病程较长,又兼有心理障碍,所以在治疗时,增加百会、印堂,用以镇静安神。本病针刺止痛效果虽好,但易于复发,建议一是要进行巩固治疗,二是要和患者加强沟通,重视日常预防。

【主要参考文献】

[1] 齐锡淼.针刺治疗原发性眶上神经痛疗效观察[J].安徽医学,1987,8(3):21.

[2] 张春燕,金振忠.针刺治疗眶上神经痛 172 例疗效观察[J].交通医学,2000,14(6):704.

[3] 张世雄.针刺太冲穴治疗眶上神经痛[J].北京中医杂志,1982,(2):27.

[4] 林鹏志.针刺治疗原发性眶上神经痛 63 例[J].上海针灸杂志,1997,16(3):28.

[5] 刘伟,张存夫,付艳芬,等.穴位封闭治疗眶上神经痛[J].中西医结合眼科杂志,1996,14(3):178.

[6] 章薇薇.穴位注射治疗眶上神经痛 100 例[J].中国民间疗法,2002,10(2):33.

[7] 司晓华,陈香兰,闫丽利,等.穴位注射治疗眶上神经痛 68 例[J].中国现代医药杂志,2007,9(9):108.

[8] 刘益群,刘正明.耳穴按压治疗眶上神经痛 30 例[J].新中医,1986,(2):36.

[9] 王宛彭.耳穴按压治疗眶上神经痛 14 例[J].中国社区医师,1988,(8):23.

[10] 梁尚清,哉巧云,林稚红.激光照射配合耳穴贴压治疗原发性眶上神经痛 111 例临床观察[J].中国针灸,1995,15(5):9.

[11] 马瑞娟,于建敏,袁姣华,等.He-Ne 激光治疗眶上神经痛 69 例[J].中国激光医学杂志,2003,12(3):200.

[12] 张学武.攒竹穴埋针治疗眶上神经痛 80 例[J].安徽中医临床杂志,1997,8(2):67.

[13] 郑光亮,蔡莲蒲,吴秋萍.小针刀治疗眶上神经痛 30 例疗效观察[J].中国民间疗法,1995,(5):12.

[14] 刘武一.穴位磁电疗法治疗眶上神经痛 30 例[J].桂林医学院学报,1995,(2):171.

古医籍主要参考书目
（含部分民国医著）

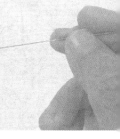

战国·佚名：《五十二病方》

秦汉·佚名：《黄帝内经》

晋·皇甫谧：《针灸甲乙经》

隋·巢元方：《诸病源候论》

唐·孙思邈：《备急千金要方》

唐·孙思邈：《千金翼方》

唐·王焘：《外台秘要》

唐·佚名：《新集备急灸经》（敦煌医书）

日本·丹波康赖：《医心方》

宋·王怀隐：《太平圣惠方》

宋·王惟一：《铜人腧穴针灸图经》

宋·佚名：《西方子明堂灸经》

宋·赵佶：《圣济总录》

宋·窦材：《扁鹊心书》

宋·王执中：《针灸资生经》

宋·郭思：《千金宝要》

金·张子和：《儒门事亲》

金·李杲：《兰室秘藏》

金·何若愚：《子午流注针经》

元·罗天益：《卫生宝鉴》

元·窦汉卿：《针经指南》

元·危亦林：《世医得效方》

元·王国瑞：《扁鹊神应针灸玉龙经》

明·佚名：《针灸神书》（原名《琼瑶神书》，作者托名为宋·琼瑶真人）

明·楼英：《医学纲目》

明·徐彦纯：《玉机微义》

明·朱橚:《普济方》

明·陈会:《神应经》

明·方贤:《奇效良方》

明·徐凤:《针灸大全》

明·徐春甫:《古今医统大全》

明·李梴:《医学入门》

明·楼英:《医学纲目》

明·佚名:《秘传眼科龙木论》

明·陈言:《杨敬斋针灸全书》

明·杨继洲:《针灸大成》

朝鲜·许浚:《东医宝鉴》

明·施土生:《针方六集》

明·张介宾:《类经图翼》

明·傅仁宇:《审视瑶函》

明·佚名:《循经考穴编》

清·陈梦雷:《古今图书集成》

清·吴谦:《医宗金鉴》

清·张璐:《张氏医通》

清·黄庭镜:《目经大成》

日本·管沼长之:《针灸则》

清·魏之琇:《续名医类案》

清·李守先:《针灸易学》

清·李学川:《针灸逢源》

清·赵学敏:《串雅全书》

清·江上外史:《针灸内篇》

清·吴亦鼎:《神灸经纶》

清·廖润鸿:《针灸集成》

民国·周复初:《针灸秘授全书》

民国·承淡安:《针灸治疗实验录》

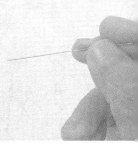

话说再版

2014年7月,《眼病针灸》在上海市科技专著基金的资助下问世了。抚摸着印制精美的书籍,内心一阵激动。因为它不仅是我近40年眼病针灸临床经验的结晶,也囊括了我和学生们古今眼病针灸文献研究的成果。出版不久,即告售罄。一天,我意外发现在一家知名的旧书网上,出现了久违的《眼病针灸》,但价格却从原定的100多元,跳到数百甚至千元以上,最贵的竟然翻了10倍。此事令我不解更深感不安。然而,事情并没有结束。过了一段时日,有读者告知,说是几个图书网站,又可订购本书,且定价照旧。我想当然是出版社重印,颇感欣慰。直至去年一个秋日,一位新跟师的学生心情郁闷地递给我她刚刚收到的《眼病针灸》,说:"肯定是盗版!"我翻看了一下,精装换成了平装,封面印刷晦暗模糊,内页字迹浓淡不一,封底亦未附光盘,价格却丝毫不变。显然是个假李逵!我颇感愤怒,并不由想起20多年前一段往事。一天,收到《新民晚报》转我的一封读者来信,内容是斥责我主编的《中医治疗现代难病集成》一书,不仅错别字满篇,而且页码编排得牛头不对马嘴,根本无法卒读。搞得我一下找不到南北。因为该书是由文汇出版社出版的经多次校对后的精装本,怎么也不可能如此不堪。后来,才知道他是在桂林市的一个地摊上买的盗版本。记得我很认真找过文汇出版社的有关负责人,他一脸无奈,双手一摊告诉我,他们出版的余秋雨先生的《文化苦旅》盗版更为猖獗。使我百思不得其解的是,今天,这一类"书"竟然会从当年的地摊堂而皇之登上正规网站。于是,我想到了再版,想到良币驱逐劣币这一招。

当然,上面只是一个诱因。关键是本书书稿完成于2013年,至今跨过了10个年头了。所以,再版的真正的原因有两个:一是自2014年起,由于我的三个不同层次的传承工作室(国家的、上海市的、中医文献馆的)陆续建立,以及以眼病针灸为主每周300余人次的门诊积累得以系统总结和研究,为新版提供了临床基础。二是近10年,是中国针灸向世界针灸转化的关键 10 年,作为眼病针灸更是成为针灸学的分支学科和眼科学与针灸学交叉学科的重要阶段,对这一时期发表的相关的临床和实验研究成果的全面收集和总结,则是本书再版的文献基础。

那么,此次本书再版,我们又做了些什么? 我想用两个字概括:一曰增,二曰订。

所谓增,就是增加。全书从 2 卷增至 3 卷;字数有所增加。文字内容的上卷增"眼病诊治现状及面临的挑战"一章,意在使读者,从更宽的视野来了解针灸出现在眼科领域的必然性。中卷,增加"针灸眼病病谱"一章和"张仁针灸眼病学术特点"从一节扩为一章。前者体现针灸在现代眼病中的重要作用;后者则是对的学术进行系统全面的总结。下卷更是重头戏,从原 30 种眼病,增至 50 种,每种眼病既补增近 10 年来临床文献,又增加了本人的临床医案。

所谓订,就是修订。也包括两个方面,一是由于当代医学科学发展迅猛,知识更新加快,本书涉及的不同医学学科特别是西医眼科学的内容,尽可能参照最新进展,作了不同程度的修改。二是随着本人临床实践的不断增加,一版中的不少效方,无论是在组穴上,还是在操作上,也都在不断地进行修正。或对穴位进行精简调整,或对操作加以规范量化,这不仅可以提高疗效,而且适于临床推广。

最后必须一提的是,本书得以顺利出版,除了扉页列出的姓名外,实际上著者工作室的不少成员都作出了程度不等的贡献,收集和提供有关资料。主要有张进、梁永瑛、朱博畅、黄馨云、崔若琳、陈静、应嘉玮等医生。另外,也离不开上海科学技术文献出版社的一贯支持和责任编辑的努力打造。在此,谨表深深的谢意。

当前,我们面临着这样一种境况:当脱离工业社会进入信息社会之后,作为接收信息最主要的工具,人类的眼睛变得越来越重要;随着眼睛使用频率的不断提高、电子产品的广泛应用和诊断技术的日新月异,眼病越来越多;随着生活方式的转变,老龄化程序的加剧,眼病又变得越来越难治。在道高一尺、魔高一丈的严峻时刻,中医药学的参与刻不容缓,而一直作为急先锋的针灸医学有可能成为对抗眼病的一支利剑。我深切地希望它将是一支应用古与今、中与西文化锻造之剑,一支学与术、道与技融合之剑,一支既独立又包容之剑。

本书愿为此作出自己绵薄之力。

张 仁

2022 年 7 月小暑之日

写于上海寓所

改定于 2023 年 2 月 19 日

时值寅卯雨水